石学敏针灸学

# Manuel Complet de l'Acupuncture et de la Moxibustion par SHI Xuemin

## Deux tomes

**Tome I**

Méridiens,
points et techniques

Professeur SHI Xuemin
Membre de l'Académie Chinoise d'Ingénierie
Superviseur clinique de doctorat et
Professeur à l'Hôpital No.1 affilié à
l'Université de MTC de Tianjin, Chine

**Traducteurs en chef**

HU Weiguo
HU Xiaowei
ZHANG Wei

**Traducteurs adjoints**

Patrick HEGI
YUAN Qiuming
Christine TRAN
ZHONG Qiaoyi

**Réviseurs**

ZHANG Wei
ZHENG Qun

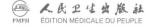
PMPH   ÉDITION MÉDICALE DU PEUPLE

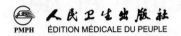

ÉDITION MÉDICALE DU PEUPLE

Ce livre est publié par la Maison d'Édition Médicale du Peuple (PMPH) en collaboration avec l'Académie Internationale de la Culture de la Médecine Traditionnelle et du Management de la Santé (ITCHM, Suisse).

http://www.pmph.com

**Titre de l'ouvrage: Manuel Complet de l'Acupuncture et de la Moxibustion par SHI Xuemin (langue française)**
石学敏针灸学（法文）

Contact : No. 19, Pan Jia Yuan Nan Li, Chaoyang, Beijing 100021, P. R. Chine, Tél : +86 10 59787413,
Courriel : tcy@pmph. com

**Avertissement**

Cet ouvrage a des objectifs éducatifs et de référence uniquement. Du fait de la possibilité d'erreur humaine ou de modifications dans la science médicale, ni l'auteur, ni le rédacteur, ni l'éditeur, ni toute autre personne impliquée de près ou de loin dans la préparation ou la publication de cet ouvrage, ne peuvent garantir que le travail d'information contenue ci-dessus est en tous points précis ou complet.

Les thérapies médicales et les techniques de traitement présentées dans ce livre sont proposées uniquement en des objectifs de référence. L'éditeur n'assumera aucune responsabilité si les lecteurs souhaitent mettre en pratique les thérapies ou les techniques médicales contenues dans cet ouvrage.

Il est de la responsabilité des lecteurs de comprendre et d'adhérer aux lois et aux règlements du pays où ils demeurent, concernant la pratique de ces techniques et de ces méthodes. Les auteurs, les rédacteurs et les éditeurs démentent toute responsabilité pour tous passifs, pertes, blessures ou préjudices encourus, en conséquence directe ou indirecte, de l'utilisation et de l'application du contenu de cet ouvrage.

Première édition : 2018
ISBN : 978-7-117-27247-6
**Catalogue dans les Données de Publication:**
Un catalogue pour cet ouvrage est proposé par CIP-Database Chine.
Imprimé en R.P. de Chine

Éditeur d'acquisition  RAO Hongmei
Éditeur responsable  RAO Hongmei
Design du livre  YIN Yan
Mise en page  BAI Yaping

ISBN 978-7-117-27247-6

本书由人民卫生出版社和国际传统医学文化与健康管理研究院（瑞士）合作出版

图书在版编目（CIP）数据

石学敏针灸学：法文 / 石学敏主编；胡卫国，胡骁维，张伟主译 . —北京：人民卫生出版社，2018.12
ISBN 978-7-117-27247-6

Ⅰ.①石… Ⅱ.①石…②胡…③胡…④张… Ⅲ.①针灸学 - 法文 Ⅳ.①R245

中国版本图书馆 CIP 数据核字 (2018) 第 182094 号

石学敏针灸学（法文）
Manuel Complet de l'Acupuncture et de la
Moxibustion par SHI Xuemin

主　　编　石学敏
主　　译　胡卫国　胡骁维　张　伟
策划编辑　饶红梅
责任编辑　饶红梅
整体设计　尹　岩　白亚萍
出版发行　人民卫生出版社（中继线 010-59780011）
地　　址　中国北京市朝阳区潘家园南里 19 号
邮　　编　100021
网　　址　http://www.pmph.com
E - mail　pmph @ pmph.com
购书热线　010-59787592　010-59787584　010-65264830

印　　刷　北京盛通印刷股份有限公司
经　　销　新华书店
开　　本　880×1230　1/16　总印张　75
总 字 数　1764 千字
版　　次　2018 年 12 月第 1 版　2018 年 12 月第 1 版第 1 次印刷
标准书号　ISBN 978-7-117-27247-6
定价（上、下册）960.00 元

# À propos de l'auteur

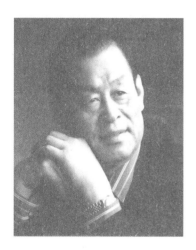

**Pr SHI Xuemin**

Professeur SHI Xuemin est né le 6 juin 1938 à Tianjin, en Chine. Après avoir gradué de l'Université de Médecine Traditionnelle Chinoise de Tianjin en 1962, il a complété sa formation postgraduée au Ministère National de la Santé en 1965. Il occupe actuellement de nombreuses fonctions dont membre de l'Académie Chinoise d'Ingénierie, Vice-Président de la Société Chinoise d'Acupuncture et de Moxibustion, Président de la Société d'Acupuncture et de Moxibustion de Tianjin et Président Honoraire de l'Hôpital No.1 affilié à l'Université de Médecine Traditionnelle Chinoise de Tianjin.

En Chine, Pr SHI est un clinicien, un chercheur et un académicien hautement honoré et qualifié. Avec une activité remarquable sur plus de 40 ans dans le domaine, il a réalisé de nombreux accomplissements sur la base des théories classiques de Médecine Chinoise. Le long de sa carrière, il a été récompensé de nombreuses distinctions et a notamment reçu le titre national de Maître Médical National en 2014.

En 2017, à l'anniversaire des trente ans de la Fédération Mondiale des Sociétés d'Acupuncture et de Moxibustion (WFAS), le Pr SHI a été l'unique récipiendaire du premier Prix de Contribution Académique lors de la remise des prix Tiansheng Tongren (*Statuette de Bronze Tiansheng*).

# Préface du Pr LIU Baoyan

Le professeur SHI Xuemin est un membre de l'Académie Chinoise d'Ingénierie, spécialiste connu de la médecine chinoise. Il est impliqué dans la pratique de l'acupuncture en clinique ainsi que dans la recherche et l'éducation depuis plus de cinquante ans. Son caractère rigoureux et appliqué lui a permis de former un système de pensée académique unique. À l'anniversaire des trente ans de la WFAS, nous avons commencé à décerner le Prix Tiansheng Tongren (*Statuette de Bronze Tiansheng*) et le Pr SHI est l'unique récipiendaire du premier prix de contribution académique.

*Le Manuel Complet de l'Acupuncture et de la Moxibustion par SHI Xuemin* est l'essence académique en conclusion à plus d'une dizaine d'années de recherche rigoureuse réalisée par le Pr Shi, menant plus de 130 cliniciens et 40 membres du personnel de base. Son contenu couvre tous les domaines de l'acupuncture, comprenant la localisation des points, des techniques d'acupuncture, du diagnostic différentiel, etc. De plus, les cas cliniques typiques illustrent de manière fidèle la situation clinique et résument l'expérience clinique du Pr Shi, ce qui est une richesse inestimable de l'acupuncture. Le contenu du livre est non seulement riche et détaillé, mais comporte également, en plus de la base traditionnelle de la médecine chinoise, beaucoup de nouvelles informations issues de la recherche actuelle et de la médecine moderne, ce qui confère à cet ouvrage non seulement un sens d'héritage de la théorie de l'acupuncture traditionnelle, mais aussi une dimension d'actualité de la pratique clinique moderne. Ce livre a été conçu de manière systématique, académique, pratique et scientifique et devrait pouvoir jouer un rôle important dans la pratique clinique, l'enseignement ainsi que la recherche actuelle dans le monde entier. Ainsi, je propose l'incorporation de ce livre dans le projet des «Publications en Langues Étrangères des Ouvrages Classiques Chinois» pour être traduit en français et en espagnol.

Le traducteur principal de cette version française, le Dr HU Weiguo, est vice-secrétaire général de la WFAS depuis plus de 20 ans. Nous nous sommes connus en 1997, lors des préparatifs de l'anniversaire des 10 ans de la fédération, il a ensuite également organisé le VII<sup>e</sup> Congrès Académique de la WFAS en 2009 à Strasbourg en tant que Président du Comité Académique. Il a aussi participé à l'élaboration et la révision du standard national de *Nomenclature et Localisation des points auriculaires* ainsi que la rédaction et la traduction de nombreux ouvrages d'acupuncture en français. Récemment, avec l'éditrice de l'Édition Médicale du Peuple, Mme RAO Hongmei, il a planifié la traduction de ce *Manuel Complet de l'Acupuncture et de la Moxibustion par SHI Xuemin* ainsi que celle du *Standard des Localisations et Points d'Acupuncture*, des *Planches Murales des Localisations des Points d'Acupuncture* et de l' *Illustration Anatomique des Points d'Acupuncture* de l'OMS, formant une nouvelle collection d'ouvrages d'acupuncture en français. Je suis sûr que la parution de ce présent *Manuel Complet de l'Acupuncture et de la Moxibustion par SHI Xuemin* ainsi que les autres livres de la collection aura un impact très important et positif sur la propagation en territoire francophone de l'acupuncture traditionnelle chinoise basée sur les standards de l'OMS.

LIU Baoyan
**Président de la WFAS**
**Nov, 2018**

# Préface du Pr SHI Xuemin

Ce livre est traduit à partir de mon ouvrage intitulé *Traité pratique d'acupuncture* publié en 1980, puis réédité quatre fois en dix ans. Traduit plus tard en japonais et publié au Japon, il a apporté une influence positive dans la communauté internationale de l'acupuncture. J'ai créé par la suite le Département d'acupuncture au sein de l'Hôpital no. 1 affilié à l'Institut de Médecine Traditionnelle Chinoise de Tianjin et le Centre National de Recherche Clinique d'Acupuncture. Au fil du temps, avec mon équipe qui compte plus de 130 médecins acupuncteurs et une quarantaine de chercheurs, nous nous sommes consacrés à la recherche fondamentale. Nous avons effectué systématiquement nos recherches scientifiques sur l'application clinique de l'acupuncture. En 1994, nous avons fait le bilan des soins cliniques et des recherches fondamentales entrepris par notre équipe durant les 14 ans écoulés. À l'issue de ces études, nos efforts conjoints ont porté sur la révision et la rédaction de la nouvelle édition aujourd'hui enrichie par les actions thérapeutiques, les utilisations connues ainsi que les combinaisons des points. Les illustrations utilisées dans le livre ont été réalisées en fonction du manuel de référence *Localisation des points d'acupuncture* de l'époque, approuvé par l'État. Par ailleurs, une centaine de cas cliniques ont été sélectionnés à partir de patients hospitalisés dans notre hôpital. Ce travail collectif et assidu a abouti à la publication de l'ouvrage *Traité d'Acupuncture de SHI Xuemin* en 1995. Tout en héritant des principes classiques d'acupuncture, cet ouvrage comporte les résultats de recherches contemporaines. Il exerce une influence évidente et tient un rôle concret dans le travail clinique, dans l'enseignement et la recherche scientifique en matière d'acupuncture.

En 2007, la version anglaise de *Traité d'acupuncture de SHI Xuemin* est achevée et publiée. Il devient le livre de référence dans la préparation à l'examen national par le "National Certification Commission for Acupuncture and Oriental Medicine" (NCCAOM) aux États-Unis et sa notoriété se répand non seulement dans les autres pays du continent américain, mais aussi dans les autres pays anglophones. Son influence incontestée aujourd'hui contribue à promouvoir le développement et la normalisation de l'enseignement de la Médecine Traditionnelle Chinoise. Sous la recommandation du M. LIU Baoyin, professeur et Président de l'Association Mondiale d'Acupuncture et de Moxibustion (World Federation of Acupuncture-Moxibustion Societies, WFAS) et du M. LIANG Fanrong, grand expert en acupuncture, les traductions en espagnol et en français sont inclues dans le projet «Publication en Langues Etrangères des Ouvrages

Classiques Chinois» suite à une sélection officielle. La publication de la version française a obtenu le financement par le projet de la «Diffusion de la Médecine Chinoise au Monde Entier». Nous tenons à remercier les efforts apportés par l'Édition Médicale du Peuple et d'autres organismes et institutions chinoises concernés pour avoir contribué à la publication du présent ouvrage.

La Maison d'Édition Médicale du Peuple, en tant que Centre d'Information et de Publication en matière de Santé en Collaboration avec l'OMS, a beaucoup participé à l'uniformisation des critères établis par l'OMS en matière de santé : elle a organisé la traduction des brochures, des planches ou des livres pour la diffusion des critères édictés par l'OMS. Le *Standard de l'OMS des Localisations des Points d'Acupuncture* en version française (Région du Pacifique Occidental) est publié au cours de la traduction du présent ouvrage. De plus, l'Édition Médicale du Peuple accorde une attention particulière à l'usage de ces critères, selon lesquels l'emplacement et les illustrations des points sont présentés. Par ailleurs, dans les chapitres consacrés aux points et cas cliniques, le code standard international de l'OMS est utilisé, auquel on a rajouté le code standard français et celui de la World Federation of Chinese Medicine Societies (WFCMS). Un tableau portant les numéros et codes des points de ces différents systèmes standards figure à la fin du livre afin de faciliter la compréhension du lecteur.

Présentation de l'équipe de traduction :
- M. HU Weiguo, vice-secrétaire général de la WFAS (World Federation of Acupuncture-Moxibustion Societies), diplômé en doctorat en MTC, avec diplômes français en anthropologie et en langue française, auteur et traducteur de plusieurs ouvrages en MTC, médecin acupuncteur travaillant actuellement en Suisse ;
- M. HU Xiaowei, étudiant à la Faculté de Médecine de l'Université de Genève, ayant pour langues maternelles le chinois et le français, a participé à la traduction de plusieurs livres médicaux en langue française ;
- Mme ZHANG Wei, diplômée en master de français, interprète professionnelle attachée à l'Université de Médecine Traditionnelle Chinoise de Shanghai depuis 30 ans, traductrice de plusieurs ouvrages de médecine chinoise ;
- M. Patrick HEGI, spécialiste en MTC et acupuncture francophone suisse, diplômé en licence de l'Université de Médecine Traditionnelle Chinoise de Shanghai ;
- Mme Christine TRAN, nationalité française, diplômée en Sciences Sociales à l'Université de Poitiers (France), études en acupuncture à l'Université de Médecine Traditionnelle Chinoise de Shanghai ;
- Mme YUAN Qiuming et Mme ZHONG Qiaoyi, diplômées en master de français et interprètes professionnelles attachées à l'Université de Médecine Traditionnelle Chinoise de Shanghai.

Dans ce comité de traducteurs se sont réunis des experts en acupuncture possédant de riches expériences dans le cadre de soins cliniques et dans l'enseignement dans des pays francophones, des interprètes spécialisés dans l'interprétariat de l'enseignement de l'acupuncture ainsi que des francophones maîtrisant la Médecine Traditionnelle Chinoise. Au cours de la traduction assidue de cet ouvrage considérable, soucieux d'élaborer un texte permettant une compréhension optimale au lecteur francophone, ils se sont donnés beaucoup de peine pour rester fidèles au texte original tout en respectant les expressions et les termes utilisés dans les ouvrages existants actuellement en langue française. Ils ont également relevé des fautes et des insuffisances dans le livre original et porté leurs rectifications. Je tiens à témoigner ma profonde gratitude envers cette équipe de traduction pour leur application et attitude rigoureuses.

C'est pour moi un immense honneur de pouvoir partager mes expériences et résultats de recherches issues d'une cinquantaine d'années de travail clinique. Je souhaite vivement que la parution de mon ouvrage, en version française, apporte les informations aux recherches contemporaines dans le domaine de l'acupuncture, qu'il puisse permettre une meilleure diffusion de cette science millénaire et promouvoir de riches échanges académiques entre les pays et régions francophones.

SHI Xuemin
Hôpital affilié à l'Université de Médecine
Traditionnelle Chinoise de Tianjin
Tianjin, Chine
Nov. 2018

# TABLE DES MATIERES

**059 Chapitre 02 Points d'acupuncture**

501 **Partie B Techniques d'acupuncture et de moxibustion**

503 **Chapitre 03 Techniques d'acupuncture**

547 **Chapitre 04 Moxibustion**

SECTION I Matériel utilisé dans la moxibustion

SECTION II Techniques de moxibustion 550

557 **Chapitre 05 Prescription en acupuncture**

SECTION I Principe de l'acupuncture

# Tome I :
# Méridiens, Points et
# Techniques

# Partie A
# Méridiens, Collatéraux
# et Points

Chapitre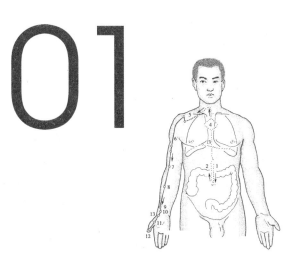

# 01

## Théorie des Méridiens et des Collatéraux

# SECTION I

## Généralité sur la Théorie des Méridiens et des Collatéraux

La théorie des Méridiens et des Collatéraux date d'il y a plus de 2000 ans et elle est le compte rendu de l'expérience de la lutte du peuple chinois contre les maladies. Les médecins des dynasties successives ont pu remarquer, à travers leur longue expérience clinique, des phénomènes réguliers concernant l'apparition et le développement des maladies. Par exemple, lorsqu'une partie du corps contracte une maladie, cela peut influencer une autre partie corporelle, voire même le corps entier, à travers différents syndromes et signes cliniques. Or, la stimulation de certains points à la surface du corps (points d'acupuncture) permet d'éliminer la maladie. D'après la fonction thérapeutique principale des points d'acupuncture respectifs, les voies de transmission par lesquelles la sensation provoquée par l'aiguille est transmise ainsi que les effets thérapeutiques que ces dernières possèdent sur les désordres des maladies des Organes-Entrailles Zang-Fu, les médecins des dynasties successives ont déduit l'existence d'une relation entre les fonctions physiologiques et les changements pathologiques. Après de longues expériences cliniques, ils sont parvenus à standardiser une théorie systématique des méridiens et collatéraux.

Cette théorie illustre également que les organes internes et les tissus superficiels sont connectés par des méridiens et des collatéraux étant eux-mêmes imbus par le Qi, connu en chinois comme «*Jing Qi*» et permettant au corps humain de former un ensemble. C'est une théorie fondamentale sur l'activité physiologique du corps humain ainsi que ses variations pathologiques. Importante pour le diagnostic et le traitement des maladies, elle est en relation étroite avec la théorie du Zang-Fu et joue un rôle important dans les traitements cliniques de la médecine chinoise, en particulier dans le diagnostic clinique en acupuncture.

## 1. Signification des Méridiens et Collatéraux

Les méridiens et collatéraux sont deux différentes parties d'un même système qui rend le corps humain un tout organique, mais les deux possèdent une signification différente. Les Méridiens, aussi connus sous le nom de «*Jing*» en chinois, ont un sens qui se rapproche de «voie» ou «route» et se réfèrent à des lignes verticales le long du corps. Les Collatéraux, aussi connus sous le nom de «*Luo*» en chinois, signifient «réseau» et se réfèrent aux branches s'entrecroisant sur toute la surface du corps, constituant la partie périphérique du système. Bien que les Méridiens et Collatéraux soient différents, leur parcours et répartition dépendent étroitement l'un de l'autre. Dans le livre *Pivot Miraculeux* (*Líng Shū*, chapitre *Xié Qì Zàng Fǔ Bìng Xíng*), il est dit qu'il y a «*12 Méridiens et 365 Collatéraux.*» Dans le chapitre *Mai Du* du même ouvrage, il est décrit que «*les Méridiens sont situés intérieurement et les Collatéraux sont leurs branches latérales. Les Collatéraux se subdivisent encore en mini Collatéraux.*» La répartition des Méridiens est relativement profonde et invisible à l'observation tandis que celle des Collatéraux est relativement superficielle, ce qui permet souvent de les voir à l'œil nu.

Le Qi des Méridiens et Collatéraux provient des organes Zang-Fu et son abondance ou manque dépend également de l'état du Zang Qi. De plus, la communication entre Organes Zang et Entrailles Fu ainsi que celle entre Zang-Fu et la surface du corps sur lesquelles se fient les fonctions physiologique et pathogénique dépendent également de la communication entre Méridiens et Collatéraux. La théorie des Méridiens et Collatéraux est couramment utilisée en clinique afin de différencier les Méridiens, choisir le point d'acupuncture adéquat, utiliser la technique adéquate et réguler le Qi et le Sang. D'après le livre *Pivot Miraculeux (Líng Shū,* chapitre *Jīng Bié), «les 12 Méridiens primordiaux fournissent une base fondamentale pour la vie humaine, mais représentent aussi un biais par lequel le Qi pathogénique peut provoquer des maladies. C'est sur cet aspect-là que les traitements doivent être orientés.»* Ce passage montre que les activités physiologiques, tout comme les activités pathologiques, dépendent étroitement des douze Méridiens.

## 2. Contenu de la Théorie des Méridiens et Collatéraux

Le terme «*Jingluo*» englobe les Méridiens et les Collatéraux. L'homme possède 5 organes Zang, 6 Entrailles Fu, 4 membres, 5 organes sensoriels, 9 orifices ainsi que des tissus comme la peau, les poils, la chair, les tendons, les muscles, etc. Ils dépendent tous du réseau entrelacé des Méridiens et Collatéraux pour garder un rapport équilibré, ce qui permet au corps humain de former un ensemble organique sain.

Le contenu de la Théorie des Méridiens et des Collatéraux est très varié et comporte principalement: les 12 Méridiens Principaux, les 12 Méridiens Distincts, les 8 Méridiens Extraordinaires, les 15 Collatéraux (ou *Vaisseaux Luo*), les 12 Méridiens Tendino-musculaires, les 12 Zones Cutanées ainsi que de nombreux Sunluo (*Luo des petits-fils*), Luo Superficiels et Luo Sanguins.

Les 12 Méridiens Principaux représentent la partie majeure du système des Méridiens et Collatéraux. Ils ont une relation directe avec les Organes Zang et Entrailles Fu selon le Yin et le Yang. En effet, les douze Méridiens Principaux sont reliés à l'intérieur aux Zang-Fu. Comme ces Méridiens jouent un rôle très important dans le système des Méridiens et Collatéraux, ils sont appelés les douze Méridiens Principaux.

Les douze Méridiens Distincts sont les branches longitudinales des douze Méridiens Principaux. Leur fonction principale est de fournir une voie de communication entre les méridiens Yin et les méridiens Yang.

Les huit Méridiens Extraordinaires sont des méridiens majeurs non compris dans les douze

Méridiens Principaux. Ils peuvent non seulement promouvoir la circulation du Qi et du Sang, mais ont aussi un rôle régulateur dans leurs circulations. Des personnes les ont comparés comme des lacs imbus de Qi et de Sang. Les parcours de ces huit Méridiens Extraordinaires sont différents de ceux des douze Méridiens Principaux et ne sont pas limités par ceux-ci, c'est la raison pour laquelle elles sont appelées les Méridiens Extraordinaires.

Il y a 15 Collatéraux Principaux, ainsi que d'innombrables collatéraux autres tels que les Sunluo (*Luo des petits-fils*), Luo Superficiels et Luo Sanguins répartis sur le corps. Les 15 Collatéraux Principaux proviennent des 12 Méridiens Principaux, des Méridiens Ren et Du, ainsi que du Collatéral Principal de la Rate.

Les collatéraux provenant des subdivisions des 15 Collatéraux Principaux sont couramment appelés «*Luo Mai*». Ces derniers sont répartis sur l'ensemble du corps et sont au nombre de 365. Les Sunluo sont les subdivisions directes des Collatéraux Principaux, les Collatéraux Superficiels peuvent être directement observés à la surface du corps et les Collatéraux Sanguins, sont les fins vaisseaux sanguins visibles sur la peau.

Ainsi, les collatéraux sont distribués sur toute la surface du corps et jouent un rôle de soutien pour les méridiens, régulent les Organes Zang-Fu, favorisent la circulation du Qi et du sang et nourrissent les Membres et les Os. Ces méridiens et collatéraux forment le concept central de la Théorie des Méridiens et Collatéraux, avec en parallèle des autres éléments affiliés tels que les Organes Zang et Fu à l'intérieur ainsi que les Méridiens Tendino-musculaires et les Zones Cutanées à l'extérieur, formant ensemble un système complet.

Le système complet des Méridiens et Collatéraux est constitué des éléments suivants:

❖ 12 Méridiens Principaux: ils circulent entre les muscles et les couches profondes et ne peuvent pas être vus. Ce sont les voies principales du Qi et du Sang.

❖ 12 Méridiens Distincts: en annexe aux Méridiens Principaux, ils jouent un rôle de soutien dans la circulation du Qi et du Sang.

❖ 8 Méridiens Extraordinaires: ils n'appartiennent pas aux 12 Méridiens Principaux, mais possèdent une fonction régulatrice dans la circulation du Qi et du Sang.

❖ 15 Collatéraux Principaux: une branche pour chacun des 12 Méridiens Principaux ainsi que des Méridiens Du et Ren, en plus d'un Collatéral Principal de la Rate pour un total de 15 Collatéraux Principaux. Ils promeuvent la communication entre le Yin et le Yang tout en fortifiant la circulation du Qi et du Sang des Méridiens Principaux dans les membres.

❖ Collatéraux Superficiels: ils constituent les branches les plus petites des collatéraux et sont distribués sur toute la surface du corps.

❖ Collatéraux Sanguins: ils sont de petits capillaires visibles sur la peau.

❖ 12 Collatéraux Tendino-musculaires: ils n'entrent pas dans les organes Zang-Fu et sont répartis à la surface du corps.

❖ 12 Zones Cutanées: ils reflètent l'activité des 12 Méridiens Principaux et suivent la répartition de ces derniers.

## 3. Nomenclature des Méridiens et Collatéraux

La nomenclature des Méridiens et Collatéraux se base principalement sur la Théorie du Yin et du Yang et comprend des éléments du Zang-Fu, Main-Pied et Yin Yang. Nos ancêtres ont remarqué, à travers l'expérience de la vie courante, que tout changement possède une évolution en étapes, commençant par l'apparition, puis le développement, et finalement la destruction. À travers ces étapes, le Yin et le Yang évoluent à des niveaux différents de plénitude et de vide. Ainsi, le Yin et le Yang peuvent tous les deux être divisés en trois niveaux chacun. Les niveaux du Yin sont Tai Yin, Shao Yin et Jue Yin tandis que les niveaux du Yang sont Tai Yang, Shao Yang et Yang Ming. Ces niveaux dépendent de la concentration du Qi et du Sang ainsi que du Yin et du Yang. Concernant le Yang, Shao Yang est le commencement du Yang-Qi, Tai Yang est l'excès du Yang-Qi et Yang Ming est la combinaison de Shao Yang et Tai Yang, ce qui représente l'apogée du Yang-Qi. Ce niveau extrême de Yang-Qi au Yang Ming peut alors se transformer en Yin-Qi. Concernant le Yin, Shao Yin est la naissance du Yin tandis que Tai Yin est l'apogée du Yin. Jue Yin est la combinaison de Shao Yin et de Tai Yin et représente la mort du Yin-Qi. Lorsque les trois niveaux du Yin et du Yang se rencontrent dans les mains et les pieds, douze Méridiens Principaux se forment (trois Méridiens Yin de la main, trois Méridiens Yang de la main, trois Méridiens Yin du pied et trois Méridiens Yang du pied). De plus, en suivant les règles de répartition des Méridiens, les Méridiens internes sont Yin et les Méridiens externes sont Yang, l'abdomen appartient au Yin tandis que le dos appartient au Yang. Les organes Zang sont de nature Yin et les organes Fu sont de nature Yang. Ce sont ces éléments qui déterminent la nomenclature des douze Méridiens Principaux.

La nomenclature des huit Méridiens Extraordinaires possède également une certaine signification. Ren signifie en chinois «encouragement et responsabilité». Le Méridien Ren passe par le centre du thorax et de l'abdomen et est responsable de tous les Méridiens Yin du corps, ce qui lui confère également le nom de «Mer du Yin». Du signifie «gouvernant» en chinois. Le Méridien Du passe le long du milieu du dos et possède un rôle gouvernant sur tous les méridiens du Yang, ce qui lui confère le nom de «Mer du Yang».

«*Chong*» signifie «pénétrant» en chinois. Le Méridien Pénétrant passe par de nombreuses régions importantes du corps. Il débute dans l'abdomen inférieur et se rassemble au niveau de Qìchōng (ST30). Il monte en parallèle avec le Méridien du Rein Shao Yin du pied. Qìchōng (ST30) appartient au Méridien de l'Estomac Yang Ming du pied. L'Estomac est considéré comme «racine de l'acquis» et «mer d'eau et de grains». Le Rein est considéré comme «racine de l'inné» et représente ainsi la «source de la croissance et du changement». C'est pour cette raison qu'il est également appelé la «mer des Méridiens et Collatéraux».

«*Dai*» signifie «ceinture» en chinois. Ce méridien fait un tour autour de la taille au niveau de l'abdomen, telle une ceinture. Il connecte tous les Méridiens Yin et Yang du corps.

«*Qiao*» signifie en chinois «motilité» et est également un synonyme de «talon». Le méridien du Yin en question, appelé «*Yin Qiao*», ainsi que le méridien du Yang en question, appelé «*Yang Qiao*», commencent tous deux dans la région du talon. Le méridien du Yang commence à la malléole latérale et remonte le long de la face latérale du membre inférieur. Le méridien du Yin commence à la malléole médiale et remonte le long de la face médiale du membre inférieur. Ces deux méridiens sont responsables des fonctions motrices du corps humain. Ils se rencontrent au niveau du canthus interne, de sorte qu'ils peuvent contrôler l'ouverture et la fermeture des paupières.

«*Wei*» signifie «liaison» en chinois. Le méridien liant du Yang, appelé «*Yang Wei*», connecte tous les méridiens du Yang et est responsable de la partie superficielle du corps. Le méridien liant du Yin, appelé «*Yin Wei*», connecte tous les méridiens Yin et se trouve sur la partie Yin du corps. Il est responsable de la partie interne du corps. La nomenclature des quinze Collatéraux, des douze Méridiens Distincts et des douze Zones Cutanées dépend toujours de celle des douze Méridiens Principaux auxquels ils sont affiliés.

## 4. Fonctions des Méridiens et Collatéraux ainsi que leurs applications cliniques

Les Méridiens et Collatéraux sont les routes du Qi et du Sang. Ils sont étroitement reliés aux tissus et organes. Les Méridiens sont gouvernés par les Zang et Fu qui sont le Cœur (et Maître du Cœur), Foie, Rate, Poumon, Rein, Intestin grêle, Gros Intestin, Vessie, Vésicule Biliaire, Estomac et Sanjiao (*Triple Réchauffeur*). Chaque Organe Zang ou Entraille Fu est principalement relié à un méridien et influence plusieurs autres méridiens et collatéraux. Le système des Méridiens relie tous les organes et tissus et joue un rôle important dans leurs fonctions physiologiques, leurs altérations pathologiques, le diagnostic des maladies ainsi que leurs traitements.

Les fonctions des méridiens et collatéraux ainsi que leurs applications cliniques peuvent être brièvement décrites dans les paragraphes suivants:

### (1) Fonction physiologique

Les méridiens et collatéraux peuvent promouvoir la circulation du Qi et du Sang pour nourrir le corps. Le corps humain dépend de la nutrition apportée par le Qi et le Sang après transformation de l'eau et de la nourriture. Le Qi et le Sang agissent les deux en profondeur et en superficie en circulant continuellement afin de nourrir les Zang-Fu, les quatre membres, la peau et les cheveux, les tendons, les os, les cinq Organes Sensoriels et les neuf Orifices. La fonction réchauffante du Qi ainsi que la fonction nutritive du Sang dépendent non seulement sur le fonctionnement normal des Zang-Fu, mais aussi sur la fonction promotrice des méridiens et collatéraux. Dans le livre *Pivot Miraculeux* (*Líng Shū*, chapitre *Běn Zàng*), il est dit que «*les méridiens et collatéraux promeuvent la circulation du Qi et du Sang, gouvernent le Yin et le Yang, nourrissent les tendons et les os et activent les articulations.»*

Nous pouvons donc comprendre que les méridiens et collatéraux sont des voies pour le Qi et le Sang. Ainsi, le flux normal de Qi et de Sang dans les méridiens et collatéraux nourrit le corps et maintient sa nature saine.

Le système des Méridiens et Collatéraux se base principalement sur les douze Méridiens Principaux ainsi que les huit Méridiens Extraordinaires, les collatéraux du corps entier et des autres réseaux pour former un ensemble circulant reliant les cinq Organes Zang et les six Entrailles Fu, les quatre membres, les os, les cinq Organes Sensoriels, les neuf Orifices, les tendons et les Zones Cutanées afin de former un ensemble organique complet et unifié. Le livre *Pivot Miraculeux* (*Líng Shū*, chapitre *Hǎi Lùn*) dit que *«les douze Méridiens Principaux se rapportent aux Zang-Fu à l'intérieur et sont reliés aux articulations à l'extérieur».*

## (2) Changements pathogéniques

Les méridiens et collatéraux sont en relation étroite avec l'apparition et l'évolution des maladies en jouant principalement un rôle de transmission. En effet, lorsqu'un mauvais Qi extérieur attaque le corps, il peut être directement transmis aux Zang-Fu via les méridiens et collatéraux si la fonction protectrice du Qi est altérée. Le livre *Questions simples* (*Sù Wèn*, chapitre *Píbù Lùn*) dit que *«lorsqu'un facteur pathogénique attaque la peau, les pores sont ouverts et le pathogène entre par les collatéraux. Lorsque les collatéraux sont remplis de pathogènes, ils iront dans les méridiens. Puis, si les méridiens sont remplis de pathogènes, ces derniers iront vers les Organes Zang-Fu et les attaqueront.»* Par exemple, lorsque le Qi incorrect du *Feng Han* (Vent-Froid) attaque la partie superficielle du corps, des symptômes comme l'aversion au froid, une douleur corporelle générale et la décharge nasale apparaissent. Lorsque ce Qi incorrect arrive aux Organes Zang-Fu, des symptômes tels que la toux, la congestion thoracique et la dyspnée apparaissent. Les utilisations connues des symptômes peuvent varier selon plusieurs facteurs comme la sévérité du pathogène, la puissance ou la faiblesse du Qi vital de la personne ainsi que le traitement reçu. Lorsqu'un pathogène du Vent-Froid envahit les méridiens et les collatéraux, le Qi, le Sang et les Glaires stagnent dans les vaisseaux et s'accumulent, ce qui peut provoquer des convulsions, des enflures et des douleurs. Lorsque l'obstruction est présente pendant une longue période, la circulation du Qi et du Sang devient anormale, ce qui causera éventuellement une malnutrition et engourdissement des tendons, des os et des muscles, ce qui pourrait aussi provoquer des atrophies et des paralysies.

## (3) Diagnostic

Les méridiens et les collatéraux sont distribués distinctement sur le corps, ce qui permet de diagnostiquer les méridiens atteints selon la localisation de l'affection. De plus, étant donné que les méridiens sont connectés aux Zang-Fu, il est également possible de prévoir l'affection d'un organe à partir d'une sensation particulière dans la région d'un méridien. Lorsque des points d'acupuncture ou d'autres endroits sur la peau présentent des phénomènes tels qu'une sensibilité, un nodule ou une proéminence en corde, ces phénomènes peuvent aussi aider à poser un diagnostic. Par exemple, une appendicite présente souvent une sensibilité sur le point Shàngjùxū (ST37) et les maladies hépatiques présentent souvent des nodules ou des proéminences en corde sur le point Gānshū (BL18). En utilisant un appareil pour mesurer les résonances électriques sur ces points d'acupuncture, nous pouvons remarquer des changements au niveau de l'électrode. Dans le cas d'une céphalée par exemple, la localisation de la douleur sera reliée à un méridien particulier. Si la douleur est ressenti sur le front, la maladie aura alors affecté le Méridien Yang Ming. Lorsque la douleur est ressenti sur les côtés latéraux de la tête, la maladie aura alors affecté le Méridien Shao Yang. Lorsque la douleur est ressentie dans la région occipitale, la maladie aura alors affecté le Méridien Tai Yang. Finalement, lorsque la douleur est ressentie au niveau du vertex crânien, on pourra dire que le Méridien Jue Yin a été affecté.

### (4) Traitement

L'acupuncture régule le Qi et restaure les fonctions normales des Zang-Fu afin de soigner les maladies en régulant les méridiens et collatéraux. En se basant sur ce concept, il est possible de sélectionner des points le long des méridiens affectés et traiter les maladies. Par exemple, pour les céphalées, Hégǔ (LI4) et Nèitíng (ST44) peuvent être sélectionnés du Méridien Yang Ming afin de traiter les céphalées frontales. Wàiguān (TE5) et Zúlínqì (GB41) sont choisis pour traiter les céphalées temporales et Hòuxī (SI3) et Kūnlún (BL60) pour les céphalées occipitales. Pour les céphalées dans la région du vertex crânien, ce sont Bǎihuì (GV20) et Tàichōng (LR3) qui sont préférés. Il est également possible de choisir les points d'acupuncture selon la relation d'appartenance et de communication entre les méridiens et les Zang-Fu. Par exemple, pour les affections des Poumons, Lièquē (LU7) est souvent choisi, tout comme Tàichōng (LR3) pour les affections du Foie. Nèiguān (PC6) ou Shénmén (HT7) est choisi pour les affections du Cœur et nous pouvons choisir Zúsānlǐ (ST36) pour les affections de l'Estomac. Même lorsque nous utilisons des herbes médicinales dans le traitement de pathologies liées aux Zang-Fu, à la peau ou aux articulations, nous nous fions aux méridiens et aux collatéraux pour acheminer l'effet thérapeutique aux régions affectées.

Ainsi, les méridiens et collatéraux jouent non seulement un rôle important dans les fonctions physiologiques et les mécanismes pathologiques, mais sont aussi la clé pour le diagnostic et le traitement des maladies. Comme il est dit dans le livre *Pivot Miraculeux (Líng Shū*, chapitre *Jīng Mài)*, «*les méridiens et collatéraux déterminent notre vie et notre mort, ils traitent les troubles et régulent l'excès et le manque. Ils ne peuvent pas rester obstrués.*»

## 5. Les huit Méridiens Extraordinaires

Les huit Méridiens Extraordinaires sont des méridiens en dehors des douze Méridiens Principaux et incluent les Méridiens Du, Ren, Chong, Dai, Yin Qiao, Yang Qiao, Yin Wei et Yang

Wei. Ils possèdent les caractéristiques suivantes:

(1) Seuls les Méridiens Ren et Du possèdent leurs points d'acupuncture propres. Les autres six Méridiens partagent leurs points avec ceux des douze Méridiens Principaux.

(2) Ils ne possèdent pas de lien direct avec des organes internes. Il n'y a donc pas de relation interne-externe avec les Zang-Fu.

(3) Les huit Méridiens Extraordinaires circulent à travers les douze Méridiens Principaux et peuvent réguler le Qi de ces Méridiens.

(4) Seuls les Méridiens Ren et Du rejoignent les douze Méridiens Principaux pour former un flux circulaire de Qi et de Sang. Les autres six Méridiens Extraordinaires ne partagent pas cette circulation.

(5) Les Méridiens Ren, Du et Chong débutent tous dans l'abdomen inférieur et vont à la surface corporelle par le périnée. Le Méridien Du est en charge du Yang Qi, le Méridien Ren est en charge du Yin Qi et le Méridien Chong est en charge du Sang. Ils sont appelés *«les trois branches qui partent de la même source»* ainsi que *«la racine des Organes Zang-Fu et des douze Méridiens Principaux»*.

Le Méridien Dai circule autour de la taille et lie tous les autres méridiens. Ensemble, ces quatre méridiens sont les plus importants des Méridiens Extraordinaires. Les deux Méridiens Qiao (Yin Qiao, Yang Qiao) sont distribués bilatéralement sur le corps et sont en charge du Yin et du Yang du corps. Le Méridien Yin Wei appartient au Yin et est en charge de la partie interne du corps tandis que Yang Wei appartient au Yang et est en charge de la partie superficielle du corps. Tous les huit Méridiens Extraordinaires peuvent renforcer la connexion entre les douze Méridiens Principaux ainsi que les Zang-Fu.

## 6. Les douze Méridiens Distincts

Les douze Méridiens Distincts sont des branches qui se séparent des douze Méridiens Principaux. Ils partagent les mêmes noms étant donné qu'ils possèdent les mêmes origines. Les Méridiens Distincts promeuvent la communication entre l'extérieur et l'intérieur ainsi que celle entre les Organes Zang et les Entrailles Fu.
Ils possèdent les particularités suivantes:

(1) Les douze Méridiens Distincts divergent des douze Méridiens Principaux au niveau des régions au-dessus des coudes et des genoux et se dirigent vers le torse et l'abdomen. Ensuite, les Méridiens Distincts Yang entrent dans le corps et retournent vers leurs Méridiens originaux. Les Méridiens Distincts Yin rentrent dans le corps sans passer par les Méridiens originaux,

mais possèdent une relation externe-interne avec les Méridiens Distincts Yang. En effet, les Méridiens Distincts Yin confluent avec les Méridiens Distincts Yang. Les douze Méridiens Distincts se divisent en six groupes selon leurs relations externe-interne, ce qui est connu sous le nom de «Liuhe», signifiant «six combinaisons». Ceci renforce davantage les communications entre les douze Méridiens Principaux.

(2) Les douze Méridiens Distincts sont étroitement reliés aux Zang-Fu. Hormis leur relation avec les Zang-Fu, les Méridiens Distincts Tai Yang du pied et Shao Yang du pied s'étendent jusqu'au Cœur. Les Méridiens Distincts Shao Yang du pied et Jue Yin du pied passent à travers le Cœur. Les Méridiens Distincts Yang Ming du pied et Tai Yang du pied rejoignent le Cœur. Nous pouvons donc voir qu'il y a une relation claire entre le Rein, la Vessie et le Cœur ; entre le Foie, la Vésicule Biliaire et le Cœur ; entre la Rate, l'Estomac et le Cœur. Ces relations renforcent la communication entre différents organes et ils montrent également l'importance du rôle du Cœur.

(3) Parmi les douze Méridiens Principaux, les trois Méridiens Yang du pied et les trois Méridiens Yang de la main se rencontrent au niveau de la tête. Le Méridien Jue Yin du pied ainsi que les Méridiens Ren et Du se croisent sur la tête et au visage. Les autres ne montent pas jusqu'à la tête. Les Méridiens Distincts des trois Méridiens Yin du pied montent également vers la tête après leur confluence avec les Méridiens Yang. Les trois Méridiens Yin de la main se séparent du tronc au niveau du creux axillaire pour entrer dans le corps et passer à travers la gorge en montant vers la tête et le visage, où ils se rassemblent dans les Méridiens Yang. Ceci indique l'importance de la tête et du visage qui possèdent une importante concentration de Qi. «Tout le Qi et le Sang des douze Méridiens Principaux ainsi que des 365 Collatéraux montent tous à la tête et du visage avant d'entrer par les orifices». Ainsi, les Méridiens Distincts peuvent relier l'intérieur et l'extérieur, infuser dans les Zang-Fu et supplémenter les Méridiens Principaux afin de renforcer davantage la communication entre les deux ensembles de Méridiens reliés de manière interne et externe.

(4) Les douze Méridiens Principaux possèdent chacun leurs indications particulières. Les Méridiens Distincts possèdent également leurs propres indications et sont traités par les points d'acupuncture des douze Méridiens Principaux. Par exemple, le Méridien de la Vessie passe près de l'anus, mais n'y entre pas. Cependant, les points tels que Chéngshān (BL57), Chéngjīn (BL56) et Fēiyáng (BL58) peuvent tous traiter les hémorroïdes. Ceci peut être expliqué par le fait que le Méridien Distinct Tai Yang du Pied entre dans l'anus.

## 7. Les quinze Collatéraux Principaux

Les Collatéraux sont des branches qui se séparent des Méridiens Principaux. Ils se répartissent sur toute la surface du corps comme un filet et diffusent le Qi et le Sang des méridiens vers le corps entier afin de nourrir les tendons, les os, la peau, les muscles, les cinq Organes Sensoriels et les sept orifices. Les quinze Collatéraux incluent douze Collatéraux de chacun des douze Méridiens Principaux, deux des Méridiens Ren et Du, et un du Collatéral majeur de la Rate. Ils possèdent les caractéristiques suivantes :

(1) Les quinze Collatéraux proviennent de leur méridien respectif, à l'exception du Collatéral majeur de la Rate. Ils possèdent une distribution différente et varient en longueur et en profondeur. Certains vont le long de la partie supérieure du corps et d'autres atteignent la partie inférieure du corps. Ils peuvent aller aux membres, à la tête, au tronc et peuvent même atteindre les Organes Zang-Fu. Chacun des quinze Collatéraux sont en contact avec les méridiens avec lesquels ils possèdent une relation externe-interne.

(2) Les quinze Collatéraux connectent les deux Méridiens Principaux qui possèdent un rapport externe-interne, ce qui fortifie la communication entre l'extérieur et l'intérieur du corps.

(3) Chacun des quinze Collatéraux possède son propre parcours et ses propres indications.

## 8. Les douze Méridiens Tendino-musculaires

Les douze Méridiens Tendino-musculaires forment un groupe affilié au système des Méridiens et Collatéraux. Ils sont distribués le long des quatre membres, du torse et de l'abdomen. Ils n'atteignent pas les Organes Zang-Fu et représentent les éléments tendineux et musculaires des douze Méridiens Principaux. Ils possèdent les caractéristiques suivantes :

(1) Leur distribution est similaire à celle des douze Méridiens Principaux mais ils ne suivent pas la même direction. Les Méridiens Tendino-musculaires vont tous des membres vers le tronc et connectent les articulations, les os, les muscles et les tendons du corps entier pour créer un entier organique. Les symptômes associés au douze Méridiens Tendino-musculaires sont tous reliés à des troubles tendineux, musculaires ou en rapport avec les mouvements.

(2) Le Foie domine les tendons et le Méridien Tendino-musculaire Jue Yin du pied connecte tous les tendons. Ceci illustre le fait que toutes les affections tendineuses sont liées au Foie.

(3) Le périnée est le lieu où tous les tendons se rencontrent. C'est également où les tendons des trois Méridiens Yin du pied et du Méridien Yang Ming du pied se rencontrent.

## 9. Les douze Zones Cutanées

Les Zones Cutanées sont les éléments extérieurs du système des Méridiens et Collatéraux. Elles représentent les régions où le Qi est diffusé et forment une barrière de protection à la partie la plus superficielle du corps humain. Elles possèdent également une connexion avec les Organes

Zang-Fu. Lorsque des facteurs pathogéniques attaquent le corps, ils attaquent en premier les Zones Cutanées. Après les avoir franchies, ils entrent dans les Collatéraux et arrivent dans les Méridiens pour finalement entrer dans les Organes Zang-Fu. Lorsque les pathologies sont dans les Organes Zang-Fu, ceci se reflète à travers les Zones Cutanées par les Méridiens et Collatéraux. Nous pouvons donc comprendre que les Zones Cutanées reflètent la fonction des douze Méridiens Principaux et qu'ils représentent la première barrière protective du corps contre les agents pathogènes extérieurs.

# SECTION II

## Discussion sur les Méridiens et Collatéraux

### 1. Les douze Méridiens Principaux

#### (1) Règles de répartition des douze Méridiens Principaux

La nature des douze Méridiens Principaux s'exprime à travers le Yin et le Yang. Les Méridiens Yin sont reliés aux Organes Zang et sont distribués dans les parties internes des membres. Les Méridiens Yang sont reliés aux Entrailles Fu et sont distribués dans les parties externes des membres. Étant donné que chacun des douze Méridiens Principaux possède une relation étroite avec un Organe Zang ou une Entraille Fu, ils partagent également le même nom. Les Organes Zang conservent l'essence, mais ne peuvent pas la décharger et appartiennent alors au Yin. Les Entrailles Fu peuvent digérer, transférer et décharger les substances, mais ne peuvent pas en conserver, ils appartiennent donc au Yang. Étant donné que chacun des douze Méridiens Principaux appartient à un Organe Zang ou une Entraille Fu, ils possèdent alors également une énergie distinctive de Yin ou de Yang. En même temps, le parcours des Méridiens possède aussi une nature de Yin ou de Yang dépendant de leur trajet interne ou externe au corps. La face interne du corps appartient au Yin tandis que la face externe au Yang. En conséquence, les noms des Méridiens sont les suivants : trois Méridiens Yang du pied, trois Méridiens Yin du pied, trois Méridiens Yang de la main et trois Méridiens Yin de la main. Leur distribution est expliquée en détail dans les Tableaux 1 et 2.

**Tableau 1**    *Distribution des méridiens sur les quatre membres*

| Main / Pied | Méridiens | | Parcours | Direction |
|---|---|---|---|---|
| Trois méridiens Yin de la main | *Tai Yin* | Poumons | Côté radial de la face interne des membres supérieurs | Circulent du torse vers les membres supérieurs |
| | *Shao Yin* | Cœur | Côté ulnaire de la face interne des membres supérieurs | |
| | *Jue Yin* | Maître du Cœur | Centre de la face interne des membres supérieurs | |
| Trois méridiens Yang de la main | *Yang Ming* | Gros Intestin | Côté radial de la face externe des membres supérieurs | Circulent des membres supérieurs vers la tête |
| | *Tai Yang* | Intestin Grêle | Côté ulnaire de la face interne des membres supérieurs | |
| | *Shao Yang* | Sanjiao (*Triple Réchauffeur*) | Centre de la face interne des membres supérieurs | |
| Trois méridiens Yin du pied | *Tai Yin* | Rate | Côté antérieur de la face interne des membres inférieurs | Circulent des membres inférieurs vers le torse |
| | *Shao Yin* | Rein | Côté postérieur de la face interne des membres inférieurs | |
| | *Jue Yin* | Foie | Centre de la face interne des membres inférieurs | |
| Trois méridiens Yang du pied | *Yang Ming* | Estomac | Face antérieure des membres inférieurs | Circulent de la tête vers les membres inférieurs |
| | *Tai Yang* | Vessie | Face postérieure des membres inférieurs | |
| | *Shao Yang* | Vésicule Biliaire | Face latérale des membres inférieurs | |

**Note** : le Méridien de la Rate Tai Yin du pied circule sur les 8 cun inférieurs de la face médiale du mollet, au-dessus de la malléole médiale, au milieu. Le Méridien du Foie Jue Yin du pied circule sur la face antérieure de la jambe. Ils se croisent à une hauteur de 8 cun au-dessus de la malléole médiale sur la face médiale du mollet.

**Tableau 2**    *Distribution des Méridiens sur la tête, le visage et le torse*

| Vue | Tête et Visage | Tronc |
|---|---|---|
| Frontale | Du, Méridiens Yang Ming de la main et du pied | Ren, trois Méridiens Yin du pied et trois Méridiens Yin de la main, Méridien Yang Ming du pied |
| Latérale | Méridiens Shao Yang de la main et du pied, Tai Yang de la main, Yang Ming du pied | Méridiens Shao Yang du pied, Jue Yin de la main et du pied |
| Dorsale | Du, Méridien Tai Yang du pied, Shao Yang du pied | Du, Méridiens Tai Yang de la main et du pied |

## (2) Directions et règles de croisement des douze Méridiens Principaux

Trois méridiens Yin de la main : leurs trajets en surface du corps débutent du thorax et se terminent à la main le long de la face interne du membre supérieur.

Trois méridiens Yang de la main : leurs trajets en surface du corps débutent de la main et se terminent à la tête le long de la face externe du membre supérieur.

Trois méridiens Yin du pied : leurs trajets en surface du corps parcourent du pied à l'abdomen le long de la face interne du membre inférieur.

Trois méridiens Yang du pied : leurs trajets en surface du corps parcourent de la tête au pied, le long du tronc et de la face antérieure ou de la face externe du membre inférieur.

Les détails sont les suivants :

1) Les trois Méridiens Yin de la main circulent du thorax à la face interne de la main. Les trois Méridiens Yang de la main circulent de la face externe de la main à la tête. Les trois Méridiens Yang du pied circulent de la tête à la face externe du pied. Les trois Méridiens Yin du pied circulent de la face interne du pied au thorax.

2) Les trois Méridiens Yin de la main et les trois Méridiens Yang de la main se rencontrent à la main. Les trois Méridiens Yin du pied et les trois Méridiens Yang du pied se rencontrent au pied. Les trois Méridiens Yin du pied et les trois Méridiens Yin de la main se rencontrent au niveau du thorax.

3) Les Méridiens Yin de la main croisent les Méridiens Yang de la main au niveau de la main. Les Méridiens Yang de la main croisent les Méridiens Yang du pied au niveau de la tête. Les Méridiens Yang du pied croisent les Méridiens Yin du pied au niveau du pied et les Méridiens Yin du pied croisent les Méridiens Yin de la main au niveau du torse.

4) Les Méridiens correspondant par relation externe-interne se rencontrent aux mains ou aux pieds. Les méridiens qui partagent le même nom se rencontrent à la tête ou au niveau du torse.

## (3) Ordre du flux cyclique de Qi et de Sang au sein des douze Méridiens Principaux

Les douze Méridiens Principaux débutent du Zhong Jiao (*Réchauffeur Moyen*). Le flux du Qi et du Sang commence au Méridien des Poumons et se termine au Méridien du Foie. Depuis le Méridien du Foie, le flux de Qi et de Sang remonte pour infuser les Poumons afin de compléter le flux circulaire de Qi dans les méridiens. Le flux de Qi et de Sang pénètre jusqu'au Organes Zang-Fu, mais atteint aussi les éléments superficiels tels que les membres et articulations, il atteint aussi bien l'intérieur que l'extérieur du corps. Les méridiens sont connectés les uns des autres afin de former un lien circulaire. La circulation de Qi et de Sang dans les méridiens est ainsi appelée le «flux cyclique». Il coule continûment à l'intérieur des méridiens afin de nourrir le corps et hydrater les articulations. L'ordre du découlement du flux cyclique au sein des douze Méridiens Principaux est le suivant:

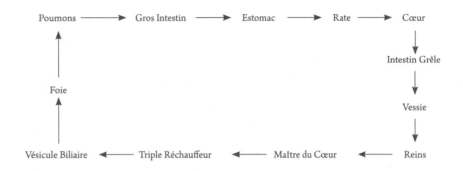

## (4) Relations externe-interne, d'appartenance et de communication des douze Méridiens Principaux

La relation externe-interne des douze Méridiens Principaux est identique à la relation externe-interne des Zang-Fu. Les Organes Zang appartiennent au Yin et sont internes tandis que les Entrailles Fu appartiennent au Yang et sont externes. Les relations externes-internes des Organes-Entrailles sont appariées comme suit: les Poumons avec le Gros Intestin, le Cœur avec l'Intestin Grêle, la Rate avec l'Estomac, le Rein avec la Vessie, le Foie avec la Vésicule Biliaire. La relation externe-interne entre les douze Méridiens Principaux s'exprime par le biais de communications par les collatéraux. La relation externe-interne des méridiens se reflète aussi par leur distribution dans les quatre membres. Les méridiens dotés d'une relation externe-interne vont le long des faces latérales et médiales des mêmes régions du membre. Par exemple, le Méridien des Poumons passe le long du côté radial de la face médiale de l'avant-bras tandis que le Méridien du Gros Intestin passe le long du côté radial de la face latérale de l'avant-bras. Le Méridien du Maître du Cœur circule le long de la ligne au milieu de la face médiale du bras tandis que le Méridien du Triple Réchauffeur passe au centre de la face latérale du bras. En même temps, il y a également une relation de communication entre les Zang-Fu et les Méridiens du Yin et du Yang. Les Méridiens du Yin sont reliés aux Organes Zang et communiquent avec les Entrailles Fu et vice versa pour les Méridiens Yang qui sont reliés aux Entrailles Fu et communiquent avec les Organes Zang. Nous pouvons donc observer que les Zang-Fu, les méridiens et collatéraux, les parties externes, internes, supérieures, inférieures du corps sont tous étroitement reliés entre eux, s'influencent les uns les autres et forment un ensemble organique.

## 2. Distribution et indications des douze Méridiens Principaux

Les douze Méridiens Principaux représentent la composante principale du système des Méridiens et Collatéraux. Un changement de Qi dans chaque méridien correspond à des changements pathogéniques et physiologiques différents. Chaque méridien possède à la surface du corps des points auxquels se rassemble le Qi. Le livre *Pivot Miraculeux (Líng Shū,* chapitre *Jīng Mài)* décrit la relation entre les Zang-Fu et les douze Méridiens Principaux, leur parcours, les symptômes qui leur sont associés ainsi que les indications de leurs points. Il y a deux groupes majeurs d'indications pour les douze Méridiens Principaux : l'excès et la déficience en Qi. Le principe des traitements est d'appliquer des méthodes réductrices en cas d'excès et des méthodes de renforcement en cas de manque. Il est aussi dit qu'il faut utiliser une insertion rapide de l'aiguille pour traiter les syndromes du chaud, garder l'aiguille plus longtemps pour les syndromes du froid, utiliser la moxibustion en cas de pouls affaissé, utiliser une méthode de saignée légère en cas de stase et finalement choisir des points d'acupuncture dans le méridien atteint où il y a excès ou manque.

## (1) Le Méridien des Poumons Tai Yin de la main

### Parcours

Ce méridien part du Zhong Jiao (Réchauffeur Moyen) et descend pour entrer en liaison avec le Gros Intestin. De là, il remonte en suivant l'orifice supérieur de l'Estomac, il traverse le diaphragme pour passer par le champ pulmonaire, organe auquel il est attribué. Il se divise ensuite en deux troncs qui se dirigent transversalement vers les deux régions sous-claviculaires droite et gauche pour rejoindre le point Zhōngfǔ (LU1). En descendant le long de la face interne du bras, il passe devant le Méridien du Cœur et celui du Maître du Cœur jusqu'au pli du coude, puis il suit la face interne de l'avant-bras par le bord antérieur du radius et gagne le Cunkou (l'endroit où l'on prend le pouls radial, près de la ligne de flexion du poignet). Il passe ensuite par le point Yújì (LU10) et va se terminer à l'angle unguéal interne du pouce (au point Shàoshāng (LU11)). La branche collatérale située sur le dos de la main part du point Lièquē (LU7) et va directement au bord radial de l'extrémité de l'index pour relier le Méridien des Poumons au Méridien du Gros Intestin.

### Utilisations connues

Sensation de gonflement de la poitrine, toux, essoufflement, hémoptysie, douleur et enflure de la gorge, rhume, froid et douleur à la région scapulo-dorsale, douleurs de la région située le long du méridien, changement de la couleur de l'urine. (Fig. 1)

## (2) Le Méridien du Gros Intestin Yang Ming de la main

### Parcours

Le Méridien du Gros Intestin Yang Ming de la main naît à l'extrémité de l'index et monte le long du bord radial de l'index, passe entre les deux premiers métacarpiens et aboutit à la dépression située entre le tendon du m. long extenseur du pouce et le tendon du m. court extenseur du pouce (tabatière anatomique). Puis, il monte en suivant le bord antéro-externe de l'avant-bras, pour arriver au bord externe du coude. De là, suivant le bord antéro-externe du bras, il atteint l'épaule. Il remonte ensuite le long du bord antérieur de l'acromion et

Fig. 1    Parcours du Méridien des Poumons Tai Yin de la main

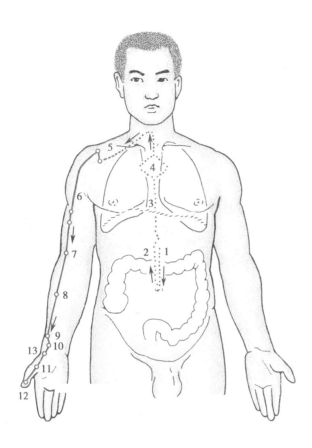

1.   Débute dans le Réchauffeur Moyen et descend pour se relier au Gros Intestin
2.   Renverse son cours et remonte vers le cardia gastrique
3.   Passe à travers le diaphragme
4.   Entre dans les Poumons, Organes auxquels il appartient
5.   Ressort transversalement des Poumons et redescend le long de la face interne du bras
6.   Passe médialement au Méridiens du Cœur et du Maître du Cœur
7.   Atteint la fosse cubitale
8.   Continue vers le bas le long du rebord radial de l'avant-bras
9.   Entre dans l'artère radiale au poignet par le «Cunkou»
10.  Passe par l'éminence thénar
11.  Passe par le rebord radial du premier os métacarpien
12.  Se termine au côté médial de l'extrémité du pouce
13.  La branche émergeant du poignet va directement vers le côté radial de l'extrémité de l'index où il relie le Méridien du Gros Intestin Yang Ming de la main.

☞  **Légende**

○    Point de ce méridien
Δ    Point d'un autre méridien
---   Partie du méridien sans point
——   Partie du méridien avec point

gagne la 7ᵉ vertèbre cervicale où il se réunit avec tous les méridiens Yang. De là, il redescend dans le creux sus-claviculaire, en se reliant avec les Poumons, puis traverse le diaphragme et se dirige vers le Gros Intestin auquel il est attribué.

La branche collatérale partant du creux sus-claviculaire monte sur la face latérale du cou, arrive sur la joue et entre dans la gencive inférieure. Puis, il contourne la lèvre supérieure et s'entrecroise avec la branche homologue au niveau du point Shuǐgōu (GV26). De là, la branche gauche se dirige vers la droite et la droite, vers la gauche. Ainsi, ces deux branches circulent séparément de chaque côté de la narine pour se réunir avec le Méridien de l'Estomac Yang Ming du pied.

**Utilisations connues**

Douleur abdominale, borborygme, diarrhée, constipation, dysenterie, enflure et douleur de la gorge, douleurs dentaire, écoulement du nez ou épistaxis, douleurs et transpiration survenant le long du trajet du méridien, aversion au froid. (Fig. 2)

Fig. 2     Parcours du Méridien du Gros Intestin Yang Ming de la
           main

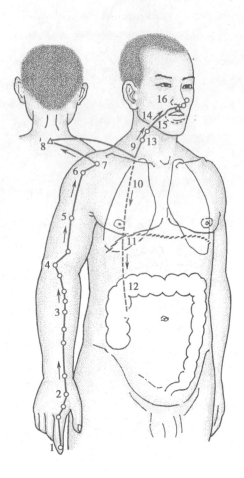

1.  Début de l'extrémité de l'index
2.  Remonte le long du rebord radial de l'index,
    passe à travers l'espace interne entre le premier et
    second os métacarpien puis dans la dépression
    entre les tendons des m. extenseurs long et court
    du pouce
3.  Suit la face antérolatérale de l'avant-bras
4.  Atteint la face latérale du coude
5.  Depuis le coude, il remonte le long de la face
    antérolatérale de l'avant-bras
6.  Atteint l'acromion de l'épaule
7.  Continue le long du rebord antérieur de
    l'acromion
8.  Atteint la 7e vertèbre cervicale
9.  Descend dans la fosse sus-claviculaire
10. Se ramifie dans le Poumon auquel le Méridien se
    relie
11. Passe à travers le diaphragme
12. Entre dans le Gros Intestin, l'Organe auquel il
    appartient
13. La branche du creux sus-claviculaire remonte le
    long du cou
14. Traverse la joue
15. Entre dans les gencives inférieures
16. Passe par la lèvre supérieure et traverse le
    plan sagittal du corps au philtrum. Ensuite,
    le méridien de gauche va à droite du nez et
    inversement pour le méridien de droite.

## (3) Le Méridien de l'Estomac Yang Ming du pied

**Parcours**

Le Méridien de l'Estomac Yang Ming du pied part de l'aile du nez et monte à la racine du nez, où il croise le Méridien de la Vessie Tai Yang du pied. Puis il descend le long de la face latérale du nez et entre dans la gencive supérieure. Il en sort ensuite et, en suivant une ligne courbe à côté des lèvres, il redescend pour se réunir au Méridien Ren du côté opposé situé dans la gouttière mento-labiale. De là, il remonte en suivant l'angle du maxillaire inférieur et devant l'oreille il traverse le point Shàngguān (GB3) du méridien de la Vésicule Biliaire, suit le rebord du cuir chevelu et gagne le front. Une de ses branches se détache du Méridien en avant du point Dàyíng (ST5), descend et continue en suivant la gorge dans la fosse sus-claviculaire. De là elle traverse le diaphragme, pour entrer dans l'estomac auquel elle est attribuée et elle se relie avec la rate. Son tronc principal descend verticalement de la fosse sus-claviculaire du point Quēpén (ST12) pour aboutir au mamelon, puis s'infléchit en dedans et passe à côté de l'ombilic pour entrer dans le bas-ventre. Une autre branche partant du pylore descend dans l'abdomen et rejoint le point Qìchōng (ST30). De là, elle redescend par les points Bìguān (ST31) et Fútù (ST32) au genou, elle suit ensuite le bord antéro-externe du tibia, le dos du pied pour aller se terminer à l'angle unguéal externe du deuxième orteil. Une autre branche part du point Zúsānlǐ (ST36) situé à trois cun au-dessous de la rotule et va se terminer au bord externe du troisième orteil. Enfin, une dernière branche se détache du méridien sur le dos du pied du point Chōngyáng (ST42) et va se terminer au bord interne de l'extrémité du gros orteil pour se réunir avec le Méridien de la Rate Tai Yin du pied.

### Utilisations connues

Distension abdominale, borborygme, gastralgie, œdème, vomissement, enflure et douleur de la gorge, épistasie, état fébrile, manie, douleurs de la région parcourue par le méridien telle que la poitrine et le genou. (Fig. 3)

## (4) Le Méridien de la Rate Tai Yin du pied

### Parcours

Le Méridien de la Rate Tai Yin du pied débute à l'angle unguéal interne du gros orteil, monte en suivant le bord interne de celui-ci, le long de la ligne cutanée foncée-claire, traverse la face antérieure de la malléole interne jusqu'à la jambe, puis longeant le bord postérieur du tibia, il monte en s'entrecroisant avec le Méridien du Foie. Il monte sur la face interne du genou et de la cuisse, puis entre dans l'abdomen pour aller dans la Rate à laquelle il est attribué, tout en restant en relation avec l'Estomac. Après avoir traversé le diaphragme, il remonte le long de l'œsophage jusqu'à la base de la langue pour aller se répartir sur sa face inférieure.
La branche collatérale de l'Estomac se dirige, en traversant en haut le diaphragme, vers le Cœur pour rejoindre le Méridien du Cœur Shao Yin de la main.

### Utilisations connues

Rigidité douloureuse de la langue, gastralgie, distension abdominale, vomissement, jaunisse, asthénie générale et douleurs survenant le long du trajet du méridien. (Fig. 4)

## (5) Le Méridien du Cœur Shao Yin de la main

### Parcours

Le Méridien du Cœur Shao Yin de la main débute du Cœur et passe transversalement à travers les Poumons pour émerger au milieu de l'aisselle. Puis, il suit le bord postérieur de la face interne du bras, en cheminant derrière le Méridien des Poumons et celui du Maître du Cœur et arrive au pli du coude. De là, il suit le bord postérieur de la face interne de l'avant-bras, passe sur l'os pisiforme, puis sur la paume de la main et continue le long du bord interne de l'auriculaire jusqu'à son extrémité pour se relier avec le Méridien de l'Intestin Grêle Tai Yang de la main. Une branche collatérale part du Cœur, traverse le diaphragme et entre en liaison avec l'Intestin Grêle. Une autre branche collatérale part du Cœur et monte en côtoyant la gorge jusqu'au globe oculaire.

Fig. 3    Parcours du Méridien de l'Estomac Yang Ming du pied

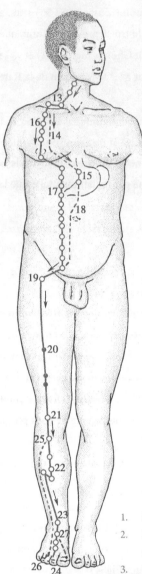
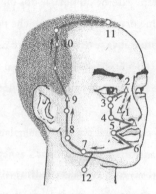

1.  Débute à l'aile du nez
2.  Monte à la racine du nez, où il croise le Méridien de la Vessie Tai Yang du pied
3.  Descend le long de la face latérale du nez
4.  Entre dans la gencive supérieure
5.  En sort ensuite et suit une ligne courbe à côté des lèvres

6.  Atteint la gouttière mento-labiale
7.  Remonte en direction de l'angle maxillaire jusqu'à Dàyíng (ST5) inférieur
8.  Suit l'angle maxillaire inférieur jusqu'à Jiáchē (ST6)
9.  Devant l'oreille, il traverse le point Shàngguān (GB3) du Méridien de la Vésicule Biliare
10. Suit le rebord du cuir chevelu
11. Gagne le front
12. Une de ses branches se détache en avant du point Dàyíng (ST5), descend et continue en suivant la gorge
13. Entre dans la fosse sus-claviculaire
14. Traverse le diaphragme
15. Entre dans l'Estomac auquel elle est attribuée et elle se relie avec la Rate
16. Son tronc principal descend verticalement de la fosse sus-claviculaire du point Quēpén (ST12) pour aboutir au mamelon
17. S'infléchit et passe à côté de l'ombilic pour entrer dans le bas-ventre
18. Une autre branche partant du pylore descend dans l'abdomen et rejoint le point Qìchōng (ST30)
19. Redescend par les points Bìguān (ST31)
20. Et à travers Fútù (ST32) sur le côté du fémur
21. Atteint le genou
22. Suit ensuite le bord antéro-externe du tibia
23. Passe par le dos du pied
24. Se termine à l'angle unguéal externe du deuxième orteil
25. Une autre branche part du point Zúsānlǐ (ST36) situé à trois cun au-dessous de la rotule
26. Elle va se terminer au bord externe du troisième orteil
27. Une dernière branche se détache du méridien sur le dos du pied du point Chōngyáng (ST42) et va se terminer au bord interne de l'extrémité du gros orteil pour se réunir avec le Méridien de la Rate Tai Yin du pied.

Fig. 4     Parcours du Méridien de la Rate Tai Yin du pied

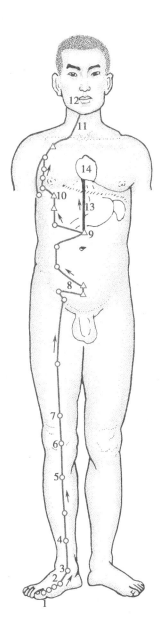

1.  Le Méridien de la Rate Tai Yin du pied débute à l'angle unguéal interne du gros orteil, monte en suivant le bord interne de celui-ci, le long de la ligne cutanée foncée-claire

2.  Traverse la face antérieure de la malléole médiale

3.  Monte devant la malléole médiale

4.  Continue le long de la face médiale de la jambe

5.  Longe le bord postérieur du tibia

6.  S'entrecroise avec le Méridien du Foie

7.  Monte sur la face antérieure médiale du genou et de la cuisse

8.  Entre dans l'abdomen

9.  Entre dans la Rate, Organe à laquelle il est attribué et se connecte avec l'Estomac

10. Monte pour traverser le diaphragme

11. Remonte le long de l'œsophage

12. Après avoir atteint la base de la langue, il se répartit sur sa face inférieure

13. La branche collatérale de l'Estomac se dirige vers le haut et traverse le diaphragme

14. Va vers le Cœur pour rejoindre le Méridien du Cœur Shao Yin de la main.

Fig. 5    Parcours du Méridien du Cœur Shao Yin de la main

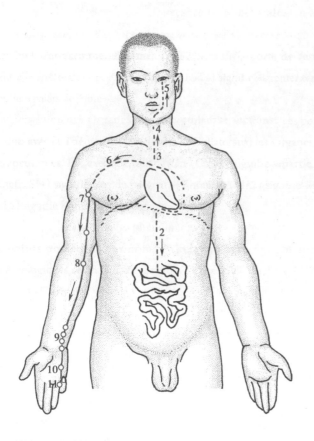

1. Le Méridien du Cœur Shao Yin de la main débute au Cœur, auquel il appartient
2. Traverse le diaphragme pour relier l'Intestin Grêle, l'Organe avec lequel il communique
3. La partie ascendante du méridien débute au Cœur
4. Monte par l'œsophage
5. Connecte avec les yeux
6. Une autre branche commence du Cœur et passe transversalement à travers les Poumons pour émerger au milieu de l'aisselle
7. Puis, il suit le bord postérieur de la face interne du bras, en cheminant derrière le Méridien des Poumons et celui du Maître du Cœur et arrive au pli du coude
8. De là, il suit le bord postérieur de la face interne de l'avant-bras
9. Passe sur l'os pisiforme
10. Arrive sur la paume de la main
11. Continue le long du bord interne de l'auriculaire jusqu'à son extrémité pour se relier avec le Méridien de l'Intestin Grêle Tai Yang de la main.

**Utilisations connues**

Sécheresse à la gorge, douleur cardiaque, soif intense, jaunisse, douleur hypochondrale, sensation de chaleur au creux de la main et douleurs survenant le long du méridien. (Fig. 5)

## (6) Le Méridien de l'Intestin Grêle Tai Yang de la main

**Parcours**

Le Méridien de l'Intestin Grêle Tai Yang de la main part du bord interne de l'extrémité inférieure de l'auriculaire et suit le bord interne de la main pour atteindre l'apophyse styloïde de l'ulna au poignet. Puis, il suit le bord postérieur de l'avant-bras et passe entre l'olécrâne et l'épicondyle médial de l'humérus pour arriver à l'articulation de l'épaule en suivant le bord postérieur de la face externe du bras. Et de là, il contourne l'omoplate et rencontre le Méridien Du Mai au point Dàzhuī (GV14), puis il se dirige vers le bas dans la fosse sus-claviculaire et se relie avec le Cœur. Il se dirige ensuite le long de l'œsophage vers l'Estomac pour entrer enfin dans l'Intestin Grêle auquel il est attribué.
La branche collatérale partant de la fosse sus-claviculaire remonte sur la face latérale du cou, puis sur la joue. Arrivée à l'angle externe de l'œil, elle se dirige vers l'oreille pour y entrer.
Une autre branche collatérale commence au niveau du cou, passe à côté du nez et arrive à l'angle interne de l'œil pour se relier avec le Méridien de la Vessie Tai Yang du pied.

Fig. 6     Parcours du Méridien de l'Intestin Grêle Tai Yang de la main

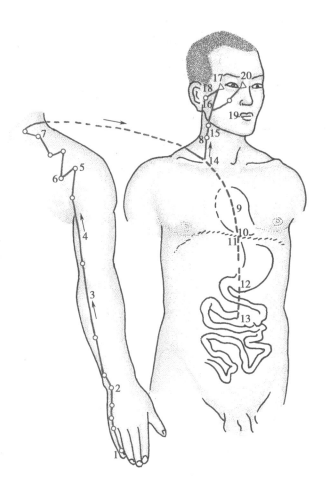

1.     Le Méridien de l'Intestin Grêle Tai Yang de la main part du bord interne de l'extrémité inférieure de l'auriculaire
2.     Suit le bord interne de la main pour atteindre l'apophyse styloïde de l'ulna au poignet
3, 4.     Suit le bord postérieur de l'avant-bras et passe entre l'olécrâne et l'épicondyle médial de l'humérus
5.     Atteint l'articulation de l'épaule
6.     Contourne l'omoplate
7.     Rencontre le Méridien Du Mai au point Dàzhuï (GV14)
8.     Se dirige vers le bas dans la fosse sus-claviculaire
9.     Se relie avec le Cœur, l'Organe avec lequel il communique
10.     Descend ensuite le long de l'œsophage
11.     Passe à travers le diaphragme
12.     Atteint l'Estomac
13.     Entrer dans l'Intestin Grêle auquel il est attribué
14.     Une branche collatérale part de la fosse sus-claviculaire
15.     Remonte sur la face latérale du cou
16.     Passe sur la joue
17.     Arrive au canthus externe de l'œil
18.     Entre dans l'oreille
19.     Une branche collatérale débute sur le cou et passe le long de la face latérale du nez
20.     Arrive au canthus interne de l'œil pour se relier avec le Méridien de la Vessie Tai Yang du pied.

**Utilisations connues**

Douleur au bas-ventre, surdité, jaunisse, enflure de la joue, enflure et douleur de la gorge et douleurs sur le parcours du méridien. (Fig. 6)

## (7) Le Méridien de la Vessie Tai Yang du pied

**Parcours**

Le Méridien de la Vessie Tai Yang du pied commence à l'angle interne de l'œil, monte en passant sur le front vers la partie supérieure de la tête où il se réunit avec son homologue du côté opposé au vertex (au point Băihuì (GV20)). Une branche collatérale partant du vertex se termine à la région temporale. La branche principale partant du vertex s'enfonce d'abord dans le crâne et ressort immédiatement en bifurquant pour redescendre à la nuque, de là il se dirige en côtoyant la colonne vertébrale jusqu'aux lombes. Ensuite, il pénètre à travers les muscles paravertébraux à l'intérieur du corps, se relie avec les Reins et va dans la Vessie à laquelle le méridien est attribué. Une de ses branches partant de la région lombaire descend à la fesse et gagne le milieu du creux poplité. Une autre branche partant de la nuque descend directement le long du bord interne de l'omoplate, puis à trois cun de la ligne interépineuse. Elle passe sur la fesse, puis, en suivant la face externe de la cuisse, rencontre la branche précédente au milieu du creux poplité. De là, elle continue son trajet sur la face postérieure de la jambe, ressort derrière la malléole externe, atteint la tubérosité du cinquième os métatarsien et se termine finalement au bord externe de l'extrémité du petit orteil pour se relier avec le Méridien des Reins Shao Yin du pied.

**Utilisations connues**

Rétention urinaire, énurésie, délire, céphalées, affection des yeux et douleurs des régions parcourues par le méridien telles que le vertex, le dos, les lombes et le membre inférieur. (Fig. 7)

Fig. 7 Parcours du Méridien de la Vessie Tai Yang du pied

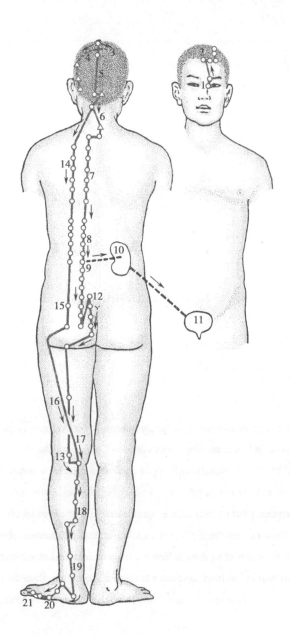

1. Le Méridien de la Vessie Tai Yang du pied commence à l'angle interne de l'œil
2. Monte en passant sur le front
3. Atteint le vertex de la tête où il se réunit avec son homologue du côté opposé au vertex (au point Bǎihuì (GV20)).
4. Une branche collatérale partant du vertex se termine à la région temporale
5. La branche principale partant du vertex s'enfonce d'abord dans le crâne
6. Et ressort immédiatement en bifurquant pour redescendre à la nuque
7. Il se dirige en côtoyant la colonne vertébrale
8. Atteint la région lombaire
9. Entre dans le corps à travers les muscles paravertébraux
10. Se relie avec les Reins, Organes avec lesquels il communique
11. Va dans la Vessie à laquelle le méridien est attribué
12. Une de ses branches partant de la région lombaire descend à la fesse
13. Se termine au milieu du creux poplité.
14. Une autre branche partant de la nuque descend directement le long du bord interne de l'omoplate
15. Passe sur la fesse
16. Suit la face externe de la cuisse
17. Rencontre la branche précédente au milieu du creux poplité
18. Continue son trajet sur la face postérieure de la jambe
19. Continue jusqu'à la face postérieure de la malléole externe
20. Atteint la tubérosité du cinquième os métatarsien
21. Se termine au bord externe de l'extrémité du petit orteil pour se relier avec le Méridien des Reins Shao Yin du pied.

### (8) Le Méridien des Reins Shao Yin du pied

#### Parcours

Le Méridien des Reins Shao Yin du pied débute sous le petit orteil, se dirige obliquement vers la plante du pied et passe sous la tubérosité scaphoïde, puis derrière la malléole interne pour aboutir au talon. De là, il remonte en suivant la face interne de la jambe et sur le bord interne du creux poplité, puis sur le bord postérieur de la face interne de la cuisse jusqu'à la colonne vertébrale. Puis il se dirige vers les Reins et donne une branche à la Vessie. Sortant du Rein, le tronc principal se dirige, en traversant le Foie et le diaphragme, vers les Poumons. Enfin, il remonte en longeant la gorge pour se terminer à la base de la langue. Une autre branche se détache du tronc principal au niveau des Poumons pour se réunir avec le Cœur et va se terminer dans la poitrine pour se relier avec le Méridien du Maître du Cœur Jue Yin de la main.

#### Utilisations connues

Hémoptysie, dyspnée, asthme, langue sèche, enflure et douleur de la gorge, lombalgie, œdème, constipation, diarrhée, atrophie musculaire et faiblesse du membre inférieur, sensation de chaleur au creux de la face plantaire et douleurs des régions parcourues par le méridien. (Fig. 8)

### (9) Le Méridien du Maître du Cœur Jue Yin de la main

#### Parcours

Le Méridien du Maître du Cœur Jue Yin de la main commence dans la cavité thoracique, entre dans le péricarde auquel il est attribué, puis descend à travers le diaphragme et gagne l'abdomen en passant par les trois Foyers (Réchauffeurs Supérieur, Moyen et Inférieur). Une branche collatérale thoracique part du thorax, sort de la paroi thoracique pour aboutir au point Tiānchí (PC1) situé à trois cun au-dessous du pli axillaire. Puis, elle monte au creux axillaire pour redescendre le long de la face interne du bras entre le Méridien des Poumons en dehors et celui du Cœur en dedans jusqu'au milieu du pli du coude. Elle continue ensuite dans la fosse cubitale et passe entre les tendons des muscles palmaire long et fléchisseur radial du carpe avant d'arriver sur la paume et continuer le long du majeur pour se terminer à son extrémité. Une branche collatérale sort de la paume au point Láogōng (PC8), suit l'annulaire jusqu'à son extrémité pour se lier au Méridien du Triple Réchauffeur Shao Yang de la main.

#### Utilisations connues

Angine de poitrine, oppression, palpitations, agitation, folie, contracture du coude et du bras, sensation de chaleur à la paume de la main et douleurs des régions parcourues par le méridien. (Fig. 9)

Fig. 8    Parcours du Méridien des Reins Shao Yin du pied

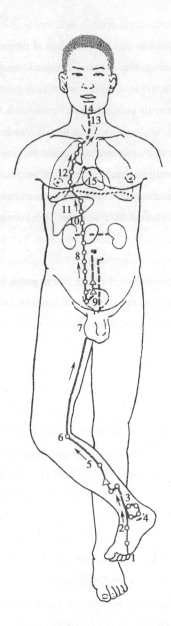

1.  Le Méridien des Reins Shao Yin du pied débute sous le petit orteil, se dirige obliquement vers la plante du pied
2.  Passe sous la tubérosité scaphoïde
3.  Passe derrière la malléole interne
4.  Arrive au talon
5.  Remonte en suivant la face interne de la jambe
6.  Passe par le bord interne du creux poplité
7.  Continue sur le bord postérieur de la face interne de la cuisse
8.  Remonte jusqu'à la colonne vertébrale puis se dirige vers les Reins
9.  Donne une branche à la Vessie, Organe avec lequel il communique
10. La branche principale ressort du Rein
11. Traverse le Foie et le Diaphragme
12. Entre dans les Poumons
13. Remonte le long de la gorge
14. Se termine à la base de la langue
15. Une autre branche se détache du tronc principal au niveau des Poumons pour se réunir avec le Cœur et va se terminer dans la poitrine pour se relier avec le Méridien du Maître du Cœur Jue Yin de la main.

Fig. 9      Parcours du Méridien du Maître du Cœur Jue Yin de la main

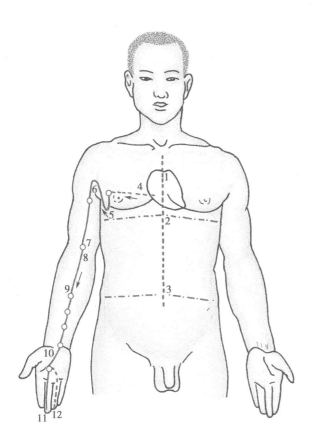

1.   Le Méridien du Maître du Cœur Jue Yin de la main commence dans la cavité thoracique, entre dans le péricarde auquel il est attribué

2.   Descend à travers le diaphragme

3.   Passe par les trois Foyers (Réchauffeurs Supérieur, Moyen et Inférieur), avec lesquels il communique.

4.   Une branche collatérale thoracique part du thorax

5.   Sort de la paroi thoracique dans la région costale pour aboutir au point Tiānchí (PC1) situé à trois cun au-dessous du pli axillaire

6.   Monte au creux axillaire

7.   Redescendre le long de la face interne du bras entre le Méridien des Poumons en dehors et celui du Cœur en dedans

8.   Passe dans la fosse cubitale

9.   Passe entre les tendons des muscles palmaire long et fléchisseur radial du carpe

10.  Arriver sur la paume

11.  Continue le long du majeur pour se terminer à son extrémité

12.  Une branche collatérale sort de la paume au point Láogōng (PC8), suit l'annulaire jusqu'à son extrémité pour se lier au Méridien du Triple Réchauffeur Shao Yang de la main.

## (10) Le Méridien du Triple Réchauffeur Shao Yang de la main

### Parcours

Le Méridien du Triple Réchauffeur Shao Yang de la main commence à l'angle unguéal cubital de l'annulaire, monte jusqu'à la commissure du 4ᵉ espace intermétacarpien, puis suit le dos de la main et du poignet pour remonter ensuite sur la face externe de l'avant-bras entre le radius et le cubitus. De là, il traverse le coude et en suivant le côté externe du bras, il se dirige jusqu'à l'épaule, où il se croise avec le Méridien de la Vésicule Biliaire, puis il chemine derrière celui-ci et entre dans la fosse sus-claviculaire et puis dans la cavité thoracique pour se relier avec le Péricarde. Il traverse ensuite le diaphragme et gagne l'abdomen où il se dirige successivement vers les trois Foyers (Réchauffeurs Supérieur, Moyen et Inférieur) auxquels il est attribué. La branche collatérale intrathoracique part du thorax, sort de la fosse sus-claviculaire et remonte sur la nuque, puis derrière l'oreille. De là, elle redescend sur la joue et va se terminer au canthus interne de l'œil. La branche collatérale auriculaire part de la région rétroauriculaire, entre dans l'oreille, puis réapparaît devant l'oreille, pour se croiser avec la branche précédente sur la joue. Enfin, elle se dirige vers l'angle externe de l'œil pour se relier avec le Méridien de la Vésicule Biliaire Shao Yang du pied.

Fig. 10  Parcours du Méridien du Triple Réchauffeur Shao Yang de la main

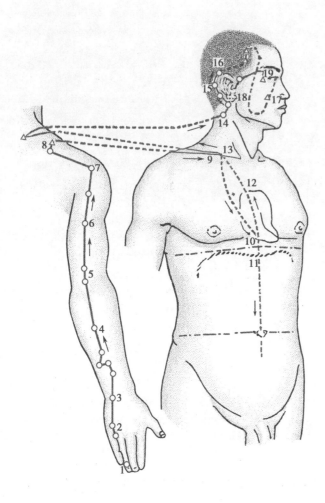

1. Le Méridien du Triple Réchauffeur Shao Yang de la main commence à l'angle unguéal cubital de l'annulaire
2. Monte jusqu'à la commissure du 4ᵉ espace intermétacarpien
3, 4. Suit le dos de la main et du poignet pour remonter ensuite sur la face externe de l'avant-bras entre le radius et le cubitus
5. Traverse l'olécrâne
6. Continue en suivant le côté externe du bras
7. Remonte jusqu'à l'épaule
8. Croise le Méridien de la Vésicule Biliaire Shao Yang du pied
9. Entre dans la fosse sus-claviculaire
10. Passe dans la cavité thoracique pour se relier avec le Péricarde
11. Traverse ensuite le diaphragme et gagne l'abdomen où il se dirige successivement vers les trois Foyers (Réchauffeurs Supérieur, Moyen et Inférieur) auxquels il est attribué.
12. La branche collatérale intrathoracique part du thorax
13. Remonte et sort de la fosse sus-claviculaire
14. Remonte sur la nuque
15. Passe le long du rebord postérieur de l'oreille
16. Suit la ligne du cuir chevelu
17. Redescend sur la joue et va se terminer au canthus interne de l'œil
18. La branche collatérale auriculaire part de la région rétroauriculaire, entre dans l'oreille puis réapparaît devant l'oreille, pour se croiser avec la branche précédente sur la joue.
19. Arrive à l'angle externe de l'œil pour se relier avec le Méridien de la Vésicule Biliaire Shao Yang du pied.

**Utilisations connues**

Ballonnement abdominal, œdème, énurésie, dysurie, surdité, bourdonnements, enflure et douleur de la gorge, enflure de la joue ainsi que douleurs de la région rétroauriculaire, de l'épaule et de la face externe du bras et du coude. (Fig. 10)

### (11) Le Méridien de la Vésicule Biliaire Shao Yang du pied

**Parcours**

Le Méridien de la Vésicule Biliaire Shao Yang du pied commence au canthus externe de l'œil, monte ensuite jusqu'à l'angle sphénotemporal puis redescend derrière l'oreille. En suivant le cou en avant du Méridien du Triple Réchauffeur, il se dirige, en passant par l'épaule, vers l'arrière du même méridien pour entrer enfin dans la fosse sus-claviculaire. La branche collatérale auriculaire part de la région rétroauriculaire, entre dans l'oreille, puis réapparaît devant celle-ci et aboutit à la région située en arrière du canthus externe de l'œil. Une branche collatérale partant du canthus externe de l'œil, descend au point Dàyíng (ST5) et se relie avec le Méridien du Triple Réchauffeur sous l'orbite. Elle redescend ensuite au point Jiáchē (ST6) et passe sur le cou pour entrer dans la fosse sus-claviculaire. De là, elle redescend dans le thorax et se dirige en traversant le diaphragme et en donnant une branche au Foie vers la Vésicule Biliaire, Organe auquel le méridien appartient. Puis, elle continue son trajet le long de l'hypochondre, réapparaît à la partie latérale du bas-ventre près de l'artère fémorale du canal inguinal. Après avoir entouré horizontalement les poils pubiens, elle se dirige transversalement vers l'articulation de la hanche. La branche collatérale principale partant de la fosse sus-claviculaire descend devant l'aisselle, longe la paroi latérale du thorax, passe sur l'hypochondre et gagne l'articulation de la hanche pour rencontrer la branche précédente. De là, elle redescend sur la face externe de la cuisse et du genou et continue son trajet par le bord antérieur du péroné jusqu'à sa partie inférieure. Elle redescend finalement le long du bord antérieur de la malléole externe, passe sur le dos du pied et se termine au rebord externe de l'extrémité du quatrième orteil. La branche collatérale du dos du pied sort du point Zúlínqì (GB41), passe entre les deux premiers os métatarsiens et va se terminer à l'extrémité du gros orteil pour se relier avec le Méridien du Foie Jue Yin du pied.

**Utilisations connues**

Goût amer dans la bouche, étourdissement, malaria, maux de tête, douleur maxillaire, douleur de la commissure externe des paupières, surdité, bourdonnements d'oreille et douleurs des régions parcourues par le méridien. (Fig. 11)

### (12) Le Méridien du Foie Jue Yin du pied

**Parcours**

Le Méridien du Foie Jue Yin du pied commence au dos du gros orteil, passe par le point Zhōngfēng (LR4) situé à un cun en avant de la malléole interne et monte à huit cun au-dessus de la malléole interne pour s'entrecroiser avec le Méridien de la Rate Tai Yin du pied. De là, il remonte derrière le Méridien de la Rate, en suivant la face interne du genou et celle de la cuisse pour entrer dans les poils du pubis et contourner les organes génitaux externes. Ensuite, il remonte jusqu'au bas-ventre, en passant près du Méridien de l'Estomac et se dirige vers le Foie auquel il appartient et il donne une branche à la Vésicule Biliaire. Il traverse en haut le diaphragme et se répartit sur le côté latéral du corps. Ensuite, il longe le bord postérieur de la gorge jusqu'au nasopharynx et se relie avec l'œil. Puis, il atteint le front et va rencontrer le

Fig. 11    Parcours du Méridien de la Vésicule Biliaire Shao Yang du pied

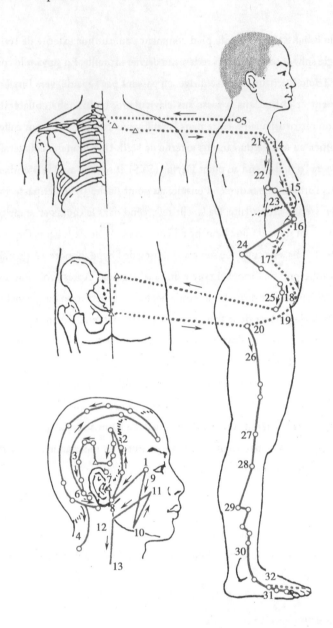

1. Le Méridien de la Vésicule Biliaire Shao Yang du pied commence au canthus externe de l'œil
2. Remonte jusqu'à l'angle sphénotemporal
3. Redescend derrière l'oreille
4. En suivant le cou en avant du Méridien du Triple Réchauffeur, il se dirige, en passant par l'épaule, vers l'arrière du même méridien
5. Entrer dans la fosse sus-claviculaire
6. La branche collatérale auriculaire part de la région rétroauriculaire et entre dans l'oreille
7. Réapparaît devant l'oreille
8. Aboutit à la région située en arrière du canthus externe de l'œil
9. Une branche collatérale partant du canthus externe de l'œil
10. Descend au point Dàyíng (ST5)
11. Se relie avec le Méridien du Triple Réchauffeur sous l'orbite
12. Redescend ensuite au point Jiáchē (ST6)
13. Passe sur le cou pour entrer dans la fosse sus-claviculaire
14. Redescend dans le thorax et traverse le diaphragme
15. Fait un lien au Foie, organe auquel il communique
16. Entre dans la Vésicule Biliaire, organe à laquelle le méridien appartient
17. Continue son trajet le long de l'hypochondre
18. Réapparaît à la partie latérale du bas-ventre près de l'artère fémorale du canal inguinal
19. Entoure horizontalement les poils pubiens
20. Se dirige transversalement vers l'articulation de la hanche
21. La branche collatérale principale part de la fosse sus-claviculaire
22. Descend devant l'aisselle
23. Longe la paroi latérale du thorax
24. Passe à travers l'extrémité libre des côtes flottantes
25. Gagne l'articulation de la hanche pour rencontrer la branche précédente
26. Redescend sur la face externe de la cuisse
27. Passe sur la face latérale du genou
28. Continue son trajet par le bord antérieur du péroné
29. Jusqu'à sa partie inférieure
30. Redescend finalement le long du bord antérieur de la malléole externe, passe sur le dos du pied
31. Se termine au rebord externe de l'extrémité du quatrième orteil
32. Une branche collatérale émerge au dos du pied, au point Zúlínqì (GB41), passe entre les deux premiers os métatarsiens et va se terminer à l'extrémité du gros orteil pour se relier avec le Méridien du Foie Jue Yin du pied.

Méridien Du au vertex. La branche collatérale de l'œil descend sur la joue pour contourner les lèvres. La branche collatérale du Foie, partant du Foie, traverse le diaphragme et entre dans les Poumons pour rejoindre le Méridien des Poumons.

**Utilisations connues**

Lombalgie, plénitude de poitrine, vomissement, énurésie, rétention urinaire, hernie et douleur du bas-ventre. (Fig. 12)

Fig. 12    Parcours du Méridien du Foie Jue Yin du pied

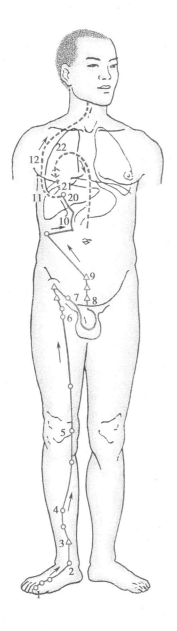
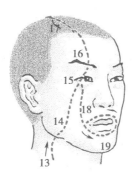

1.  Le Méridien du Foie Jue Yin du pied commence au dos du gros orteil
2.  Remonte le long du dos du pied
3.  Passe par le point Zhōngfēng (LR4) situé à un cun en avant de la malléole interne
4.  Monte à huit cun au-dessus de la malléole interne pour s'entrecroiser avec le Méridien de la Rate Tai Yin du pied
5.  Remonte en suivant la face interne du genou
6.  Remonte le long de la face médiale de la cuisse
7.  Atteint la région du pubis
8.  Contourner les organes génitaux externes
9.  Remonte jusqu'à l'abdomen inférieur
10. Passe près du Méridien de l'Estomac et entre dans le Foie, auquel il appartient
11. Continue vers le haut et traverse le diaphragme
12. Atteint la région costale de l'hypochondre
13. Continue vers le haut en longeant le bord postérieur de la gorge
14. Jusqu'au nasopharynx
15. Se relie avec l'œil
16. Continue vers le haut pour atteindre le front
17. Rencontre le Méridien Du au vertex
18. La branche collatérale de l'œil commence aux yeux et descend sur la joue
19. Contourne les lèvres
20. Une branche collatérale part du Foie
21. Traverse le diaphragme
22. Entre dans les poumons

# SECTION III

## Les huit Vaisseaux Extraordinaires et les Méridiens Distincts

### 1. Parcours et utilisations connues des huit Méridiens Extraordinaires

#### (1) Le Méridien Du (*Vaisseau Gouverneur*)

**Parcours**

Le livre *Classique des 81 Difficultés–Problème n° 28* (*Nàn Jīng*, chapitre *Èr Shí Bā Nán*) dit que «*le Méridien Du commence dans l'abdomen inférieur et émerge au périnée. Il monte suivant la ligne médiane de la colonne vertébrale jusqu'à* Fēngfǔ (GV16), *où il entre dans le crâne.*» Dans le livre *Classique A et B d'acupuncture et de moxibustion* (*Zhēn Jiǔ Jiǎ Yǐ Jīng*), il est dit que «*le méridien continue à monter et parvient au vertex, descend au front et continue jusqu'au nez pour remonter aux lèvres.*»

**Utilisations connues**

Raideur de la colonne vertébrale et opisthotonos. (Fig. 13)

#### (2) Le Méridien Ren (*Vaisseau Conception*)

**Parcours**

Le livre *Questions simples* (*Sù Wèn*, chapitre *Gǔ Kōng Lùn*) dit que «*le Méridien Ren commence à l'intérieur de l'abdomen inférieur et émerge au périnée. Il passe par la symphyse pubienne, remonte suivant la ligne médiane de l'abdomen, passe à travers* Guānyuán (CV4) *et remonte le long de la ligne médiane jusqu'à la gorge. Puis il contourne les lèvres, passe à travers la joue pour entrer dans la région sous-orbitaire.*»

**Utilisations connues**

Hernie chez l'homme, pertes blanches et masses abdominales chez la femme. (Fig. 14)

#### (3) Le Méridien Pénétrant

**Parcours**

Le livre *Classique des 81 Difficultés–Problème n° 28* (*Nàn Jīng*, chapitre *Èr Shí Bā Nán*) dit que «*le Méridien Pénétrant prend naissance au point* Qìchōng (ST30) *et va latéralement pour rencontrer le Méridien Yang Ming du pied. Il passe par l'ombilic, continue vers le torse et se propage.*»

Fig. 13    Parcours du Méridien Du (Vaisseau Gouverneur)

1. Le Méridien Du commence dans l'abdomen inférieur et émerge au périnée
2. Remonte suivant la ligne médiane de la colonne vertébrale
3. Jusqu'à Fēngfǔ (GV16), où il entre dans le crâne.
4. Continue à monter et parvient au vertex
5. Descend au front et continue jusqu'au nez
6, 7. Remonte aux lèvres

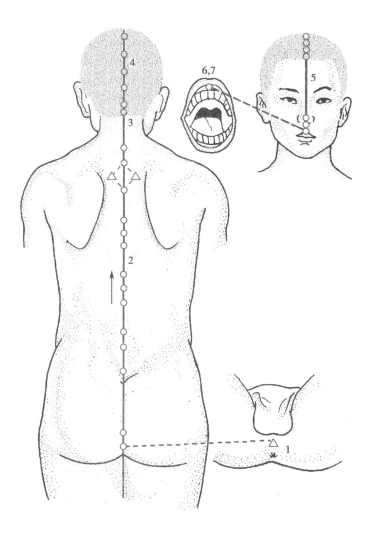

**Utilisations connues**

Flux inverse de Qi, diarrhée aigüe. (Fig. 15)

Le livre *Pivot Miraculeux* (*Líng Shū*) dit que «*le Méridien Chong commence dans l'abdomen inférieur et émerge au périnée. Il remonte l'intérieur de la colonne vertébrale et est considéré comme la "Mer des Méridiens et Collatéraux". Sa branche superficielle continue le long de l'abdomen et atteint la gorge. Une autre branche commence de la gorge et relie les lèvres et la bouche.*»

Le *Su Wen* dit que «*le Méridien Pénétrant commence au point Qìchōng (ST30), remonte le long du Méridien des Reins latéralement à l'ombilic et se disperse dans le torse.*»

Fig. 14    Parcours du Méridien Ren (Vaisseau Conception)

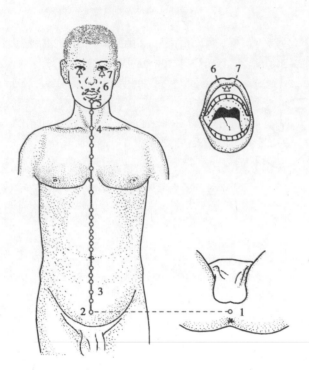

1. Le Méridien Ren commence à l'intérieur de l'abdomen inférieur et émerge au périnée
2. Passe par la région pubienne
3. Remonte suivant la ligne médiane de l'abdomen, passe à traverse Guānyuán (CV4)
4. Remonte le long de la ligne médiane jusqu'à la gorge
5. Contourne les lèvres
6. Passe à travers la joue
7. Entre dans la région sous-orbitaire

Fig. 15    Parcours du Méridien Chong (Pénétrant)

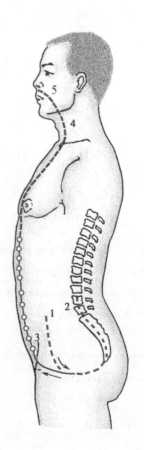

1. Le Méridien Pénétrant prend naissance au point Qìchōng (ST30)
2. Remonte l'intérieur de la colonne vertébrale
3. Remonte le long du Méridien des Reins, latéralement à l'ombilic et se disperse dans le torse
4. Sa branche superficielle remonte le long de l'abdomen jusqu'à la gorge
5. Une autre branche commence de la gorge et relie les lèvres et la bouche

## (4) Le Méridien Dai (Méridien-Ceinture)

**Parcours**

Le livre *Classique des 81 Difficultés–Problème n° 28* (*Nàn Jīng*, chapitre *Èr Shí Bā Nán*) dit que «*le Méridien Dai débute à l'extrémité de la 11ᵉ côte et tourne autour du corps.*»

**Utilisations connues**

Distension abdominale, douleur et sensation de froid dans la région lombaire. (Fig. 16)

## (5) Le Méridien Yin Qiao

**Parcours**

Le livre *Pivot Miraculeux* (*Líng Shū*, chapitre *Mài Dù*) dit que «*le Méridien Yin Qiao est une branche partant du Méridien des Reins. Il débute de la région postérieure à l'os naviculaire, remonte vers la malléole médiale et continue le long du rebord médial de la cuisse jusqu'au périnée, puis continue à l'intérieur du torse jusqu'à la fosse sus-claviculaire. Il émerge ensuite au point Rényíng (ST9) sur le cou, contourne l'arcade zygomatique pour atteindre le canthus interne de l'œil.*»

Fig. 16    Parcours du Méridien Dai

1. Débute à l'extrémité de la 11ᵉ côte et tourne autour du corps
2. Descend vers l'abdomen inférieur

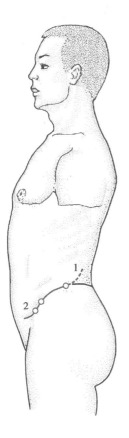

Le livre *Classique des 81 Difficultés–Problème n° 28* (*Nàn Jīng*, chapitre *Èr Shí Bā Nán*) dit que «le Méridien Yin Qiao débute du talon, remonte vers la malléole médiale et continue jusqu'à la gorge. Il rejoint le Méridien Pénétrant.»

**Utilisations connues**

Muscles latéraux flasques et muscles médiaux contractés. (Fig. 17)

Fig. 17    Parcours du Méridien Yin Qiao

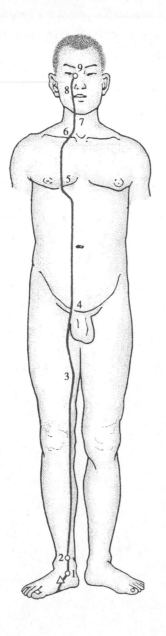

1. Le Méridien Yin Qiao est une branche partant du Méridien des Reins
2. Débute dans la région postérieure de l'os naviculaire, remonte autour de la partie supérieure de la malléole médiale
3. Continue le long du rebord médial de la cuisse
4. Jusqu'au périnée
5. Continue dans le torse
6. Jusqu'à la fosse sus-claviculaire
7. Émerge au point Rényíng (ST9) sur le cou
8. Contourne l'arcade zygomatique
9. Atteint le canthus interne de l'œil

### (6) Le Méridien Yang Qiao

**Parcours**

Le livre *Classique des 81 Difficultés–Problème n° 28* (*Nàn Jīng*, chapitre *Èr Shí Bā Nán*) dit que «*le Méridien Yang Qiao commence au talon, continue vers la malléole externe et remonte jusqu'au point Fēngchí (GB20).*»

Le Méridien Yang Qiao commence au point Shēnmài (BL62), contourne le rebord postérieur de la malléole externe et remonte pour passer à travers l'abdomen. Il suit la face postérolatérale du thorax, passe par l'épaule et le cou pour atteindre la commissure labiale puis le canthus interne de l'œil. C'est à cet endroit qu'il rencontre les Méridiens Tai Yang de la main et du pied ainsi que le Méridien Yin Qiao. Il continue vers le haut et entre la ligne du cuir chevelu pour contourner l'arrière de l'oreille et rencontrer le Méridien de la Vésicule Biliaire Shao Yang du pied dans la région de la nuque.

**Utilisations connues**

Muscles médiaux flasques et muscles latéraux contractés. (Fig. 18)

### (7) Le Méridien Yin Wei

**Parcours**

Le livre *Recherche sur les Huit Vaisseaux Extraordinaires* (*Qí Jīng Bā Mài Kǎo*) dit que «*le Méridien Yin Wei débute au point Sānyīnjiāo (SP6), remonte le long du rebord médial de la cuisse, entre dans l'abdomen inférieur et remonte le long de la région de l'hypochondre à travers le diaphragme et le torse. Il continue ensuite vers le haut et passe la gorge pour finir au vertex.*»

**Utilisations connues**

Changements pathologiques des Organes Zang-Fu. (Fig. 19)

### (8) Le Méridien Yang Wei

**Parcours**

Le livre *Recherche sur les Huit Vaisseaux Extraordinaires* (*Qí Jīng Bā Mài Kǎo*) indique que «*le Méridien Yang Wei débute du bord inférieur de la malléole externe, remonte le long du rebord du genou jusqu'au grand trochanter et atteint le côté latéral de l'abdomen inférieur. Ensuite, il se déplace latéralement le long de la région de l'hypochondre et va au rebord antérieur de l'épaule. Il continue ensuite vers le haut pour atteindre l'arrière de l'oreille, passe transversalement jusqu'au front et entre finalement dans les yeux pour se terminer au point Běnshén (GB13).*»

**Utilisations connues**

Aversion au froid, état fébrile. (Fig. 20)

Fig. 18    Parcours du Méridien Yang Qiao

1.    Débute dans le talon
2.    Contourne la malléole externe
3.    Monte jusqu'à Fēngchí (GB20)

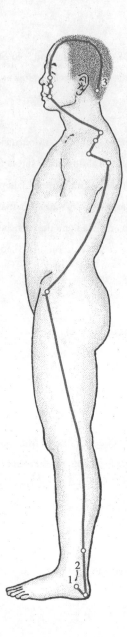

Fig. 19    Parcours du Méridien Yin Wei

1. Débute au point Sānyīnjiāo (SP6)
2. Remonte le long du rebord médial de la cuisse
3. Entre dans l'abdomen inférieur
4. Remonte le long de la région de l'hypochondre, passe à travers le diaphragme et le torse
5. Continue à monter et passe par la gorge pour finir au vertex

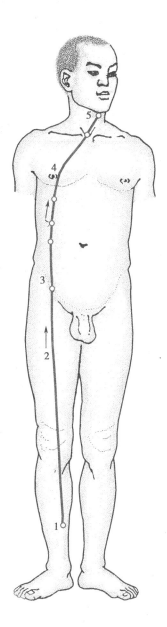

Fig. 20    Parcours du Méridien Yang Wei

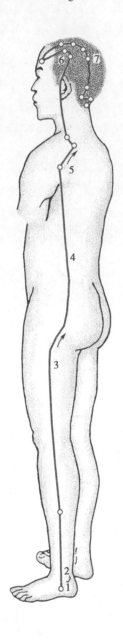

1, 2.   Il commence au rebord inférieur de la malléole
        externe

3.      Remonte le long du rebord externe du genou
        jusqu'au grand trochanter et atteint la face latérale
        de l'abdomen inférieur

4.      Passe latéralement le long de la région de
        l'hypochondre

5.      Continue par le rebord antérieur de l'épaule et
        atteint le rebord postérieur de l'épaule

6.      Continue vers le haut pour atteindre l'arrière de
        l'oreille et passe transversalement au front pour
        entrer dans l'œil

7.      Se termine au point Běnshén (GB13)

## 2. Fonctions des huit Méridiens Extraordinaires

Les huit Méridiens Extraordinaires sont Du, Ren, Pénétrant, Dai (Méridien-Ceinture), Yin Qiao,
Yang Qiao, Yin Wei et Yang Wei. Ils ne sont pas en relation directe avec les Organes Zang-Fu et
ne sont pas contrôlés par la nature cyclique des douze Méridiens Principaux.

La plupart des huit Méridiens Extraordinaires proviennent des douze Méridiens Principaux et ils
participent à la régulation du Qi et du Sang dans le corps. Ils réapprovisionnent le Qi et le Sang en
cas de manque, maintiennent les relations de connexion entre les Méridiens Principaux et aident
à réchauffer et nourrir les Organes Zang-Fu ainsi que certaines parties superficielles du corps.

### (1) Le Méridien Du

Les trois Méridiens Yang de la main et les trois Méridiens Yang du pied rencontrent tous le Méridien Du, d'où son rôle important dans la régulation et la stimulation du Yang Qi dans tout le corps. Il possède également une grande influence sur le *Yuan Qi* (Qi Essentiel). Le Méridien Du commence dans la partie inférieure du corps et continue vers le haut, il passe à travers la colonne vertébrale qui appartient aux Reins. Une de ses branches va du haut de la colonne vertébrale vers le bas et passe à travers les muscles lombaires pour relier les Reins. Les Reins représentent la «racine innée» du corps et sont reliés au Mingmen (Porte de la Vie). Étant donné que le Méridien Du est étroitement relié aux Reins, il peut se lier au *Yuan Qi* (*Qi Essentiel*) de tout le corps. Si le Qi du Méridien Du est en excès, il y aura une rigidité de la colonne vertébrale. Au contraire, si le Qi est déficient, ce sera plutôt une lourdeur de la tête qui se sera présente.

Si le Vent-Pervers pénètre dans le Méridien Du, il pourra provoquer des céphalées à cause de la connexion du méridien avec la tête. Étant donné qu'une branche du Méridien Du commence depuis l'abdomen inférieur, toute autre anormalité de ce méridien peut provoquer des maladies telles qu'une hernie avec sensation de remontée depuis l'abdomen inférieur jusqu'au cœur, rétention urinaire, hémorroïdes, énurésie et infertilité.

### (2) Le Méridien Ren

Le Méridien Ren représente la Mer de Yin, les trois Méridiens Yin du pied ainsi que le Méridien Pénétrant rencontrent tous le Méridien Ren, d'où son rôle régulateur sur le Yin Qi du corps.

Le dos appartient au Yang tandis que la face avant du torse et l'abdomen appartiennent au Yin. L'abdomen inférieur est connu comme le «Yin dans le Yin» et est l'endroit où le Méridien Ren commence. Les affections de ce méridien sont principalement localisées dans le Jiao Inférieur et sont typiquement hernie chez l'homme, leucorrhée et masse abdominale chez la femme. Cliniquement, les symptômes tels que les troubles de la menstruation, décharge vaginale, hernie, épilepsie, éjaculation nocturne et fausse couche peuvent être traités par le Méridien Ren.

### (3) Le Méridien Pénétrant

Le Méridien Pénétrant monte pour rencontrer les méridiens du Yang, mais descend également pour rencontrer les méridiens du Yin. Il conserve le Qi et le Sang des Organes Zang-Fu et des méridiens. Le parcours du Méridien Pénétrant est étroitement relié à celui des Méridiens de l'Estomac et des Reins, qui sont les deux reliés aux «Racines innées» et «acquises». Ainsi, le Méridien Pénétrant conserve le vrai Qi des deux parties Innées et Acquises. Pour ces raisons, il est appelé la «*Mer des Méridiens*» ainsi que la «*Mer de Sang*».
En comparaison, le Méridien Du représente la «*Mer des Méridiens Yang*» tandis que le Méridien Ren correspond à la «*Mer des Méridiens Yin*». Le Méridien Pénétrant partage les mêmes origines avec les Méridiens Du et Ren et est appelé la «*Mer de Sang*». Nous pouvons donc comprendre

que lorsqu'il joue un rôle important dans la régulation de la menstruation. Lorsque le Méridien Pénétrant est irrégulier, «*la femme peut devenir infertile*». Étant donné que les Méridiens Pénétrant et Ren partent les deux de l'abdomen inférieur, la déficience de Qi dans ces deux méridiens peut aussi provoquer une fausse couche. Le Méridien Pénétrant est non seulement relié à la menstruation, la conception et l'accouchement, mais possède aussi des fonctions de liaison et de régulation avec les tendons du corps entier, à cause de sa relation avec le Méridien de l'Estomac Yang Ming du pied dans la région génitale, avec le Méridien Jue Yin du pied dans sa région musculaire ainsi qu'avec les régions musculaires des douze Méridiens Principaux. Ce méridien remonte depuis l'abdomen inférieur et les symptômes qui lui sont reliés sont la diarrhée aigüe, les masses abdominales, les douleurs dans l'abdomen inférieur et l'inconfort cardiaque.

### (4) Le Méridien Dai (Méridien-Ceinture)

Le Méridien Dai possède le rôle de relier tous les autres méridiens afin de gouverner leur circulation. Le Méridien Dai circule le long de la taille, telle une ceinture. Les symptômes reliés à ce méridien sont la distension abdominale, des douleurs froides dans le bas du dos, des menstruations irrégulières et des pertes vaginales pour les femmes. Étant donné que le Méridien de l'Estomac Yang Ming du pied ainsi que le Méridien Pénétrant sont reliés au Méridien Dai, les symptômes de déficience peuvent apparaître lorsque le Qi du Méridien Yang Ming est faible. Ainsi, un Méridien Dai anormal peut également provoquer un syndrome atrophique.

### (5) Les Méridiens Yin Qiao et Yang Qiao

Le Méridien Yang Qiao commence à la malléole externe et remonte pour atteindre Fēngchí (GB20). Le Méridien Yin Qiao commence à la malléole interne et remonte jusqu'à la gorge. Ces deux méridiens se rassemblent au niveau des yeux. Ainsi, les méridiens Qiao peuvent nourrir les yeux, car ils amènent l'Essence des Reins jusqu'aux yeux. Les Méridiens Yin Qiao et Yang Qiao sont mutuellement reliés et se rencontrent au canthus interne de l'œil. Ainsi, lorsque le Yang Qi est trop abondant, les yeux se ferment difficilement (difficulté à s'endormir). Au contraire, lorsque le Yin Qi est trop abondant, c'est l'ouverture des yeux qui est difficile (difficulté à se réveiller). Il est également dit que «*lorsque le Xie Qi* (Qi anormal) *envahit le Méridien Yang Qiao, il peut provoquer des douleurs du canthus interne de l'œil*» et que«*les symptômes de rougeur et de douleur du canthus interne peuvent être traités avec les points d'acupuncture du Méridien Yin Qiao.*»

Le livre *Classique des 81 Difficultés–Problème n° 29* (*Nàn Jīng*, chapitre *Èr Shí Jiŭ Nán*) dit que «*lorsque le Méridien Yang Qiao est perturbé, les muscles et tendons des Méridiens Yin sont flasques, tandis que les muscles et tendons des Méridiens Yang sont contractés. En comparaison, lorsque le Méridien Yin Qiao est perturbé, les muscles et tendons des Méridiens Yang sont flasques tandis que les muscles et tendons des Méridiens Yin sont contractés.*» Les muscles flasques sont présents dans la partie saine du corps tandis que les muscles contractés sont présents dans les régions pathologiques. Ces symptômes flasques et spasmodiques sont souvent observés dans des maladies telles que l'épilepsie et les convulsions infantiles. Il est dit que «*si la crise d'épilepsie survient pendant la journée, utiliser la moxibustion sur certains points du Méridien Yang Qiao. Cependant, si cela survient pendant la nuit, utiliser la moxibustion sur certains points du Méridien Yin Qiao.*»

Le Méridien Yang Qiao est en relation étroite avec le Méridien Tai Yang. Ainsi, lorsque le Méridien Yang Qiao est atteint, des symptômes tels que des douleurs lombaires et une rigidité générale peuvent apparaître. Le Méridien Yin Qiao est quant à lui relié au Méridien des Reins et peut provoquer des douleurs dans l'abdomen inférieur, à la taille, dans la hanche avec irradiations au périnée. Il peut aussi provoquer des hernies chez l'homme et des saignements utérins chez la femme.

### (6) Les Méridiens Yin Wei et Yang Wei

Les Méridiens Yin Wei et Yang Wei ont le rôle de connecter le Yin Qi et le Yang Qi du corps entier à travers un réseau. Le Méridien Yang Wei commence au point où tous les méridiens Yang se rencontrent tandis que le Méridien Yin Wei où tous les méridiens Yin se rencontrent.

Le Méridien Yang Wei est relié avec les Méridiens Yang de la main et du pied, en particulier les Méridiens Tai Yang du pied et Shao Yang du pied. En général, les Méridiens Tai Yang sont en charge de la partie externe du corps (*Biao*) tandis que les Méridiens Shao Yang s'occupent de la partie entre l'intérieur (*Li*) et l'extérieur (*Biao*). Lorsque le Qi est anormal dans ces deux méridiens, une aversion au froid et un état fébrile peuvent apparaître.

Le Méridien Yin Wei commence à l'intersection des trois Méridiens Yin du pied et suit ces méridiens. Ainsi, lorsque le Méridien Yin Wei est attaqué, il peut y avoir des symptômes de douleur cardiaque, de sentiment de plénitude dans l'hypochondre ou des douleurs lombaires et au périnée.

## 3. Points d'intersection des huit Méridiens Extraordinaires

Les points d'intersection des huit Méridiens Extraordinaires à l'exception des Méridiens Du et Ren:

### (1) Le Méridien Pénétrant

Le Méridien Pénétrant possède onze points d'intersection: Hénggǔ (KI11), Dàhè (KI12), Qìxué (KI13), Sìmǎn (KI14), Zhōngzhù (KI15), Huāngshū (KI16), Shāngqū (KI17), Shíguān (KI18), Yīndū (KI19), Fùtōnggǔ (KI20) et Yōumén (KI21).

## (2) Le Méridien Dai

Le Méridien Dai possède trois points d'intersection, tous appartenant au Méridien de la Vésicule Biliaire Shao Yang du pied : Dàimài (GB26), Wǔshū (GB27) et Wéidào (GB28).

## (3) Le Méridien Yang Qiao

Le Méridien Yang Qiao possède douze points d'intersection : Shēnmài (BL62), Púcān (BL61), Fúyáng (BL59), Jūliáo (GB29), Nàoshū (SI10), Jiānliáo (TE14), Jùgǔ (LI16), Tiānliáo (TE15), Dìcāng (ST4), Jùliáo (ST3), Chéngqì (ST1) et Jīngmíng (BL1).

## (4) Le Méridien Yin Qiao

Le Méridien Yin Qiao possède trois points d'intersection : Zhàohǎi (KI6), Jiāoxìn (KI8) et Jīngmíng (BL1).

## (5) Le Méridien Yang Qiao

Le Méridien Yang Qiao possède seize points d'intersection : Jīnmén (BL63), Yángjiāo (GB35), Nàoshū (SI10), Tiānliáo (TE15), Jiānjǐng (GB21), Tóuwéi (ST8), Běnshén (GB13), Yángbái (GB14), Tóulínqì (GB15), Mùchuāng (GB16), Zhèngyíng (GB17), Chénglíng (GB18), Nǎokōng (GB19), Fēngchí (GB20), Fēngfǔ (GV16) et Yǎmén (GV15).

## (6) Le Méridien Yin Wei

Le Méridien Yin Wei possède sept points d'intersection : Zhùbīn (KI9), Fǔshè (SP13), Dàhéng (SP15), Fù'āi (SP16). Qīmén (LR14), Tiāntū (CV22) et Liánquán (CV23).

# 4. Parcours des douze Méridiens Distincts

## (1) Les Méridiens Distincts Tai Yang et Shao Yin du pied

Le livre *Pivot Miraculeux, Méridiens distincts* (*Líng Shū*, chapitre *Jīng Bié*) dit que « *le Méridien Distinct Tai Yang du pied dérive du Méridien de la Vessie au niveau de la fosse poplitée et continue vers le haut pour atteindre un point à 5 cun au-dessous du sacrum. Ensuite, il contourne la région anale et se relie à la Vessie et se disperse dans les Reins. Il continue le long de la colonne vertébrale et se disperse dans la région cardiaque pour finalement émerger au niveau du cou et se relier ave le Méridien de la Vessie Tai Yang du pied. Le Méridien Distinct Shao Yin du pied croise le Méridien Distinct Tai Yang du pied dans la fosse poplitée après s'être dérivé du Méridien des Reins. Il continue ensuite vers le haut pour se relier aux Reins et traverse le Méridien Dai au niveau de la seconde vertèbre lombaire. Il remonte ensuite jusqu'à la racine de la langue et émerge finalement à la nuque pour rejoindre le Méridien de la Vessie Tai Yang du pied.*

*Cette connexion entre ces deux Méridiens Distincts est appelée "première confluence"».*

## (2) Les Méridiens Distincts Shao Yang et Jue Yin du pied

Le livre *Pivot Miraculeux, Méridiens distincts* (*Líng Shū*, chapitre *Jīng Bié*) dit que «*le Méridien Distincts Shao Yang du pied s'écarte du Méridien de la Vésicule Biliaire au niveau de la cuisse et traverse l'articulation de la hanche pour entrer dans la région pelvienne au niveau de l'abdomen inférieur. Il converge ensuite avec le Méridien Distinct Jue Yin du pied et traverse les côtes inférieures, se relie à la Vésicule Biliaire et se disperse à travers le Foie. Remontant vers le haut, il traverse le Cœur et l'œsophage pour se disperser de nouveau dans le visage. Il se connecte ensuite au canthus externe des yeux et rejoint le Méridien de la Vésicule Biliaire Shao Yang du pied. Après s'être écarté du Méridien du Foie, le Méridien Distinct Jue Yin du Foie remonte vers la région pubienne et converge avec le Méridien de la Vésicule Biliaire Shao Yang du pied. C'est appelé "seconde confluence".»*

## (3) Les Méridiens Distincts Yang Ming et Tai Yin du pied

Le livre *Pivot Miraculeux, Méridiens distincts* (*Líng Shū*, chapitre *Jīng Bié*) dit que «*le Méridien Distinct Yang Ming du pied dérive du Méridien de l'Estomac à la hanche et entre dans l'abdomen, se relie à l'Estomac et se ramifie dans la Rate. Il remonte ensuite à travers le Cœur, continue le long de l'œsophage pour atteindre la bouche. Il remonte ensuite jusqu'à la racine du nez et atteint les yeux pour rejoindre le Méridien de l'Estomac Yang Ming du pied. Après s'être dérivé du Méridien de la Rate au niveau de la hanche, le Méridien Distinct Tai Yin du pied conflue avec le Méridien Distinct Yang Ming du pied et remonte jusqu'à la gorge pour passer dans la langue. Ceci est appelé "troisième confluence".»*

## (4) Les Méridiens Distincts Tai Yang et Shao Yin de la main

Le livre *Pivot Miraculeux, Méridiens distincts* (*Líng Shū*, chapitre *Jīng Bié*) dit que «*le Méridien Distinct Tai Yang de la Main dérive du Méridien de l'Intestin Grêle à l'articulation de l'épaule, entre par le creux de l'aisselle, traverse le Cœur et descend l'abdomen pour rejoindre le Méridien de l'Intestin Grêle. Après s'être dérivé du Méridien du Cœur dans la fosse axillaire, le Méridien Distinct Shao Yin de la main entre dans le torse et relie au Cœur. Il suit ensuite la gorge et émerge au visage pour rejoindre le Méridien de l'Intestin Grêle au canthus interne de l'œil. Ceci est appelé la "quatrième confluence".»*

## (5) Les Méridiens Distincts Shao Yang et Jue Yin de la main

Le livre *Pivot Miraculeux, Méridiens distincts* (*Líng Shū*, chapitre *Jīng Bié*) dit que «*le Méridien Distinct Shao Yang de la main dérive du Méridien du Triple Réchauffeur au vertex et descend dans la fosse sus-claviculaire et traverse les Réchauffeurs Supérieur, Moyen et Inférieur pour se ramifier dans la poitrine. Après s'être dérivé du Méridien du Maître du Cœur à un point à trois cun sous l'aisselle, le Méridien Distinct Jue Yin de la main entre dans la poitrine et se lie avec le Méridien du Triple Réchauffeur. Une branche remonte à la gorge et émerge derrière l'oreille pour confluer avec le Méridien du Triple Réchauffeur. Ceci est appelé "cinquième confluence".»*

Le livre *Pivot Miraculeux, Méridiens distincts* (*Líng Shū*, chapitre *Jīng Bié*) dit que «*le Méridien Distinct Yang Ming de la main dérive du Méridien du Gros Intestin à la main et continue vers le haut en suivant le bras pour atteindre la poitrine. Une branche se sépare à l'épaule et entre dans la colonne vertébrale au niveau de la nuque. Il descend ensuite pour rejoindre le Gros Intestin et les Poumons. Une autre branche remonte depuis l'épaule le long de la gorge et émerge à la fosse sus-claviculaire pour rejoindre le Méridien du Gros Intestin. Après s'être dérivé du Méridien des Poumons à la fosse axillaire, le Méridien Distinct Tai Yin de la main passe antérieurement au Méridien des Poumons Tai Yin de la main et entre le torse pour rejoindre les Poumons et se ramifier dans le Gros Intestin. Une autre branche remonte depuis les Poumons et émerge à la clavicule. Il remonte à la gorge et rencontre le Méridien du Gros Intestin. Ceci est appelé "sixième confluence".*»

# SECTION IV

## Collatéraux Principaux et Méridiens Tendino-musculaires

## 1. Parcours et utilisations connues des quinze Collatéraux Principaux

### (1) Le Collatéral Tai Yin de la main

Le livre *Pivot Miraculeux, Méridiens* (*Líng Shū*, chapitre *Jīng Mài*) dit que «*le Collatéral Tai Yin de la main commence au point Lièquē (LU7), au poignet. Il continue ensuite le long du Méridien Tai Yin jusqu'à la paume de la main et se disperse dans la région du thénar et atteint le Méridien Yang Ming de la main. Lorsque ce collatéral est atteint, il peut y avoir une sensation de chaleur dans la paume et le dos de la main en cas d'excès et une énurésie et pollakiurie en cas de manque.*»

### (2) Le Collatéral Shao Yin de la main

Le livre *Pivot Miraculeux, Méridiens* (*Líng Shū*, chapitre *Jīng Mài*) dit que «*le Collatéral Shao Yin de la main débute au point Tōnglǐ (HT5), situé 1,5 cun au-dessus du poignet, et remonte le long du Méridien Shao Yin de la main jusqu'au Cœur. Il se relie à la racine de la langue et atteint les yeux pour rejoindre le Méridien Tai Yang de la main. Lorsque ce collatéral est atteint, une distension épigastrique peut être présente en cas d'excès et une aphasie en cas de manque.*»

### (3) Le Collatéral Jue Yin de la main

Le livre *Pivot Miraculeux, Méridiens* (*Líng Shū*, chapitre *Jīng Mài*) dit que «*le Collatéral Jue Yin de la main commence au point Nèiguān (PC6), situé deux cun au-dessus du poignet, entre deux tendons sur la face médiale de l'avant-bras. Il remonte le long du méridien pour se relier au Péricarde. Lorsque ce collatéral est atteint, une douleur cardiaque peut se présenter en cas d'excès tandis qu'une rigidité du cou peut être présente en cas de déficience. Nèiguān (PC6) peut être utilisé pour traiter ces symptômes.*»

### (4) Le Collatéral Tai Yang de la main

Le livre *Pivot Miraculeux, Méridiens* (*Líng Shū*, chapitre *Jīng Mài*) dit que «*le Collatéral Tai Yang de la main commence au point Tiānróng (SI17), situé 5 cun au-dessus du poignet. Il entre dans le Cœur et une branche part en direction de l'épaule et du cou. Lorsque ce collatéral est atteint, l'articulation du coude peut devenir flasque et atrophiée en cas d'excès, tandis que des verrues peuvent apparaître en cas de manque. Certaines verrues sont aussi petites que l'ongle de l'auriculaire. Zhīzhèng (SI7) peut être utilisé pour traiter ces symptômes.*»

### (5) Le Collatéral Yang Ming de la main

Le livre *Pivot Miraculeux, Méridiens* (*Líng Shū*, chapitre *Jīng Mài*) dit que «*le Collatéral Yang Ming de la main commence au point Piānlì (LI6), situé 3 cun au-dessus du poignet, et atteint le Méridien Tai Yin de la main. Une branche remonte le long du bras pour rejoindre l'épaule puis l'angle mandibulaire et les dents. Une autre branche entre dans l'oreille où il rencontre tous les autres Méridiens connectés à l'oreille. Lorsque ce collatéral est atteint, des caries et une surdité peuvent apparaître en cas d'excès, tandis qu'une sensation de froid dans les dents et une distension de la poitrine peuvent être présentes en cas de manque.*»

### (6) Le Collatéral Shao Yang de la main

Le livre *Pivot Miraculeux, Méridiens* (*Líng Shū*, chapitre *Jīng Mài*) dit que «*le Collatéral Shao Yang de la main commence au point Wàiguān (TE5), situé à 2 cun au-dessus de la hanche. Il suit la partie externe du bras et entre dans le torse pour se relier au Péricarde. Lorsque ce collatéral est atteint, des spasmes dans le coude peuvent apparaître en cas d'excès, tandis qu'une flexion difficile des articulations survient en cas de manque.*»

### (7) Le Collatéral Tai Yang du pied

Le livre *Pivot Miraculeux, Méridiens* (*Líng Shū*, chapitre *Jīng Mài*) dit que «*le Collatéral Tai Yang du pied commence au point Fēiyáng (BL58), situé à 7 cun au-dessus de la malléole externe et se dirige vers le Méridien Shao Yin du pied. Les symptômes d'obstruction et d'écoulement nasal, céphalées et dorsalgies peuvent être observés en cas d'excès, tandis qu'une épistaxis peut apparaître en cas de manque.*»

### (8) Le Collatéral Shao Yang du pied

Le livre *Pivot Miraculeux, Méridiens* (*Líng Shū*, chapitre *Jīng Mài*) dit que «*le Collatéral Shao Yang du pied commence au point Guāngmíng (GB37), situé à 5 cun au-dessus de la malléole externe et se dirige vers le Méridien Jue Yin du pied au talon. Des refroidissements des membres peuvent être ressentis en cas d'excès, tandis qu'une atrophie des membres inférieurs ainsi qu'une difficulté à se relever peuvent être présentes en condition de manque.*»

### (9) Le Collatéral Yang Ming du pied

Le livre *Pivot Miraculeux, Méridiens* (*Líng Shū*, chapitre *Jīng Mài*) dit que «*le Collatéral Yang Ming du pied commence au point Fēnglóng (ST40), à 8 cun au-dessus de la malléole externe et se dirige vers le Méridien Tai Yin du pied. Une branche suit le rebord externe du tibia jusqu'au vertex où elle rejoint les autres méridiens et redescend jusqu'à la gorge et l'œsophage. Lorsque le Qi est inversé dans ce collatéral, une gorge enflée avec perte soudaine de voix peut être observée. Certains troubles schizoaffectifs et épilepsies peuvent être observés en situation d'excès. Fēnglóng (ST40) peut être utilisé pour traiter ces symptômes.*»

### (10) Le Collatéral Tai Yin du pied

Le livre *Pivot Miraculeux, Méridiens* (*Líng Shū*, chapitre *Jīng Mài*) dit que «*le Collatéral Tai Yin du pied commence au point Gōngsūn (SP4), situé à 1 cun postérieurement à la tête du premier os métatarsien, et se dirige vers le Méridien Yang Ming. Une branche entre dans le système gastro-intestinal. Lorsque le Qi de ce collatéral est inversé, une diarrhée sévère peut apparaître. En condition d'excès, une douleur aigüe colique peut être observée tandis qu'une distension abdominale correspondrait à une condition de manque. Gōngsūn (SP4) peut être utilisé pour traiter ces symptômes.*»

### (11) Le Collatéral Shao Yin du pied

Le livre *Pivot Miraculeux, Méridiens* (*Líng Shū*, chapitre *Jīng Mài*) dit que «*le Collatéral Shao Yin du pied débute au point Dàzhōng (KI4), situé à l'arrière de la malléole interne, et contourne le talon pour atteindre le Méridien Tai Yang. Une branche suit le méridien jusqu'à la région infrapéricardique et ressort pour rejoindre la région lombaire. Lorsque le Qi de ce collatéral est inversé, des symptômes d'agitation et d'étouffement peuvent être observés. En situation d'excès, une rétention d'urine peut se présenter tandis que des douleurs lombaires peuvent apparaître en cas de manque. Dàzhōng (KI4) peut être choisi pour traiter ces symptômes.*»

### (12) Le Collatéral Jue Yin du pied

Le livre *Pivot Miraculeux, Méridiens* (*Líng Shū*, chapitre *Jīng Mài*) dit que «*le Collatéral Jue Yin du pied commence au point Lígōu (LR5), situé à 5 cun au-dessus de la malléole interne, et se dirige vers le Méridien Shao Yang. Une branche va le long du tibia et atteint les organes génitaux externes. Lorsque le Qi de ce collatéral est inversé, les testicules peuvent présenter une enflure ou une hernie. Dans une situation d'excès, une érection excessive peut être observée tandis que des démangeaisons soudaines peuvent être présentes en cas de manque. Lígōu (LR5) peut être choisi pour traiter ces symptômes.»*

### (13) Le Collatéral du Méridien Ren

Le livre *Pivot Miraculeux, Méridiens* (*Líng Shū*, chapitre *Jīng Mài*) dit que «*le Collatéral du Méridien Ren commence au point Jiūwěi (CV15) et se ramifie dans l'abdomen. Lorsque ce collatéral est atteint, des douleurs abdominales peuvent se présenter en situation d'excès et des démangeaisons en cas de manque. Jiūwěi (CV15) peut être choisi pour traiter ces symptômes.»*

### (14) Le Collatéral du Méridien Du

Le livre *Pivot Miraculeux, Méridiens* (*Líng Shū*, chapitre *Jīng Mài*) dit que «*le Collatéral du Méridien Du commence au point Chángqiáng (GV1), situé entre l'extrémité du coccyx et l'anus. Il continue le long des muscles lombaires jusqu'au vertex et se ramifie dans le crâne. Il redescend ensuite dans la région scapulaire et atteint le Méridien Tai Yang. Lorsque ce collatéral est atteint, une colonne vertébrale rigide peut être observée en situation d'excès ou une lourdeur de la tête ainsi que d'autres phénomènes anormaux le long de la colonne vertébrale en cas de manque. Chángqiáng (GV1) peut être choisi pour traiter ces symptômes.»*

### (15) Le Collatéral Majeur de la Rate

Le livre *Pivot Miraculeux, Méridiens* (*Líng Shū*, chapitre *Jīng Mài*) dit que «*le Collatéral Majeur de la Rate commence au point Dàbāo (SP21), situé à 3 cun sous la fosse axillaire, et se disperse dans le torse et l'hypochondre. Lorsque ce collatéral est atteint, une douleur générale peut être ressentie en cas de situation d'excès et des articulations flasques en cas de manque. Ce collatéral est relié au réseau de Sang du corps entier, ce qui fait de lui un choix possible pour traiter les affections sanguines.»*

## 2. Parcours et utilisations connues des douze Méridiens Tendino-musculaires

### (1) Le Méridien Tendino-musculaire Tai Yang du pied

Le *livre Pivot Miraculeux, Méridiens tendino-musculaires* (*Líng Shū*, chapitre *Jīng Jīn*) dit que «*le Méridien Tendino-musculaire Tai Yang du pied commence dans le cinquième orteil, remonte jusqu'à la malléole externe et continue jusqu'au genou. Une branche inférieure se sépare à un niveau inférieur à la malléole externe, atteint le talon et remonte à la face latérale de la fosse poplitée. Une seconde branche émerge des chefs médial et latéral du muscle gastrocnémien et remonte à la face médiale de la fosse poplitée. Ces deux branches se rejoignent dans la région glutéale et remontent le long de la colonne vertébrale pour atteindre la nuque, où il pénètre jusqu'à la racine de la langue. Au-dessus du cou, le méridien traverse l'os occipital pour atteindre le nez. Une troisième branche se ramifie autour des yeux* et continue au nez. Une quatrième branche s'étend sur la face latérale du pli axillaire postérieur et croise le point Jiānyú (LI15). Une cinquième branche entre dans le torse et émerge dans la fosse sus-claviculaire pour finalement atteindre Wángǔ (GB12), derrière l'oreille. Une sixième branche émerge de la fosse sus-claviculaire et traverse le visage pour finir au nez. Lorsque ce méridien est atteint, les symptômes comprennent douleur et enflure du cinquième orteil et du talon, spasmes dans la fosse poplitée, convulsions, spasmes de la nuque, difficulté à lever les épaules, douleur dans la fosse axillaire et dans la région sus-claviculaire et difficulté à tourner le corps.»

## (2) Le Méridien Tendino-musculaire Shao Yang du pied

Le livre *Pivot Miraculeux, Méridiens tendino-musculaires* (*Líng Shū*, chapitre *Jīng Jīn*) dit que «*le Méridien Tendino-musculaire Shao Yang du pied commence au quatrième orteil et monte sur la malléole externe. Il remonte ensuite le long de la face latérale du tibia jusqu'au genou. Une branche commence à la partie supérieure de la fibula et continue vers le haut le long de la cuisse. Une de ses sous-branches continue intérieurement, traversant la cuisse au-dessus de Fútù (ST32). Une autre sous-branche va postérieurement, vers la région sacrée. La branche principale remonte à travers les côtes, se ramifiant autour de la fosse axillaire pour relier la poitrine et atteindre Quēpén (ST12). Une troisième branche s'étend de la fosse axillaire à travers la clavicule et émerge devant le Méridien Tendino-musculaire Tai Yang du pied, où il continue derrière l'oreille et sur la tempe. Il atteint ensuite le vertex pour rejoindre les autres branches. Une autre branche descend de la tempe à travers la joue et passe par le nez. Une sous-branche rencontre le canthus externe. Lorsque ce méridien est atteint, des symptômes tels que des contractions ou spasmes des quatrième et cinquième orteils avec irradiation vers la partie latérale du genou, une incapacité à fléchir le genou, des contractions des tendons dans la fosse poplitée irradiant dans la partie interne du grand trochanter et la partie postérieure du sacrum, des douleurs dans la région de l'hypochondre irradiant dans la fosse sus-claviculaire et dans le thorax ou des spasmes des muscles du cou. Étant donné que ce méridien traverse la ligne médiane au niveau de la tête, une blessure à un côté de la tête aura des répercussions sur l'autre moitié du corps.»

## (3) Le Méridien Tendino-musculaire Yang Ming du pied

Le livre *Pivot Miraculeux, Méridiens tendino-musculaires* (*Líng Shū*, chapitre *Jīng Jīn*) dit que «*le Méridien Tendino-musculaire Yang Ming du pied commence au deuxième, troisième et quatrième orteil, traverse le dos du pied et remonte obliquement le long de la face latérale de la jambe. Il se ramifie ensuite dans le tibia et traverse la face latérale du genou, remonte l'articulation de la hanche, passe par les côtes inférieures et rejoint la colonne vertébrale. La branche principale passe le long du tibia et traverse le genou. Une sous-branche se relie à la fibula et rejoint le Méridien Tendino-musculaire Shao Yang du pied. Depuis le genou, il remonte la cuisse et traverse la région pelvienne, se disperse dans l'abdomen et atteint Quēpén (ST12) à la fosse sus-claviculaire. Il remonte ensuite au cou et à la bouche, jusqu'au nez. Il rencontre ensuite le Méridien Tendino-musculaire Tai Yang du pied pour former un réseau musculaire autour des yeux. Une sous-branche se sépare à la mâchoire et traverse devant l'oreille. Lorsque ce méridien est atteint, les symptômes incluent spasmes et douleurs au troisième orteil et au tibia, rigidité du pied, spasmes et douleurs dans la cuisse, enflure dans la partie frontale de la cuisse, hernie, contraction musculaire abdominale irradiant la fosse sus-claviculaire et la joue ainsi que déviation soudaine de la bouche. Lorsque des pathogènes du froid attaquent les muscles de la joue, une déviation de la bouche et des tendons flasques avec yeux fermés peuvent être observés.»

## (4) Le Méridien Tendino-musculaire Tai Yin du pied

Le livre *Pivot Miraculeux, Méridiens tendino-musculaires* (*Líng Shū*, chapitre *Jīng Jīn*) dit que «le Méridien Tendino-musculaire Tai Yang du pied commence à la face médiale du gros orteil et remonte à la malléole interne. Il continue ensuite vers le haut et s'insère dans la face médiale du genou et également dans l'articulation de la hanche. Il entre ensuite dans l'organe génital externe et s'étend dans l'abdomen, atteignant l'ombilic. Il pénètre ensuite dans la cavité abdominale, traverse les côtes et se ramifie dans le thorax. Une branche interne atteint la colonne vertébrale. Lorsque ce méridien est atteint, les symptômes suivants peuvent apparaître : douleur dans le grand orteil avec irradiation à la malléole médiale, douleurs spasmodiques au mollet, douleurs dans la face médiale du genou et dans la cuisse avec irradiation au grand trochanter, douleur de l'organe génital externe avec irradiation dans l'ombilic, l'hypocondre, le torse et le rebord médial de la colonne vertébrale.»

## (5) Le Méridien Tendino-musculaire Shao Yin du pied

Le livre *Pivot Miraculeux, Méridiens tendino-musculaires* (*Líng Shū*, chapitre *Jīng Jīn*) dit que «le Méridien Tendino-musculaire Shao Yin du pied commence sous le cinquième orteil. Tout comme le Méridien Tendino-musculaire Tai Yin du pied, il passe obliquement sous la malléole interne et s'insère au talon avant de converger avec le Méridien Tendino-musculaire Tai Yang du pied. Il atteint ensuite la face médiale du genou et rejoint le Méridien Tendino-musculaire Tai Yin du pied. Il continue à monter le long de la face médiale de la cuisse jusqu'à longer la colonne vertébrale et atteindre la nuque et l'os occipital, rencontrant de nouveau le Méridien Tendino-musculaire Tai Yang du pied. Lorsque ce méridien est atteint, les symptômes suivants peuvent apparaître : spasmes du pied, douleur et spasmes dans la région où le méridien passe, épilepsie, convulsion et spasmes. Si la face externe est perturbée, le corps aura du mal à fléchir tandis qu'une perturbation de la face interne rendra l'extension difficile. Ainsi, lorsque les muscles et tendons Yang sont perturbés, la flexion de la région dorsale inférieure sera difficile, contrairement à l'extension, vice versa pour les muscles et tendons Yin. Lorsque cette région est sérieusement affectée, la mort peut survenir.»

## (6) Le Méridien Tendino-musculaire Jue Yin du pied

Le livre *Pivot Miraculeux, Méridiens tendino-musculaires* (*Líng Shū*, chapitre *Jīng Jīn*) dit que «le Méridien Tendino-musculaire Jue Yin du pied débute sur le dos du gros orteil et s'insère sur la malléole interne. Il continue le long de la face médiale du tibia, passe par la face médiale inférieure du genou, de la cuisse et arrive dans la région génitale, où il rencontre d'autres méridiens Tendino-musculaires. Lorsque ce méridien est atteint, les symptômes suivants peuvent être observés : douleur dans le gros orteil avec irradiation dans la région antérieure de la malléole médiale, douleur dans le rebord médial du genou, douleur et spasmes dans le rebord médial de la cuisse, dysfonction de l'organe génital externe.

Une faiblesse de l'érection peut survenir lorsque le rebord médial de ce méridien est endommagé. Lorsque le méridien est perturbé par des pathogènes du Chaud, il peut y avoir une hyperérection de l'organe génital externe.»

### (7) Le Méridien Tendino-musculaire Tai Yang de la main

Le livre *Pivot Miraculeux, Méridiens tendino-musculaires* (*Líng Shū*, chapitre *Jīng Jīn*) dit que «le Méridien Tendino-musculaire Tai Yang de la main commence à l'extrémité de l'auriculaire, s'insère sur le dos du poignet, suit l'avant-bras pour rencontrer le condyle médial de l'humérus au niveau du coude. Il continue ensuite jusqu'à l'aisselle. Une branche passe derrière cette dernière, contourne l'omoplate et émerge devant le Méridien Tendino-musculaire Tai Yang du pied, derrière l'oreille. Une seconde branche émerge derrière l'auricule pour entrer dans l'oreille. La branche principale descend à travers le visage, passe par la mâchoire et continue en direction du canthus externe. Une autre branche émerge à la mandibule, remonte autour des dents, contourne l'oreille, relie le canthus externe et atteint l'angle frontal. Lorsque ce méridien est affecté, les symptômes suivants peuvent apparaître : douleur dans l'auriculaire irradiant vers l'olécrâne, douleur le long du rebord médial du bras et sous l'aisselle, douleur dans le rebord postérieur de l'aisselle irradiant vers la région scapulaire et le cou, acouphène et douleur dans l'oreille irradiant vers le menton, incapacité à voir sans d'abord fermer brièvement les yeux ou constriction du cou. Lorsqu'un pathogène du Chaud envahit ce méridien, les tendons du cou s'atrophient et le cou enfle.»

### (8) Le Méridien Tendino-musculaire Shao Yang de la main

Le livre *Pivot Miraculeux, Méridiens tendino-musculaires* (*Líng Shū*, chapitre *Jīng Jīn*) dit que «le Méridien Tendino-musculaire Shao Yang de la main commence à l'extrémité de l'annulaire et s'insère sur le dos du poignet. Il remonte le long de l'avant-bras, s'insère à l'olécrâne, continue le long de la face latérale du bras, remonte à l'épaule et au cou puis converge avec le Méridien Tendino-musculaire Tai Yang de la main. Une branche émerge à l'angle de la mandibule et se relie à la racine de la langue. Une autre branche remonte devant l'oreille et atteint le canthus externe avant de traverser la tempe et rejoindre l'angle frontal. Lorsque ce méridien est atteint, des contractions et spasmes peuvent être observés dans les régions musculaires où le méridien passe, tout comme une langue qui s'enroule.»

### (9) Le Méridien Tendino-musculaire Yang Ming de la main

Le livre *Pivot Miraculeux, Méridiens tendino-musculaires* (*Líng Shū*, chapitre *Jīng Jīn*) dit que «le Méridien Yang Ming de la main commence à l'extrémité de l'index, s'insère sur le dos du poignet et remonte le long de l'avant-bras. Il s'insère sur la face latérale du coude avant de continuer vers l'épaule, jusqu'au point Jiānyú (LI15). Une branche contourne l'omoplate et atteint la colonne vertébrale. La branche principale continue depuis Jiānyú (LI15) vers le cou, où une branche se sépare et s'insère au niveau du nez. La branche principale continue vers le haut et émerge devant le Méridien Tendino-musculaire Tai Yang de la main. Il s'insère ensuite dans la mâchoire au côté opposé du visage. Lorsque ce méridien est atteint, les symptômes suivants peuvent apparaître : douleur, contractions et spasmes *dans les régions où le méridien passe, incapacité à lever les épaules et à tourner le cou.»*

### (10) Le Méridien Tendino-musculaire Tai Yin de la main

Le livre *Pivot Miraculeux, Méridiens tendino-musculaires* (*Líng Shū*, chapitre *Jīng Jīn*) dit que «*le Méridien Tendino-musculaire Tai Yin de la main commence à l'extrémité du pouce et s'insère dans l'éminence thénar. Il continue ensuite le long du côté radial de l'avant-bras, s'insère dans le coude et remonte le bras pour entrer dans le thorax sous l'aisselle. Il émerge au point Quēpén (ST12), se dirige vers Jiānyú (LI15) à l'articulation de l'épaule. Plus loin, il s'insère à la clavicule et entre dans le thorax avant de se ramifier dans le diaphragme et atteindre les côtes inférieurs. Lorsque ce méridien est atteint, les symptômes suivants peuvent apparaître : convulsions et douleur sévère dans les régions où passe le méridien, masse dans l'hypochondre droit avec flux du Qi inversé, masse pulmonaire et saignement.»*

### (11) Le Méridien Tendino-musculaire Jue Yin de la main

Le livre *Pivot Miraculeux, Méridiens tendino-musculaires* (*Líng Shū*, chapitre *Jīng Jīn*) dit que «*le Méridien Tendino-musculaire Jue Yin de la main commence sur le majeur et suit le Méridien Tendino-musculaire Tai Yin de la main. Il s'insère dans la face médiale du coude, remonte à l'aisselle et se ramifie dans le torse après avoir traversé le diaphragme. Lorsque ce méridien est atteint, les symptômes suivants peuvent apparaître : convulsions et contractions dans les régions où passe le méridien, douleur thoracique, masse dans l'hypochondre droit avec flux de Qi inversé, masse pulmonaire.»*

### (12) Le Méridien Tendino-musculaire Shao Yin de la main

Le livre *Pivot Miraculeux, Méridiens tendino-musculaires* (*Líng Shū*, chapitre *Jīng Jīn*) dit que «*le Méridien Tendino-musculaire Shao Yin de la main commence sur la face interne de l'auriculaire, s'insère dans l'os pisiforme et atteint la face médiale du coude. Il continue ensuite vers l'aisselle où il entre dans le thorax et rejoint le Méridien Tendino-musculaire Tai Yin de la main dans la région de la poitrine. Il descend à travers le diaphragme pour se relier à l'ombilic. Lorsque ce méridien est atteint, les symptômes suivants peuvent apparaître : contractions aigües dans le torse, masse dans l'abdomen, masse cardiaque, contractions et convulsions dans les régions affectées. Si la partie supérieure de ce méridien est attaquée, l'extension de l'articulation du coude sera difficile. L'expectoration de pus et de sang est un signe critique qui indique que la mort peut survenir.»*

Chapitre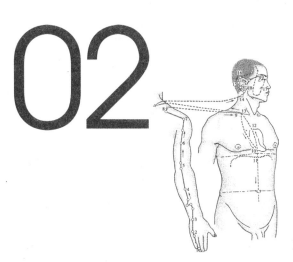

# 02

Points d'acupuncture

# SECTION I

## Concept des points d'acupuncture

### 1. Signification des points d'acupuncture

Les points d'acupuncture sont généralement situés sur le parcours des méridiens. Ce sont des points spécifiques où le Qi des Organes Zang-Fu et des méridiens est ramené à la surface du corps. Ils sont aussi les points stimulants des traitements d'acupuncture. Les caractères chinois «*Shu Xue*» signifient respectivement «transport» et «trou». Les points d'acupuncture comprennent les points des douze Méridiens Principaux et des Méridiens Du et Ren, les points Extraordinaires et les points Ashi.

Les points dépendent des relations des méridiens et collatéraux avec chacun des Organes Zang-Fu et tissus du corps. Lorsque la fonction des Organes Zang-Fu est anormale, les points qui leur sont reliés présenteront des symptômes pathogéniques, tels qu'une sensibilité ou une douleur. Ces symptômes sont non seulement utiles pour le diagnostic, mais sont également utiles pour le traitement par acupuncture. Les fonctions des points d'acupuncture ne sont pas limitées au traitement des symptômes de certaines maladies. Ils sont aussi largement utilisés pour traiter toute sorte de maladies.

### 2. Classification des points d'acupuncture

Les points d'acupuncture sont classés en trois catégories : les points des douze Méridiens Principaux et des Méridiens Ren et Du, les points Extraordinaires et les points Ashi.

#### (1) Points des douze Méridiens Principaux et des Méridiens Ren et Du

Les douze Méridiens Principaux comprennent trois Méridiens Yin de la main, trois Méridiens Yang de la main, trois Méridiens Yin du pied et trois Méridiens Yang du pied. Cette catégorie contient également les points des Méridiens Ren et Du. Il a été empiriquement montré que ces points pouvaient traiter les maladies des méridiens et collatéraux concernés. Il y a également parmi ces points des points particuliers classés selon différents groupes : les points Shu-postérieurs, les points Mu-antérieurs, les Cinq points Shu, les points Yuan-Source, les points Luo-Communication, les points Xi-Fissure, les points Réunion, les points Réunion-Croisement et les points Réunion-Croisement des Méridiens Extraordinaires. Ces points particuliers seront introduits séparément par la suite.

Les points d'acupuncture de ces méridiens et collatéraux selon les anciens ouvrages de MTC sont listés dans le Tableau 3.

### (2) Points extraordinaires (points hors méridiens)

Les points extraordinaires sont des points d'acupuncture n'appartenant pas aux douze Méridiens Principaux et aux Méridiens Ren et Du. Historiquement, ces points ont été progressivement découverts à travers l'expérience clinique et n'ont pas été attribués à des méridiens ou des vaisseaux par les médecins. Ils sont définis comme des points extraordinaires, car ils possèdent des actions thérapeutiques spécifiques pour certaines maladies. Même si ces points sont répartis de manière irrégulière sur le corps, ils possèdent des relations étroites avec les méridiens et collatéraux. Par exemple, Yìntáng (EX-HN3) se relie au Méridien Du, Xīyǎn (EX-LE5) se relie au Méridien Tai Yin du pied, Zhǒujiān (EX-UE1) se relie au Méridien Shao Yang de la main, etc. Les points extraordinaires possèdent des rôles cliniques particuliers et certains points extraordinaires ont même été inclus dans les douze Méridiens Principaux ou dans les Méridiens Ren et Du dans les ouvrages successifs, par exemple Méichōng (BL3), Língtái (GV10), Yāoyángguān (GV3), Gāohuāngshū (BL43), Qìhǎishū (BL24), Guānyuánshū (BL26), Zhōngshū (GV7), Jímài (LR12), etc.

### (3) Points Ashi

Le nom des points Ashi provient du livre *Prescriptions de Mille Or (Qiān Jīn Fāng)*. Ces points ne possèdent pas de noms spécifiques ni de localisations propres et représentent des points sensibles ou douloureux du corps. Ils sont d'un nombre non défini et complètent les points des méridiens et les points extraordinaires.

## 3. Nomenclature des pointes d'acupuncture

Les points d'acupuncture des douze Méridiens Principaux et des Méridiens Ren et Du possèdent leurs propres localisation et nom. Il est utile de comprendre la signification de leur nom étant donné qu'ils peuvent nous aider à comprendre leur fonction ainsi que des caractéristiques particulières. Leurs noms décrivent principalement leurs fonctions d'après la Théorie des Méridiens et Collatéraux, leur relation aux Organes Zang-Fu, leur localisation sur le corps ainsi que leurs indications, etc. Voici des exemples et explications de cette nomenclature :

❖ **Noms avec analogie à l'eau, aux montagnes et aux vallées:** le flux du Qi et du Sang est similaire au flux de l'eau dans les montagnes, les proéminences et dépressions des tendons et des os sont comparées à des montagnes et des vallées. Par exemple, Qūchí (LI11) signifie «étang courbe», Tàiyuān (LU9) signifie «abîme suprême», Yánglíngquán (GB34) signifie «fontaine de la colline de Yang» et Chéngshān (BL57) signifie «soutenir la montagne».
❖ **Noms avec analogie aux animaux, aux plantes ou à des objets:** ces noms ont été choisis à cause de la ressemblance de la forme de la région locale à un animal, une plante ou un objet.

Par exemple, Dúbí (ST35) signifie «museau de veau», Tiānding (LI17) signifie «vase céleste», Jiūwěi (CV15) signifie «queue de pie» et Dàzhù (BL11) signifie «grande navette».

❖ **Noms avec analogie à des structures architecturales ou à des activités humaines:** ces points possèdent des fonctions reliées à des structures architecturales ou à des activités humaines. Par exemple, Shénmén (HT7) signifie «porte de l'esprit», Yīngchuāng (ST16) signifie «fenêtre de la poitrine», Dìcāng (ST4) signifie «grenier terrestre» et Tīnggōng (SI19) signifie «palais de l'ouïe».

❖ **Noms selon des Organes Zang-Fu ou leurs fonctions:** ces points possèdent des noms en relation avec la Théorie des Méridiens et Collatéraux, les Organes Zang-Fu ou des propriétés thérapeutiques. Par exemple, Shàngwǎn (CV13) signifie «partie supérieure de l'Estomac», Wàngǔ (SI4) signifie «os du poignet», Zhǒuliáo (LI12) signifie «fissure du coude» et Jiānyú (LI15) signifie «omoplate de l'épaule».

❖ **Noms avec analogie à des phénomènes et positions astronomiques ou météorologiques:** ces points possèdent des noms en relation avec des phénomènes astronomiques ou météorologiques selon leur localisation. Par exemple, Rìyuè (GB24) signifie «soleil et lune», Lièquē (LU7) signifie «éclair» et Fēnglóng (ST40) signifie «tonnerre».

Les points extraordinaires possèdent des propriétés particulières et les significations de leurs noms sont différentes. Ils sont caractérisés soit par leur méthode de localisation, soit par leurs effets thérapeutiques, leur localisation ou une combinaison de ces possibilités :

❖ Propriété selon la localisation
❖ Points voisins
❖ Combinaison de points
❖ Propriétés thérapeutiques

## 4. Méthodes de localisation des points d'acupuncture

Les points d'acupuncture possèdent leurs propres localisations et nous devons les définir selon des méthodes spécifiques. En clinique, la précision de la localisation des points d'acupuncture aura une influence sur l'effet thérapeutique. Pour localiser les points de manière précise, nous devons appliquer les méthodes de localisation standard, c'est-à-dire selon la mesure proportionnelle osseuse, selon les points de repère corporels ainsi que les mesures selon les doigts (F-cun). Lorsque cette dernière technique est utilisée, il faut impérativement faire attention à la position du patient ainsi qu'aux distances avec les points voisins.

### (1) Localisation des points d'acupuncture

1) Mesure en unités proportionnelles : les différentes parties du corps sont divisées en un nombre défini d'unités égales, ce qui constitue le standard des unités proportionnelles osseuses (Fig. 21, 22).

2) Repères anatomiques : il y a deux types de repères anatomiques.

a. Les repères fixes ne bougent pas et ne sont pas affectés par les mouvements (par exemple : les cinq Organes Sensoriels, les cheveux, les ongles, etc.).

b. Les repères mobiles sont des repères qui apparaissent seulement à une position spécifique du corps, par exemple les creux formés par certains muscles, les tendons apparents, les plis de la peau, l'espace des articulations, etc.

Fig. 21

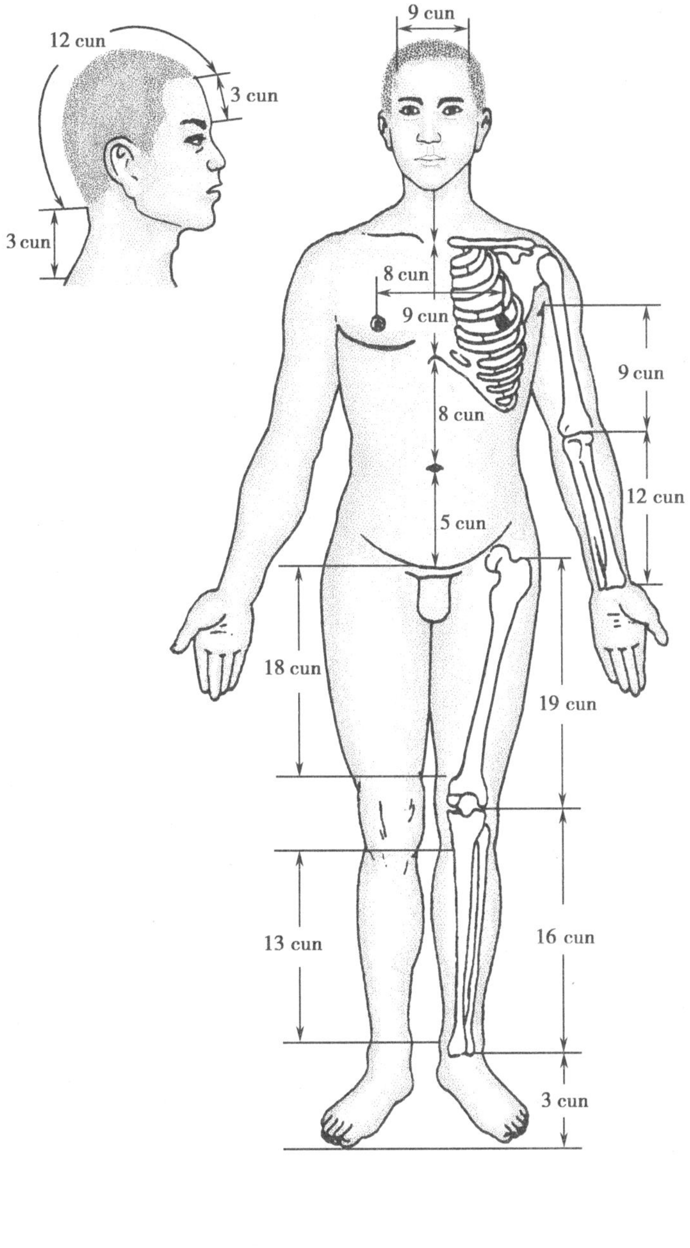

Fig. 22

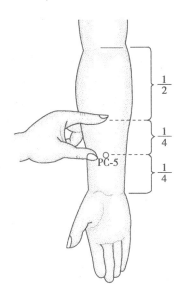

### (2) Méthodes de localisation des points d'acupuncture

1) Utiliser la méthode de mesure en unités proportionnelles pour localiser certains points. Par exemple, Nèiguān (PC6) se trouve 2 cun au-dessus du pli transverse du poignet. Pour localiser ce point, il est possible de mesurer une distance de 12 cun entre le coude et le pli du poignet et sectionner un sixième de cette distance au-dessus du pli transverse du poignet. Cette méthode peut être utilisée aussi bien pour localiser des points sur la tête que sur le corps ou les quatre membres (Fig. 22).

2) La méthode de points de repère anatomiques utilise des points de repère situés sur la surface du corps. Par exemple, Dànzhōng (CV17) se trouve entre les deux mamelons et Yìntáng (EX-HN3) se trouve entre les sourcils, etc.

3) La méthode de mesure selon les doigts consiste à localiser les points selon la taille des doigts du patient (F-cun). Il y a deux variations à cette méthode. La première variation utilise le cun du majeur, défini par la distance entre les deux extrémités médiales des plis des articulations interphalangiennes du majeur. Cette méthode est utilisée pour des mesures sur les membres ainsi que des mesures sur le dos. La seconde variation utilise la mesure des quatre doigts où une unité correspond à la largeur combinée de l'index, du majeur, de l'annuaire et de l'annulaire au niveau du pli de l'articulation interphalangienne proximale du majeur, ce qui équivaut à 3 cun standards (Fig. 23).

Fig. 23

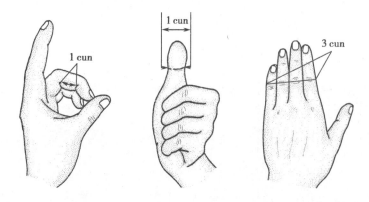

## 5. Caractéristiques et classification des points d'acupuncture

Les caractéristiques des points d'acupuncture sont en lien étroit avec la répartition et la direction des méridiens et collatéraux. Chaque méridien possède ses propres propriétés et ils sont interdépendants les uns des autres. Ainsi, chaque point d'acupuncture peut non seulement traiter les maladies de son propre méridien, mais peut aussi traiter des maladies des méridiens voisins.

Certains points des douze Méridiens Principaux et des Méridiens Du et Ren possèdent des fonctions thérapeutiques particulières et sont classés dans différentes catégories selon leurs caractéristiques, notamment les points Cinq Shu, les points Yuan-Source, les points Luo-Communication, les points Xi, les points de Réunion, les points He-Rassemblement-Entrée et les points de Réunion-Croisement des différents méridiens.

## (1) Les points Cinq Shu

Les points Cinq Shu sont un ensemble de points des douze Méridiens Principaux situés distalement des plis des coudes et des genoux. Chacun des douze Méridiens Principaux possède cinq points Shu sur son parcours, ces points possèdent des propriétés thérapeutiques spécifiques (voir tableaux ci-dessous). Ils sont : point Jing-Émergence, point Ying-Écoulement, point Shu-Déversement, point Jing-Circulation et point He-Rassemblement-Entrée. Ils partent tous à partir de l'extrémité des membres vers le coude ou le genou. Les anciens médecins comparaient la circulation du Qi des méridiens à un courant d'eau jaillissant en surface et s'agrandissant progressivement dans la profondeur pour expliquer la sortie, l'entrée et la profondeur de la circulation du Qi des méridiens ainsi que leurs différentes fonctions.

| Cinq Points Shu | | Jing-Émergence | Ying-Écoulement | Shu-Déversement | Jing-Circulation | He-Rassemblement-Entrée |
|---|---|---|---|---|---|---|
| Trois Méridiens Yin de la main | Poumons | Shàoshāng (LU11) | Yújì (LU10) | Tàiyuān (LU9) | Jīngqú (LU8) | Chǐzé (LU5) |
| | Maître du Cœur | Zhōngchōng (PC9) | Láogōng (PC8) | Dàlíng (PC7) | Jiānshǐ (PC5) | Qūzé (PC3) |
| | Cœur | Shàochōng (HT9) | Shàofǔ (HT8) | Shénmén (HT7) | Língdào (HT4) | Shàohǎi (HT3) |
| Trois Méridiens Yin du Pied | Rate | Yǐnbái (SP1) | Dàdū (SP2) | Tàibái (SP3) | Shāngqiū (SP5) | Yīnlíngquán (SP9) |
| | Foie | Dàdūn (LR1) | Xíngjiān (LR2) | Tàichōng (LR3) | Zhōngfēng (LR4) | Qūquán (LR8) |
| | Reins | Yǒngquán (KI1) | Rángǔ (KI2) | Tàixī (KI3) | Fùliū (KI7) | Yīngǔ (KI10) |
| Trois Méridiens Yang de la main | Gros Intestin | Shāngyáng (LI1) | Èrjiān (LI2) | Sānjiān (LI3) | Yángxī (LI5) | Qūchí (LI11) |
| | Triple Réchauffeur | Guānchōng (TE1) | Yèmén (TE2) | Zhōngzhǔ (TE3) | Zhīgōu (TE6) | Tiānjǐng (TE10) |
| | Intestin Grêle | Shàozé (SI1) | Qiángǔ (SI2) | Hòuxī (SI3) | Yánggǔ (SI5) | Xiǎohǎi (SI8) |
| Trois Méridiens Yang du Pied | Estomac | Lìduì (ST45) | Nèitíng (ST44) | Xiàngǔ (ST43) | Jiěxī (ST41) | Zúsānlǐ (ST36) |
| | Vésicule Biliaire | Zúqiàoyīn (GB44) | Xiáxī (GB43) | Zúlínqì (GB41) | Yángfǔ (GB38) | Yánglíngquán (GB34) |
| | Vessie | Zhìyīn (BL67) | Zútōnggǔ (BL66) | Shùgǔ (BL65) | Kūnlún (BL60) | Wěizhōng (BL40) |

## (2) Les points Yuan-Source et Luo-Communication

Les points Yuan-Source et Luo-Communication sont principalement situés autour des articulations du poignet et de la cheville. Les points Yuan-Source sont utilisés pour traiter des affections des Organes Zang-Fu. Dans les méridiens Yin, ces points correspondent aux points Shu-Déversement des points Cinq Shu. Dans les méridiens Yang, ce sont d'autres points en dehors des points Cinq Shu. Les points Luo-Communication sont généralement situés aux points de communication entre méridiens externe-interne (*Biao-Li*) et jouent un rôle dans la communication des deux méridiens. Leur fonction thérapeutique principale est de traiter les affections en rapport avec les relations externe-interne ainsi que les maladies chroniques. Tous les douze Méridiens Principaux ainsi que les Méridiens Ren et Du possèdent chacun un point Luo-Communication, tout comme le Collatéral Majeur de la Rate (Dàbāo, SP21), pour un total de quinze points Luo-Communication (voir tableau ci-dessous). En clinique, les points Yuan-Source et les points Luo-Communication peuvent être utilisés ensemble ou séparément. Lorsqu'ils sont utilisés ensemble, la méthode est appelée «méthode de coopération hôte-invité» ou «méthode de coopération Yuan-Source et Luo-Communication».

*Points Yuan-source*

| | | |
|---|---|---|
| **Trois Méridiens Yin de la main** | Poumons | Tàiyuān (LU9) |
| | Maître du Cœur | Dàlíng (PC7) |
| | Cœur | Shénmén (HT7) |
| **Trois Méridiens Yin du pied** | Rate | Tàibái (SP3) |
| | Foie | Tàichōng (LR3) |
| | Reins | Tàixī (KI3) |
| **Trois Méridiens Yang de la main** | Gros Intestin | Hégǔ (LI4) |
| | Triple Réchauffeur | Yángchí (TE4) |
| | Intestin Grêle | Wàngǔ (SI4) |
| **Trois Méridiens Yang du pied** | Estomac | Chōngyáng (ST42) |
| | Vésicule Biliaire | Qiūxū (GB40) |
| | Vessie | Jīnggǔ (BL64) |

*Points Luo-communication*

| | **Quinze Collatéraux Principaux** | **Points Luo-Communication** |
|---|---|---|
| Yang | Collatéral Yang Ming de la main | Piānlì (LI6) |
| | Collatéral Shao Yang de la main | Wàiguān (TE5) |
| | Collatéral Tai Yang de la main | Zhīzhèng (SI7) |

| | Quinze Collatéraux Principaux | Points Luo-Communication |
|---|---|---|
| Yang | Collatéral Yang Ming du pied | Fēnglóng (ST40) |
| | Collatéral Shao Yang du pied | Guāngmíng (GB37) |
| | Collatéral Tai Yang du pied | Fēiyáng (BL58) |
| | Collatéral du Méridien Du | Chángqiáng (GV1) |
| Yin | Collatéral Tai Yin de la main | Lièquē (LU7) |
| | Collatéral Jue Yin de la main | Nèiguān (PC6) |
| | Collatéral Shao Yin de la main | Tōnglǐ (HT5) |
| | Collatéral Tai Yin du pied | Gōngsūn (SP4) |
| | Collatéral Majeur de la Rate | Dàbāo (SP21) |
| | Collatéral Jue Yin du pied | Lígōu (LR5) |
| | Collatéral Shao Yin du pied | Dàzhōng (KI4) |
| | Collatéral du Méridien Ren | Jiūwěi (CV15) |

### (3) Les points Shu-postérieurs et Mu-antérieurs

Les points Shu-postérieurs sont répartis sur le dos et les points Mu-antérieurs sur le torse et l'abdomen. Les points Shu-postérieurs et Mu-antérieurs possèdent une relation étroite avec les Organes Zang-Fu (voir tableaux ci-dessous). En effet, ces points représentent les régions où le Qi des Organes Zang-Fu respectifs converge et peuvent être sensibles en cas de dysfonction de l'Organe ou l'Entraille en question. En clinique, les points Shu-postérieurs sont généralement utilisés pour traiter les maladies des cinq Organes Zang, tandis que les points Mu-antérieurs pour celles des six Entrailles Fu. Il est dit dans le livre *Classique des 81 Difficultés* (*Nàn Jīng*) que «les maladies des méridiens Yin doivent être traitées par des points situés sur les méridiens Yang et vice versa». De plus, ils agissent sur l'organe sensoriel ou le tissu que l'Organe Zang ou l'Entraille Fu correspondant gouverne.

*Points Shu-postérieurs*

| Viscères internes | Points Shu-postérieurs | Vertèbre |
|---|---|---|
| Poumons | Fèishū (BL13) | Th3 |
| Maître du Cœur | Juéyīnshū (BL14) | Th4 |
| Cœur | Xīnshū (BL15) | Th5 |
| Foie | Gānshū (BL18) | Th9 |
| Vésicule Biliaire | Dǎnshū (BL19) | Th10 |
| Rate | Píshū (BL20) | Th11 |

| Viscères internes | Points Shu-postérieurs | Vertèbre |
|---|---|---|
| Estomac | Wèishū (BL21) | Th12 |
| Triple Réchauffeur | Sānjiāoshū (BL22) | L1 |
| Reins | Shènshū (BL23) | L2 |
| Gros Intestin | Dàchángshū (BL25) | L4 |
| Intestin Grêle | Xiǎochángshū (BL27) | S1 |
| Vessie | Pángguāngshū (BL28) | S2 |

*Points Mu-antérieurs*

| Sur les deux côtes de la poitrine et de l'abdomen | | Sur la ligne médiane de la poitrine et de l'abdomen | |
|---|---|---|---|
| Poumons | Zhōngfǔ (LU1) | Maître du Cœur | Dànzhōng (CV17) |
| Foie | Qīmén (LR14) | Cœur | Jùquè (CV14) |
| Vésicule Biliaire | Rìyuè (GB24) | Estomac | Zhōngwǎn (CV12) |
| Rate | Zhāngmén (LR13) | Triple Réchauffeur | Shímén (CV5) |
| Reins | Jīngmén (GB25) | Intestin Grêle | Guānyuán (CV4) |
| Gros Intestin | Tiānshū (ST25) | Vessie | Zhōngjí (CV3) |

## (4) Les huit points de Réunion

Les huit points de Réunion représentent les points où l'essence des Organes Zang-Fu, du Qi, du Sang, des Tendons, des Méridiens, des Os et de la Moelle du corps entier se concentre. Par exemple, le point Yánglíngquán (GB34) est le point de Réunion des Tendons et Xuánzhōng (GB39) le point de Réunion de la Moelle (voir tableau ci-dessous). En clinique, ces points peuvent traiter les affections de leur tissu correspondant.

| | |
|---|---|
| Point de Réunion des Organes Zang | Zhāngmén (LR13) |
| Point de Réunion des Entrailles Fu | Zhōngwǎn (CV12) |
| Point de Réunion du Qi | Dànzhōng (CV17) |
| Point de Réunion du Sang | Géshū (BL17) |
| Point de Réunion des Jin-Tendons | Yánglíngquán (GB34) |
| Point de Réunion des Mai-Vaisseaux | Tàiyuán (LU9) |
| Point de Réunion des Os | Dàzhù (BL11) |
| Point de Réunion de la Moelle | Xuánzhōng (GB39) |

## (5) Les points Xi-Fissure

«*Xi*» signifie «fissure» en chinois et les points Xi-Fissure représentent les points où convergent profondément le Qi et le Sang des méridiens. Chacun des douze Méridiens Principaux possède un point Xi, tout comme les Méridiens Yin Wei, Yang Wei, Yin Qiao et Yang Qiao, soit un total de seize points Xi (voir tableau ci-dessous). Les points Xi traitent principalement des affections aigües ou persistantes des régions ou des Organes Zang-Fu reliés au méridien en question.

*Les points Xi-Fissure*

| | **Méridiens** | **Points Xi** |
|---|---|---|
| Trois Méridiens Yin de la main | Poumons | Kǒngzuì (LU6) |
| | Maître du Cœur | Xīmén (PC4) |
| | Cœur | Yīnxī (HT6) |
| Trois Méridiens Yin du pied | Rate | Wēnliū (LI7) |
| | Foie | Huìzōng (TE7) |
| | Reins | Yánglǎo (SI6) |
| Trois Méridiens Yang de la main | Gros Intestin | Dìjī (SP8) |
| | Triple Réchauffeur | Zhōngdū (LR6) |
| | Intestin Grêle | Shuǐquán (KI5) |
| Trois Méridiens Yang du pied | Estomac | Liángqiū (ST34) |
| | Vésicule Biliaire | Wàiqiū (GB36) |
| | Vessie | Jīnmén (BL63) |
| Méridiens Extraordinaires | Yin Qiao | Jiāoxìn (KI8) |
| | Yin Wei | Zhùbīn (KI9) |
| | Yang Qiao | Fúyáng (BL59) |
| | Yang Wei | Yángjiāo (GB35) |

### (6) Les points de Réunion-Croisement

Les points de Réunion-Croisement sont les points traversés par au moins deux méridiens. Ils sont utilisés pour traiter les affections de la région où s'effectue le croisement.

### (7) Les points He-Rassemblement-Entrée inférieurs

Les points He-Rassemblement-Entrée inférieurs sont au nombre de six et traitent les affections des six Entrailles Fu. Ils se situent sur les trois Méridiens Yang du pied, où conflue le Qi des six Entrailles Fu et des trois méridiens Yang de la main et du pied (voir tableau ci-desous).

*Les points He-Rassemblement-Entrée inférieurs*

| Points He-inférieurs | Six Entrailles Fu |
|---|---|
| Zúsānlǐ (ST36) | Estomac |
| Yánglíngquán (GB34) | Vésicule Biliaire |
| Wěizhōng (BL40) | Vessie |
| Xiàjùxū (ST39) | Intestin Grêle |
| Wěiyáng (BL39) | Triple Réchauffeur |
| Shàngjùxū (ST37) | Gros Intestin |

## (8) Les points de Réunion-Croisement des huit Méridiens Extraordinaires

Les points de Réunion-Croisement des huit Méridiens Extraordinaires sont les points où se croisent et se réunissent les Méridiens Principaux et les Méridiens Extraordinaires (voir tableau ci-dessous). Ils sont tous distaux aux coudes et aux genoux, aux extrémités des membres. En clinique, ces points peuvent être utilisés seuls ou en combinaison avec d'autres points pour traiter les affections des Méridiens Principaux.

*Points de Réunion-Croisement des huit Méridiens Extraordinaires*

| Méridiens Principaux | Points de Croisement-Réunion | Méridiens Extraordinaires |
|---|---|---|
| Péricarde | Nèiguān (PC6) | Méridien Yin Wei |
| Rate | Gōngsūn (SP4) | Méridien Chong (Pénétrant) |
| Intestin Grêle | Hòuxī (SI3) | Mériden Du |
| Vessie | Shēnmài (BL62) | Méridien Yang Qiao |
| Trois Réchauffeurs | Wàiguān (TE5) | Méridien Yang Wei |
| Vésicule Biliaire | Zúlínqì (GB41) | Méridien Dai (Ceinture) |
| Poumons | Lièquē (LU7) | Méridien Ren |
| Reins | Zhàohǎi (KI6) | Méridien Yin Qiao |

# SECTION II

## Points d'acupuncture

### 1. Méridien des Poumons Tai Yin de la Main (11 points)

Les points de ce méridien sont décrits de Zhōngfǔ (LU1) à Shàoshāng (LU11).

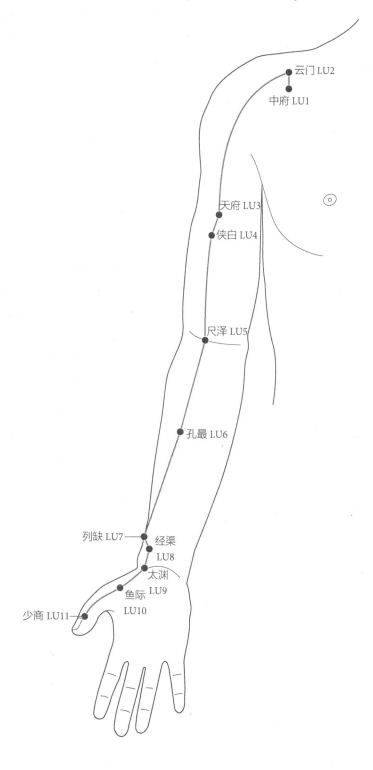

## (1) 中府 Zhōngfǔ (LU1)

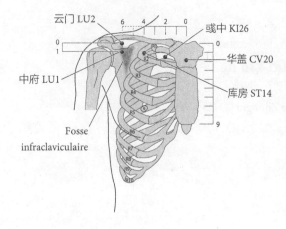

### Localisation

Sur la région thoracique antérieure, au niveau
du premier espace intercostal, latéral à la fosse
intraclaviculaire, latéral à la ligne médiane
antérieure de 6 B-cun.

Note 1 : après avoir localisé LU2, LU1 est
inférieur à LU2 de 1 B-cun.

Note 2 : ST14, KI26, CV20 et LU1 se trouvent
sur la ligne transverse le long du premier
espace intercostal.

### Anatomie locale

Ce point est situé dans la région du muscle grand pectoral et
muscle petit pectoral.

**Vascularisation** : les artères et veines thoracoacromiales
dans la partie supérieure de son côté latéral.

**Innervation** : le nerf supraclaviculaire intermédiaire, les
branches du nerf antérieur et la branche cutanée latérale du
premier nerf intercostal.

### Action thérapeutique

Nettoyer la Chaleur du Jiao supérieur, promouvoir la
circulation du Qi pulmonaire et apaiser la toux et l'asthme.

### Utilisation connue

Douleur thoracique, toux, asthme, pneumonie et tuberculose
pulmonaire.

### Méthode

Piquer obliquement vers le côté latéral de 0,5–0,8 cun.

### Utilisation combinée

**Toux** : combiner avec Lièquē (LU7).

**Asthme** : combiner avec Dànzhōng (CV17) et Chǐzé (LU5).

**Douleur thoracique et douleur avec gonflement des
seins** : combiner avec Nèiguān (PC6).

**Pneumonie** : combiner avec Dàzhuī (GV14) et Kǒngzuì
(LU6).

**Tuberculose pulmonaire** : combiner avec Tàiyuān (LU9)
et Zúsānlǐ (ST36).

### Annotation

Point Mu-antérieur du Méridien des Poumons Tai Yin de la
main.

Point de Réunion-Croisement du Méridien des Poumons
Tai Yin de la main et du Méridien de la Rate Tai Yin du pied.

## (2) 云门 Yúnmén (LU2)

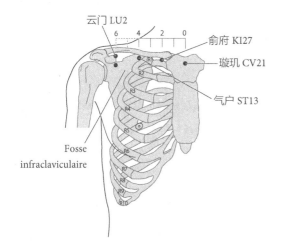

**Localisation**

Sur la région thoracique antérieure, dans
la dépression de la fosse sous-claviculaire,
médial au processus coracoïde, latéral à la
ligne médiane antérieure de 6 B-cun.

Note 1 : lorsque le bras est légèrement fléchi
et soumis à une résistance, afin de révéler le
triangle deltopectoral, LU2 se trouve dans le
centre de ce triangle.

Note 2 : ST13, KI27, CV21 et LU2 se trouvent
sur la ligne transverse le long du rebord
inférieur de la clavicule.

**Anatomie locale**

Ce point est situé dans la région extérieure au triangle
deltopectoral.

**Vascularisation** : la veine céphalique, l'artère et la veine
thoracoacromiales inférieurement, l'artère axillaire dans la
partie latérale du muscle pectoral deltoïde.

**Innervation** : le nerf supraclaviculaire intermédiaire et
latéral, les branches du nerf thoracique antérieur et le cordon
latéral du plexus brachial.

**Action thérapeutique**

Nettoyer la Chaleur pulmonaire, éliminer agitation anxieuse
et promouvoir le mouvement des articulations.

**Utilisation connue**

Toux et asthme, agitation anxieuse et oppression, douleur
dans la partie médiale du bras supérieur.

**Méthode**

Piquer obliquement vers le côté latéral de 0,5–0,8 cun.

**Utilisation combinée**

**Bronchite aigüe** : combiner avec Kǒngzuì (LU6).

**Douleur de l'épaule** : combiner avec Jiānyú (LI15) et
Jiānliáo (TE14).

# (3) 天府 Tiānfǔ (LU3)

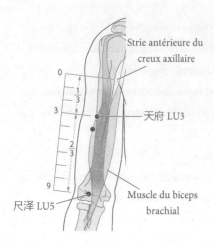

Strie antérieure du creux axillaire

0

$\frac{1}{3}$

3

天府 LU3

$\frac{2}{3}$

9

尺泽 LU5

Muscle du biceps brachial

## Localisation

Sur la face antérolatérale du bras, latéralement au bord du biceps brachial, 3 cun sous la strie antérieure du creux axillaire.

Note : longitudinalement, LU3 se trouve au même niveau que la jonction entre le tiers supérieur et les deux tiers inférieurs de la ligne connectant la dépression axillaire à LU5.

## Anatomie locale

Ce point est situé dans la région du latéralement au bord du biceps brachial.

**Vascularisation** : la veine céphalique, les branches musculaires de l'artère et de la veine brachiales.

**Innervation** : le nerf cutané de l'épaule et le nerf musculo-cutané du bras.

## Action thérapeutique

Nettoyer la Chaleur du Jiao supérieur, réguler le Qi pulmonaire, promouvoir l'écoulement du Qi.

## Utilisation connue

Bronchite asthmatiforme, tuberculose, épistaxis, maladies oculaires, goitre, douleur à l'épaule ou au bras.

## Méthode

Piquer obliquement vers le côté latéral de 0,5–0,8 cun.

## Utilisation combinée

**Épistaxis** : combiner avec Kǒngzuì (LI4).

**Douleur à l'épaule ou au bras** : combiner avec Jiānyú (LI15) et Tiānzōng (SI11).

## (4) 侠白 Xiábái (LU4)

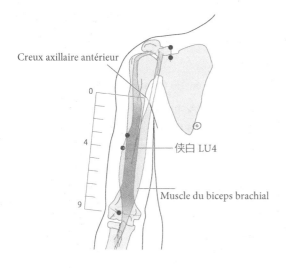

Creux axillaire antérieur

0

4

侠白 LU4

9

Muscle du biceps brachial

### Localisation

Sur la face antérolatérale du bras, latéralement au bord du biceps brachial, 4 cun sous la strie antérieure du creux axillaire.

### Anatomie locale

**Vascularisation** : la veine céphalique, les branches musculaires de l'artère et de la veine brachiales.

**Innervation** : le nerf cutané de l'épaule et le nerf musculo-cutané du bras.

### Action thérapeutique

Réguler le Qi et le Sang, apaiser la douleur.

### Utilisation connue

Douleur péricardique, toux, dyspnée, nausée, douleur à la face médiale du bras, sensation de poitrine remplie.

### Méthode

Piquer perpendiculairement 1–1,5 cun.

### Utilisation combinée

**Douleur péricardique et dyspnée** : combiner avec Nèiguān (PC6).

**Valvulopathies** : combiner avec Jīnggǔ (BL64).

## (5) 尺泽 Chǐzé (LU5)

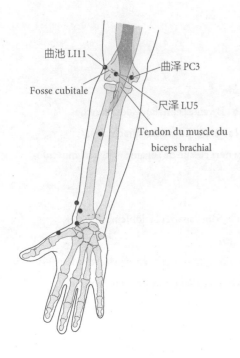

曲池 LI11
曲泽 PC3
Fosse cubitale
尺泽 LU5
Tendon du muscle du biceps brachial

**Localisation**

Sur la face antérieure du coude, dans la fosse cubitale, au bord du tendon du biceps brachial.

Note : lorsque le coude est fléchi, LU5 se trouve dans la fosse cubitale, entre LI11 et PC3, séparé de ce dernier par le tendon du biceps brachial.

**Anatomie locale**

**Vascularisation** : les branches de l'artère et de la veine récurrentes radiales, la veine céphalique.

**Innervation** : le nerf cutané antébrachial latéral et le nerf radial.

**Action thérapeutique**

Promouvoir l'écoulement du Qi, nettoyer la Chaleur pulmonaire, abaisser le Qi pulmonaire, nettoyer et réguler le passage de l'eau et réguler l'Estomac et les Intestins.

**Utilisation connue**

Bronchite, asthme bronchique, pneumonie, tuberculose pulmonaire, pleurésie, mal de gorge, convulsion infantile, œdème, énurésie, pollakiurie, gastroentérite aigüe, douleur à l'articulation du coude, hémiparalysie, engourdissement des membres.

**Méthode**

Piquer perpendiculairement 0,5–1 cun.

**Utilisation combinée**

**Engourdissement et paralysie de membres supérieurs** : combiner avec Jíquán (HT1) et Hégǔ (LI4).

**Douleur spasmodique du coude** : combiner avec Qūchí (LI11), Shàohǎi (HT3) et Tiānjǐng (TE10).

**Mal de gorge et hémoptysie** : combiner avec Shàoshāng (LU11).

**Bronchite et asthme bronchique** : combiner avec Lièquē (LU7) et Fèishū (BL13).

**Gastroentérite** : combiner avec libération sanguine sur Wěizhōng (BL40).

**Annotation**

Point He-Rassemblement-Entrée du Méridien des Poumons Tai Yin de la main.

## (6) 孔最 Kǒngzuì (LU6)

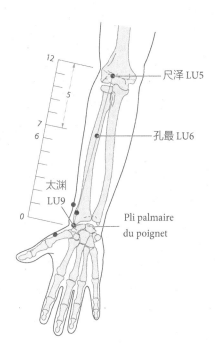

尺泽 LU5

孔最 LU6

太渊 LU9

Pli palmaire du poignet

### Localisation

Sur la face antérolatérale de l'avant-bras, sur la ligne reliant LU5 à LU9, supérieur au pli du poignet de 7 B-cun.

Note : LU6 est inférieur à LU5 de 5 cun et supérieur au milieu de la ligne entre LU5 et LU9 de 1 cun.

### Anatomie locale

**Vascularisation** : la veine céphalique, l'artère et la veine radiales.

**Innervation.** : le nerf cutané antébrachial latéral et la ramification superficielle du nerf radial.

### Action thérapeutique

Hydrater les poumons, soulager les maux de gorge, libérer le Biao-extérieur, nettoyer la Chaleur.

### Utilisation connue

Toux, dyspnée, hémoptysie, mal de gorge, aphonie, maladie fébrile sans perspiration, douleur au coude ou au bras.

### Méthode

Piquer perpendiculairement 0,5–1 cun.

### Utilisation combinée

**Mal de gorge** : combiner avec Shàoshāng (LU11).

**Libérer le Biao-extérieur et rafraîchir la Chaleur** : combiner avec Dàzhuī (GV14) et Hégǔ (LI4).

**Asthme** : combiner avec Fēngmén (BL12) et Fèishū (BL13).

**Hémoptysie** : combiner avec Qūzé (PC3) et Fèishū (BL13).

**Bronchite** : combiner avec Lièquē (LU7).

### Annotation

Point Xi (point Fissure) du Méridien des Poumons Tai Yin de la main.

## (7) 列缺 Lièquē (LU7)

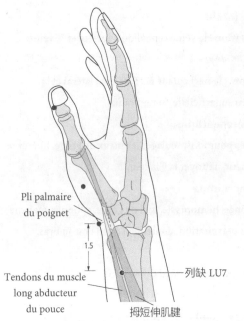

Pli palmaire
du poignet

1.5

Tendons du muscle
long abducteur
du pouce

列缺 LU7

拇短伸肌腱
Tendons du muscle court extenseur du pouce

**Localisation**

Sur le bord radial de l'avant-bras, entre les
tendons du muscle long abducteur du pouce
et du muscle court extenseur du pouce, dans
la dépression du tendon du muscle abducteur
long du pouce, supérieur au pli du poignet de
1,5 B-cun.

**Anatomie locale**

**Vascularisation** : la veine céphalique, les branches de l'artère
et de la veine radiales.

**Innervation** : le nerf cutané antébrachial latéral et la
ramification superficielle du nerf radial.

**Action thérapeutique**

Dégager le Poumon, régulariser le Qi, dissiper le Vent,
libérer le Biao-extérieur, désobstruer les méridiens et les
branches collatérales Luo, soulager le mal de gorge et calmer
le diaphragme.

**Utilisation connue**

Céphalée avec douleur faciale, migraine, névralgie du
trijumeau, névrite faciale, rhinite, maux de gorge &
inflammation, urticaire, bronchite, douleur des épaules et du
dos, apoplexie (séquelle).

**Méthode**

Oblique à l'extrémité proximale, 0,5–0,8 cun.

**Utilisation combinée**

**Névralgie du trijumeau** : combiner avec Yìfēng (TE17).

**Rhume** : combiner avec Hégǔ (LI4).

**Maux de gorge et inflammation** : combiner avec Zhàohǎi
(KI6).

**Céphalée avec douleur faciale** : combiner avec Hòuxī
(SI3).

**Sinusite** : combiner avec Yíngxiāng (LI20).

**Annotation**

Point Luo-Communication du Méridien des Poumons Tai
Yin de la main.

Point de Réunion-Croisement des huit Méridiens
Extraordinaires, passe par le Méridien Ren (CV).

# (8) 经渠 Jīngqú (LU8)

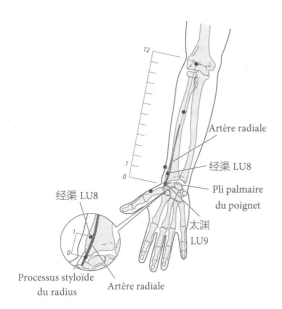

经渠 LU8

12

1

0

Artère radiale

经渠 LU8

Pli palmaire
du poignet

太渊
LU9

经渠 LU8

1

0

Processus styloïde
du radius

Artère radiale

## Localisation

.Sur la face antérolatérale de l'avant-bras, entre
le processus styloïde du radius et l'artère
radiale, supérieur au pli du poignet de 1 B-cun.
Note : supérieur à LU9 de 1 B-cun.

## Anatomie locale

**Vascularisation** : l'artère et la veine radiales sur la face
latérale du tendon du muscle radial fléchisseur du carpe.
**Innervation** : le nerf cutané antébrachial latéral et la
ramification superficielle du nerf radial.

## Action thérapeutique

Nettoyer la Chaleur pulmonaire et Abaisser le Qi
pulmonaire, dissiper le Vent et libérer le Biao-extérieur.

## Utilisation connue

Toux avec dyspnée, douleur et sensation de gonflement de
la poitrine, maux de gorge et inflammation, maladie fébrile
sans perspiration, douleur du poignet et de la main.

## Méthode

Piquer perpendiculairement 0,3 cun.

## Utilisation combinée

**Maladie fébrile sans transpiration** : combiner avec Dàzhuī
(GV14) et Fēngchí (GB20).
**Toux et asthme** : combiner avec Fèishū (BL13).
**Toux sèche** : combiner avec Xíngjiān (LR2).

## Annotation

Point Jing-Circulation du Méridien des Poumons Tai Yin de
la main.

## (9) 太渊 Tàiyuān (LU9)

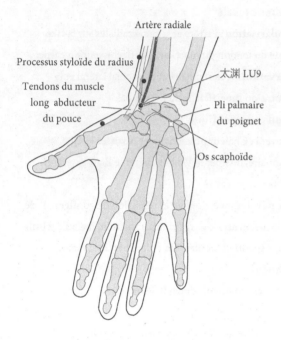

Artère radiale

Processus styloïde du radius

Tendons du muscle long abducteur du pouce

太渊 LU9

Pli palmaire du poignet

Os scaphoïde

### Localisation

Sur la face antérolatérale du poignet, entre le processus styloïde du radius et l'os scaphoïde, dans la dépression à côté du tendon du muscle long abducteur du pouce.

Note : sur la face radiale du pli du poignet, au niveau de l'artère radiale.

### Anatomie locale

**Vascularisation** : l'artère et la veine radiales.

**Innervation** : le nerf cutané antébrachial latéral et la ramification superficielle du nerf radial.

### Action thérapeutique

Nettoyer la Chaleur pulmonaire et régulariser le Qi, hydrater les Poumons, bénéfique à la gorge, désobstruer les méridiens et les branches collatérales Luo.

### Utilisation connue

Toux due à un Vide du Poumon, hémoptysie, asthme, sensation de distension dans le thorax, douleur de la poitrine, sécheresse dans la gorge, douleur de la gorge, douleur oculaire avec nébuleuse, douleur et enflure du poignet et du bras, syndrome de l'absence du pouls.

### Méthode

Piquer perpendiculairement ou obliquement 0,3–0,5 cun.

### Utilisation combinée

**Douleur de la poitrine** : combiner avec Lièquē (LU7).

### Annotation

Point Shu-Déversement et point Yuan-Source du Méridien des Poumons Tai Yin de la main, un des huit points de Réunion.

# (10) 鱼际 Yújì (LU10)

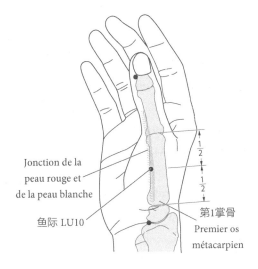

Jonction de la
peau rouge et
de la peau blanche

鱼际 LU10

第1掌骨
Premier os
métacarpien

## Localisation

Sur la paume, radial au centre du premier os
métacarpien, à la limite entre la chair rouge et
blanche.

## Anatomie locale

**Vascularisation** : la branche de la veinule venue du pouce à
la veine céphalique.

**Innervation** : la ramification superficielle du nerf radial.

## Action thérapeutique

Dissiper le Vent et libérer le Biao-extérieur, hydrater les
poumons et apaiser la toux, soulager les maux de gorge.

## Utilisation connue

Toux, hémoptysie, fièvre, maux de tête, anidrose, douleur et
enflure de la gorge, aphonie, mastite aigüe.

## Méthode

Piquer perpendiculairement 0,5–0,8 cun.

## Utilisation combinée

**Douleur de la gorge** : combiner avec Yèmén (TE2).

**Hémoptysie** : combiner avec Shénmén (HT7) et Qūquán
(LR8).

**Toux** : combiner avec Fèishū (BL13).

**Mastite aigüe** : combiner avec Zúsānlǐ (ST36) et Zúlínqì
(GB41).

**Aphonie** : combiner avec Fēngchí (GB20) et Liánquán
(CV23).

## Annotation

Point Ying-Écoulement du Méridien des Poumons Tai Yin
de la main.

# (11) 少商 Shàoshāng (LU11)

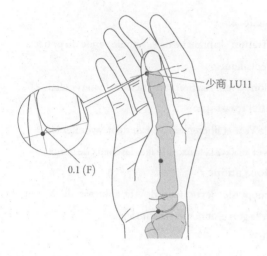

少商 LU11

0.1 (F)

## Localisation

Sur le pouce, radial à la phalange distale, proximolatéral au coin radial de l'ongle de 0,1 F-cun, à l'intersection entre la ligne verticale du rebord radial de l'ongle et la ligne horizontale de la base de l'ongle.

## Anatomie locale

**Vascularisation** : le réseau artériel et veineux formé par l'artère et la veine digitales palmaires propres.

**Innervation** : les branches d'anastomose du nerf cutané antébrachial latéral et de la ramification superficielle du nerf radial, le réseau du nerf terminal formé par le nerf digital palmaire propre du nerf médian.

## Action thérapeutique

Réanimer un patient ayant perdu connaissance, nettoyer la Chaleur, bénéfique à la gorge.

## Utilisation connue

Apoplexie et perte de connaissance, douleur et enflure de gorge, aphonie, langue enflée, épistaxis, gonflement de l'épigastre, Dian Kuang (folies dépressive et maniaque), maladie due à la Chaleur.

## Méthode

Piquer perpendiculairement 0,1 cun ou piquer pour une légère saignée.

## Utilisation combinée

**Douleur et enflure de gorge** : combiner avec Shāngyáng (LI1).

**Toux avec frissons** : combiner avec Tiāntū (CV22).

**Apoplexie et perte de connaissance** : combiner avec Shuǐgōu (GV26).

**Forte fièvre** : combiner avec les autres onze points Jing-Émergence, piquer pour une légère saignée.

## Annotation

Point Jing-Émergence du Méridien des Poumons Tai Yin de la main.

# 2. Méridien du Gros Intestin Yang Ming de la main (20 points)

Les points de ce méridien sont décrits de Shāngyáng (LI1) à Yíngxiāng (LI20)

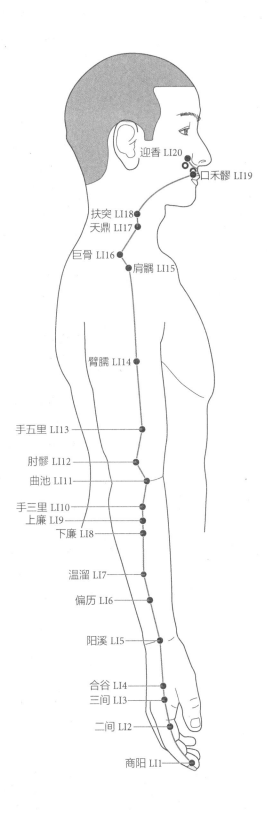

迎香 LI20

口禾髎 LI19

扶突 LI18
天鼎 LI17

巨骨 LI16
肩髃 LI15

臂臑 LI14

手五里 LI13

肘髎 LI12
曲池 LI11
手三里 LI10
上廉 LI9
下廉 LI8

温溜 LI7

偏历 LI6

阳溪 LI5

合谷 LI4
三间 LI3
二间 LI2

商阳 LI1

# （1）商阳 Shāngyáng（LI1）

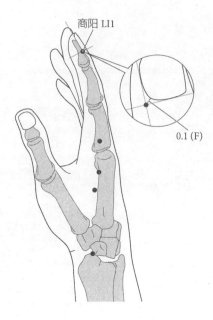

商阳 LI1

0.1 (F)

## Localisation

Sur l'index, radial à la phalange distale, proximolatéral au coin radial de l'ongle de l'index de 0,1 F-cun, à l'intersection entre la ligne verticale du rebord radial de l'ongle et la ligne horizontale de la base de l'ongle.

## Anatomie locale

**Vascularisation** : le réseau de l'artère et de la veine digitales dorsales.

**Innervation** : le nerf digital palmaire propre issu du nerf médian.

## Action thérapeutique

Réveiller le Cerveau et réanimer un patient ayant perdu connaissance, nettoyer la Chaleur du Méridien de Yang Ming et soulager les maux de gorge.

## Utilisation connue

Apoplexie et perte de connaissance, épilepsie, douleur et enflure de la gorge et du pharynx, douleur dentaire, oreillons, acouphènes, surdité, cécité soudaine, vomissements aigus et diarrhée, fièvre élevée, paludisme et constipation.

## Méthode

Piquer perpendiculairement 0,1 cun ou faire saigner à l'aiguille triangulaire.

## Utilisation combinée

**Oreillons** : combiner avec Hégǔ (LI4).

**Paludisme** : combiner avec Tàixī (KI3).

**Gastroentérite aigüe** : combiner avec Chǐzé (LU5).

**Fièvre élevée et coma** : combiner avec les autres onze Point Jing-Émergence, piquer pour une légère saignée.

**Constipation** : combiner avec Hégǔ (LI4).

## Annotation

Point Jing-Émergence du Méridien du Gros Intestin Yang Ming de la main.

## (2) 二间 Èrjiān (LI2)

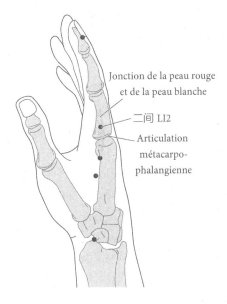

Jonction de la peau rouge
et de la peau blanche

二间 LI2

Articulation
métacarpo-
phalangienne

### Localisation

Sur l'index, sur le bord radial de la deuxième
articulation métacarpo-phalangienne, à
la jonction de la peau rouge et de la peau
blanche.

### Anatomie locale

**Vascularisation** : les artères et les veines digitales palmaires
propres et digitales dorsales issues de l'artère et de la veine
radiales.

**Innervation** : le nerf digital dorsal du nerf radial et le nerf
digital palmaire propre du nerf médian.

### Action thérapeutique

Disperser le Vent pervers et nettoyer la Chaleur, soulager les
maux de gorge.

### Utilisation connue

Mal de tête, douleur dentaire, épistaxis, déviation de la
bouche, vue floue, maladies fébriles, douleur de l'épaule et
du dos.

### Méthode

Piquer obliquement 0,2–0,3 cun.

### Utilisation combinée

**Aversion au froid due à la maladie fébrile** : combiner avec
Yīnxī (HT6).

**Épistaxis** : combiner avec Fēngchí (GB20).

**Douleur dentaire inférieure** : combiner avec Hégǔ (LI4).

**Hémiparalysie faciale** : combiner avec Dìcāng (ST4) et
Jiáchē (ST6).

### Annotation

Point Ying-Écoulement du Méridien du Gros Intestin Yang
Ming de la main.

## (3) 三间 Sānjiān (LI3)

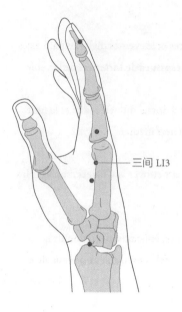

三间 LI3

### Localisation

Sur le dos de la main, dans la dépression radiale et proximale à la deuxième articulation métacarpo-phalangienne.

**Anatomie locale**

**Vascularisation** : le réseau veineux dorsal de la main, la branche artérielle du 1$^{er}$ métacarpien.

**Innervation** : la ramification superficielle du nerf radial.

**Action thérapeutique**

Purger la Chaleur du Méridien de Yang Ming, désobstruer le Qi du Gros Intestin.

**Utilisation connue**

Douleur et enflure de la gorge, douleur dentaire inférieure, douleur aigüe dans les yeux, sécheresse de la bouche et des lèvres, sensation d'obstruction dans la gorge, constipation, borborygmes et diarrhée, rougeur et enflure du dos de la main, faible flexion et extension des doigts.

**Méthode**

Piquer perpendiculairement 0,5–0,8 cun.

**Utilisation combinée**

**Douleur et enflure de la gorge** : Shàoshāng (LU11).

**Douleur aigüe dans les yeux** : Hégǔ (LI4).

**Rougeur et enflure du dos de la main, faible flexion et extension des doigts** : Hòuxī (SI3).

**Sensation d'obstruction dans la gorge** : Tiāntū (CV22), Jiānshǐ (PC5).

**Constipation** : Shénmén (HT7).

**Annotation**

Point Shu-Déversement du Méridien du Gros Intestin Yang Ming de la main.

# (4) 合谷 Hégǔ (LI4)

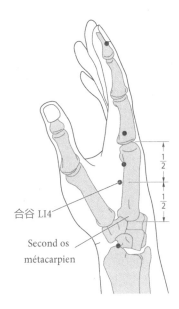

合谷 LI4

Second os
métacarpien

## Localisation

Sur le dos de la main, radial au centre du
second os métacarpien.

## Anatomie locale

**Vascularisation** : le réseau veineux dorsal de la main.

**Innervation** : la ramification superficielle du nerf radial.

## Action thérapeutique

Disperser le Vent pervers et nettoyer la Chaleur, rôle anti-
inflammatoire, apaiser la douleur, réveiller le cerveau et
dégager l'orifice, réguler le Qi et le Sang.

## Utilisation connue

Maux de tête, douleur dentaire, maladie des yeux, épistaxis,
rhinite, plaie nasale, polype nasal, oreillon, maux de gorge,
urticaire, hémiparalysie faciale, maladie fébrile, rhume,
coma apoplectique, hystérie, syncope, Dian Kuang (folies
dépressive et maniaque), épilepsie, hémiparalysie, syndrome
Bi-obstruction, hyperhidrose, convulsion infantile,
hypertension, douleur abdominale, entérite, dysenterie,
constipation, aménorrhée et travail prolongé ou retardé de
l'accouchement.

## Méthode

Piquer perpendiculairement 1 cun.

## Utilisation combinée

**Céphalées dues au rhume** : combiner avec Fēngchí (GB20),
Dàzhuī (GV14), Qūchí (LI11) et Tàiyáng (EX-HN5).

**Hyperhidrose ou hypohidrose** : combiner avec Fùliū
(KI7).

**Douleur dentaire inférieure** : combiner avec Jiáchē (ST6).

**Urticaire** : combiner avec Qūchí (LI11), Xuèhǎi (SP10).

**Oreillon** : combiner avec Yìfēng (TE17).

**Maladie des yeux** : combiner avec Fēngchí (GB20) et
Tàiyáng (EX-HN5).

**Maladie nasale** : combiner avec Yíngxiāng (LI20).

**Convulsion infantile** : combiner avec Tàichōng (LR3) et
Yìntáng (EX-HN30).

**Entérite et dysenterie** : combiner avec Qūchí (LI11) et
Shàngjùxū (ST37).

**Aménorrhée et travail prolongé ou retardé à
l'accouchement** : combiner avec Sānyīnjiāo (SP6).

**Prévention de la grippe** : combiner avec Dàzhuī (GV14) et
Fēngchí (GB20).

**Coma, hystérie et syncope** : combiner avec Shuǐgōu (GV26).

**Paralysie faciale** : combiner avec Dìcāng (ST4) et Jiáchē (ST6).

**Hémiparalysie et faible flexion ou extension du doigt** : combiner avec Jíquán (HT1) et Chǐzé (LU5).

**Annotation**

Point Yuan-Source du Méridien du Gros Intestin Yang Ming de la main.

## (5) 阳溪 Yángxī (LI5)

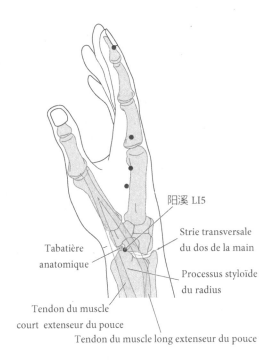

阳溪 LI5

Strie transversale
du dos de la main

Processus styloïde
du radius

Tabatière
anatomique

Tendon du muscle
court extenseur du pouce

Tendon du muscle long extenseur du pouce

### Localisation

Sur la face postérolatérale du poignet, sur le bord
radial de la strie transversale du dos de la main,
distal à l'hypophyse styloïde du radius, dans la
dépression de la tabatière anatomique.

Note : la dépression de la tabatière anatomique
est formée lorsque le pouce est en abduction
totale et se trouve entre les tendons des
muscles long et court extenseurs du pouce.

### Anatomie locale

**Vascularisation** : la veine céphalique, l'artère radiale et sa
branche carpienne dorsale.

**Innervation** : la ramification superficielle du nerf radial.

### Action thérapeutique

Disperser le Vent-Chaleur et purger le Feu incorrect.

### Utilisation connue

Céphalée frontale, douleur dentaire inférieure, enflure et
douleur dans l'œil, acouphènes et surdité, douleur de la
gorge et du pharynx, douleurs du poignet et de la main.

### Méthode

Piquer perpendiculairement 0,3–0,5 cun.

### Utilisation combinée

**Maux de tête frontaux** : combiner avec Yìntáng (EX-HN30)
et Tàiyáng (EX-HN5).

**Enflure et douleur dans l'œil** : combiner avec Yánggǔ (SI5).

**Acouphènes et surdité** : combiner avec Yìfēng (TE17) et
Tīnggōng (SI19).

**Douleur de la gorge et du pharynx** : combiner avec Hégǔ
(LI4).

**Douleurs du poignet et de la main** : combiner avec Yángchí
(TE4) et Yánggǔ (SI5).

### Annotation

Point Jing-Circulation du Méridien du Gros Intestin Yang
Ming de la main.

# (6) 偏历 Piānlì (LI6)

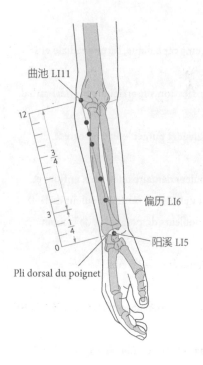

曲池 LI11

12
3/4
3
1/4
0

偏历 LI6

阳溪 LI5

Pli dorsal du poignet

## Localisation

Sur la face postérolatérale de l'avant-bras, sur la ligne reliant LI5 et LI11, supérieur à la strie transversale du dos de la main de 3 B-cun.

Note : GI6 se trouve à la jonction entre les trois quarts supérieurs et le quart inférieur de la ligne reliant LI5 et LI11.

## Anatomie locale

**Vascularisation** : la veine céphalique.

**Innervation** : le nerf cutané antébrachial latéral et la ramification superficielle le nerf radial.

## Action thérapeutique

Purger la Chaleur du Méridien de Yang Ming, nettoyer et réguler le passage de l'eau.

## Utilisation connue

Douleur dentaire, enflure et douleur dans l'œil, épistaxis, acouphènes et surdité, paralysie faciale, borborygmes, œdème, douleurs de l'avant-bras.

## Méthode

Piquer perpendiculairement ou obliquement 1 cun.

## Utilisation combinée

**Toux due à un Vide du Poumon** : combiner avec Tàiyuān (LU9).

**Acouphènes et surdité** : combiner avec Yìfēng (TE17) et Tīnghuì (GB2).

**Œdème** : combiner avec Tiānshū (ST25) et Yánglíngquán (GB34).

## Annotation

Point Luo-Communication du Méridien du Gros Intestin Yang Ming de la main.

## (7) 温溜 Wēnliū (LI7)

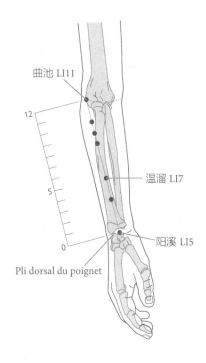

曲池 LI11

12

5

0

温溜 LI7

阳溪 LI5

Pli dorsal du poignet

### Localisation

Sur la face postérolatérale de l'avant-bras, sur la ligne reliant LI5 à LI11, supérieur à la strie transversale du dos de la main de 5 B-cun.

### Anatomie locale

**Vascularisation** : la branche musculaire de l'artère radiale, la veine céphalique.

**Innervation** : le nerf cutané antébrachial postérieur et la ramification profonde du nerf radial.

### Action thérapeutique

Purger la Chaleur du Méridien de Yang Ming, désobstruer le Qi de l'Estomac et des Intestins.

### Utilisation connue

Maux de tête frontaux, enflure de la face, douleur et enflure de la gorge et du pharynx, stomatite, paralysie faciale, borborygmes, douleurs abdominales, douleur dentaire.

### Méthode

Piquer perpendiculairement ou obliquement 1 cun.

### Utilisation combinée

**Douleur de la gorge aiguë** : combiner avec Shàoshāng (LU11).

**Enflure de la face** : combiner avec Shuǐgōu (GV26).

**Borborygmes et douleurs abdominales** : combiner avec Zúsānlǐ (ST36).

**Stomatite** : combiner avec Láogōng (PC8).

**Douleur dentaire** : combiner avec Nèitíng (ST44) et Juéyīnshū (BL14).

### Annotation

Point Xi (point Fissure) du Méridien du Gros Intestin Yang Ming de la main.

## (8) 下廉 Xiàlián (LI8)

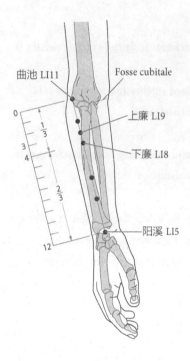

曲池 LI11
Fosse cubitale
上廉 LI9
下廉 LI8
阳溪 LI5
0
1/3
3/4
2/3
12

### Localisation

Sur la face postérolatérale de l'avant-bras, sur la ligne reliant LI5 à LI11, supérieur à la fosse cubitale de 4 B-cun.

Note : LI8 est situé à la jonction du tiers supérieur et des deux tiers inférieurs de la ligne reliant LI5 et LI11, à 1 B-cun en dessous de LI9.

### Anatomie locale

**Vascularisation** : la branche musculaire de l'artère radiale, la veine céphalique.

**Innervation** : le nerf cutané antébrachial postérieur et la ramification profonde du nerf radial.

### Action thérapeutique

Disperser le Vent-Chaleur, réguler l'Estomac et les Intestins.

### Utilisation connue

Maux de tête, vertige, fièvre irrégulière, douleurs du coude et du bras, indigestion, douleurs abdominales, diarrhée, hématochézie.

### Méthode

Piquer perpendiculairement 1 cun.

### Utilisation combinée

**Vertige** : combiner avec Yìntáng (EX-HN3) et Tàiyáng (EX-HN5).

**Douleurs du coude et du bras** : combiner avec Qūchí (LI11).

**Hématochezie** : combiner avec Chángqiáng (GV1).

**Diarrhée** : combiner avec Shàngjùxū (ST37).

(9) 上廉 Shànglián (LI9)

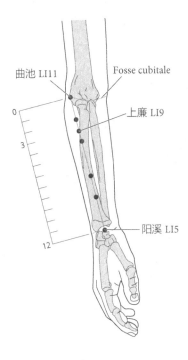

曲池 LI11
Fosse cubitale
上廉 LI9
0
3
12
阳溪 LI5

**Localisation**

Sur la face postérolatérale de l'avant-bras, sur
la ligne reliant LI5 à LI11, inférieur à la fosse
cubitale de 3 B-cun.

**Anatomie locale**

**Vascularisation** : la branche musculaire de l'artère radiale, la
veine céphalique.

**Innervation** : le nerf cutané antébrachial postérieur et la
ramification profonde du nerf radial.

**Action thérapeutique**

Désobstruer les méridiens et les branches collatérales Luo,
désobstruer le Qi des Organes-Fu.

**Utilisation connue**

Maux de tête, vertige, douleur de l'épaule, hémiplégie,
engourdissement du membre supérieur, borborygmes,
douleurs abdominales.

**Méthode**

Piquer perpendiculairement 1–1,5 cun.

**Utilisation combinée**

**Douleur de l'épaule** : combiner avec Jiānyú (LI15), Qūchí
(LI11).

**Borborygmes et douleurs abdominales** : combiner avec
Tiānshū (ST25), Zúsānlǐ (ST36).

## (10) 手三里 Shǒusānlǐ (LI10)

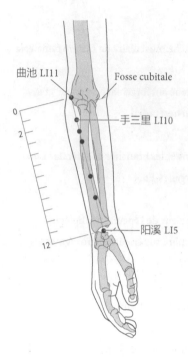

曲池 LI11
Fosse cubitale
手三里 LI10
0
2
阳溪 LI5
12

**Localisation**

Sur la face postérolatérale de l'avant-bras, sur la ligne reliant LI5 à LI11, inférieur à la fosse cubitale de 2 B-cun.

**Anatomie locale**

**Vascularisation** : la branche musculaire de l'artère radiale, la veine céphalique.

**Innervation** : le nerf cutané antébrachial postérieur et la ramification profonde du nerf radial.

**Action thérapeutique**

Réguler le Qi et le Sang, désobstruer les méridiens, réguler l'Estomac et les Intestins.

**Utilisation connue**

Paralysie faciale, douleur dentaire inférieure, enflure de la joue, douleurs et paralysie des membres supérieurs, douleurs abdominales, diarrhée, furoncle.

**Méthode**

Piquer perpendiculairement 1–1,5 cun.

**Utilisation combinée**

**Contracture du coude** : combiner avec Qūchí (LI11), Tiānjǐng (TE10) et Shàohǎi (HT3).

**Douleur dentaire inférieure** : combiner avec Jiáchē (ST6).

**Furoncle** : combiner avec Hégǔ (LI4), Yánglǎo (SI6).

**Paralysie nerveuse radiale** : combiner avec Jíquán (HT1).

# (11) 曲池 Qūchí (LI11)

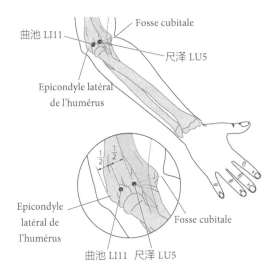

曲池 LI11
Fosse cubitale
尺泽 LU5
Epicondyle latéral
de l'humérus
Epicondyle
latéral de
l'humérus
Fosse cubitale
曲池 LI11  尺泽 LU5

## Localisation

Sur la face latérale du coude, au centre de la
ligne reliant LU5 et l'épicondyle latéral de
l'humérus.

Note : lorsque le coude est entièrement
fléchi, LI11 se trouve dans la dépression de
l'extrémité latérale de la fosse cubitale.

## Anatomie locale

**Vascularisation** : la branche musculaire de l'artère radiale, la
veine céphalique.

**Innervation** : le nerf cutané antébrachial postérieur ; sur le
côté médial, en profondeur, le nerf radial.

## Action thérapeutique

Purger la Chaleur incorrecte, réguler l'Estomac et les
Intestins, désobstruer les méridiens, réguler le Qi et le Sang.

## Utilisation connue

Paralysie du membre supérieur, douleur et enflure du bras,
dysenterie, constipation, rubéole, eczéma, urticaire, rhume,
grippe, maladie fébrile, hypertension, écrouelles, érysipèle et
menstruations irrégulières. Ce point joue également un rôle
important dans la promotion de la santé.

## Méthode

Piquer perpendiculairement 1–1,5 cun, une sensation
d'aiguille peut être sentie jusqu'à la main.

## Utilisation combinée

**Paralysie du membre supérieur** : combiner avec Jiānyú
(LI15), Hégŭ (LI4).

**Dysenterie** : combiner avec Shàngjùxū (ST37).

**Maladie fébrile** : combiner avec Dàzhuī (GV14).

**Hypertension** : combiner avec Zúsānlĭ (ST36).

**Rubéole et eczéma** : combiner avec Xuèhăi (SP10).

**Menstruations irrégulières** : combiner avec Sānyīnjiāo
(SP6).

**Écrouelles et érysipèle** : combiner avec Língtái (GV10).

**Obstruction dans la gorge** : combiner avec Hégŭ (LI4).

**Hématémèse** : combiner avec Shénmén (HT7), Yújì
(LU10).

## Annotation

Point He-Rassemblement-Entrée du Méridien du Gros
Intestin Yang Ming de la main.

# (12) 肘髎 Zhǒuliáo (LI12)

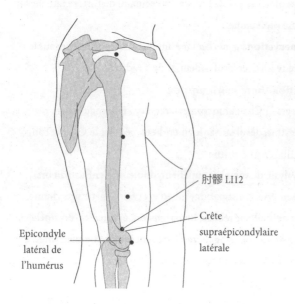

肘髎 LI12

Crête
supraépicondylaire
latérale

Epicondyle
latéral de
l'humérus

## Localisation

Sur la face postérolatérale du coude, supérieur
à l'épicondyle latéral de l'humérus, antérieur à
la crête supraépicondylaire latérale.

## Anatomie locale

**Vascularisation** : l'artère et la veine collatérales radiales.

**Innervation** : le nerf cutané antébrachial postérieur ; sur le
côté médial, en profondeur, le nerf radial.

## Action thérapeutique

Désobstruer les méridiens, promouvoir le mouvement des
articulations.

## Utilisation connue

Douleur du coude, contracture et engourdissement du
coude et du bras, douleur et engourdissement des membres
supérieurs.

## Méthode

Piquer perpendiculairement 0,5–1 cun.

## Utilisation combinée

**Contracture et engourdissement du coude** : combiner
avec Qūchí (LI11), Tiānjǐng (TE10) et Shàohǎi (HT3).

**Douleur et engourdissement des membres supérieurs** :
combiner avec Jiānyú (LI15) et Bìnào (LI14).

# (13) 手五里 Shǒuwǔlǐ (LI13)

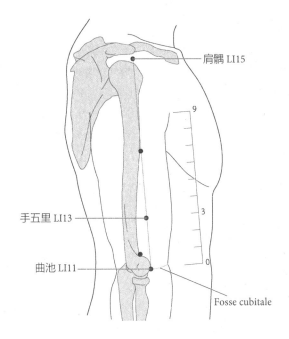

肩髃 LI15

9

手五里 LI13

3

曲池 LI11

0

Fosse cubitale

## Localisation

Sur la face latérale du bras, sur la ligne reliant
LI11 à LI15, supérieur à la fosse cubitale de 3
B-cun.

**Anatomie locale**

**Vascularisation** : la branche musculaire de l'artère radiale, la
veine céphalique.

**Innervation** : le nerf cutané antébrachial postérieur ; sur le
côté médial, en profondeur, le nerf radial.

**Action thérapeutique**

Désobstruer les méridiens, expulser le Vent et éliminer
l'Humidité, promouvoir le mouvement des articulations.

**Utilisation connue**

Douleur et contracture du coude et du bras, douleur des
membres supérieurs, paralysie et engourdissement des
membres supérieurs.

**Méthode**

Piquer perpendiculairement 1 cun.

**Utilisation combinée**

**Douleur et contracture du coude et du bras** : combiner
avec Qūchí (LI11).

**Douleur des membres supérieurs** : combiner avec Bìnào
(LI14) et Jiānyú (LI15).

**Paralysie et engourdissement des membres supérieurs** :
combiner avec Jiānyú (LI15), Qūchí (LI11), Wàiguān (TE5)
et Hégǔ (LI4).

## (14) 臂臑 Bìnào (LI14)

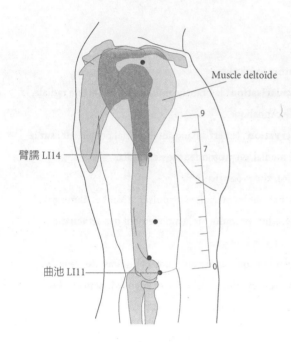

臂臑 LI14

曲池 LI11

Muscle deltoïde

9
7
0

### Localisation

Sur la face latérale du bras, directement antérieur au bord du muscle deltoïde, à 7 B-cun au-dessus de LI11.

### Anatomie locale

**Vascularisation** : les branches de l'artère et de la veine circonflexes humérales postérieures, l'artère et la veine brachiales profondes

**Innervation** : le nerf cutané brachial postérieur ; en profondeur, le nerf radial.

### Action thérapeutique

Désobstruer les méridiens, activer la circulation sanguine pour apaiser la douleur.

### Utilisation connue

Douleur du bras et de l'épaule, contracture de la nuque, conjonctivite aigüe, écrouelles et douleur dans la poitrine. C'est l'un des points communs pour l'anesthésie en acupuncture.

### Méthode

Piquer perpendiculairement 0,5–0,8 cun.

Pour les maladies ophtalmiques, d'abord piquer perpendiculairement, puis tourner l'aiguille obliquement vers le bas. Pour l'anesthésie d'acupuncture, piquer obliquement vers le haut et atteindre Jiānyú (LI15).

### Utilisation combinée

**Douleur du bras et de l'épaule** : combiner avec Jiānyú (LI15).

**Conjonctivite aigüe** : combiner avec Tàiyáng (EX-HN5), Ěrjiān (EX-HN6). Piquer pour une légère saignée.

### Annotation

Point Luo-Communication du Méridien du Gros Intestin Yang Ming de la main.

Point de Réunion-Croisement du Méridien de l'Intestin Grêle Tai Yang de la main, Méridien de la Vessie Tai Yang du pied et Méridien Yang Wei.

# (15) 肩髃 Jiānyú (LI15)

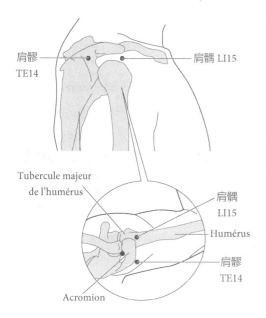

肩髎 TE14
肩髃 LI15

Tubercule majeur de l'humérus
肩髃 LI15
Humérus
肩髎 TE14
Acromion

## Localisation

Sur la ceinture scapulaire, dans la fosse entre l'extrémité antérieure du rebord latéral de l'acromion et le tubercule majeur de l'humérus.

Note : lorsque le bras est en abduction, deux creux apparaissent, antérieurement et postérieurement à l'acromion. LI15 se situe dans la dépression profonde antérieure à l'acromion. TE14 se trouve dans la dépression postérieure.

## Anatomie locale

**Vascularisation** : l'artère et la veine circonflexes humérales postérieures.

**Innervation** : la branche postérieure du nerf sus-claviculaire, le nerf axillaire.

## Action thérapeutique

Désobstruer les méridiens, expulser le Vent et éliminer l'Humidité, promouvoir le mouvement des articulations, réguler le Qi et le Sang.

## Utilisation connue

Douleur et contracture du bras et de l'épaule, paralysie du membre supérieur, urticaire, écrouelles, tuberculose lymphoïde, élargissement de la thyroïde.

## Méthode

Piquer perpendiculairement ou obliquement vers le bas 1–2 cun.

## Utilisation combinée

**Douleur du bras et de l'épaule** : combiner avec Jiānyú (LI15) et Bìnào (LI14).

**Paralysie et engourdissement des membres supérieurs** : combiner avec Qūchí (LI11) et Hégǔ (LI4).

## Annotation

Point de Réunion-Croisement du Méridien du Gros Intestin Yang Ming de la main et Méridien Yang Qiao.

## (16) 巨骨 Jùgǔ (LI16)

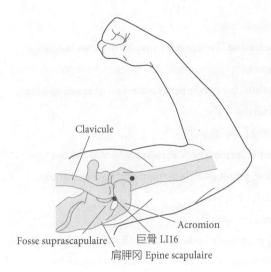

Clavicule

Acromion

Fosse suprascapulaire 巨骨 LI16

肩胛冈 Epine scapulaire

### Localisation

Sur la ceinture scapulaire, dans la dépression entre l'extrémité de l'acromion de la clavicule et l'épine scapulaire.

Note : dans la dépression entre les deux os latéraux à la fosse suprascapulaire.

### Anatomie locale

**Vascularisation** : en profondeur, l'artère et la veine sus-scapulaires.

**Innervation** : les branches du nerf sus-claviculaire et du nerf accessoire ; en profondeur, le nerf sus-scapulaire.

### Action thérapeutique

Désobstruer les méridiens, promouvoir le mouvement des articulations.

### Utilisation connue

Douleur de l'épaule et du dos, périarthrite scapulohumérale, douleurs et contracture du bras et de l'épaule, écrouelles, goitre.

### Méthode

Piquer perpendiculairement 0,5–0,8 cun.

### Utilisation combinée

**Périarthrite scapulohumérale** : combiner avec Jiānyú (LI15) et Jiānliáo (TE14).

**Douleur de l'épaule et du dos** : combiner avec Jiānyú (LI15) et Tiānzōng (SI11).

### Annotation

Point de Réunion-Croisement du Méridien du Gros Intestin Yang Ming de la main et Méridien Yang Qiao.

## (17) 天鼎 Tiāndǐng (LI17)

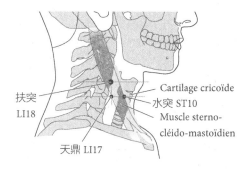

扶突 LI18
水突 ST10
Cartilage cricoïde
Muscle sterno-cléido-mastoïdien
天鼎 LI17

### Localisation

Sur la face antérieure du cou, au même niveau
que le cartilage cricoïde, sur le bord postérieur
du muscle sterno-cléido-mastoïdien.

Note : directement inférieur à LI18, au même
niveau que ST10.

### Anatomie locale

**Vascularisation** : la veine jugulaire externe superficielle.

**Innervation** : le nerf sus-claviculaire ; du bord postérieur du
m. sterno-cléido-mastoïdien sort le nerf cutané cervical ; en
profondeur, le nerf phrénique.

### Action thérapeutique

Régulariser la circulation du Qiji (action du Qi), bénéfique à
la gorge.

### Utilisation connue

Inflammation de la gorge, douleur et enflure de la gorge et
du pharynx, aphonie brusque, sensation d'étouffement et
mal de gorge, écrouelles, goitre.

### Méthode

Piquer perpendiculairement 0,5–0,8 cun.

### Utilisation combinée

**Aphonie brusque** : combiner avec Jiānshǐ (PC5).

**Sensation d'étouffement et mal de gorge** : combiner avec
Qìshě (ST11) et Géshū (BL17).

**Pharyngite chronique** : combiner avec Zhàohǎi (KI6).

## (18) 扶突 Fútū (LI18)

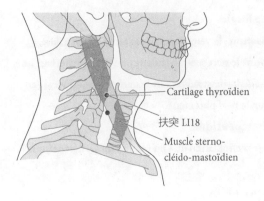

Cartilage thyroïdien

扶突 LI18

Muscle sterno-
cléido-mastoïdien

### Localisation

Sur la face antérieure du cou, au même
niveau que le rebord supérieur du cartilage
thyroïdien, entre les bords antérieurs
et postérieurs du muscle sterno-cléido-
mastoïdien.

### Anatomie locale

**Vascularisation** : à la face médiale, en profondeur, l'artère et
la veine cervicales ascendantes.

**Innervation** : le nerf grand auriculaire, le nerf cutané
cervical, le nerf petit occipital et le nerf accessoire.

### Action thérapeutique

Dégager le Poumon et régulariser le Qi, apaiser la toux et
l'asthme, dissoudre les enflures pour apaiser la douleur.

### Utilisation connue

Toux, essoufflement, douleur et enflure de la gorge et du
pharynx, aphonie brusque, écrouelles, goitre.

### Méthode

Piquer perpendiculairement 0,5–0,8 cun.

### Utilisation combinée

**Respiration sifflante** : combiner avec Tiāntū (CV22) et
Tàixī (KI3).

**Enflure et la douleur de la gorge** : combiner avec Hégǔ
(LI4).

**Aphonie brusque** : combiner avec Tiāntū (CV22) et
Liánquán (CV23).

**Élargissement de la thyroïde** : combiner avec Tiāntū
(CV22), Shuǐtū (ST10) et Hégǔ (LI4).

# (19) 口禾髎 Kǒuhéliáo (LI19)

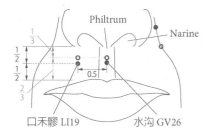

口禾髎 LI19    水沟 GV26

## Localisation

Sur le visage, au même niveau que le milieu du
philtrum, inférieur au bord latéral de la narine.

Note : latéral à GV26 de 0,5 B-cun.

Remarque : localisation alternative pour
LI19 : sur le visage, au même niveau que la
jonction entre le tiers supérieur et les deux
tiers inférieurs du philtrum, inférieur au bord
latéral de la narine.

## Anatomie locale

**Vascularisation** : les branches labiales supérieures de l'artère
et de la veine faciales.

**Innervation** : la branche d'anastomose du nerf facial et du
nerf sous-orbitaire.

## Action thérapeutique

Nettoyer la Chaleur pulmonaire, ouvrir les Orifices du nez.

## Utilisation connue

Épistaxis, obstruction nasale, rhinorrhée avec écoulement
trouble, infection pyogénique du nez, polype nasal, paralysie
faciale et trismus.

## Méthode

Piquer obliquement vers le haut 0,3 cun.

## Utilisation combinée

**Maladie du nez** : combiner avec Yíngxiāng (LI20), Yìntáng
(EX-HN30) et Hégǔ (LI4).

**Trismus** : combiner avec Jiáchē (ST6).

**Épistaxis** : combiner avec Duìduān (GV27), Láogōng
(PC8).

## (20) 迎香 Yíngxiāng (LI20)

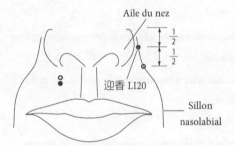

**Localisation**

Sur le visage, dans le sillon nasolabial, au même niveau que le milieu de la bordure latérale de l'aile du nez.

Remarque : localisation alternative pour LI20 : sur le visage, dans le sillon nasolabial, au niveau de la bordure inférieure de l'aile du nez.

**Anatomie locale**

**Vascularisation** : l'artère et la veine faciales et les branches artérielles et veineuses sous-orbitaires.

**Innervation** : la branche d'anastomose du nerf facial et du nerf sous-orbitaire.

**Action thérapeutique**

Nettoyer la Chaleur pulmonaire, disperser le Vent incorrect, ouvrir les Orifices du nez.

**Utilisation connue**

Rhinite aiguë et chronique, épistaxis, obstruction nasale, rhinorrhée avec écoulement trouble, infection pyogénique du nez, polype nasal, démangeaison de la face, paralysie faciale.

**Méthode**

Piquer obliquement vers le haut 0,3 cun.

**Utilisation combinée**

**Rhinite aiguë et chronique** : combiner avec Fēngchí (GB20) et Hégǔ (LI4).

**Épistaxis** : combiner avec Shàngxīng (GV23), Yìntáng (EX-HN30) et Hégǔ (LI4).

**Démangeaison de la face** : combiner avec Shuǐgōu (GV26).

**Rhinorrhée avec écoulement trouble** : combiner avec Fēngchí (GB20), Wàiguān (TE5).

**Annotation**

Point de Réunion-Croisement du Méridien du Gros Intestin Yang Ming de la main et Méridien de l'Estomac Yang Ming du pied.

# 3. Méridien de l'Estomac Yang Ming du pied (45 points)

Les points de ce méridien sont décrits de Chéngqì (ST1) à Lìduì (ST45).

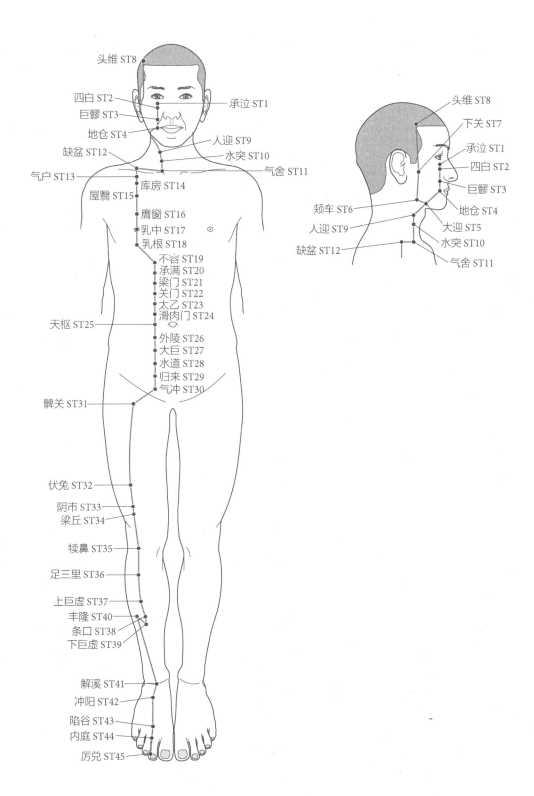

# (1) 承泣 Chéngqì (ST1)

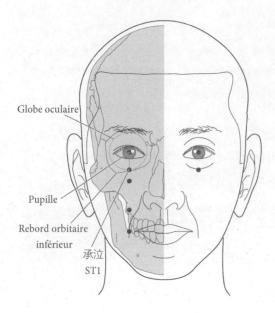

Globe oculaire

Pupille

Rebord orbitaire
inférieur

承泣
ST1

## Localisation

Sur le visage, entre le globe oculaire et le
rebord orbitaire inférieur, directement sous la
pupille.

**Anatomie locale**

**Vascularisation** : les branches de l'artère et de la veine sous-
orbitaires et ophtalmiques.

**Innervation** : la branche du nerf sous-orbitaire, la branche
inférieure du nerf moteur oculaire commun et la branche
musculaire du nerf facial.

**Action thérapeutique**

Disperser le Vent-Chaleur, améliorer la vue.

**Utilisation connue**

Rougeur, démangeaison et douleur des yeux, épiphora irrité
par le vent, blépharospasme, héméralopie, névrite optique,
atrophie optique, paralysie faciale.

**Méthode**

Piquer perpendiculairement au rebord orbitaire inférieur de
0,3–0,5 cun. Rotations interdites.

**Utilisation combinée**

**Maladies du fond de l'œil** : combiner avec Fēngchí (GB20)
et Tàiyáng (EX-HN5).

**Héméralopie** : combiner avec Gānshū (BL18) et Shènshū
(BL23).

**Rougeur, démangeaison et douleur des yeux** : combiner
avec Tàiyáng (EX-HN5), Ěrjiān (EX-HN6) et Cuánzhú
(BL2). Piquer pour une légère saignée.

**Annotation**

Point de Réunion-Croisement du Méridien de l'Estomac
Yang Ming du pied, Méridien Yang Qiao et Méridien Ren
(Vaisseau Conception).

## (2) 四白 Sìbái (ST2)

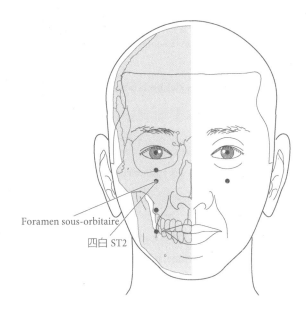

Foramen sous-orbitaire

四白 ST2

### Localisation

Sur le visage, dans le foramen sous-orbitaire.

### Anatomie locale

**Vascularisation** : les branches artérielles et veineuses faciales, l'artère et la veine sous-orbitaires.

**Innervation** : la branche du nerf facial, le nerf sous-orbitaire.

### Action thérapeutique

Dissiper le Vent et purger la Chaleur, désobstruer les méridiens et les branches collatérales Luo.

### Utilisation connue

Rougeur, démangeaison et douleur des yeux, épiphora irrité par le vent, blépharospasme, paralysie faciale, névralgie du trijumeau, spasme facial, épilepsie et mal de tête.

### Méthode

Piquer obliquement vers le bas haut 0,3–0,5 cun.

### Utilisation combinée

**Spasme facial** : combiner avec Shuǐgōu (GV26) et Hégǔ (LI4).

**Névralgie du trijumeau** : combiner avec Fēngchí (GB20), Xiàguān (ST7) et Hégǔ (LI4).

**Épilepsie** : combiner avec Tóuwéi (ST8) et Sìshéncōng (EX-HN1).

**Céphalées** : combiner avec Tàiyáng (EX-HN5), Yìntáng (EX-HN30) et Fēngchí (GB20).

## (3) 巨髎 Jùliáo (ST3)

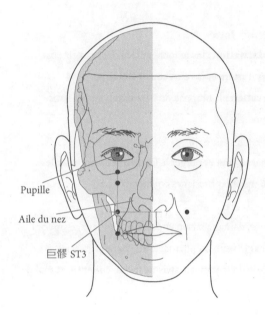

Pupille

Aile du nez

巨髎 ST3

### Localisation

Sur le visage, directement sous la pupille, au
même niveau que le rebord inférieur de l'aile
du nez.
Note : lorsque l'on regarde droit devant,
ST3 se trouve à l'intersection entre la ligne
verticale de la pupille et la ligne horizontale de
la bordure inférieure de l'aile du nez.

### Anatomie locale

**Vascularisation** : l'artère et la veines faciales et sous-
orbitaires.

**Innervation** : les branches des nerfs faciaux et sous-
orbitaires.

### Action thérapeutique

Disperser le Vent pervers et désobstruer les branches
collatérales Luo, dissoudre les enflures pour apaiser la
douleur.

### Utilisation connue

Paralysie faciale, douleur dentaire supérieure, enflure et
douleur des lèvres et de la joue, névralgie du trijumeau,
obstruction nasale, glaucome.

### Méthode

Piquer perpendiculairement ou obliquement 0,5–1 cun.

### Utilisation combinée

**Douleur dentaire supérieure** : combiner avec Nèitíng
(ST44).

**Enflure et douleur de la joue** : combiner avec Yīngchuāng
(ST16).

**Glaucome** : combiner avec Fēngchí (GB20).

**Obstruction nasale** : combiner avec Yíngxiāng (LI20).

### Annotation

Point de Réunion-Croisement du Méridien du Gros Intestin
Yang Ming de la main, Méridien de l'Estomac Yang Ming du
pied et Méridien Yang Qiao.

# (4) 地仓 Dìcāng (ST4)

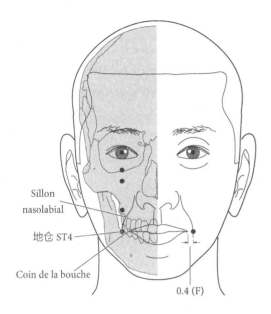

Sillon nasolabial

地仓 ST4

Coin de la bouche

0.4 (F)

## Localisation

Sur le visage, latéral au coin de la bouche de 0,4 F-cun.

Note : latéral au coin de la bouche, le point se trouve dans le sillon nasolabial ou à la suite du sillon nasolabial.

## Anatomie locale

**Vascularisation** : l'artère et la veine faciales.

**Innervation** : les branches des nerfs faciaux et sous-orbitaires ; en profondeur, la branche terminale du nerf buccal.

## Action thérapeutique

Disperser le Vent incorrect, désobstruer les méridiens.

## Utilisation connue

Salivation et ptosis de l'angle labial, paralysie faciale et spasme, névralgie du trijumeau.

## Méthode

Piquer obliquement vers l'extérieur 0,5–1 cun ou l'aiguille atteigne Jiáchē (ST6) ou Dàyíng (ST5).

## Utilisation combinée

**Salivation et ptose de l'angle labial** : combiner avec Chéngjiāng (CV24).

**Paralysie faciale** : combiner avec Jiáchē (ST6), Fēngchí (GB20) et Hégǔ (LI4).

**Névralgie du trijumeau** : combiner avec Xiàguān (ST7).

## Annotation

Point de Réunion-Croisement du Méridien du Gros Intestin Yang Ming de la main, Méridien de l'Estomac Yang Ming du pied et Méridien Yang Qiao.

## (5) 大迎 Dàyíng (ST5)

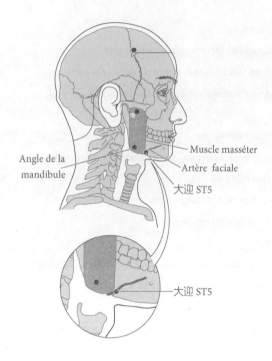

Angle de la mandibule

Muscle masséter

Artère faciale

大迎 ST5

大迎 ST5

### Localisation

Sur le visage, antérieur à l'angle de la mandibule, dans la dépression antérieure au muscle masséter, sur l'artère faciale.

### Anatomie locale

**Vascularisation** : en avant, l'artère et la veine faciales.

**Innervation** : la branche de la mâchoire inférieure du nerf facial, la troisième branche du nerf trijumeau, le grand nerf auriculaire.

### Action thérapeutique

Expulser le Vent incorrect, faire circuler le Qi pour dissiper la stagnation.

### Utilisation connue

Trismus, enflure de la joue, paralysie faciale, douleur dentaire inférieure, névralgie du trijumeau, tremblements des lèvres et dislocation mandibulaire.

### Méthode

Piquer perpendiculairement ou obliquement 0,5–1 cun.

### Utilisation combinée

**Trismus** : combiner avec Jiáchē (ST6) et Hégǔ (LI4).

**Dislocation mandibulaire** : combiner avec Xiàguān (ST7).

**Névralgie du trijumeau** : combiner avec Lièquē (LU7).

# (6) 颊车 Jiáchē (ST6)

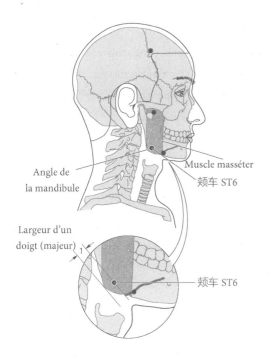

Angle de la mandibule

Muscle masséter
颊车 ST6

Largeur d'un doigt (majeur)

颊车 ST6

## Localisation

Sur le visage, antérosupérieur à l'angle de la mandibule d'une largeur de doigt (majeur). Note : sur la bissectrice de l'angle de la mandibule. Lorsque la bouche est fermée et que les dents sont serrées, le point se trouve à la proéminence du muscle masséter et dans une dépression lorsque la mâchoire se relâche.

## Anatomie locale

**Vascularisation** : l'artère et la veine massétérines supérieures.

**Innervation** : le grand nerf auriculaire, les nerfs faciaux et massétérins.

## Action thérapeutique

Disperser le Vent et désobstruer les branches collatérales Luo, désobstruer la barrière et réguler le Qi.

## Utilisation connue

Paralysie faciale, douleur dentaire inférieure, enflure de la joue, névralgie du trijumeau, parotidite, oreillons, aphonie, amygdalite, trismus.

## Méthode

Piquer obliquement vers l'angle de la bouche 0,5–1 cun.

## Utilisation combinée

**Trismus** : combiner avec Chéngjiāng (CV24) et Hégǔ (LI4).

**Amygdalite** : combiner avec Yìfēng (TE17) et Hégǔ (LI4).

**Douleur dentaire inférieure** : combiner avec Hégǔ (LI4).

**Paralysie faciale** : combiner avec Dìcāng (ST4) et Quánliáo (SI18).

## (7) 下关 Xiàguān (ST7)

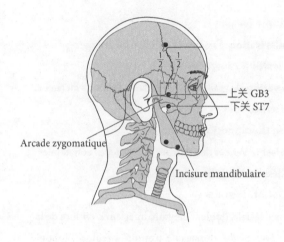

上关 GB3
下关 ST7

Arcade zygomatique

Incisure mandibulaire

**Localisation**

Sur le visage, dans la dépression entre le point
médian de la bordure inférieure de l'arcade
zygomatique et l'échancrure sigmoïde.
Note : lorsque la bouche est fermée, ST7
se trouve dans la dépression sous l'arcade
zygomatique, directement sous GB3.

**Anatomie locale**

**Vascularisation** : l'artère et la veine transversales de la face ;
en profondeur, l'artère et la veine maxillaires.

**Innervation** : la branche zygomatique du nerf facial et la
branche du nerf auriculo-temporal.

**Action thérapeutique**

Disperser le Vent et ouvrir l'orifice, dissoudre les enflures
pour apaiser la douleur.

**Utilisation connue**

Arthrite mandibulaire, paralysie faciale, douleur dentaire
supérieure, névralgie du trijumeau, otite moyenne,
acouphène et surdité.

**Méthode**

Piquer perpendiculairement 0,5–1 cun.

**Utilisation combinée**

**Otite moyenne** : combiner avec Yìfēng (TE17) et Tīnggōng
(SI19).

**Douleur dentaire supérieure** : combiner avec Nèitíng
(ST44).

**Annotation**

Point de Réunion-Croisement du Méridien de l'Estomac
Yang Ming du pied et Méridien de la Vésicule Biliaire Shao
Yang du pied.

## (8) 头维 Tóuwéi (ST8)

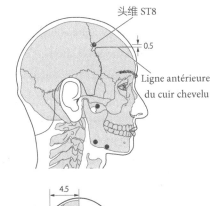

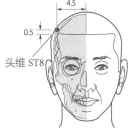

### Localisation

Sur la tête, supérieur à l'angle du cuir chevelu frontal de 0,5 B-cun, latéral à la ligne médiane antérieure de 4,5 B-cun.

### Anatomie locale

**Vascularisation** : les branches frontales de l'artère et de la veine temporales superficielles.

**Innervation** : la branche du nerf auriculo-temporal et la branche temporale du nerf facial.

### Action thérapeutique

Expulser le Vent incorrect, réveiller le Cerveau et améliorer la vue.

### Utilisation connue

Céphalée, migraine, maux de tête de Vent-Froid, douleur oculaire, vision floue, épiphora irrité par le vent, blépharospasme.

### Méthode

Piquer obliquement 0,5–0,8 cun.

### Utilisation combinée

**Blépharospasme** : combiner avec Cuánzhú (BL2).

**Épiphora irrité par le Vent** : combiner avec Chéngqì (ST1).

**Céphalées** : combiner avec Dàlíng (PC7).

**Migraine** : combiner avec Lièquē (LU7) et Fēngchí (GB20).

**Vision floue** : combiner avec Jīngmíng (BL1) et Fēngchí (GB20).

### Annotation

Point de Réunion-Croisement du Méridien de la Vésicule Biliaire Shao Yang du pied et Méridien de l'Estomac Yang Ming du pied.

## (9) 人迎 Rényíng (ST9)

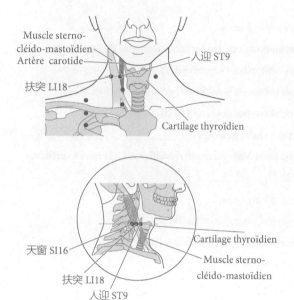

Muscle sterno-cléido-mastoïdien
Artère carotide
扶突 LI18
人迎 ST9
Cartilage thyroïdien

天窗 SI16
扶突 LI18
人迎 ST9
Cartilage thyroïdien
Muscle sterno-cléido-mastoïdien

### Localisation

Dans la région antérieure du cou, au même niveau que le rebord supérieur du cartilage thyroïde, antérieur au muscle sterno-cléido-mastoïdien, sur l'artère carotide commune.

Note 1 : le muscle sterno-cléido-mastoïdien est plus apparent lorsque la tête est tournée vers le côté opposé, contre résistance.

Note 2 : ST9 se trouve au même niveau que LI18, SI16 et le rebord supérieur du cartilage thyroïde. ST9 se trouve antérieurement au muscle sterno-cléido-mastoïdien, SI16 postérieurement à ce muscle et LI18 entre les rebords antérieur et postérieur de ce muscle.

### Anatomie locale

**Vascularisation** : l'artère thyroïdienne supérieure; à la bifurcation des artères carotides externes et internes, la veine jugulaire antérieure superficielle; à l'extérieur, la veine jugulaire interne.

**Innervation** : à la superficie, le nerf cutané cervical, la branche cervicale du nerf facial; en profondeur, le tronc sympathique; au côté latéral, la branche descendante du nerf hypoglosse et du nerf vague.

### Action thérapeutique

Désobstruer les méridiens et les branches collatérales Luo, réguler le Qi et le Sang, bénéfique à la gorge.

### Utilisation connue

Douleur et enflure de la gorge et du pharynx, élargissement de la thyroïde, tuberculose lymphoïde, hypertension, syndrome de l'absence du pouls, hypotension, asthme et difficulté à avaler.

### Méthode

Piquer perpendiculairement 1,5–2 cun. Éviter de percer l'artère carotide.

### Utilisation combinée

**Hypertension** : combiner avec Qūchí (LI11) et Zúsānlǐ (ST36).

**Hypotension** : combiner avec Shuǐgōu (GV26) et Nèiguān (PC6).

**Syndrome de l'absence du pouls** : combiner avec Tàiyuān (LU9).

**Douleur et enflure de la gorge** : combiner avec Hégǔ (LI4).

**Élargissement de la thyroïde** : combiner avec Fútū (LI18).

### Annotation

Point de Réunion-Croisement du Méridien de l'Estomac Yang Ming du pied et Méridien de la Vésicule Biliaire Shao Yang du pied.

## (10) 水突 Shuǐtū (ST10)

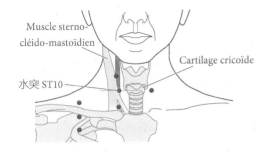

Muscle sterno-cléido-mastoïdien

水突 ST10

Cartilage cricoïde

### Localisation

Dans la région antérieure du cou, au même niveau que le cartilage cricoïde, antérieur au rebord du muscle sterno-cléido-mastoïdien.

### Anatomie locale

**Vascularisation** : l'artère carotide commune.

**Innervation** : à la superficie, le nerf cutané cervical; en profondeur, le nerf cardiaque supérieur issu du nerf sympathique et le tronc sympathique.

### Action thérapeutique

Promouvoir la circulation du Qi pulmonaire, bénéfique à la gorge.

### Utilisation connue

Douleur et enflure de la gorge et du pharynx, toux avec dyspnée, dyspnée et élargissement de la thyroïde, hyperthyroïdie.

### Méthode

Piquer perpendiculairement 0,5–0,8 cun.

### Utilisation combinée

**Toux avec dyspnée** : combiner avec Tiāntū (CV22) et Nèiguān (PC6).

**Élargissement de la thyroïde** : combiner avec Tiāntū (CV22) et Hégǔ (LI4).

**Hyperthyroïdie** : combiner avec Fútū (LI18), Tàiyáng (EX-HN5) et Nèiguān (PC6).

## (11) 气舍 Qìshě (ST11)

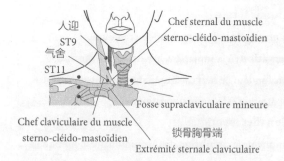

人迎
ST9
气舍
ST11

Chef sternal du muscle sterno-cléido-mastoïdien

Fosse supraclaviculaire mineure

Chef claviculaire du muscle sterno-cléido-mastoïdien

锁骨胸骨端
Extrémité sternale claviculaire

### Localisation

Dans la région antérieure du cou, dans la petite fosse supraclaviculaire, supérieur à l'extrémité sternale de la clavicule, dans la dépression entre les insertions sternale et claviculaire du muscle sterno-cléido-mastoïdien.

Note 1 : le muscle sterno-cléido-mastoïdien est plus apparent lorsque la tête est tournée vers le côté opposé, contre résistance.

Note 2 : ST11 est supérieur à la clavicule, inférieur à ST9.

### Anatomie locale

**Vascularisation** : en superficie, la veine jugulaire antérieure superficielle ; en profondeur, l'artère carotide commune.

**Innervation** : la branche antérieure du nerf sus-claviculaire, la branche musculaire de l'anse de l'hypoglosse, en profondeur, le nerf vague et le nerf sympathique.

### Action thérapeutique

Réguler le Qi pour activer la circulation sanguine, dissoudre les enflures pour apaiser la douleur.

### Utilisation connue

Inflammation de la gorge, gonflement de la gorge, goitre, scrofule, hoquet, dyspnée, toux et asthme, rigidité du cou et insuffisance respiratoire.

### Méthode

Piquer perpendiculairement 0,5–0,8 cun.

### Utilisation combinée

**Goitre** : Tiāntū (CV22) et Shuǐtū (ST10).

**Toux et asthme** : Tiāntū (CV22) et Lièquē (LU7).

**Hoquet** : Xīmén (PC4).

**Insuffisance respiratoire** : Nèiguān (PC6) et Shuǐgōu (GV26).

# (12) 缺盆 Quēpén (ST12)

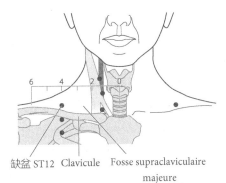

缺盆 ST12    Clavicule    Fosse supraclaviculaire
majeure

## Localisation

Dans la région antérieure du cou, dans la
grande fosse supraclaviculaire, latéral à la
ligne médiane antérieure de 4 B-cun, dans la
dépression supérieure à la clavicule.

**Anatomie locale**

**Vascularisation** : à la face supérieure, l'artère cervicale
transverse ; en profondeur, l'artère sous-clavière.

**Innervation** : le nerf sus-claviculaire intermédiaire ; en
profondeur, la portion sus-claviculaire du plexus brachial.

**Action thérapeutique**

Désobstruer les méridiens et les branches collatérales Luo,
réguler le Qi et le sang.

**Utilisation connue**

Douleur dans la fosse supraclaviculaire, sensation de
plénitude dans la poitrine, toux, asthme, sensation de fièvre
irritable dans la poitrine, hydrothorax, goitre, douleur
de l'épaule et du cou, paralysie et tension des membres
supérieurs.

**Méthode**

Piquer horizontalement vers l'arrière 0,3–0,5 cun.

**Utilisation combinée**

**Sensation de plénitude dans la poitrine, toux et asthme** :
combiner avec Dànzhōng (CV17).

**Épanchement pleural** : combiner avec Zhīgōu (TE6),
Shàohǎi (HT3) et Shāngyáng (LI1).

**Douleur de l'épaule et du cou** : combiner avec Hòuxī (SI3).

## (13) 气户 Qìhù (ST13)

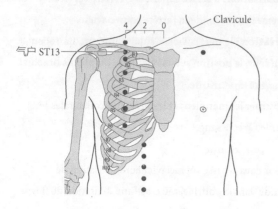

### Localisation

Dans la région thoracique antérieure, inférieur
à la clavicule, latéral à la ligne médiane
antérieure de 4 B-cun.

### Anatomie locale

**Vascularisation** : les branches de l'artère et de la veine
acromio-thoraciques ; à la face supérieure, la veine sous-
claviculaire.

**Innervation** : le nerf sus-claviculaire et la branche du nerf
thoracique antérieur.

### Action thérapeutique

Libérer les oppressions thoraciques, réguler le Qi
pulmonaire.

### Utilisation connue

Oppression thoracique, toux, essoufflement, dyspnée,
douleur dans le dos, douleur de poitrine.

### Méthode

Piquer obliquement vers le bas 0,3 cun.

### Utilisation combinée

**Essoufflement et douleur de poitrine** : combiner avec
Huágài (CV20).

**Sensation oppressée et plénitude dans la poitrine** :
combiner avec Dànzhōng (CV17) et Nèiguān (PC6).

**Toux et dyspnée** : combiner avec Lièquē (LU7).

# (14) 库房 Kùfáng (ST14)

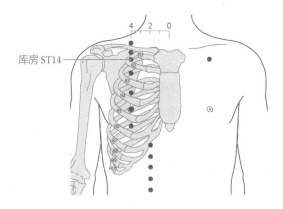

库房 ST14

## Localisation

Dans la région thoracique antérieure, dans le premier espace intercostal, latéral à la ligne médiane antérieure de 4 B-cun.

## Anatomie locale

**Vascularisation** : l'artère et la veine acromio-thoraciques, les branches de l'artère et de la veine thoraciques latérales.

**Innervation** : la branche du nerf thoracique antérieur et nerf intercostal.

## Action thérapeutique

Nettoyer la Chaleur pulmonaire, réguler le Qi pulmonaire.

## Utilisation connue

Sensation oppressée et plénitude dans la poitrine, douleur de poitrine, toux avec dyspnée, vomissement.

## Méthode

Piquer obliquement vers le bas 0,3 cun.

## Utilisation combinée

**Toux** : combiner avec Shàozé (SI1) et Xīnshū (BL15).

**Douleur de poitrine** : combiner avec Nèiguān (PC6).

# (15) 屋翳 Wūyì (ST15)

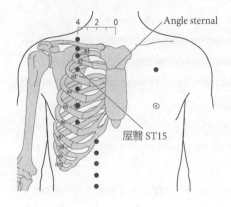

**Localisation**

Dans la région thoracique antérieure, dans le second espace intercostal, latéral à la ligne médiane antérieure de 4 B-cun.

Note : le second espace intercostal est inférieur à la seconde côte qui se trouve au même niveau que l'angle sternal.

**Anatomie locale**

**Vascularisation** : les branches de l'artère et de la veine acromio-thoraciques.

**Innervation** : la branche du nerf thoracique antérieur et nerf intercostal.

**Action thérapeutique**

Nettoyer la Chaleur du Jiao supérieur, régulariser la circulation du Qiji (action du Qi).

**Utilisation connue**

Toux, essoufflement, douleur et distension du thorax, névralgie intercostale, mastite.

**Méthode**

Piquer obliquement vers le bas 0,3 cun.

**Utilisation combinée**

**Mastite** : combiner avec Rǔgēn (ST18) et Zúlínqì (GB41).

**Névralgie intercostale** : combiner avec Nèiguān (PC6).

## (16) 膺窗 Yīngchuāng (ST16)

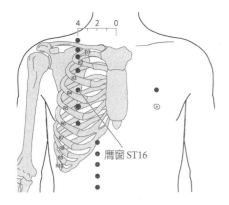

膺窗 ST16

### Localisation

Dans la région thoracique antérieure, dans le troisième espace intercostal, latéral à la ligne médiane antérieure de 4 B-cun.

### Anatomie locale

**Vascularisation** : l'artère et les veines thoraciques latérales.

**Innervation** : le nerf intercostal et la branche du nerf thoracique antérieur.

### Action thérapeutique

Dégager le Poumon et apaiser la toux, libérer les oppressions thoraciques et régulariser le Qi.

### Utilisation connue

Douleur et distension de la poitrine et de l'hypocondre, essoufflement, mastite aigüe, gonflement des lèvres et toux.

### Méthode

Piquer obliquement vers le bas 0,3 cun.

### Utilisation combinée

**Gonflement des lèvres** : combiner avec Tàichōng (LR3).

**Essoufflement** : combiner avec Nèiguān (PC6).

**Douleur et distension de la poitrine et de l'hypocondre** : combiner avec Zhīgōu (TE6).

**Mastite aigüe** : combiner avec Rǔgēn (ST18), Qūchí (LI11) et Zúsānlǐ (ST36).

## (17) 乳中 Rǔzhōng (ST17)

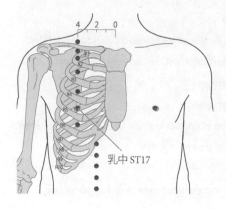

乳中 ST17

**Anatomie locale**

**Vascularisation** : l'artère et les veines thoraciques latérales.

**Innervation** : le nerf intercostal et la branche du nerf thoracique antérieur.

Ce point ne sert que de point de repère pour la mesure transversale dans la localisation des points du thorax et de l'abdomen.

Il est contre-indiqué pour l'acupuncture comme pour la moxibustion.

**Localisation**

Dans la région thoracique antérieure, au centre du mamelon.

Note : chez l'homme, le centre du mamelon se trouve dans le quatrième espace intercostal.

# (18) 乳根 Rǔgēn (ST18)

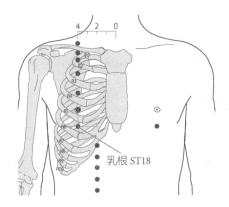

乳根 ST18

## Localisation

Dans la région thoracique antérieure, dans le cinquième espace intercostal, latéral à la ligne médiane antérieure de 4 B-cun.

Note : chez l'homme, ST18 se trouve à l'intersection entre la ligne verticale passant par le mamelon et le cinquième espace intercostal. Chez la femme, ST18 se trouve au milieu de la courbe à la base inférieure du sein.

## Anatomie locale

**Vascularisation** : les branches artérielles et veineuses intercostales.

**Innervation** : le nerf intercostal et la branche du nerf thoracique antérieur.

## Action thérapeutique

Rafraîchir le Cœur et les Poumons, réguler le Qi et le Sang.

## Utilisation connue

Douleur de poitrine, mastite aigüe, hypogalactie, douleur et enflure au sein, toux avec dyspnée, dysphagie, essoufflement, flegme excessif, vomissement.

## Méthode

Piquer obliquement vers le bas 0,3 cun.

## Utilisation combinée

**Essoufflement et flegme excessif** : combiner avec Shūfǔ (KI27).

**Hypogalactie** : combiner avec Shàozé (SI1), Dànzhōng (CV17) et Zúsānlǐ (ST36).

**Douleur et enflure au sein** : combiner avec Huāngmén (BL51).

**Toux avec dyspnée** : combiner avec Xīnshū (BL15) et Nèiguān (PC6).

## (19) 不容 Bùróng (ST19)

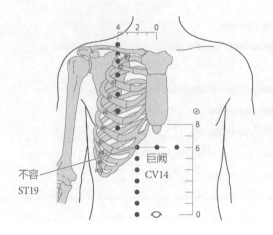

不容
ST19

巨阙
CV14

### Localisation

Sur l'abdomen supérieur, supérieur au centre de l'ombilic de 6 B-cun, latéral à la ligne médiane antérieure de 4 B-cun.

Note 1 : ST19 est latéral à CV14 de 2 B-cun.

Note 2 : si l'angle sternal est trop étroit et que la côte est inférieure à ST19, ST19 peut être atteint par insertion oblique.

### Anatomie locale

**Vascularisation** : les branches des 7<sup>es</sup> artère et veine intercostales, les branches de l'artère et de la veine épigastriques supérieures.

**Innervation** : la branche du 7<sup>e</sup> nerf intercostal.

### Action thérapeutique

Fortifier la Rate et réguler l'Estomac.

### Utilisation connue

Distension abdominale, douleur gastrique, dyspepsie, vomissements, expectoration de sang.

### Méthode

Piquer perpendiculairement 0,5–0,8 cun.

### Utilisation combinée

**Crachats de sang** : combiner avec Shàngwǎn (CV13) et Dàlíng (PC7).

**Vomissements** : combiner avec Nèiguān (PC6).

**Distension abdominale, douleur gastrique** : combiner avec Zhōngwǎn (CV12) et Zúsānlǐ (ST36).

# (20) 承满 Chéngmǎn (ST20)

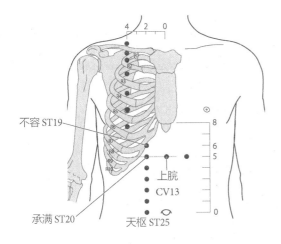

不容 ST19

承满 ST20

上脘
CV13

天枢 ST25

## Localisation

Sur l'abdomen supérieur, supérieur au centre
de l'ombilic de 5 B-cun, latéral à la ligne
médiane antérieure de 2 B-cun.

Note : ST20 est supérieur à ST25 de 5 B-cun,
inférieur à ST19 de 1 B-cun et latéral à CV13
de 2 B-cun.

## Anatomie locale

**Vascularisation** : les branches des 7$^{es}$ artère et veine
intercostales, les branches de l'artère et de la veine
épigastriques supérieures.

**Innervation** : la branche du 7$^e$ nerf intercostal.

## Action thérapeutique

Réguler l'Estomac et régulariser le Qi.

## Utilisation connue

Distension abdominale, douleur gastrique, vomissements,
difficulté à avaler, expectoration de sang, douleur dans
l'hypocondre, éructations, régurgitation acide, borborygme
et hoquet.

## Méthode

Piquer perpendiculairement 0,5–1 cun.

## Utilisation combinée

**Hoquet** : combiner avec Rǔgēn (ST18).

**Difficulté à avaler** : combiner avec Zhōngwǎn (CV12) et
Wèishū (BL21).

**Vomissements et douleur gastrique** : combiner avec
Nèiguān (PC6) et Zúsānlǐ (ST36).

## (21) 梁门 Liángmén (ST21)

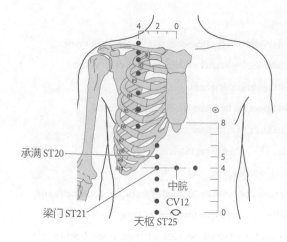

承满 ST20
中脘 CV12
梁门 ST21
天枢 ST25

### Localisation

Sur l'abdomen supérieur, supérieur au centre de l'ombilic de 4 B-cun, latéral à la ligne médiane antérieure de 2 B-cun.

### Anatomie locale

**Vascularisation** : les branches des 8es artère et veine intercostales et celles de l'artère et de la veine épigastriques supérieures.

**Innervation** : la branche du 8e nerf intercostal.

### Action thérapeutique

Réguler le Qi Central (le Qi de la Rate-Estomac), harmoniser l'Estomac et les intestins, promouvoir le Transport-Transformation.

### Utilisation connue

Douleur gastrique, perte d'appétit, vomissements, selles molles, dyspepsie et gastroptose.

### Méthode

Piquer perpendiculairement 1–1,5 cun.

### Utilisation combinée

**Vomissements** : combiner avec Yōumén (KI21) et Hòuxī (SI3).

**Douleur gastrique** : combiner avec Qìhǎi (CV6) et Shàngjùxū (ST37).

**Gastroptose** : combiner avec Zhōngwǎn (CV12), Qìhǎi (CV6) et Zúsānlǐ (ST36).

**Dyspepsie** : combiner avec Zhōngwǎn (CV12), Zúsānlǐ (ST36), Nèiguān (PC6) et Gōngsūn (SP4).

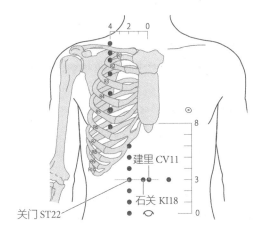

### Localisation

Sur l'abdomen supérieur, supérieur au centre de l'ombilic de 3 B-cun, latéral à la ligne médiane antérieure de 2 B-cun.

Note : ST22 se trouve au même niveau et est latéral à KI18 et CV11.

### Anatomie locale

**Vascularisation** : les branches des 8$^{es}$ artère et veine intercostales et celles de l'artère et de la veine épigastriques supérieures.

**Innervation** : la branche du 8$^e$ nerf intercostal.

### Action thérapeutique

Fortifier la Rate pour éliminer l'Humidité, harmoniser l'Estomac pour apaiser la douleur.

### Utilisation connue

Distension et douleur abdominale, perte d'appétit, œdème, borborygme, diarrhée, énurésie.

### Méthode

Piquer perpendiculairement 1–1,5 cun.

### Utilisation combinée

**Énurésie** : combiner avec Zhōngfǔ (LU1) et Shénmén (HT7).

**Douleur abdominale et diarrhée** : combiner avec Zhōngwǎn (CV12), Tiānshū (ST25) et Zúsānlǐ (ST36).

(23) 太乙 Tàiyǐ (ST23)

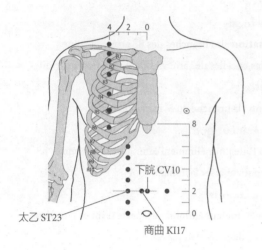

太乙 ST23

下脘 CV10

商曲 KI17

## Localisation

Sur l'abdomen supérieur, supérieur au centre
de l'ombilic de 2 B-cun, latéral à la ligne
médiane antérieure de 2 B-cun.

Note : ST23 se trouve au même niveau et est
latéral à KI17 et CV10.

## Anatomie locale

**Vascularisation** : les branches des 8[es] et 9[es] artères et veines
intercostales et celles de l'artère et de la veine épigastriques
inférieures.

**Innervation** : les branches des 8e et 9e nerfs intercostaux.

## Action thérapeutique

Rafraîchir le Cœur et calmer le Shen-esprit, harmoniser
l'Estomac et réguler le Qi.

## Utilisation connue

Dian Kuang (folies dépressive et maniaque), angoisse,
distension et douleur abdominale, dyspepsie.

## Méthode

Piquer perpendiculairement 1–2 cun.

## Utilisation combinée

**Dian Kuang (folie dépressive et folie maniaque) et
angoisse** : combiner avec Bǎihuì (GV20), Shénmén (HT7)
et Dàchángshū (BL25).

**Distension et douleur abdominale, dyspepsie** : combiner
avec Zúsānlǐ (ST36).

## (24) 滑肉门 Huáròumén (ST24)

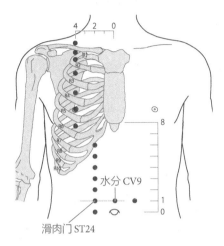

水分 CV9

滑肉门 ST24

### Localisation

Sur l'abdomen supérieur, supérieur au centre de l'ombilic de 1 B-cun, latéral à la ligne médiane antérieure de 2 B-cun.

Note : ST24 est au même niveau et est latéral à CV9.

**Anatomie locale**

**Vascularisation** : les branches des 9es artère et veine intercostales, celles de l'artère et de la veine épigastriques inférieures.

**Innervation** : la branche du 9e nerf intercostal.

**Action thérapeutique**

Harmoniser l'Estomac et les Intestins, calmer le Shen-esprit.

**Utilisation connue**

Dian Kuang (folies dépressive et maniaque), protrusion de la langue, langue raide, ascite, hémoptysie et d'autres maladies de l'estomac et de l'intestin.

**Méthode**

Piquer perpendiculairement 1–2 cun.

**Utilisation combinée**

**Protrusion de la langue et langue raide** : combiner avec Shàohǎi (HT3) et Wēnliū (LI7).

**Ascite** : combiner avec Shuǐdào (ST28) et Yīnlíngquán (SP9).

## (25) 天枢 Tiānshū (ST25)

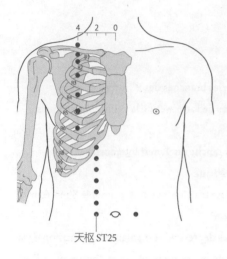

天枢 ST25

### Localisation

Sur l'abdomen supérieur, latéral au centre de l'ombilic de 2 B-cun.

### Anatomie locale

**Vascularisation** : les branches des 10$^{es}$ artères et veines intercostales, et celles de l'artère et de la veine épigastriques inférieures.

**Innervation** : la branche du 10$^e$ nerf intercostal.

### Action thérapeutique

Harmoniser l'Estomac, fortifier la Rate, dissoudre l'Humidité, désobstruer les méridiens et régulariser le Qi.

### Utilisation connue

Gastroentérite aigüe et chronique, dysenterie, appendicite aigüe, ascite, constipation, douleur autour de l'ombilic, dyspepsie, gastroptose, vomissements, règles irrégulières, leucorrhées, dysménorrhée, aménorrhée, masse abdominale, hypertension.

### Méthode

Piquer perpendiculairement 1–2 cun.

### Utilisation combinée

**Règles irrégulières** : combiner avec Shuǐquán (KI5).

**Vomissements** : combiner avec Zhīgōu (TE6).

**Douleur autour de l'ombilic** : combiner avec Lìduì (ST45) et Nèitíng (ST44).

**Leucorrhées** : combiner avec Guānyuán (CV4).

**Dysménorrhée** : combiner avec Yīnjiāo (CV7) et Guānyuán (CV4).

**Gastroptose** : combiner avec Zhōngwǎn (CV12), Qìhǎi (CV6) et Zúsānlǐ (ST36).

**Dysenterie** : combiner avec Guānyuán (CV4).

**Appendicite aigüe** : combiner avec Dàhéng (SP15), Fùjié (SP14) et Shàngjùxū (ST37).

**Hypertension** : combiner avec Qūchí (LI11) et Zúsānlǐ (ST36).

### Annotation

Point Mu-antérieur du Méridien du Gros Intestin Yang Ming de la main.

# (26) 外陵 Wàilíng (ST26)

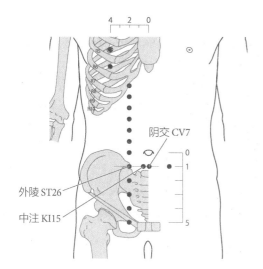

**Localisation**

Sur l'abdomen inférieur, inférieur au centre de l'ombilic de 1 B-cun, latéral à la ligne médiane antérieure de 2 B-cun.

Note : ST26 est au même niveau et latéral à KI15 et CV7.

**Anatomie locale**

**Vascularisation** : les branches des 10$^{es}$ artères et veines intercostales, et celles de l'artère et de la veine épigastriques inférieures.

**Innervation** : la branche du 10$^e$ nerf intercostal.

**Action thérapeutique**

Réchauffer Xia Jiao (Foyer Inférieur), régulariser la circulation du Qiji (action du Qi).

**Utilisation connue**

Douleur et distension dans l'abdomen, hernie, douleur dans l'ombilic, dysménorrhée.

**Méthode**

Piquer perpendiculairement 1–2 cun.

**Utilisation combinée**

**Douleur et distension dans l'abdomen** : combiner avec Tiānshū (ST25).

**Hernie** : combiner avec Qìhǎi (CV6), moxibustion.

**Dysménorrhée** : combiner avec Zúsānlǐ (ST36).

**Douleur dans l'ombilic** : combiner avec Nèiguān (PC6).

## (27) 大巨 Dàjù (ST27)

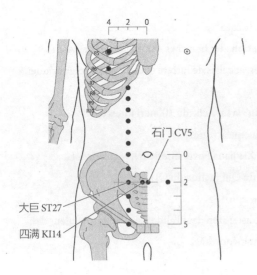

**Anatomie locale**

**Vascularisation** : les branches des artères et veines intercostales ; à la face latérale, l'artère et la veine épigastriques inférieures.

**Innervation** : le 11e nerf intercostal.

**Action thérapeutique**

Tonifier le Qi du Rein, fortifier le Jiao inférieur.

**Utilisation connue**

Sensation de distension au bas-ventre, orchite, constipation, impuissance, spermatorrhée, éjaculation précoce, dysurie.

**Méthode**

Piquer perpendiculairement 1–2 cun.

**Utilisation combinée**

**Impuissance, spermatorrhée et éjaculation précoce** : combiner avec Shènshū (BL23), Guānyuán (CV4) et Sānyīnjiāo (SP6).

**Orchite** : combiner avec Dàdūn (LR1).

**Dysurie** : combiner avec Wàiguān (TE5).

**Localisation**

Sur l'abdomen inférieur, inférieur au centre de l'ombilic de 2 B-cun, latéral à la ligne médiane antérieure de 2 B-cun.

Note : ST27 est au même niveau et latéral à KI14 et CV5.

# (28) 水道 Shuǐdào (ST28)

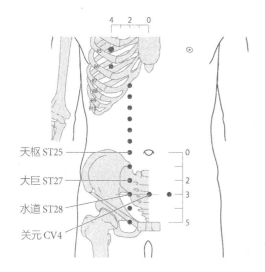

## Localisation

Sur l'abdomen inférieur, inférieur au centre de l'ombilic de 3 B-cun, latéral à la ligne médiane antérieure de 2 B-cun.

Note : ST28 est inférieur à ST25 de 3 B-cun, inférieur à ST27 de 1 B-cun et latéral à CV4 de 2 B-cun.

## Anatomie locale

**Vascularisation** : les branches de l'artère et de la veine subcostales ; à la face latérale, l'artère et la veine épigastriques inférieures.

**Innervation** : le 12ᵉ nerf intercostal.

## Action thérapeutique

Promouvoir le Jiao inférieur, réguler le passage de l'eau.

## Utilisation connue

Distension et douleur dans le bas-ventre, nycturie, énurésie, constipation, néphrite, cystite, ascite, hernie, prostatite et stérilité.

## Méthode

Piquer perpendiculairement 1–2 cun.

## Utilisation combinée

**Ascite** : combiner avec Shuǐfēn (CV9), Zúsānlǐ (ST36) et Sānyīnjiāo (SP6).

**Nycturie** : combiner avec Bǎihuì (GV20), Guānyuán (CV4) et Sānyīnjiāo (SP6).

**Néphrite** : combiner avec Shènshū (BL23) et Sānyīnjiāo (SP6).

**Prostatite** : combiner avec Shènshū (BL23), Zhìbiān (BL54) et Sānyīnjiāo (SP6).

**Stérilité** : combiner avec Shènshū (BL23), Guānyuán (CV4) et Sānyīnjiāo (SP6).

## (29) 归来 Guīlái (ST29)

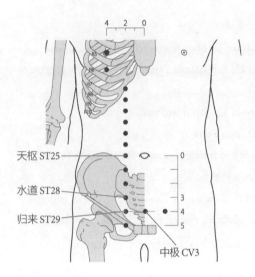

天枢 ST25

水道 ST28

归来 ST29

中极 CV3

### Localisation

Sur l'abdomen inférieur, inférieur au centre de l'ombilic de 4 B-cun, latéral à la ligne médiane antérieure de 2 B-cun.

Note : ST29 est inférieur à ST25 de 4 B-cun, inférieur à ST28 de 1 B-cun et latéral à CV3 de 2 B-cun.

### Anatomie locale

**Vascularisation** : à la face latérale, l'artère et la veine épigastriques inférieures.

**Innervation** : le nerf ilio-hypogastrique.

### Action thérapeutique

Réchauffer le Jiao inférieur, réguler le Baogong (l'utérus).

### Utilisation connue

Douleur-Froide dans le bas-ventre, borborygme, constriction flasque du pénis, impuissance et émission séminale spontanée, hernie, prolapsus de l'utérus, aménorrhée, leucorrhée, stérilité, énurésie et constipation.

### Méthode

Piquer perpendiculairement 1–2 cun.

### Utilisation combinée

**Stérilité** : combiner avec Zhōngjí (CV3) et Sānyīnjiāo (SP6).

**Prolapsus de l'utérus** : combiner avec Bǎihuì (GV20), Qìhǎi (CV6) et Sānyīnjiāo (SP6).

**Aménorrhée** : combiner avec Xuèhǎi (SP10).

**Impuissance et émission séminale spontanée** : combiner avec Shènshū (BL23).

**Hernie** : combiner avec Dàdūn (LR1).

**Constipation** : combiner avec Shuǐdào (ST28) et Fēnglóng (ST40).

## (30) 气冲 Qìchōng (ST30)

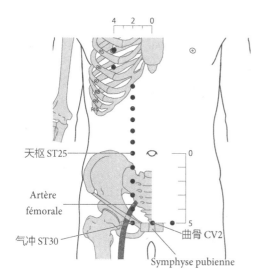

天枢 ST25

Artère fémorale

气冲 ST30

曲骨 CV2

Symphyse pubienne

### Localisation

Dans la région de l'aine, au même niveau que le rebord supérieur de la symphyse pubienne, latéral à la ligne médiane antérieure de 2 B-cun, sur l'artère fémorale.

Note : ST30 est inférieur à ST25 de 5 B-cun, latéral à CV2 de 2 B-cun.

### Anatomie locale

**Vascularisation** : les branches de l'artère et de la veine épigastriques superficielles ; à la face latérale, l'artère et la veine épigastriques inférieures.

**Innervation** : le nerf ilio-inguinal.

### Action thérapeutique

Détendre les muscles et les tendons, enlever le Qi pathogène froid, réguler le Baogong (l'utérus).

### Utilisation connue

Ballonnements, borborygme, douleur de hernie, règles irrégulières, métrorragie et métrostaxis, stérilité, impuissance, gonflement et douleur des organes génitaux externes.

### Méthode

Piquer perpendiculairement 1–2 cun.

### Utilisation combinée

**Impuissance** : combiner avec Shènshū (BL23) et Guānyuán (CV4).

**Ballonnement** : combiner avec Zhāngmén (LR13).

**Douleur de hernie** : combiner avec Dàdūn (LR1).

**Règles irrégulières, métrorragie et métrostaxis** : combiner avec Xuèhǎi (SP10).

### Annotation:

Méridien Chong (Pénétrant) prend naissance à ce point.

## (31) 髀关 Bìguān (ST31)

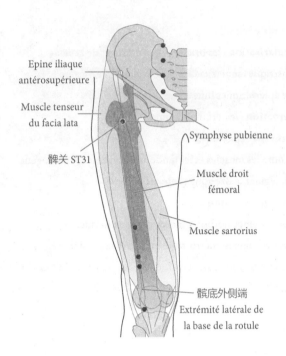

Epine iliaque antérosupérieure

Muscle tenseur du facia lata

髀关 ST31

Symphyse pubienne

Muscle droit fémoral

Muscle sartorius

髌底外侧端
Extrémité latérale de la base de la rotule

### Localisation

Sur la face antérieure de la cuisse, dans la dépression entre 3 muscles : la partie proximale du muscle droit fémoral, le muscle sartorius et le muscle tenseur du fascia lata.

Note 1 : lorsque la hanche et le genou sont en flexion légère et que la hanche est en abduction légère contre une résistance placée contre la face antéromédiale de la cuisse, une dépression triangulaire apparaît. La partie proximale du muscle droit fémoral se trouve dans la dépression entre le muscle sartorius (médialement) et le muscle tenseur du fascia lata (latéralement). ST31 se trouve au point le plus profond dans la dépression inférieure à l'apex de ce triangle.

Note 2 : ST31 se trouve à l'intersection de la ligne reliant l'extrémité latérale de la base de la rotule et l'épine iliaque antérosupérieure et de la ligne horizontale du rebord inférieur de la symphyse pubienne.

### Anatomie locale

**Vascularisation :** en profondeur, les branches de l'artère et de la veine circonflexes fémorales latérales.

**Innervation :** le nerf fémoro-cutané.

### Action thérapeutique

Expulser le Vent et éliminer l'Humidité, désobstruer les méridiens et les branches collatérales Luo.

### Utilisation connue

Flaccidité et engourdissement des membres inférieurs, paralysie et atrophie musculaire des membres inférieurs, sensation froide dans le genou, contracture musculaire de la cuisse.

### Méthode

Piquer perpendiculairement 1–2 cun.

### Utilisation combinée

**Arthrite fémorale :** combiner avec Wěizhōng (BL40) et Chéngfú (BL36).

**Paralysie et atrophie musculaire des membres inférieurs :** combiner avec Huántiào (GB30), Fēngshì (GB31), Yánglíngquán (GB34) et Xuánzhōng (GB39).

**Contracture musculaire de la cuisse :** combiner avec Yánglíngquán (GB34) et Tàichōng (LR3).

## (32) 伏兔 Fútù (ST32)

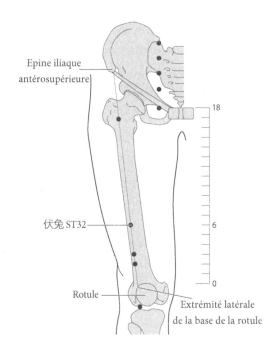

Epine iliaque
antérosupérieure

伏兔 ST32

Rotule

Extrémité latérale
de la base de la rotule

### Localisation

Sur la face antérolatérale de la cuisse, sur la
ligne reliant l'extrémité latérale de la rotule et
l'épine iliaque antérosupérieure, supérieur à la
base de la rotule de 6 B-cun.

### Anatomie locale

**Vascularisation** : les branches de l'artère et de la veine
circonflexes fémorales latérales.

**Innervation** : le nerf cutané fémoral antérieur et le nerf
cutané latéral.

### Action thérapeutique

Réchauffer les méridiens pour dissiper le Froid, dissiper le
Vent et désobstruer les branches collatérales Luo.

### Utilisation connue

Douleur dans la région lombaire et iliaque, sensation de froid
dans le genou et le fémur, engourdissement du genou et du
fémur, paralysie des extrémités inférieures et béribéri.

### Méthode

Piquer perpendiculairement 1–2 cun.

### Utilisation combinée

**Douleur dans la région lombaire et iliaque** : combiner
avec Huántiào (GB30) et Yánglíngquán (GB34).

**Sensation froide dans le genou et fémur,
engourdissement du genou et du fémur** : combiner avec
Fēngshì (GB31) et Yīnshì (ST33).

## (33) 阴市 Yīnshì (ST33)

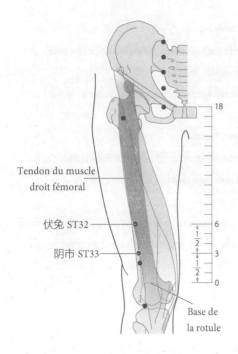

Tendon du muscle droit fémoral

伏兔 ST32

阴市 ST33

Base de la rotule

### Localisation

Sur la face antérolatérale de la cuisse, latéralement situé par rapport au tendon du muscle droit fémoral, supérieur à la base de la rotule de 3 B-cun.

Note : ST33 est au point médian de la ligne reliant ST32 et l'extrémité latérale de la base de la rotule.

### Anatomie locale

**Vascularisations** : la branche descendante de l'artère circonflexe fémorale latérale.

**Innervation** : le nerf cutané fémoral antérieur et le nerf cutané latéral.

### Action thérapeutique

Dissiper le Vent et le Froid, désobstruer les méridiens et les branches collatérales Luo, promouvoir le mouvement des articulations.

### Utilisation connue

Engourdissement et paralysie des extrémités inférieures, béribéri, colique périombilicale due à l'invasion du Froid, douleur dans l'abdomen.

### Méthode

Piquer perpendiculairement 1–1,5 cun.

### Utilisation combinée

**Colique périombilicale due à l'invasion du Froid, douleur dans l'abdomen** : combiner avec Tàixī (KI3) et Gānshū (BL18).

**Sensation de froid dans les extrémités inférieures** : combiner avec Xīyángguān (GB33).

**Douleur et atrophie musculaire du genou** : combiner avec Nèixīyǎn (EX-LE4) et Xīyǎn (EX-LE5).

# (34) 梁丘 Liángqiū (ST34)

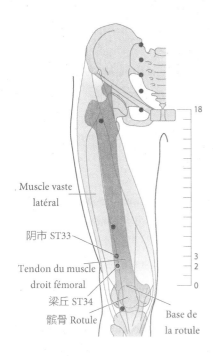

Muscle vaste
latéral

阴市 ST33

Tendon du muscle
droit fémoral

梁丘 ST34

髌骨 Rotule

Base de
la rotule

18

3
2
0

## Localisation

Sur la face antérolatérale de la cuisse, entre
le muscle vaste latéral et le bord latéral du
tendon du muscle droit fémoral, supérieur à la
base de la rotule de 2 B-cun.

Note : lorsque les muscles de la cuisse sont
sous tension, le tendon du muscle droit
fémoral et le muscle vaste latéral sont plus
apparents. ST34 se trouve entre le muscle et
le tendon en question, directement inférieur à
ST33 de 1 B-cun.

## Anatomie locale

**Vascularisations** : la branche descendante de l'artère
circonflexe fémorale latérale.

**Innervation** : le nerf cutané fémoral antérieur et le nerf
cutané latéral.

## Action thérapeutique

Réguler le Qi et le Sang, désobstruer les méridiens et les
branches collatérales Luo, harmoniser l'Estomac et réguler le
Qi.

## Utilisation connue

Douleur du genou, paralysie des membres inférieurs,
douleur gastrique, régurgitation acide, mastite.

## Méthode

Piquer perpendiculairement 1–1,5 cun.

## Utilisation combinée

**Douleur du genou** : combiner avec Nèixīyǎn (EX-LE4) et
Xīyǎn (EX-LE5).

**Régurgitation acide** : combiner avec Zhōngwǎn (CV12).

**Mastite** : combiner avec Dìwǔhuì (GB42).

**Paralysie de la jambe** : Huántiào (GB30), Fēngshì (GB31),
Yánglíngquán (GB34) et Fēiyáng (BL58).

## Annotation

Point Xi (point Fissure) du Méridien de l'Estomac Yang
Ming du pied.

# (35) 犊鼻 Dúbí (ST35)

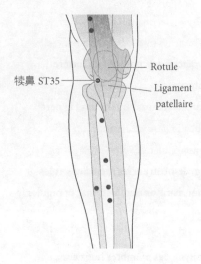

犊鼻 ST35 — Rotule

Ligament patellaire

## Localisation

Sur la face antérieure du genou, dans la dépression latérale au ligament patellaire.

Note : lorsque le genou est fléchi, ST35 se trouve dans la dépression latérale et inférieure à la rotule.

## Anatomie locale

**Vascularisation** : le réseau artériel et veineux périarticulaire du genou.

**Innervation** : le nerf cutané sural latéral et la branche articulaire du nerf péronier commun.

## Action thérapeutique

Expulser le Froid et éliminer l'Humidité, promouvoir le mouvement des articulations.

## Utilisation connue

Douleur et enflure du genou, engourdissement de la jambe, diminution motrice de l'articulation du genou, béribéri.

## Méthode

Piquer obliquement du bas vers l'intérieur-haut 1 cun.

## Utilisation combinée

**Douleur et enflure du genou, engourdissement de la jambe, diminution motrice de l'articulation du genou** : combiner avec Nèixīyǎn (EX-LE4), Hèdǐng (EX-LE2) et Yánglíngquán (GB34).

# (36) 足三里 Zúsānlǐ (ST36)

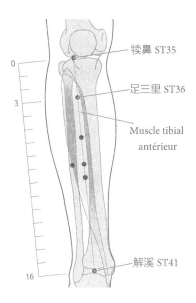

犊鼻 ST35

足三里 ST36

Muscle tibial antérieur

解溪 ST41

## Localisation

Sur la face antérieure de la jambe, sur la ligne reliant ST35 et ST41, à 3 B-cun en dessous de ST35.

Note : ST36 se trouve sur le muscle tibial antérieur.

## Anatomie locale

**Vascularisation** : l'artère et la veine tibiales antérieures.

**Innervation** : en superficie, le nerf cutané sural latéral et la branche cutanée du nerf saphène interne ; en profondeur, le nerf péronier profond.

## Action thérapeutique

Fortifier la Rate et réguler l'Estomac, harmoniser les Intestins et enlever les accumulations alimentaires, ajuster le Qi et harmoniser le sang, soutenir le Qi vital et renforcer le Yuan Qi (Qi essentiel), expulser le Qi incorrect pour éliminer l'agent pathogène.

## Utilisation connue

Douleur gastrique, distension abdominale, vomissement, perte d'appétit, gastroptose, borborygme, diarrhée, dysenterie, constipation, asthme de type déficient, paralysie de la jambe, flaccidité et engourdissement dans les extrémités inférieures, mastite aiguë, dysménorrhée, hypertension, diabète, malnutrition infantile, urticaire, renforce le corps et la résistance aux maladies.

## Méthode

Piquer perpendiculairement 1–2 cun.

## Utilisation combinée

**Gastroptose** : combiner avec Zhōngwǎn (CV12), Qìhǎi (CV6) et Bǎihuì (GV20).

**Névrose gastro-intestinale** : combiner avec Zhōngwǎn (CV12) et Qūchí (LI11).

**Vertige puerpéral en raison de manque du sang** : combiner avec Dàdūn (LR1).

**Gastro-entérite aigüe** : combiner avec Zhōngwǎn (CV12) et Nèiguān (PC6).

**Malnutrition infantile** : combiner avec Sìfèng (EX-UE10).

**Dysenterie** : combiner avec Tiānshū (ST25) et Guānyuán (CV4).

**Fièvre basse** : combiner avec Qūchí (LI11) et Hégǔ (LI4).

**Flaccidité** : combiner avec Dàzhuī (GV14), Gāohuāngshū (BL43) et Shènshū (BL23).

**Urticaire** : combiner avec Qūchí (LI11).

## Annotation

Point He-Rassemblement-Entrée du Méridien de l'Estomac Yang Ming du pied.

# (37) 上巨虚 Shàngjùxū (ST37)

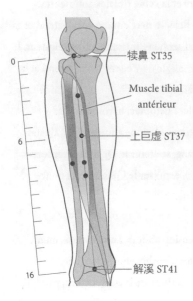

犊鼻 ST35

Muscle tibial
antérieur

上巨虚 ST37

解溪 ST41

## Localisation

Sur la face antérieure de la jambe, sur la ligne
reliant ST35 et ST41, inférieur à ST35 de 6
B-cun.
Note : ST37 se trouve sur le muscle tibial
antérieur.

## Anatomie locale

**Vascularisation** : l'artère et la veine tibiales antérieures.
**Innervation** : en superficie, le nerf cutané sural latéral et la
branche cutanée du nerf saphène interne ; en profondeur, le
nerf péronier profond.

## Action thérapeutique

Réguler l'Estomac et les Intestins, nettoyer l'Humidité-
Chaleur, dissiper le Vent et désobstruer les branches
collatérales Luo, réguler le Qi pour activer la circulation
sanguine

## Utilisation connue

Entérite, dysenterie, borborygme, douleur abdominale,
constipation, appendicite aigüe, lombalgie et douleur
du genou, mouvement difficile du genou, paralysie des
membres inférieurs et béribéri.

## Méthode

Piquer perpendiculairement 1–2 cun.

## Utilisation combinée

**Diarrhée d'origine alimentaire** : combiner avec Xiàjùxū
(ST39).
**Dysenterie** : combiner avec Qūchí (LI11) et Tiānshū
(ST25).
**Lombalgie et douleur du genou** : combiner avec
Dàchángshū (BL25).

## Annotation

Point He-Rassemblement-Entrée inférieur du Méridien du
Gros Intestin Yang Ming de la main.

## (38) 条口 Tiáokǒu (ST38)

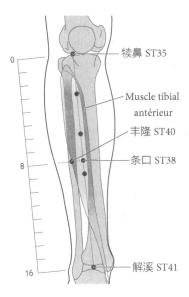

牍鼻 ST35

Muscle tibial antérieur

丰隆 ST40

条口 ST38

解溪 ST41

0

8

16

### Localisation

Sur la face antérieure de la jambe, sur la ligne reliant ST35 et ST41, inférieur à ST35 de 8 B-cun.

Note : ST38 se trouve sur le muscle tibial antérieur, au même niveau que ST40.

### Anatomie locale

**Vascularisation** : l'artère et la veine tibiales antérieures.

**Innervation** : en superficie, le nerf cutané sural latéral et la branche cutanée du nerf saphène interne ; en profondeur, le nerf péronier profond.

### Action thérapeutique

Détendre les muscles et les tendons, réguler le Qi et le Sang, expulser le Froid et éliminer l'Humidité.

### Utilisation connue

Engourdissement de la jambe, enflure et douleur de la jambe, faiblesse de la jambe, spasme des membres inférieurs, sensation de chaleur à la plante du pied, capsulite rétractile de l'épaule.

### Méthode

Piquer perpendiculairement 1–2 cun.

### Utilisation combinée

**Spasme** : combiner avec Yánglíngquán (GB34) et Chéngshān (BL57).

**Sensation de chaleur de la plante du pied** : combiner avec Zhìyīn (BL67), Rángǔ (KI2) et Yǒngquán (KI1).

**Capsulite rétractile de l'épaule** : combiner avec Chéngshān (BL57).

## (39) 下巨虚 Xiàjùxū (ST39)

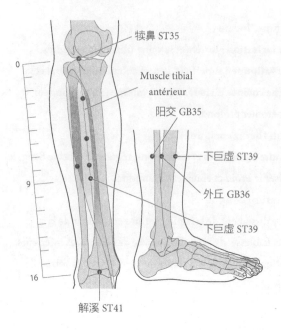

**Localisation**

Sur la face antérieure de la jambe, sur la ligne reliant ST35 et ST41, inférieur à ST35 de 9 B-cun.

Note : ST39 se trouve sur le muscle tibial antérieur, au même niveau que GB35 et GB36.

**Anatomie locale**

**Vascularisation** : l'artère et la veine tibiales antérieures.

**Innervation** : la branche du nerf péronier superficiel et le nerf péronier profond.

**Action thérapeutique**

Réguler les Intestins et enlever les accumulations alimentaires, désobstruer les méridiens et réguler le Qi.

**Utilisation connue**

Douleur abdominale basse, entérite, dysenterie, mastite, pancréatite, inflammation de la gorge, lèvre sèche, douleur au talon, syndrome de Bi dans les extrémités inférieures, mal de dos irradiant aux testicules et béribéri.

**Méthode**

Piquer perpendiculairement 1–1,5 cun.

**Utilisation combinée**

**Pancréatite** : combiner avec Nèiguān (PC6) et Yánglíngquán (GB34).

**Dysenterie et entérite** : combiner avec Tiānshū (ST25) et Guānyuán (CV4).

**Douleur au talon** : combiner avec Kūnlún (BL60) et Tàixī (KI3).

**Sialorrhée** : combiner avec Dìcāng (ST4) et Chéngjiāng (CV24).

**Annotation**

Point He-Rassemblement-Entrée inférieur du Méridien de l'Intestin Grêle Tai Yang de la main.

(40) 丰隆 Fēnglóng (ST40)

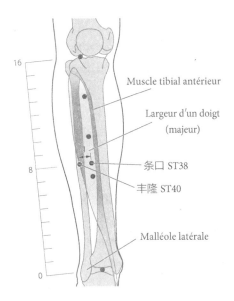

16

8

0

Muscle tibial antérieur

Largeur d'un doigt
(majeur)

条口 ST38

丰隆 ST40

Malléole latérale

## Localisation

Sur la face antérolatérale de la jambe, à la
bordure latérale du muscle tibial antérieur,
supérieur à la proéminence de la malléole
latérale de 8 B-cun.

Note : ST40 est latéral à ST38 d'une largeur
de doigt (majeur).

## Anatomie locale

**Vascularisation** : les branches de l'artère et de la veine
tibiales antérieures.

**Innervation** : la branche du nerf péronier superficiel et le
nerf péronier profond.

## Action thérapeutique

Harmoniser l'Estomac et les Intestins, dissoudre les Tan-
mucosité-glaire-Humidité, calmer le Shen-esprit.

## Utilisation connue

Douleur de l'estomac, douleur thoracique, céphalées,
diarrhée, dysenterie, constipation, asthme, flegme
excessif, gonflement et douleur de la gorge, gonflement
du visage, attaque, hypertension, insomnie, épilepsie,
manie, gonflement dans les quatre extrémités, flaccidité et
engourdissement dans les extrémités inférieures.

## Méthode

Piquer perpendiculairement 1–2 cun.

## Utilisation combinée

**Syndrome de phlegme déclenché par le Vent-Chaleur** :
combiner avec Tàichōng (LR3).

**Flegme excessif et toux** : combiner avec Fèishū (BL13).

**Gonflement dans les quatre extrémités** : combiner avec
Fùliū (KI7).

**Douleur thoracique** : combiner avec Qiūxū (GB40).

**Insomnie** : combiner avec Shénmén (HT7).

**Céphalées** : combiner avec Qiángjiān (GV18).

**Gonflement et douleur de la gorge** : combiner avec Hégǔ
(LI4).

**Constipation chronique** : combiner avec Shuǐdào (ST28)
et Guīlái (ST29).

## Annotation

Point Luo-Communication du Méridien de l'Estomac Yang
Ming du pied.

## (41) 解溪 Jiěxī (ST41)

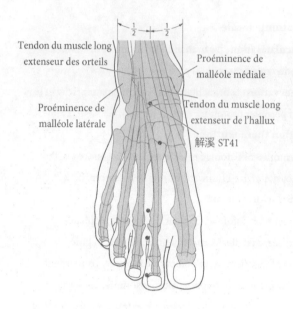

Tendon du muscle long extenseur des orteils

Proéminence de malléole médiale

Proéminence de malléole latérale

Tendon du muscle long extenseur de l'hallux

解溪 ST41

### Localisation

Sur la face antérieure de la cheville, dans la dépression au centre de la surface frontale de l'articulation de la cheville, entre les tendons du muscle long extenseur de l'hallux et du muscle long extenseur des orteils.

Note : ST41 se trouve entre les deux tendons sur le dos du pied qui sont plus apparents lorsque la cheville est en dorsiflexion et se trouve au point médian de la ligne reliant les proéminences des malléoles latérale et médiale.

### Anatomie locale

**Vascularisation** : l'artère et la veine tibiales antérieures.

**Innervation** : le nerf péronier superficiel et le nerf péronier profond.

### Action thérapeutique

Fortifier la Rate et dissoudre l'Humidité, réguler l'Estomac et abaisser le reflux.

### Utilisation connue

Maux de tête, vertige, gonflement du visage, ophtalmopathie, Chaleur d'estomac, paludisme, épilepsie, constipation, flux défavorable de Qi, gonflement et douleur dans la cheville, douleur dans le talon.

### Méthode

Piquer perpendiculairement 0,5–0,8 cun.

### Utilisation combinée

**Flux défavorable de Qi** : combiner avec Tiāntū (CV22).

**Douleur dans le talon** : combiner avec Shāngqiū (SP5) et Qiūxū (GB40).

**Maux de tête et vertige** : combiner avec Bǎihuì (GV20), Tàiyáng (EX-HN5) et Yìntáng (EX-HN30).

**Paludisme** : combiner avec Dàzhuī (GV14).

### Annotation

Point Jing-Circulation du Méridien de l'Estomac Yang Ming du pied.

## (42) 冲阳 Chōngyáng (ST42)

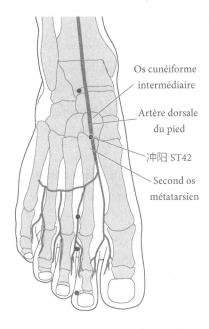

Os cunéiforme
intermédiaire

Artère dorsale
du pied

冲阳 ST42

Second os
métatarsien

### Localisation

Sur le dos du pied, à l'articulation entre la base
du second os métatarsien et l'os cunéiforme
intermédiaire, sur l'artère dorsale du pied.

### Anatomie locale

**Vascularisation** : l'artère et la veine dorsales du pied et le
réseau veineux dorsal du pied.

**Innervation** : le nerf cutané dorsal médian du pied issu du
nerf péronier superficiel ; en profondeur, le nerf péronier
profond.

### Action thérapeutique

Soutenir la Terre (Rate) pour dissoudre l'Humidité, réguler
l'Estomac et calmer le Shen-esprit.

### Utilisation connue

Paralysie faciale, douleur dentaire supérieure, œdème facial,
distension abdominale, perte d'appétit, gonflement et
douleur du dos du pied.

### Méthode

Piquer obliquement 0,3–0,5 cun. Éviter de percer le vaisseau.

### Utilisation combinée

**Paralysie faciale** : combiner avec Dìcāng (ST4).

**Gonflement et douleur du dos du pied** : combiner avec
Xiàngǔ (ST43) et Rángǔ (KI2).

**Syndrome Wei de l'os** : combiner avec Tiáokǒu (ST38) et
Xuánzhōng (GB39).

**Douleur dentaire supérieure** : combiner avec Xiàguān
(ST7).

**Distension abdominale et perte d'appétit** : combiner avec
Nèiguān (PC6) et Zúsānlǐ (ST36).

**Œdème facial** : combiner avec Shuǐgōu (GV26), Fēngchí
(GB20), Nèiguān (PC6) et Yīnlíngquán (SP9).

### Annotation

Point Yuan-Source du Méridien de l'Estomac Yang Ming du
pied.

## (43) 陷谷 Xiàngǔ (ST43)

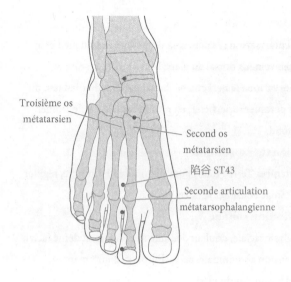

Troisième os
métatarsien

Second os
métatarsien

陷谷 ST43

Seconde articulation
métatarsophalangienne

### Localisation

Sur le dos du pied, entre les second et
troisième os métatarsiens, dans la dépression
proximale à la seconde articulation métatarso-
phalangienne.

### Anatomie locale

**Vascularisation** : le réseau veineux dorsal du pied.

**Innervation** : le nerf cutané dorsal médian du pied.

### Action thérapeutique

Fortifier la Rate pour éliminer les œdèmes, harmoniser
l'Estomac et abaisser le reflux.

### Utilisation connue

Gonflement et douleur du dos du pied, flexion et extension
des orteils difficiles, œdème facial, distension abdominale,
borborygme, ascite et éructation.

### Méthode

Piquer perpendiculairement 0,5–0,8 cun.

### Utilisation combinée

**Éructation post-partum** : combiner avec Qīmén (LR14).

**Distension abdominale et borborygme** : combiner avec
Xuánzhōng (GB39).

**Gonflement abdominal** : combiner avec Xiàwǎn (CV10).

**Mouvement difficile des orteils** : combiner avec Bāfēng
(EX-LE10).

### Annotation

Point Shu-Déversement du Méridien de l'Estomac Yang
Ming du pied.

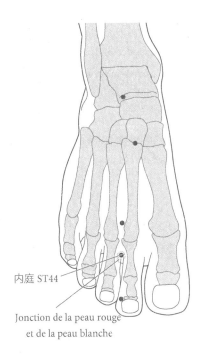

内庭 ST44

Jonction de la peau rouge
et de la peau blanche

## Localisation

Sur le dos du pied, entre le second et le
troisième orteil, postérieur à la palmure, à
la jonction de la peau rouge et de la peau
blanche.

**Anatomie locale**

**Vascularisation** : le réseau veineux dorsal du pied.

**Innervation** : la branche dorsale du pied issue du nerf
péronier superficiel.

**Action thérapeutique**

Purger l'Humidité-Chaleur du l'Estomac et les Intestins,
désobstruer le Qi de l'Estomac et les Intestins.

**Utilisation connue**

Douleur dentaire supérieure, mal de gorge, épistaxis,
paralysie faciale, douleur oculaire, distension abdominale,
douleur épigastrique, diarrhée, dysenterie, constipation,
appendicite aigüe, flexion de l'orteil.

**Méthode**

Piquer perpendiculairement 0,3–0,5 cun.

**Utilisation combinée**

**Douleur dentaire supérieure** : combiner avec Xiàguān
(ST7).

**Mal de gorge** : combiner avec Hégǔ (LI4).

**Épistaxis** : combiner avec Fēngchí (GB20) et Yíngxiāng
(LI20).

**Douleur épigastrique** : combiner avec Zhōngwǎn (CV12).

**Distension abdominale** : combiner avec Zúlínqì (GB41).

**Douleur oculaire** : combiner avec Qūchí (LI11) et Tiānshū
(ST25).

**Annotation**

Point Ying-Écoulement du Méridien de l'Estomac Yang
Ming du pied.

# (45) 厉兑 Lìduì (ST45)

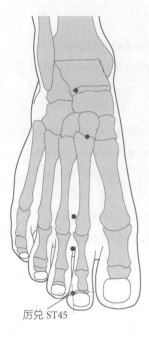

厉兑 ST45

## Localisation

Sur le second orteil, latéral à la phalange
distale, proximolatéral au coin latéral de
l'ongle de 0,1 F-cun, à l'intersection entre
la ligne verticale du rebord latéral et la ligne
horizontale de la base de l'ongle du second
orteil.

**Anatomie locale**

**Vascularisation** : le réseau veineux dorsal du pied.

**Innervation** : le nerf collatéral dorsal du pied issu du nerf
péronier superficiel.

**Action thérapeutique**

Désobstruer les méridiens, réanimer un patient ayant perdu
connaissance, purger la Chaleur du Méridien de Yang Ming,
calmer le Shen-esprit.

**Utilisation connue**

Douleur dentaire, épistaxis, œdème facial, voix rauque,
syncope, sommeil dérangé par des rêves, manie, mal de
ventre, distension abdominale et maladies fébriles.

**Méthode**

Piquer perpendiculairement 0,1 cun ou piquer pour une
légère saignée.

**Utilisation combinée**

**Sommeil dérangé par des rêves** : combiner avec Yǐnbái
(SP1).

**Sommeil excessif** : combiner avec Dàdūn (LR1).

**Distension abdominale et maladies fébriles** : combiner
avec Lòugǔ (SP7).

**Œdème facial** : combiner avec Nèiguān (PC6).

**Syncope** : combiner avec Shuǐgōu (GV26), Bǎihuì (GV20)
et Zhōngchōng (PC9).

**Annotation**

Point Jing-Émergence du Méridien de l'Estomac Yang Ming
du pied

# 4. Méridien de la Rate Tai Yin du pied (21 points)

Les points de ce méridien sont décrits de Yīnbái (SP1) à Dàbāo (SP21).

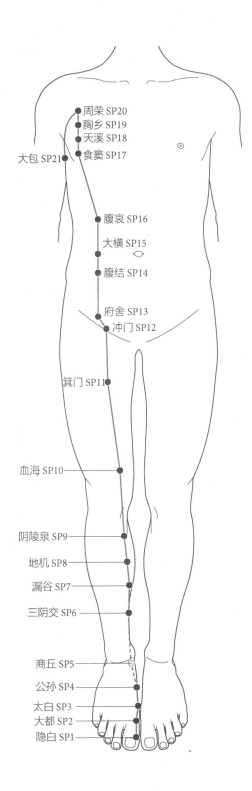

周荣 SP20
胸乡 SP19
天溪 SP18
大包 SP21
食窦 SP17

腹哀 SP16

大横 SP15

腹结 SP14

府舍 SP13
冲门 SP12

箕门 SP11

血海 SP10

阴陵泉 SP9

地机 SP8

漏谷 SP7

三阴交 SP6

商丘 SP5

公孙 SP4

太白 SP3
大都 SP2
隐白 SP1

# (1) 隐白 Yǐnbái (SP1)

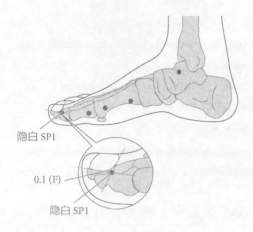

隐白 SP1

0.1 (F)

隐白 SP1

## Localisation

Sur le gros orteil, médial à la phalange distale,
médioproximal au coin médial de l'ongle de
0,1 F-cun, à l'intersection de la ligne verticale
du bord médial et de la ligne horizontale de la
base de l'ongle.

## Anatomie locale

**Vascularisation** : l'artère collatérale des orteils.

**Innervation** : l'anastomose du nerf collatéral dorsal du pied
issu du nerf péronier superficiel et des nerfs collatéraux
plantaires.

## Action thérapeutique

Fortifier la Rate et harmoniser l'Estomac, fortifier le Qi
et harmoniser le sang, calmer le Shen-esprit et apaiser la
frayeur.

## Utilisation connue

Distension abdominale, vomissements, perte d'appétit,
métrorragie et pertes vaginales sanglantes, leucorrhée,
syncope, sommeil dérangé par des rêves, convulsion,
épistaxis, urine sanglante et testicules gonflés.

## Méthode

Piquer perpendiculairement 0,1 cun ou piquer pour une
légère saignée.

## Utilisation combinée

**Épistaxis** : combiner avec Wěizhōng (BL40).

**Métrorragie et pertes vaginales sanglantes** : combiner
avec Shénmén (HT7).

**Sang dans les selles** : combiner avec Zúsānlǐ (ST36) et
Shēnmài (BL62).

**Métrorragie** : combiner avec Dàdūn (LR1).

**Sommeil dérangé par des rêves** : combiner avec Lìduì
(ST45) et Shénmén (HT7).

## Annotation

Point Jing-Émergence du Méridien de la Rate Tai Yin du
pied.

## (2) 大都 Dàdū (SP2)

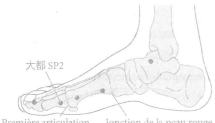

大都 SP2

Première articulation
métatarsophalangienne

Jonction de la peau rouge
et de la peau blanche

### Localisation

Sur le gros orteil, dans la dépression distale
à la première articulation métatarso-
phalangienne, à la jonction de la peau rouge et
de la peau blanche.

### Anatomie locale

**Vascularisation** : les branches de l'artère et de la veine
plantaires internes.

**Innervation** : le nerf collatéral plantaire issu du nerf
plantaire interne.

### Action thérapeutique

Regulariser la Rate et l'Estomac, promouvoir le transit et la
transformation, tonifier le Qi du Jiao moyen, libérer le Biao-
extérieur.

### Utilisation connue

Distension et douleur abdominale, maux d'estomac,
vomissements, indigestion, diarrhée, lombalgie en raison de
stase du Qi et maladies fébriles avec anhi drose.

### Méthode

Piquer obliquement 0,3–0,5 cun.

### Utilisation combinée

**Indigestion** : combiner avec Nèiguān (PC6) et Zúsānlǐ
(ST36).

**Diarrhée et distension abdominale** : combiner avec Tàibái
(SP3).

**Lombalgie en raison de stase du Qi** : combiner avec
Hénggǔ (KI11).

**Maladie fébrile sans transpiration** : combiner avec Jīngqú
(LU8).

### Annotation

Point Ying-Écoulement du Méridien de la Rate Tai Yin du
pied.

## (3) 太白 Tàibái (SP3)

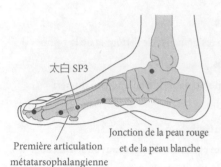

太白 SP3

Première articulation
métatarsophalangienne

Jonction de la peau rouge
et de la peau blanche

### Localisation

Sur la face médiale du pied, dans la dépression
proximale à la première articulation
métatarso-phalangienne, à la jonction de la
peau rouge et de la peau blanche.

### Anatomie locale

**Vascularisation** : le réseau veineux dorsal du pied, l'artère
plantaire interne et la branche artérielle interne du tarse.
**Innervation** : le nerf saphène interne et la branche du nerf
péronier superficiel.

### Action thérapeutique

Fortifier la Rate et réguler l'Estomac, fortifier la Rate et
dissoudre l'Humidité.

### Utilisation connue

Gastro-entérite aigüe, dysenterie, constipation, distension
abdominale, douleur abdominale, borborygme, douleur
gastrique, vomissements, indigestion, sensation de lourdeur
dans les membres et béribéri.

### Méthode

Piquer perpendiculairement 0,5–0,8 cun.

### Utilisation combinée

**Distension abdominale et indigestion** : combiner avec
Gōngsūn (SP4).
**Gastro-entérite aigüe** : combiner avec Nèiguān (PC6) et
Zúsānlǐ (ST36).
**Constipation** : combiner avec Dàchángshū (BL25) et
Tiānshū (ST25).

### Annotation

Point Shu-Déversement et Point Yuan-Source du Méridien
de la Rate Tai Yin du pied.

# (4) 公孙 Gōngsūn (SP4)

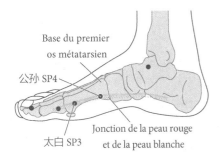

Base du premier
os métatarsien

公孙 SP4

太白 SP3

Jonction de la peau rouge
et de la peau blanche

## Localisation

Sur la face médiale du pied, antéro-inférieur à
la base du premier os métatarsien, à la jonction
de la peau rouge et de la peau blanche.

Note : une dépression peut être palpée en
allant proximalement depuis SP3. SP4 se
trouve dans la dépression distale à la base du
premier os métatarsien.

## Anatomie locale

**Vascularisation** : l'artère interne du tarse et le réseau veineux
dorsal du pied.

**Innervation** : le nerf saphène interne et la branche du nerf
péronier superficiel.

## Action thérapeutique

Fortifier la Rate et réguler l'Estomac, promouvoir le transit
et la transformation, régulariser la circulation du Qiji (action
du Qi), éliminer l'Humidité-Chaleur.

## Utilisation connue

Douleur gastrique, dyspepsie, vomissements, diarrhée,
distension et douleur abdominale, borborygme, gonflement
du visage, œdème, chaleur et douleur dans la plante du pied,
jaunisse, épilepsie, béribéri et paludisme.

## Méthode

Piquer perpendiculairement 0,5–1 cun.

## Utilisation combinée

**Paludisme** : combiner avec Nèitíng (ST44) et Lìduì (ST45).

**Béribéri** : combiner avec Chōngyáng (ST42) et Zúsānlǐ
(ST36, moxibustion).

**Maladies de l'estomac, du cœur et de la poitrine** :
combiner avec Nèiguān (PC6).

**Dian Kuang (folies dépressive et maniaque)** : combiner
avec Bǎihuì (GV20), Shuǐgōu (GV26), Hégǔ (LI4) et
Tàichōng (LR3).

## Annotation

Point Luo-Communication du Méridien de la Rate Tai Yin
du pied, point de Réunion-Croisement des huit Méridiens
Extraordinaires, passe par le Méridien Chong (Pénétrant).

## (5) 商丘 Shāngqiū (SP5)

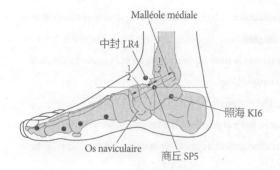

中封 LR4

Malléole médiale

照海 KI6

Os naviculaire

商丘 SP5

### Localisation

Sur la face médiale du pied, antéro-inférieur à la malléole médiale, dans la dépression à mi-chemin entre la tubérosité de l'os naviculaire et la proéminence de la malléole médiale.

Note 1 : SP5 se trouve à l'intersection de deux lignes imaginaires : la ligne verticale du rebord antérieur de la malléole médiale et la ligne horizontale du rebord inférieur de la malléole médiale.

Note 2 : SP5 est postérieur à LR4 et antérieur à KI6.

### Anatomie locale

**Vascularisation** : l'artère interne du tarse et la grande veine saphène.

**Innervation** : le nerf cutané de la jambe interne et la branche du nerf péronier superficiel.

### Action thérapeutique

Fortifier la Rate et éliminer l'Humidité, détendre les tendons et désobstruer les branches collatérales Luo.

### Utilisation connue

Distension abdominale, borborygme, constipation, diarrhée, perte d'appétit, susceptibilité au soupir, aphasie due à la raideur de la langue, dysphasie, infertilité, convulsion infantile chronique, douleur dans la face interne de la cuisse et hernie.

### Méthode

Piquer perpendiculairement 0,3–0,5 cun.

### Utilisation combinée

**Hémorroïde et constipation** : combiner avec Chéngshān (BL57).

**Aphasie due à la raideur de la langue et dysphasie** : combiner avec Fēngchí (GB20) et Liánquán (CV23).

**Susceptibilité au soupir et vomissements** : combiner avec Nèiguān (PC6).

**Infertilité** : combiner avec Yīnjiāo (CV7) et Guīlái (ST29).

**Convulsion infantile chronique** : Píshū (BL20), Wèishū (BL21) et Zhōngwǎn (CV12).

### Annotation

Point Jing-Circulation du Méridien de la Rate Tai Yin du pied.

# (6) 三阴交 Sānyīnjiāo (SP6)

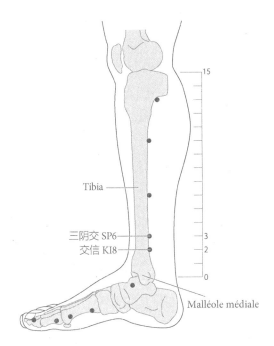

Tibia

三阴交 SP6
交信 KI8

Malléole médiale

## Localisation

Sur la face médiale du mollet, postérieur au rebord médial du tibia, supérieur à la proéminence de la malléole médiale de 3 B-cun.

## Anatomie locale

**Vascularisation** : la grande veine saphène, l'artère et la veine tibiales postérieures.

**Innervation** : le nerf cutané de la jambe interne; en profondeur, à la face postérieure, le nerf tibial.

## Action thérapeutique

Nourrir le Foie et le Rein, fortifier la Rate et harmoniser l'Estomac, désobstruer les méridiens et les branches collatérales Luo.

## Utilisation connue

Faiblesse de la Rate et de l'Estomac, douleur gastrique, distension abdominale, borborygme, diarrhée, indigestion, règles irrégulières, masse abdominale, métrorragie et pertes vaginales sanglantes, leucorrhée, aménorrhée, prolapsus de l'utérus, vertige puerpéral en raison de manque du sang, dystocie, stérilité, spermatorrhée, impuissance sexuelle, douleur du pénis, énurésies, dysurie, paralysie et douleur des extrémités inférieures, insomnie, œdème, diabète, hystérie, hypertension, hémiparalysie et orchite.

## Méthode

Piquer perpendiculairement 1–1,5 cun.

Pour la paralysie des membres inférieurs, appliquer la méthode de tonification avec les mouvements de retirer et d'enfoncer l'aiguille, la sensation d'aiguille descend vers les extrémités inférieures qui se crispent trois fois.

## Utilisation combinée

**Dystocie** : combiner avec Hégǔ (LI4) et Tàichōng (LR3).

**Règles irrégulières** : combiner avec Xuèhǎi (SP10) et Guānyuán (CV4).

**Distension abdominale** : combiner avec Shuǐfēn (CV9).

**Aménorrhée** : combiner avec Qìhǎi (CV6) et Zhōngjí (CV3).

**Présentation fœtale transverse** : combiner avec Shènshū (BL23) et Hégǔ (LI4).

**Spermatorrhée** : combiner avec Qìhǎi (CV6).

**Hernie** : combiner avec Guīlái (ST29) et Zúsānlǐ (ST36).

**Incontinence nocturne** : combiner avec Bǎihuì (GV20) et

Guānyuán (CV4).

**Constriction flasque du pénis** : Tàichōng (LR3).

**Douleur abdominale après la menstruation** : combiner avec Guānyuán (CV4).

**Vertige puerpéral en raison de manque du sang** : combiner avec Guānyuán (CV4) et Zhōngjí (CV3).

**Stérilité** : combiner avec Zhōngjí (CV3), Guīlái (ST29), Guānyuán (CV4) et Wéibāo (EX-CA2).

**Distension abdominale et douleur pendant la période des règles** : combiner avec Zúsānlǐ (ST36).

**Hémiparalysie** : combiner avec Wěizhōng (BL40).

Annotation

Point de Réunion-Croisement du Méridien de la Rate Tai Yin du pied, Méridien du Foie Jue Yin du pied et Méridien des Reins Shao Yin du pied.

# (7) 漏谷 Lòugǔ (SP7)

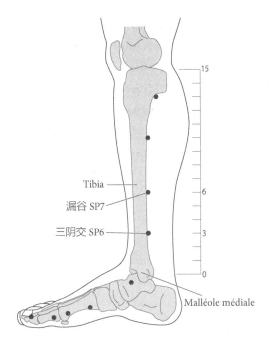

Tibia
漏谷 SP7
三阴交 SP6
Malléole médiale

## Localisation

Sur la face médiale du mollet, postérieur au rebord médial du tibia, supérieur à la proéminence de la malléole médiale de 6 B-cun.

Note : supérieur à SP6 de 3 B-cun.

## Anatomie locale

**Vascularisation** : la grande veine saphène, l'artère et la veine tibiales postérieures.

**Innervation** : le nerf cutané de la jambe interne ; en profondeur, à la face postérieure, le nerf tibial.

## Action thérapeutique

Tonifier le Cœur et fortifier la Rate, réguler le Qi et tonifier le Qi du Jiao moyen.

## Utilisation connue

Distension et ballonnements, faiblesse de la Rate et de l'Estomac, indigestion, borborygme, rétention d'urine, faiblesse des extrémités inférieures, gonflement et douleur dans le pied et la cheville, masse abdominale, béribéri, métrorragie et pertes vaginales sanglantes.

## Méthode

Piquer perpendiculairement 1–1,5 cun.

## Utilisation combinée

**Masse abdominale** : combiner avec Qūquán (LR8).

**Métrorragie et pertes sanglantes vaginales** : combiner avec Xuèhǎi (SP10).

## (8) 地机 Dìjī (SP8)

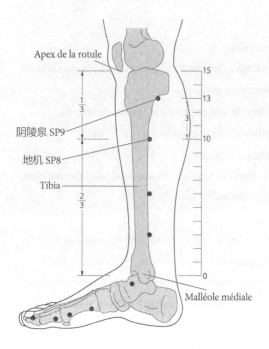

Apex de la rotule

15

13

1/3

阴陵泉 SP9

3

10

地机 SP8

Tibia

2/3

0

Malléole médiale

### Localisation

Sur la face médiale du mollet, postérieur au rebord médial du tibia, supérieur à SP9 de 3 B-cun.

Note : SP8 se trouve à la jonction du tiers supérieur et des deux tiers inférieurs de la ligne reliant l'apex de la rotule avec la proéminence de la malléole médiale.

### Anatomie locale

**Vascularisation** : à la face antérieure, la grande veine saphène, la branche de l'artère supérieure du genou ; dans la profondeur, l'artère et la veine tibiales postérieures.

**Innervation** : le nerf cutané de la jambe interne ; en profondeur, à la face postérieure, le nerf tibial.

### Action thérapeutique

Harmoniser la Rate, régulariser le Sang, retenir le Jing-quintessence.

### Utilisation connue

Distension et ballonnements, perte d'appétit, trouble urinaire, œdème, incontinence anale, lombalgie, règles irrégulières, dysménorrhée, leucorrhée et masse.

### Méthode

Piquer perpendiculairement 1–2 cun.

### Utilisation combinée

**Dysménorrhée** : combiner avec Zhōngjí (CV3) et Sānyīnjiāo (SP6).

**Règles irrégulières** : combiner avec Xuèhǎi (SP10).

**Lombalgie et leucorrhée** : combiner avec Shènshū (BL23) et Guānyuán (CV4).

### Annotation

Point Xi (point Fissure) du Méridien de la Rate Tai Yin du pied.

## (9) 阴陵泉 Yīnlíngquán (SP9)

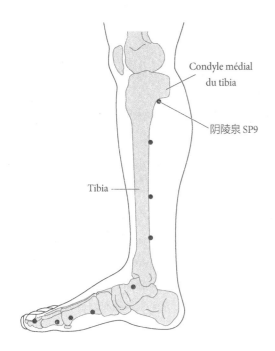

Condyle médial du tibia

阴陵泉 SP9

Tibia

### Localisation
Sur la face médiale du mollet, dans la dépression entre le rebord inférieur du condyle médial du tibia et le rebord médial du tibia.

Note : une dépression peut être palpée sous l'articulation du genou lorsque l'on se déplace proximalement le long du rebord médial du tibia. SP9 se trouve dans une dépression à l'angle formé par le rebord inférieur du condyle médial du tibia et le rebord postérieur du tibia.

### Anatomie locale
**Vascularisation** : à la face antérieure, la grande veine saphène, l'artère supérieure du genou ; en profondeur, l'artère et la veine tibiales postérieures.

**Innervation** : le nerf cutané de la jambe interne ; en profondeur, le nerf tibial.

### Action thérapeutique
Fortifier la Rate et éliminer l'Humidité, activer la circulation de San Jiao (Trois Foyers).

### Utilisation connue
Distension et douleur abdominale, œdème, rétention d'urine, incontinence urinaire, diarrhée, jaunisse, spermatorrhée, leucorrhée, lombalgie, gonflement dans les extrémités inférieures, douleur du genou, douleur du pénis, douleur abdominale et gastro-entérite.

### Méthode
Piquer perpendiculairement 1–2 cun.

### Utilisation combinée
**Œdème et rétention d'urine** : combiner avec Shuǐfēn (CV9), Zhōngjí (CV3), Zúsānlǐ (ST36) et Sānyīnjiāo (SP6).

**Douleur du genou** : combiner avec Yánglíngquán (GB34) et Hèdǐng (EX-LE2).

**Œdème** : combiner avec Shuǐfēn (CV9).

**Distension et douleur abdominale** : combiner avec Dìjī (SP8) et Xiàwǎn (CV10).

**Gastro-entérite** : combiner avec Chéngshān (BL57), Jiěxī (ST41) et Tàibái (SP3).

**Rétention urinaire** : combiner avec Qìhǎi (CV6) et Sānyīnjiāo (SP6).

**Douleur du pénis** : combiner avec Shàofǔ (HT8) et Lièquē (LU7).

**Diarrhée** : combiner avec Yǐnbái (SP1).

**Incontinence urinaire** : combiner avec Yánglíngquán (GB34).

**Gonflement dans les extrémités inférieures** : combiner avec Xuèhǎi (SP10) et Sānyīnjiāo (SP6).

### Annotation
Point He-Rassemblement-Entrée du Méridien de la Rate Tai Yin du pied.

## (10) 血海 Xuèhǎi (SP10)

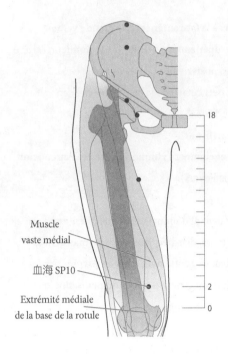

Muscle
vaste médial

血海 SP10

Extrémité médiale
de la base de la rotule

18

2

0

### Localisation

Sur la face antéromédiale du bassin, sur le
renflement du muscle vaste médial, supérieur
à l'extrémité médiale de la base de la rotule de
2 B-cun.

### Anatomie locale

**Vascularisation** : les branches musculaires de l'artère et de la
veine fémorales.

**Innervation** : le nerf cutané fémoral antérieur et la branche
musculaire du nerf fémoral.

### Action thérapeutique

Rafraîchir la Chaleur et le Sang, dissiper le Vent et
désobstruer les méridiens.

### Utilisation connue

Règles irrégulières, aménorrhée, dysménorrhée, métrorragie
et pertes vaginales sanglantes, menstruation excessive,
prurit vulvaire, urticaire, eczéma, rubéole, érysipèle,
endolorissement et douleur sur la face médiale de la cuisse,
pathogène Vent-Humidité dans les extrémités inférieures et
anémie.

### Méthode

Piquer perpendiculairement 1–2 cun.

### Utilisation combinée

**Urticaire** : combiner avec Qūchí (LI11) et Wěizhōng
(BL40).

**Arthrite du genou** : combiner avec Liángqiū (ST34) et
Zúsānlǐ (ST36).

**Métrorragie et pertes sanglantes vaginales** : combiner
avec Yǐnbái (SP1).

**Dysménorrhée** : combiner avec Zúsānlǐ (ST36).

**Anémie** : combiner avec Guānyuán (CV4), Qìhǎi (CV6) et
Zúsānlǐ (ST36).

### Annotation

Également appelé Xuèxì.

# (11) 箕门 Jīmén (SP11)

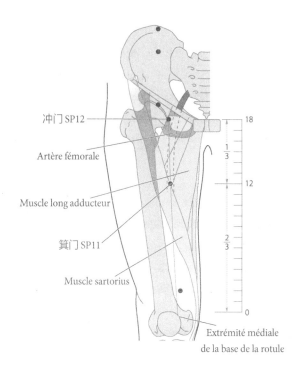

冲门 SP12

Artère fémorale

Muscle long adducteur

箕门 SP11

Muscle sartorius

18

$\frac{1}{3}$

12

$\frac{2}{3}$

0

Extrémité médiale
de la base de la rotule

## Localisation

Sur la face médiale du bassin, à la jonction du
tiers supérieur et des deux tiers inférieurs de la
ligne reliant l'extrémité médiale de la base de
la rotule et SP12, entre le muscle sartorius et
le muscle long adducteur, sur l'artère fémorale.

## Anatomie locale

**Vascularisation** : la grande veine saphène ; en profondeur, la
face latérale, l'artère et la veine fémorales.

**Innervation** : le nerf cutané antérieur de la cuisse ; en
profondeur, le nerf saphène interne.

## Action thérapeutique

Nettoyer l'Humidité-Chaleur, réguler le passage de l'eau.

## Utilisation connue

Douleur abdominale, dysurie, énurésies, eczéma des organes
génitaux externes, gonflement et douleur de la région
inguinale et ténesme.

## Méthode

Piquer perpendiculairement 0,5–0,8 cun.

## Utilisation combinée

**Eczéma des organes génitaux externes** : combiner avec
Shènshū (BL23), Guānyuán (CV4) et Huìyīn (CV1).

**Dysurie** : combiner avec Rángǔ (KI2) et Xíngjiān (LR2).

**Gonflement et la douleur de la région inguinale** :
combiner avec Sānyīnjiāo (SP6).

## (12) 冲门 Chōngmén (SP12)

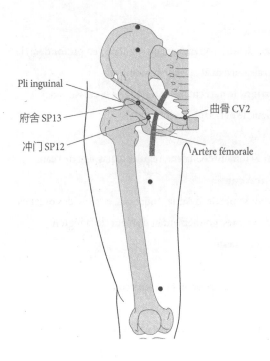

Pli inguinal
府舍 SP13
冲门 SP12
曲骨 CV2
Artère fémorale

### Localisation

Dans la région de l'aine, au pli inguinal, latéral à l'artère fémorale.

Note : au même niveau que CV2, médial et inférieur à SP13.

### Anatomie locale

**Vascularisation** : à la face médiale, l'artère et la veine fémorales.

**Innervation** : le nerf fémoral.

### Action thérapeutique

Nettoyer l'Humidité-Chaleur, régulariser la circulation du Qiji (action du Qi).

### Utilisation connue

Ballonnements, douleur abdominale, hernie, rétention urinaire, hydropisie enceinte, saignement utérin après accouchement, ténesme et leucorrhée.

### Méthode

Piquer perpendiculairement 0,5–1 cun.

### Utilisation combinée

**Saignement utérin abondant après accouchement et leucorrhée** : combiner avec Qìchōng (ST30).

**Hernie** : combiner avec Yīnxī (HT6) et Tàichōng (LR3).

**Ténesme** : combiner avec Dàdūn (LR1).

**Rétention urinaire** : combiner avec Shènshū (BL23), Zhōngjí (CV3) et Sānyīnjiāo (SP6).

### Annotation

Point de Réunion-Croisement du Méridien de la Rate Tai Yin du pied, Méridien du Foie Jue Yin du pied et Méridien Yang Wei.

## (13) 府舍 Fǔshè (SP13)

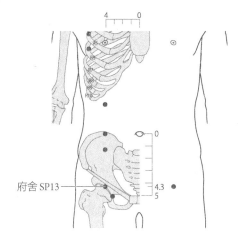

府舍 SP13

### Localisation

Sur l'abdomen inférieur, inférieur au centre de l'ombilic de 4,3 B-cun, latéral à la ligne médiane antérieure de 4 B-cun.

### Anatomie locale

**Vascularisation** : à la face médiale, l'artère et la veine fémorales.

**Innervation** : le nerf ilio-inguinal.

### Action thérapeutique

Fortifier la Rate et faire circuler le Qi, drainer le Foie et apaiser la douleur.

### Utilisation connue

Masse abdominale, hernie, oppression thoracique et de l'abdomen, douleur aigüe abdominale, douleur des hypocondres et des côtes et gastro-entérite.

### Méthode

Piquer perpendiculairement 1–1,5 cun.

### Utilisation combinée

**Appendicite** : combiner avec Tiānshū (ST25) et Shàngjùxū (ST37).

**Gastro-entérite** : combiner avec Nèiguān (PC6) et Shàngjùxū (ST37).

**Douleur abdominale** : combiner avec Zúsānlǐ (ST36).

**Impuissance sexuelle et spermatorrhée** : combiner avec Guīlái (ST29).

### Annotation

Point de Réunion-Croisement du Méridien de la Rate Tai Yin du pied, Méridien du Foie Jue Yin du pied et Méridien Yin Wei.

# (14) 腹结 Fùjié (SP14)

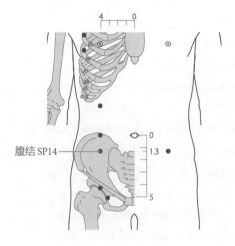

腹结 SP14

## Localisation

Sur l'abdomen inférieur, inférieur au centre de l'ombilic de 1,3 B-cun, latéral à la ligne médiane antérieure de 4 B-cun.

## Anatomie locale

**Vascularisation** : les 11es artère et veine intercostales.

**Innervation** : le 11e nerf intercostal.

## Action thérapeutique

Réchauffer le Qi du Jiao moyen pour dissiper le Froid, régulariser le Qi et abaisser le reflux.

## Utilisation connue

Douleur autour de la région ombilicale, diarrhée en raison du Froid abdominal, douleur des hypocondres et des côtes, reflux du Qi au cœur, douleur herniaire et toux avec dyspnée.

## Méthode

Piquer perpendiculairement 1–2 cun.

## Utilisation combinée

**Douleur des hypocondres et des côtes** : combiner avec Yánglíngquán (GB34).

**Reflux du Qi au cœur** : combiner avec Tàichōng (LR3).

**Douleur autour de la région ombilicale** : combiner avec Shénquè (CV8) (moxibustion).

**Ascite** : combiner avec Dàimài (GB26).

# (15) 大横 Dàhéng (SP15)

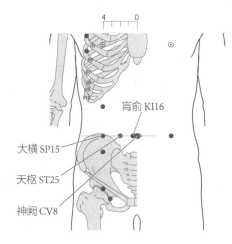

## Localisation

Sur l'abdomen supérieur, latéral au centre de l'ombilic de 4 B-cun.

Note : au même niveau et latéral à ST25, KI16 et CV8.

## Anatomie locale

**Vascularisation** : les 10$^{es}$ artère et veine intercostales.

**Innervation** : le 10$^e$ nerf intercostal.

## Action thérapeutique

Réguler le Qi du Gros Intestin, désobstruer l'abdomen.

## Utilisation connue

Douleur dans la région ombilicale et abdominale, distension abdominale, indigestion, constipation, entéroparalysie, parasites intestinaux, entérite, dysenterie, appendicite aigüe et ascite.

## Méthode

Piquer perpendiculairement 1–2 cun.

## Utilisation combinée

**Entérite et dysenterie** : combiner avec Guānyuán (CV4) et Shàngjùxū (ST37).

**Constipation** : combiner avec Dàchángshū (BL25) et Zhīgōu (TE6).

**Parasites intestinaux** : combiner avec Sìfèng (EX-UE10).

**Ascite** : combiner avec Zhōngwǎn (CV12).

**Gastroptose** : combiner avec Liángmén (ST21) et Zúsānlǐ (ST36).

## Annotation

Point de Réunion-Croisement du Méridien de la Rate Tai Yin du pied et Méridien Yin Wei.

## (16) 腹哀 Fù'āi (SP16)

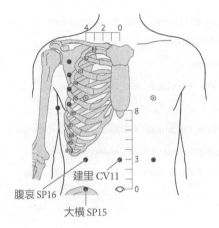

**Localisation**

Sur l'abdomen supérieur, supérieur au centre de l'ombilic de 3 B-cun, latéral à la ligne médiane antérieure de 4 B-cun.

Note : supérieur à SP15 de 3 B-cun, au même niveau que CV11.

**Anatomie locale**

**Vascularisation** : les 8$^{es}$ artère et veine intercostales.

**Innervation** : le 8$^e$ nerf intercostal.

**Action thérapeutique**

Soutenir la Terre (Rate) pour dissoudre l'Humidité-Chaleur.

**Utilisation connue**

Douleur abdominale supérieure, douleur des hypocondres et des côtes, indigestion, constipation, dysenterie avec pus et sang.

**Méthode**

Piquer perpendiculairement 1–2 cun.

**Utilisation combinée**

**Douleur des hypocondres et des côtes** : combiner avec Zhīgōu (TE6) et Yīnlíngquán (SP9).

**Indigestion** : combiner avec Tàibái (SP3).

**Annotation**

Point de Réunion-Croisement du Méridien de la Rate Tai Yin du pied et Méridien Yin Wei.

# (17) 食窦 Shídòu (SP17)

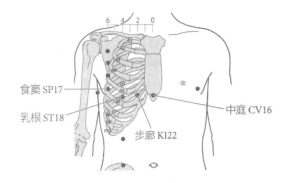

食窦 SP17
乳根 ST18
步廊 KI22
中庭 CV16

## Localisation

Dans la région thoracique antérieure, dans le cinquième espace intercostal, latéral à la ligne médiane antérieure de 6 B-cun.

Note : SP17, ST18 et KI22 se trouvent le long de la courbe du cinquième espace intercostal.

## Anatomie locale

**Vascularisation** : la veine thoraco-épigastrique.

**Innervation** : la branche cutanée latérale du 5ᵉ nerf intercostal.

## Action thérapeutique

Nettoyer la Chaleur du Jiao supérieur, dissoudre l'Humidité.

## Utilisation connue

Distension et douleur du thorax et des hypocondres, oppression thoracique et des hypocondres, rétention de flegme, pleurésie, hydrothorax et indigestion.

## Méthode

Piquer perpendiculairement 0,3–0,5 cun.

## Utilisation combinée

**Douleur et oppression thoraciques et des hypocondres** : combiner avec Géshū (BL17), Yánglíngquán (GB34), Sānyángluò (TE8), piquer de manière transfixiante en touchant Xīmén (PC4).

# (18) 天溪 Tiānxī (SP18)

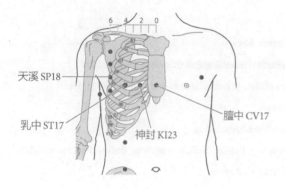

## Localisation

Dans la région thoracique antérieure, dans le quatrième espace intercostal, latéral à la ligne médiane antérieure de 6 B-cun.

Note : SP18, ST17 et KI23 se trouvent le long de la courbe du quatrième espace intercostal.

## Anatomie locale

**Vascularisation** : les branches de l'artère et de la veine thoraciques latérales, l'artère et la veine thoraco-épigastriques, les 4ᵉˢ artère et veine intercostales.

**Innervation** : la branche cutanée latérale du 4e nerf intercostal.

## Action thérapeutique

Libérer les oppressions thoraciques et régulariser le Qi, apaiser la toux et abaisser le reflux.

## Utilisation connue

Douleur et oppression thoraciques et des hypocondres, toux, essoufflement, mastite aiguë, hypogalactie et hoquet.

## Méthode

Piquer obliquement vers le bas 0,3 cun.

## Utilisation combinée

**Hypogalactie** : combiner avec Rǔgēn (ST18), Zúsānlǐ (ST36) et Dànzhōng (CV17).

**Toux** : combiner avec Zhōngfǔ (LU1).

**Mastite aiguë** : combiner avec Xiáxī (GB43).

**Douleur et oppression thoraciques et des hypocondres** : combiner avec Dànzhōng (CV17), Fèishū (BL13) et Nèiguān (PC6).

## (19) 胸乡 Xiōngxiāng (SP19)

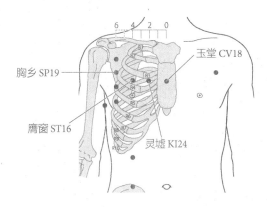

胸乡 SP19
玉堂 CV18
膺窗 ST16
灵墟 KI24

### Localisation

Dans la région thoracique antérieure, dans le troisième espace intercostal, latéral à la ligne médiane antérieure de 6 B-cun.

Note : SP19, ST16 et KI24 se trouvent le long de la courbe du troisième espace intercostal.

### Anatomie locale

**Vascularisation** : l'artère et la veine thoraciques latérales et les 3$^{es}$ artère et veine intercostales.

**Innervation** : la branche cutanée latérale du 3$^e$ nerf intercostal.

### Action thérapeutique

Promouvoir la circulation du Qi pulmonaire et régulariser le Qi, apaiser l'asthme et la douleur.

### Utilisation connue

Distension et douleur du thorax et des hypocondres, douleur thoracique avec irradiation dans le dos, toux, asthme, sensation d'oppression dans la poitrine et essoufflement.

### Méthode

Piquer obliquement vers le bas 0,3 cun.

### Utilisation combinée

**Douleur thoracique avec irradiation dans le dos** : combiner avec Nèiguān (PC6) et Xīnshū (BL15).

**Toux et asthme** : combiner avec Lièquē (LU7) et Dànzhōng (CV17).

# (20) 周荣 Zhōuróng (SP20)

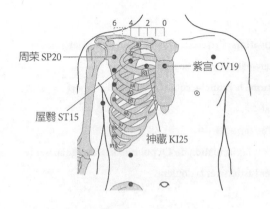

周荣 SP20
紫宫 CV19
屋翳 ST15
神藏 KI25

## Localisation

Dans la région thoracique antérieure, dans le second espace intercostal, latéral à la ligne médiane antérieure de 6 B-cun.

Note : SP20, KI15 et KI25 se trouvent le long de la courbe du second espace intercostal.

## Anatomie locale

**Vascularisation** : l'artère et la veine thoraciques latérales, les 2$^{es}$ artère et veine intercostales.

**Innervation** : la branche musculaire du nerf thoracique antérieur, la branche cutanée latérale du 2$^e$ nerf intercostal.

## Action thérapeutique

Nettoyer Qi pulmonaire et régulariser le Qi, expulser le Tan-mucosité-glaire et apaiser l'asthme.

## Utilisation connue

Distension du thorax et des hypocondres, toux et dyspnée, névralgie intercostale et perte d'appétit.

## Méthode

Piquer obliquement vers le bas 0,3 cun.

## Utilisation combinée

**Névralgie intercostale** : combiner avec Zhīgōu (TE6).

**Distension du thorax et des hypocondres** : combiner avec Nèiguān (PC6) et Zúsānlǐ (ST36).

**Toux et dyspnée** : combiner avec Fēngmén (BL12) et Fèishū (BL13).

# (21) 大包 Dàbāo (SP21)

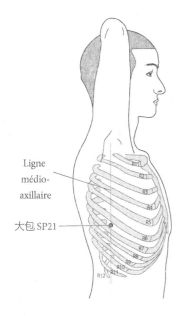

Ligne médio-axillaire

大包 SP21

## Localisation

Dans la région thoracique latérale, dans le sixième espace intercostal, dans la ligne médio-axillaire.

Note : lorsque le sujet est allongé sur le côté et le bras en abduction, SP21 se trouve à l'intersection de la ligne médio-axillaire et le sixième espace intercostal.

## Anatomie locale

**Vascularisation** : l'artère et la veine thoraco-dorsales et les 6es artère et veine intercostales.

**Innervation** : le 6e nerf intercostal et la branche terminale du nerf du m. grand dentelé.

## Action thérapeutique

Connecter tous les collatéraux, contrôler les tendons et les os, régler le Qi et le sang.

## Utilisation connue

Distension et douleur du thorax et des hypocondres, toux et dyspnée, courbatures généralisées et faiblesses des membres.

## Méthode

Piquer obliquement vers le bas 0,3 cun.

## Utilisation combinée

**Douleur du thorax et des hypocondres** : combiner avec Zhīgōu (TE6) et Yánglíngquán (GB34).

**Courbatures généralisées et faiblesses des membres** : combiner avec Yánglíngquán (GB34) et Qūchí (LI11).

## Annotation

Collatéral Majeur de la Rate.

# 5. Méridien du Cœur Shao Yin de la Main (9 points)

Les points de ce méridien sont décrits de Jíquán (HT1) à Shàochōng (HT9).

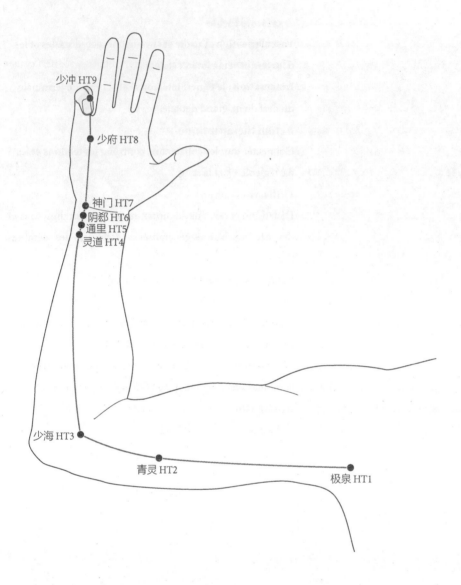

少冲 HT9

少府 HT8

神门 HT7
阴郄 HT6
通里 HT5
灵道 HT4

少海 HT3

青灵 HT2

极泉 HT1

## (1) 极泉 Jíquán (HT1)

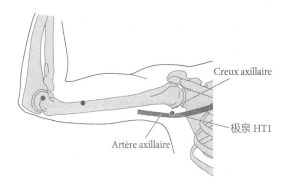

Creux axillaire

极泉 HT1

Artère axillaire

**Localisation**

Dans l'aisselle, au centre du creux axillaire, sur l'artère axillaire.

**Anatomie locale**

**Vascularisation** : à la face latérale, l'artère axillaire.

**Innervation** : le nerf cubital, le nerf médian et le nerf cutané brachial médian.

**Action thérapeutique**

Rafraîchir le Cœur et calmer le Shen-esprit, désobstruer les méridiens et les branches collatérales Luo.

**Utilisation connue**

Syndrome de Bi cardiaque, douleur thoracique, paralysie des extrémités supérieures, distension et ampleur dans la région hypochondrale, sclérotique jaune, tuberculose lymphoïde et hypogalactie.

**Méthode**

Piquer perpendiculairement 0,5–0,8 cun.

**Utilisation combinée**

**Haut-le-cœur et douleur de la région cardiaque** : combiner avec Xiábái (LU4).

**Dépression** : combiner avec Língxū (KI24).

**Douleur thoracique** : combiner avec Zhīgōu (TE6).

**Hypogalactie** : combiner avec Nèiguān (PC6).

**Paralysie des extrémités supérieures** : combiner avec Chǐzé (LU5) et Hégǔ (LI4).

**Capsulite rétractile de l'épaule** : combiner avec Jiānyú (LI15).

## (2) 青灵 Qīnglíng (HT2)

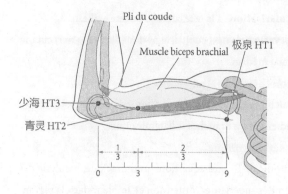

### Localisation

Sur la face médiale du bras, directement médial au muscle biceps brachial, supérieur au pli du coude de 3 B-cun.

Note : lorsque le coude est fléchi et le bras en abduction, HT2 se trouve à la jonction des deux tiers supérieurs et du tiers inférieur de la ligne reliant HT1 et HT3.

### Anatomie locale

**Vascularisation** : la veine basilique, l'artère collatérale cubitale supérieure.

**Innervation** : le nerf cutané antébrachial médian et le nerf cutané.

### Action thérapeutique

Désobstruer les méridiens et les branches collatérales Luo, réguler le Qi pour activer la circulation sanguine.

### Utilisation connue

Rougeur et gonflement dans l'épaule et le bras, déficience motrice du bras, douleur et gonflement axillaire, mal de tête, tremblement et douleur des hypocondres.

### Méthode

Piquer perpendiculairement 0,5–1 cun.

### Utilisation combinée

**Maladie cardiaque rhumatismale et angine de poitrine** : combiner avec Xīnshū (BL15) et Xīmén (PC4).

**Douleur de l'épaule et du bras** : combiner avec Jiānyú (LI15) et Qūchí (LI11).

## (3) 少海 Shàohǎi (HT3)

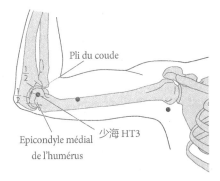

Pli du coude

Epicondyle médial
de l'humérus

少海 HT3

### Localisation

Sur la face antéromédiale du coude,
directement antérieur à l'épicondyle médial
de l'humérus, au même niveau que le pli du
coude.

Note : lorsque le coude est fléchi, HT3 se
trouve au milieu de la ligne reliant l'extrémité
médiale du pli du coude à l'épicondyle de
l'humérus.

### Anatomie locale

**Vascularisation** : la veine basilique, l'artère collatérale
cubitale inférieure, l'artère et la veine récurrentes cubitales.

**Innervation** : le nerf cutané antébrachial médian.

### Action thérapeutique

Rafraîchir le Cœur et calmer le Shen-esprit, désobstruer les
méridiens et régulariser le Qi.

### Utilisation connue

Douleur péricardique, tremblement de la main,
engourdissement des extrémités supérieures, gonflement
et douleur dans l'articulation du coude, douleur dentaire,
amnésie et conjonctivite.

### Méthode

Piquer perpendiculairement 0,5–1 cun.

### Utilisation combinée

**Engourdissement des extrémités des membres
supérieures** : combiner avec Shǒusānlǐ (LI10).

**Tremblement de la main** : combiner avec Hòuxī (SI3).

**Douleur dentaire causée par le Froid et la Chaleur** :
combiner avec Hégǔ (LI4) et Nèitíng (ST44).

### Annotation

Point He-Rassemblement-Entrée du Méridien du Cœur
Shao Yin de la main.

## (4) 灵道 Língdào (HT4)

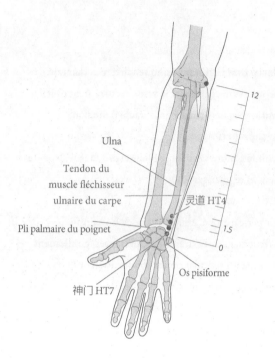

Ulna

Tendon du
muscle fléchisseur
ulnaire du carpe

灵道 HT4

Pli palmaire du poignet

神门 HT7

Os pisiforme

12

1.5

0

### Localisation

Sur la face antéromédiale de l'avant-bras,
radial au tendon du muscle fléchisseur ulnaire
du carpe, proximal au pli palmaire du poignet
de 1,5 B-cun.

Note 1 : proximal à HT7 de 1,5 B-cun, au
même niveau que le bord supérieur de la tête
de l'ulna.

Note 2 : proximal au côté radial du rebord
supérieur de l'os pisiforme de 1,5 B-cun.

### Anatomie locale

**Vascularisation** : l'artère cubitale.

**Innervation** : le nerf cutané antébrachial médian et le nerf
cubital.

### Action thérapeutique

Réguler le Qi du Cœur et calmer le Shen-esprit.

### Utilisation connue

Douleur cardiaque, aphonie brusque, nausée, spasme du
coude, convulsion chronique, douleurs et contracture du
coude et du bras, conjonctivite, gonflement et douleur dans
les doigts, démangeaison et engourdissement de la main.

### Méthode

Piquer perpendiculairement 0,5–0,7 cun.

### Utilisation combinée

**Aphonie brusque** : combiner avec Tiāntū (CV22) et
Tiānchuāng (SI16).

**Convulsion chronique** : combiner avec Hégǔ (LI4) et
Tàichōng (LR3).

**Spasme du coude** : combiner avec Shàohǎi (HT3) et Chǐzé
(LU5).

**Tristesse et peur** : combiner avec Shuǐgōu (GV26).

### Annotation

Point Jing-Circulation du Méridien du Cœur Shao Yin de la
main.

## (5) 通里 Tōnglǐ (HT5)

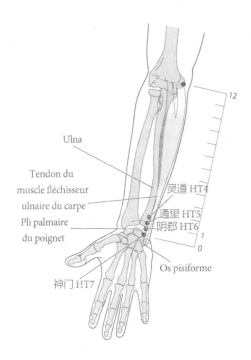

Ulna

Tendon du
muscle fléchisseur
ulnaire du carpe
Pli palmaire
du poignet

灵道 HT4
通里 HT5
阴郄 HT6

Os pisiforme

神门 HT7

### Localisation

Sur la face antéromédiale de l'avant-bras,
radial au tendon du muscle fléchisseur ulnaire
du carpe, proximal au pli palmaire du poignet
de 1 B-cun.

Note 1 : proximal à HT7 de 1 B-cun, HT4
se trouve au niveau de la racine de la tête de
l'ulna, HT5 se trouve sur le corps de la tête de
l'ulna et HT6 se trouve à la base de la tête de
l'ulna.

Note 2 : proximal au côté radial du rebord
proximal de l'os pisiforme de 1 B-cun.

### Anatomie locale

**Vascularisation** : l'artère cubitale.

**Innervation** : le nerf cutané antébrachial médian et le nerf
cubital.

### Action thérapeutique

Rafraîchir le Cœur et calmer le Shen-esprit, bénéfique à la
gorge et la langue.

### Utilisation connue

Palpitation sévère, vertige, insomnie, énurésie, douleur et
enflure de la gorge et du pharynx, menstruation abondante,
aphonie brusque, aphasie avec la langue raide, irritabilité,
démence, angine, douleur spasmodique du doigt.

### Méthode

Piquer perpendiculairement 0,3–0,5 cun.

### Utilisation combinée

**Arythmie cardiaque et angine de poitrine** : combiner avec
Nèiguān (PC6) et Xīnshū (BL15).

**Fatigue et envie de rester allongé** : combiner avec Dàzhōng
(KI4).

**Vertige** : combiner avec Jiěxī (ST41).

**Palpitation sévère** : combiner avec Xīnshū (BL15).

**Aphasie avec langue raide** : combiner avec Jīnjīn (EX-
HN12) et Yùyè (EX-HN13).

**Démence** : combiner avec Shénmén (HT7).

### Annotation

Point Luo-Communication du Méridien du Cœur Shao Yin
de la main.

## (6) 阴郄 Yīnxī (HT6)

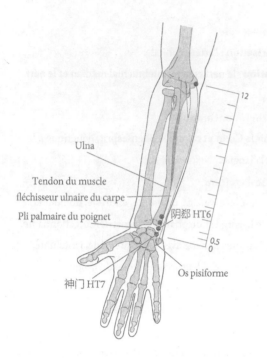

Ulna

Tendon du muscle
fléchisseur ulnaire du carpe

Pli palmaire du poignet

阴郄 HT6

12

0,5
0

神门 HT7

Os pisiforme

### Localisation

Sur la face antéromédiale de l'avant-bras,
radial au tendon du muscle fléchisseur ulnaire
du carpe, proximal au pli palmaire du poignet
de 0,5 B-cun.

Note 1 : proximal à HT7 de 0,5 B-cun, au
même niveau que le rebord distal de la tête de
l'ulna.

Note 2 : proximal au côté radial du rebord
proximal de l'os pisiforme de 0,5 B-cun.

### Anatomie locale

**Vascularisation** : l'artère cubitale.

**Innervation** : le nerf cutané antébrachial médian et le nerf
cubital.

### Action thérapeutique

Rafraîchir le Cœur et abaisser le Yang, calmer le Shen-esprit,
et raffermir le Biao-extérieur (Fixer le Biao).

### Utilisation connue

Douleur cardiaque, palpitation en raison de la peur,
hémoptysie, épistaxis, fièvre agitée en raison du manque
de Yin, sueurs nocturnes, aphasie, aphonie brusque et
oppression thoracique.

### Méthode

Piquer perpendiculairement 0,3–0,5 cun.

### Utilisation combinée

**Sueurs nocturnes** : combiner avec Hòuxī (SI3).

**Épistaxis** : combiner avec Yíngxiāng (LI20).

**Fièvre agitée en raison du manque de Yin** : combiner avec
Dàzhuī (GV14).

**Arythmie cardiaque** : combiner avec Nèiguān (PC6) et
Xīnshū (BL15).

### Annotation

Point Xi (point Fissure) du Méridien du Cœur Shao Yin de
la main.

## (7) 神门 Shénmén (HT7)

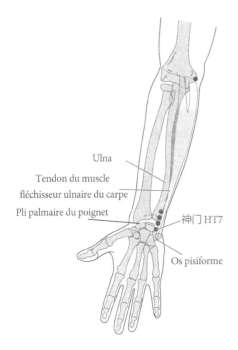

Ulna

Tendon du muscle
fléchisseur ulnaire du carpe

Pli palmaire du poignet

神门 HT7

Os pisiforme

### Localisation

Sur la face antéromédiale du poignet, radial
au tendon du muscle fléchisseur ulnaire du
carpe, sur le pli palmaire du poignet.

Note : dans la dépression radiale au rebord
proximal de l'os pisiforme, sur le pli palmaire
du poignet.

### Anatomie locale

**Vascularisation** : l'artère cubitale.

**Innervation** : le nerf cutané antébrachial médian et le nerf
cubital.

### Action thérapeutique

Rafraîchir le Cœur et harmoniser le Sang, calmer le Shen-
esprit et stabiliser l'ambition.

### Utilisation connue

Douleur cardiaque, palpitation en raison de peur, insomnie,
palpitation sévère, amnésie, sensation fiévreuse dans la
paume, aversion à froid, fièvre, sécheresse dans la gorge,
perte d'appétit, mal de ventre, sclérotique jaune, manie,
syndrome caractérisé par dyspnée, aorto-artérite et démence.

### Méthode

Piquer perpendiculairement 0,3–0,5 cun.

### Utilisation combinée

**Insomnie et palpitation sévère** : combiner avec Nèiguān
(PC6), Sānyīnjiāo (SP6) et Yìntáng (EX-HN3).

**Démence** : combiner avec Shàoshāng (LU11), Yŏngquán
(KI1) et Xīnshū (BL15).

**Amnésie** : combiner avec Bǎihuì (GV20), Fēngchí (GB20)
et Yìntáng (EX-HN3).

**Dyspnée** : combiner avec Tiāntū (CV22).

**Arythmie cardiaque** : combiner avec Nèiguān (PC6) et
Xīnshū (BL15).

### Annotation

Point Shu-Déversement et Point Yuan-Source du Méridien
du Cœur Shao Yin de la main.

## (8) 少府 Shàofǔ (HT8)

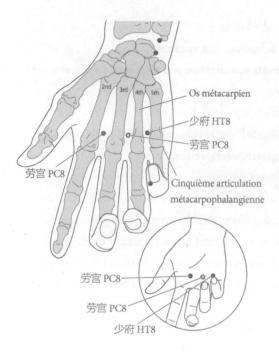

**Os métacarpien**

**少府 HT8**

**劳宫 PC8**

**劳宫 PC8**

**Cinquième articulation métacarpophalangienne**

**劳宫 PC8**

**劳宫 PC8**

**少府 HT8**

### Localisation

Dans la paume de la main, dans la dépression entre les quatrième et cinquième os métacarpiens, proximal à la cinquième articulation métacarpo-phalangienne.

Note : entre les quatrième et cinquième os métacarpiens, où le bout du petit doigt se trouve lorsque l'on serre le poing, au même niveau que PC8.

### Anatomie locale

**Vascularisation** : les artères et veines digitales palmaires communes.

**Innervation** : les branches du nerf cubital.

### Action thérapeutique

Rafraîchir le Cœur et calmer le Shen-esprit, régulariser le Qi et dissoudre l'Humidité.

### Utilisation connue

Douleur thoracique, palpitation, essoufflement, dysphorie, sensation fiévreuse dans la paume, douleur spasmodique du petit doigt, prurit vulvaire, prolapsus de l'utérus, douleur vulvaire, rétention urinaire, énurésies et hystérie.

### Méthode

Piquer perpendiculairement 0,5–0,8 cun.

### Utilisation combinée

**Rétention d'urine** : combiner avec Zúsānlǐ (ST36).

**Douleur thoracique** : combiner avec Nèiguān (PC6).

**Prurit vulvaire** : combiner avec Lígōu (LR5).

### Annotation

Point Ying-Écoulement du Méridien du Cœur Shao Yin de la main.

## (9) 少冲 Shàochōng (HT9)

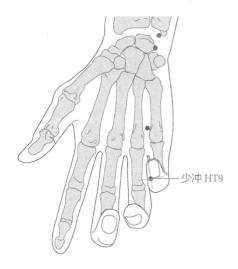

少冲 HT9

### Localisation

Sur le petit doigt, radial à la phalange distale, proximolatéral au coin radial de l'ongle de 0,1 F-cun, à l'intersection entre la ligne verticale du rebord radial de l'ongle et la ligne horizontale de la base de l'ongle.

### Anatomie locale

**Vascularisation** : le réseau artériel et veineux formé par l'artère et la veine digitales palmaires propres.

**Innervation** : le nerf digital palmaire propre détaché du nerf cubital.

### Action thérapeutique

Rafraîchir le Cœur et calmer le Shen-esprit, restaurer le Yang, purger la Chaleur et désobstruer les méridiens.

### Utilisation connue

Perte de conscience causée par apoplexie, maladies fiévreuses, palpitation, douleur cardiaque, irritabilité, oppression thoracique, coup de Chaleur, syncope, Dian Kuang (folies dépressive et maniaque) et inflammation de la gorge.

### Méthode

Piquer perpendiculairement 0,1 cun ou piquer pour une légère saignée.

### Utilisation combinée

**Perte de conscience causée par apoplexie, coup de Chaleur et syncope** : combiner avec Shuǐgōu (GV26), Hégǔ (LI4) et Zúsānlǐ (ST36).

**Palpitation et oppression thoracique** : combiner avec Dàlíng (PC7).

### Annotation

Point Jing-Émergence du Méridien du Cœur Shao Yin de la main.

# 6. Méridien de l'Intestin Grêle Tai Yang de la Main (19 points)

Les points de ce méridien sont décrits de Shàozé (SI1) à Tīnggōng (SI19).

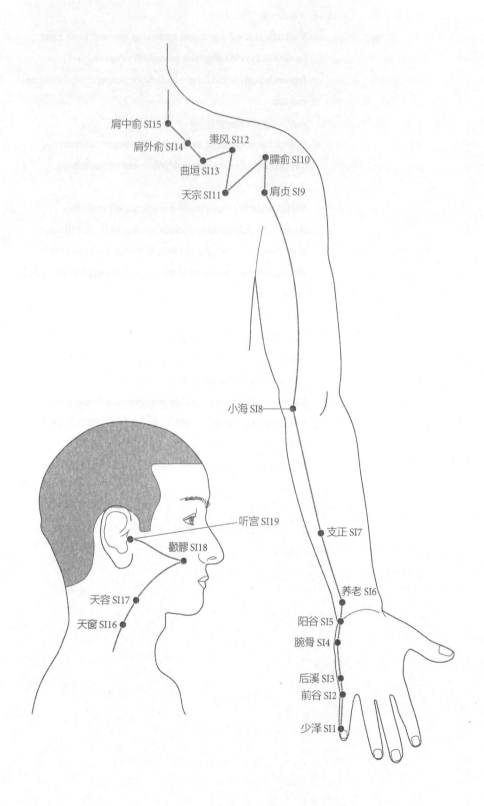

肩中俞 SI15
肩外俞 SI14
秉风 SI12
曲垣 SI13
臑俞 SI10
天宗 SI11
肩贞 SI9
小海 SI8
听宫 SI19
颧髎 SI18
支正 SI7
天容 SI17
天窗 SI16
养老 SI6
阳谷 SI5
腕骨 SI4
后溪 SI3
前谷 SI2
少泽 SI1

## (1) 少泽 Shàozé (SI1)

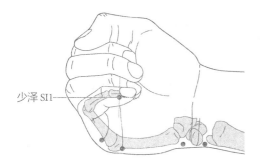

少泽 SI1

### Localisation

Sur le petit doigt, ulnaire à la phalange distale.
Proximomédial au coin ulnaire de l'ongle de
0,1 F-cun, à l'intersection de la ligne verticale
du rebord ulnaire de l'ongle et la ligne
horizontale de la base de l'ongle.

### Anatomie locale

**Vascularisation** : le réseau artériel et veineux formé par
l'artère et la veine digitales palmaires propres et l'artère et la
veine digitales dorsales.

**Innervation** : le nerf digital palmaire propre et le nerf digital
dorsal détachés du nerf cubital.

### Action thérapeutique

Rafraîchir le Cœur et purger la Chaleur, dégager l'Orifice et
désobstruer les branches collatérales Luo.

### Utilisation connue

Maladie fébrile, apoplexie, perte de conscience, douleur
dans la tête et le cou, paludisme, symptôme de l'aversion
pour le froid et de la fièvre sans transpiration, langue raide,
inflammation de la gorge, hémoptysie, irritabilité, oppression
thoracique, mastite aigüe, galactostase, acouphènes et
surdité.

### Méthode

Piquer perpendiculairement 0,1 cun ou piquer pour une
légère saignée.

### Utilisation combinée

**Galactostase**: combiner avec Hégǔ (LI4) et Dànzhōng
(CV17).

**Acouphènes et surdité** : combiner avec Tīnggōng (SI19) et
Yìfēng (TE17).

**Douleur dans la tête et le cou** : combiner avec Fēngchí
(GB20).

### Annotation

Point Jing-Émergence du Méridien de l'Intestin Grêle Tai
Yang de la main.

## (2) 前谷 Qiángŭ (SI2)

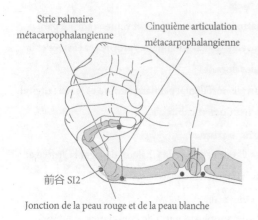

Strie palmaire métacarpophalangienne

Cinquième articulation métacarpophalangienne

前谷 SI2

Jonction de la peau rouge et de la peau blanche

### Localisation

Sur le petit doigt, dans la dépression distale au côté ulnaire de la cinquième articulation métacarpo-phalangienne à la jonction de la peau rouge et de la peau blanche.

Note : lorsque l'on serre légèrement le poing, le point se trouve à l'extrémité ulnaire de la strie métacarpo-phalangienne du petit doigt.

### Anatomie locale

**Vascularisation** : l'artère et la veine digitales dorsales issues de l'artère et la veine cubitales.

**Innervation** : le nerf digital dorsal et le nerf digital palmaire propre issus du nerf cubital.

### Action thérapeutique

Nettoyer la Chaleur et libérer le Biao-extérieur, réguler le Qi et désobstruer les branches collatérales Luo.

### Utilisation connue

Maladie fébrile sans transpiration, paludisme, rigidité et douleur du cou et du dos, douleur du doigt, rougeur et gonflement des articulations de la paume et du doigt, épilepsie, acouphènes, surdité, oreillons, mastite aigüe, agalactie puerpérale et rétention d'urine.

### Méthode

Piquer perpendiculairement 0,2–0,3 cun.

### Utilisation combinée

**Rétention d'urine** : combiner avec Wĕizhōng (BL40).

**Laryngite aigüe** : combiner avec Zhàohăi (KI6).

**Paludisme** : combiner avec Dàzhuī (GV14).

**Acouphènes et surdité** : combiner avec Tīnggōng (SI19).

**Douleur de la main et de l'avant-bras** : combiner avec Hégŭ (LI4), Qūchí (LI11) et Wàiguān (TE5).

### Annotation

Point Ying-Écoulement du Méridien de l'Intestin Grêle Tai Yang de la main.

(3) 后溪 Hòuxī (SI3)

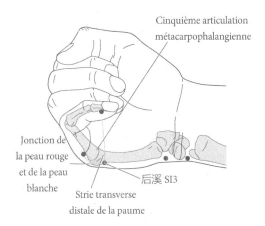

Cinquième articulation
métacarpophalangienne

Jonction de
la peau rouge
et de la peau
blanche

后溪 SI3

Strie transverse
distale de la paume

## Localisation

Sur le dos de la main, dans la dépression
proximale au côté ulnaire de la cinquième
articulation métacarpo-phalangienne, à la
jonction de la peau rouge et la peau blanche
Note : lorsque l'on serre légèrement le poing,
le point se trouve à l'extrémité ulnaire de
la strie transverse distale de la paume, à
la jonction de la peau rouge et de la peau
blanche.

## Anatomie locale

**Vascularisation** : l'artère et la veine digitales dorsales, le
réseau veineux dorsal de la main.

**Innervation** : la branche dorsale de la main du nerf cutané.

## Action thérapeutique

Libérer le Biao-extérieur et nettoyer la Chaleur, réveiller
l'esprit et faire circuler le Yang.

## Utilisation connue

Rigidité et douleur de la tête et du cou, acouphènes,
surdité, cataracte, maladies fébriles causées par une Chaleur
extérieure, jaunisse, épilepsie, douleur rhumatismale dans
l'épaule et le dos, convulsion et douleur du doigt.

## Méthode

Piquer perpendiculairement 0,5–0,8 cun.

## Utilisation combinée

**Froid et fièvre en alternance de la paludisme** : combiner
avec Hégǔ (LI4).

**Paludisme** : combiner avec Dàzhuī (GV14).

**Rigidité et douleur de la tête et du cou** : combiner avec
Fēngfǔ (GV16).

**Mal de tête, torticolis, rougeur et douleur de l'œil** :
combiner avec Shēnmài (BL62).

**Fièvre causée par un pathogène externe** : combiner avec
Fēngchí (GB20) et Dàzhuī (GV14).

**Douleur de l'épaule et du dos** : combiner avec Jiānyú (LI15)
et Tiānzōng (SI11).

**Convulsion et douleur du doigt** : combiner avec Hòuxī
(SI3), piquer de manière transfixiante en touchant Hégǔ
(LI4).

## Annotation

Point Shu-Déversement et Point Yuan-Source du Méridien
de l'Intestin Grêle Tai Yang de la main, Point Réunion-
Croisement des huit Méridiens Extraordinaires, passe par le
Méridien Du (Vaisseau Gouverneur).

## (4) 腕骨 Wàngǔ (SI4)

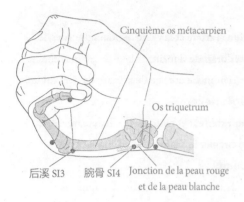

Cinquième os métacarpien

Os triquetrum

后溪 SI3    腕骨 SI4    Jonction de la peau rouge
et de la peau blanche

### Localisation

Sur la face postéromédiale du poignet, dans
la dépression entre la base du cinquième os
métacarpien et l'os triquetrum, à la jonction
de la peau rouge et de la peau blanche.

Note : avec un doigt placé sur SI3, appuyer et
glisser proximalement le long du cinquième os
métacarpien jusqu'à la projection osseuse, SI4
se trouve dans la dépression entre ces deux os.

### Anatomie locale

**Vascularisation** : l'artère dorsale du carpe, le réseau veineux
dorsal de la main.

**Innervation** : la branche dorsale de la main du nerf cutané.

### Action thérapeutique

Disperser le Qi incorrect du Méridien de l'Intestin Grêle
Tai Yang de la main, nettoyer l'Humidité-Chaleur de ce
Méridien.

### Utilisation connue

Maladie fébrile causée par la Chaleur extérieure, mal de
tête, nuque raide, acouphènes, surdité, jaunisse, oreillons,
hémoptysie, paludisme, diabète, faiblesse du poignet,
douleur de l'avant-bras et mouvement difficile des doigts.

### Méthode

Piquer perpendiculairement 0,5–0,8 cun.

### Utilisation combinée

**Diabète** : combiner avec Zúsānlǐ (ST36) et Píshū (BL20).

**Acouphènes et surdité** : combiner avec Tīnggōng (SI19) et
Yìfēng (TE17).

**Jaunisse causée par maladie fébrile exogène** : combiner
avec Shēnmài (BL62), Wàiguān (TE5) et Yǒngquán (KI1).

**Gonflement de la tête et du cou** : combiner avec Yánggǔ
(SI5).

### Annotation

Point Yuan-Source du Méridien de l'Intestin Grêle Tai Yang
de la main.

## (5) 阳谷 Yánggǔ (SI5)

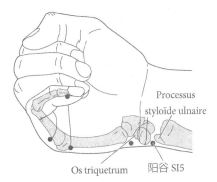

Processus
styloïde ulnaire

Os triquetrum   阳谷 SI5

### Localisation

Sur la face postéromédiale du poignet, dans
la dépression entre l'os triquetrum et le
processus styloïde ulnaire.

### Anatomie locale

**Vascularisation** : l'artère dorsale du carpe.

**Innervation** : la branche dorsale de la main du nerf cutané.

### Action thérapeutique

Rafraîchir le Cœur et calmer le Shen-esprit, calmer le Vent et
tranquilliser la frayeur.

### Utilisation connue

Maladie fébrile sans transpiration, Dian Kuang (folies
dépressive et maniaque), langue raide, gonflement du cou et
de la région sous mandibulaire, acouphènes, surdité, douleur
dentaire, vertige, douleur de l'œil, convulsion infantile et
douleur dans le poignet et côté ulnaire de l'avant-bras.

### Méthode

Piquer perpendiculairement 0,5–0,8 cun.

### Utilisation combinée

**Gonflement de la région sous mandibulaire** : combiner
avec Xiáxī (GB43).

**Acouphènes et surdité** : combiner avec Shāngyáng (LI1) et
Bǎihuì (GV20).

**Convulsion infantile** : combiner avec Yìntáng (EX-HN3)
et Hégǔ (LI4).

### Annotation

Point Jing-Circulation du Méridien de l'Intestin Grêle Tai
Yang de la main.

## (6) 养老 Yănglăo (SI6)

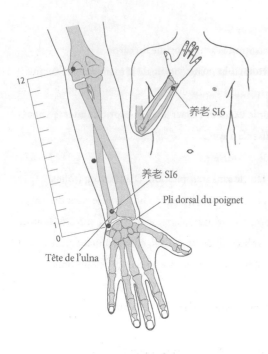

12

养老 SI6

养老 SI6

Pli dorsal du poignet

1
0

Tête de l'ulna

### Localisation

Sur la face postéromédiale de l'avant-bras,
dans la dépression radiale à la tête de l'ulna,
proximal au pli dorsal du poignet de 1 B-cun.
Note : lorsque la paume de la main est orientée
vers le bas, appuyer la pointe de la tête de
l'ulna avec un doigt et tourner la paume vers le
torse ; SI6 se trouve dans la dépression entre
les os où le doigt glisse.

### Anatomie locale

**Vascularisation** : les branches terminales de l'artère et de
la veine interosseuses postérieures et le réseau veineux du
carpe.

**Innervation** : l'anastomose du nerf cutané antébrachial
postérieur et de la branche dorsale de la main du nerf cubital.

### Action thérapeutique

Désobstruer les méridiens et les branches collatérales Luo,
améliorer la vue et dissiper le Vent.

### Utilisation connue

Douleur dans l'épaule, bras, coude et dos, torticolis, vision
floue, lombalgie et hoquet.

### Méthode

Piquer obliquement vers le haut 0,5–0,8 cun.

### Utilisation combinée

**Hoquet** : combiner avec Nèiguān (PC6).

**Vision floue** : combiner avec Tiānzhù (BL10).

**Torticolis** : combiner avec Fēngchí (GB20).

### Annotation

Point Xi (point Fissure) du Méridien de l'Intestin Grêle Tai
Yang de la main.

## (7) 支正 Zhīzhèng (SI7)

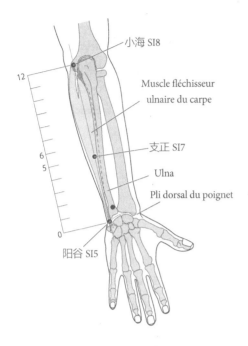

小海 SI8

Muscle fléchisseur
ulnaire du carpe

支正 SI7

Ulna

Pli dorsal du poignet

阳谷 SI5

### Localisation
Sur la face postéromédiale de l'avant-bras,
entre le rebord médial de l'ulna et le muscle
fléchisseur ulnaire du carpe, proximal au pli
dorsal du poignet de 5 B-cun.

Note : distal au point médian de la ligne reliant
SI5 et SI8 de 1 B-cun.

### Anatomie locale
**Vascularisation** : les branches terminales de l'artère et de la
veine interosseuses postérieures.

**Innervation** : la branche du nerf cutané antébrachial
médian; en profondeur, sur le côté radial, le nerf interosseux
postérieur de l'avant-bras.

### Action thérapeutique
Dissiper le Vent et libérer le Biao-extérieur, désobstruer les
méridiens et les branches collatérales Luo, rafraîchir le Cœur
et calmer le Shen-esprit.

### Utilisation connue
Céphalées, vertige, Dian Kuang (folies dépressive et
maniaque), torticolis, frissonnement, fièvre, douleur
spasmodique du coude, douleur des doigts, mouvement
difficile des doigts et hystérie.

### Méthode
Piquer perpendiculairement 0,5–0,8 cun.

### Utilisation combinée
**Endolorissement de la taille et du genou causé par
maladie fébrile** : combiner avec Shàohǎi (HT3).

**Vertige et céphalées** : combiner avec Sānjiāoshū (BL22).

**Douleur spasmodique du coude** : combiner avec Qūchí
(LI11).

**Douleur cardiaque et sécheresse dans la gorge** : combiner
avec Shénmén (HT7).

### Annotation
Point Luo-Communication du Méridien de l'Intestin Grêle
Tai Yang de la main.

## (8) 小海 Xiǎohǎi (SI8)

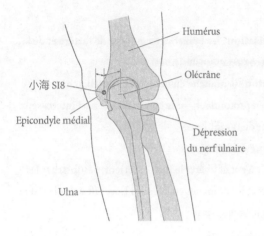

小海 SI8
Humérus
Olécrâne
Epicondyle médial
Dépression
du nerf ulnaire
Ulna

### Localisation

Sur la face postéromédiale du coude, dans
la dépression entre l'olécrâne et l'épicondyle
médial de l'humérus.

Note : lorsque le coude est légèrement en
flexion, SI8 se trouve dans la dépression du
nerf ulnaire.

### Anatomie locale

**Vascularisation** : les artères et les veines collatérales
cubitales supérieures et inférieures, l'artère et la veine
récurrentes cubitales.

**Innervation** : la branche du nerf cutané antébrachial médian
et le nerf cubital.

### Action thérapeutique

Calmer le Shen-esprit, dissiper le Vent incorrect, réguler
le Qi et le Sang, désobstruer les méridiens et les branches
collatérales Luo.

### Utilisation connue

Céphalées, vertige, surdité, acouphènes, surdité, rigidité
et douleur dans le cou, douleur dans l'épaule et le coude,
épilepsie, écrouelles, douleur dentaire, douleur et paralysie
dans le nerf ulnaire.

### Méthode

Piquer perpendiculairement 0,5–0,8 cun.

### Utilisation combinée

**Douleur et paralysie dans le nerf ulnaire** : combiner avec
Shénmén (HT7) et Língdào (HT4).

**Écrouelles** : combiner avec Tiānjǐng (TE10) et points Ashi.

**Douleur dans le coude** : combiner avec Tiānjǐng (TE10) et
Qūchí (LI11).

**Acouphènes et surdité** : combiner avec Ěrmén (TE21) et
Tīnggōng (SI19).

### Annotation

Point He-Rassemblement-Entrée du Méridien de l'Intestin
Grêle Tai Yang de la main.

## (9) 肩贞 Jiānzhēn (SI9)

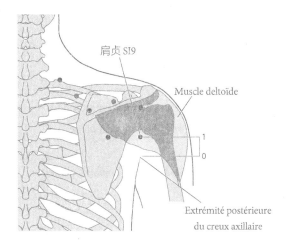

肩贞 SI9

Muscle deltoïde

1

0

Extrémité postérieure
du creux axillaire

### Localisation

Sur la ceinture scapulaire, postéro-inférieur à
l'articulation du coude, supérieur à l'extrémité
postérieure du creux axillaire de 1 B-cun.

Note : lorsque le bras est en adduction, SI9 est
supérieur à l'extrémité postérieure du creux
axillaire de 1 B-cun, postérieur au muscle
deltoïde.

### Anatomie locale

**Vascularisation** : l'artère et la veine circonflexes scapulaires.

**Innervation** : la branche du nerf axillaire, à la partie
supérieure et dans la profondeur, le nerf radial.

### Action thérapeutique

Dissiper le Vent, activer la circulation sanguine, dissoudre les
masses.

### Utilisation connue

Douleur dans la région scapulaire, capsulite rétractile de
l'épaule, douleur dans la fosse supraclaviculaire, tuberculose
lymphatique dans la fosse axillaire, acouphènes, surdité et
douleur dentaire.

### Méthode

Piquer perpendiculairement 1–1,5 cun.

### Utilisation combinée

**Périarthrite scapulo-humérale** : combiner avec Nàohuì
(TE13) et Tiānquán (PC2).

**Douleur dans la région scapulaire** : combiner avec
Tiānzōng (SI11) et Jiānwàishū (SI14).

**Capsulite rétractile de l'épaule** : combiner avec Jiānliáo
(TE14) et Tiānzōng (SI11).

## (10) 臑俞 Nàoshū (SI10)

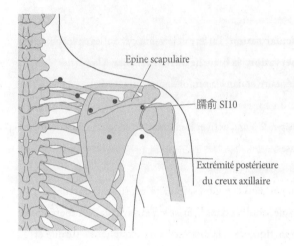

Epine scapulaire

臑俞 SI10

Extrémité postérieure
du creux axillaire

### Localisation

Sur la ceinture scapulaire, supérieur à
l'extrémité postérieure du creux axillaire, dans
la dépression inférieure à l'épine scapulaire.

### Anatomie locale

**Vascularisation** : l'artère et la veine circonflexes postérieures
du bras; en profondeur, l'artère et la veine scapulaires
supérieures.

**Innervation** : le nerf cutané postérieur du bras, le nerf
axillaire; dans la profondeur, le nerf sus-scapulaire.

### Action thérapeutique

Détendre les tendons, désobstruer les branches collatérales
Luo, dissoudre les masses.

### Utilisation connue

Capsulite rétractile de l'épaule, douleur dans la région de
scapulaire et écrouelles.

### Méthode

Piquer perpendiculairement 0,8–1 cun.

### Utilisation combinée

**Capsulite rétractile de l'épaule** : combiner avec Jiānliáo
(TE14).

**Douleur de l'épaule et du dos**: combiner avec Tiāntū
(CV22) et Fēngchí (GB20).

**Périarthrite scapulo-humérale** : combiner avec Jiānyú
(LI15), Tiānzōng (SI11) et Qūchí (LI11).

### Annotation

Point de Réunion-Croisement du Méridien de l'Intestin
Grêle Tai Yang de la main, Méridien de la Vessie Tai Yang du
pied, Méridien Yang Wei et Méridien Yang Qiao.

## (11) 天宗 Tiānzōng (SI11)

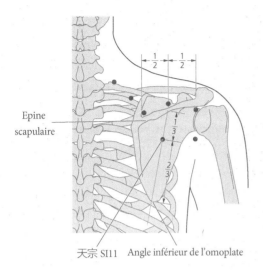

Epine scapulaire

天宗 SI11    Angle inférieur de l'omoplate

### Localisation

Dans la région scapulaire, dans la dépression entre le tiers supérieur et les deux tiers inférieurs de la ligne reliant le centre de l'épine scapulaire à l'angle inférieur de l'omoplate.

### Anatomie locale

**Vascularisation** : les branches musculaires de l'artère et de la veine circonflexes scapulaires

**Innervation** : le nerf sus-scapulaire.

### Action thérapeutique

Dissiper le Vent et libérer le Biao-extérieur, faire circuler le Qi et libérer les oppressions thoraciques.

### Utilisation connue

Douleur dans la région scapulaire, périarthrite scapulo-humérale, douleur dans le côté postérieur et externe des extrémités supérieures, scrofules, oreillons, toux et dyspnée, gonflement et douleur dans la poitrine.

### Méthode

Piquer obliquement 1–2 cun.

### Utilisation combinée

**Périarthrite scapulo-humérale** : combiner avec Jiānyú (LI15), Jiānliáo (TE14) et Qūchí (LI11).

**Douleur dans la poitrine** : combiner avec Dànzhōng (CV17).

**Toux et dyspnée** : combiner avec Fèishū (BL13).

## (12) 秉风 Bǐngfēng (SI12)

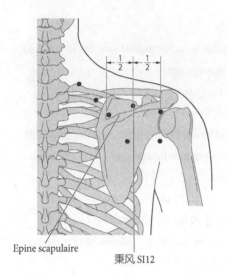

Epine scapulaire

秉风 SI12

### Localisation

Dans la région scapulaire, dans la fosse supra-épineuse, supérieur au milieu de l'épine scapulaire.

### Anatomie locale

**Vascularisation** : l'artère et la veine scapulaires supérieures.

**Innervation** : le nerf sus-claviculaire postérieur, et le nerf accessoire; en profondeur, le nerf sus-scapulaire.

### Action thérapeutique

Désobstruer les méridiens et les branches collatérales Luo, réguler le Qi et le Sang.

### Utilisation connue

Douleur dans l'omoplate, capsulite rétractile de l'épaule, engourdissement des membres supérieurs et rigidité du cou.

### Méthode

Piquer obliquement 0,5–0,8 cun.

### Utilisation combinée

**Capsulite rétractile de l'épaule** : combiner avec Yúnmén (LU2).

**Engourdissement des membres supérieurs** : combiner avec Tiānróng (SI17).

**Raideur de la nuque** : combiner avec Fēngchí (GB20) et Tiānzhù (BL10).

### Annotation

Point de Réunion-Croisement du Méridien du Gros Intestin Yang Ming de la main, Méridien de l'Intestin Grêle Tai Yang de la main, Méridien du Triple Réchauffeur Shao Yang de la main et Méridien de la Vésicule Biliaire Shao Yang du pied.

# (13) 曲垣 Qūyuán (SI13)

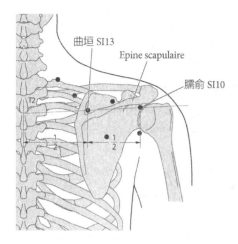

曲垣 SI13
Epine scapulaire
臑俞 SI10

## Localisation

Dans la région scapulaire, dans la dépression supérieure à l'extrémité médiale de l'épine scapulaire.

Note : SI13 se trouve au point médian de la ligne reliant SI10 et le processus épineux de la seconde vertèbre thoracique (Th2).

## Anatomie locale

**Vascularisation** : l'artère et la veine scapulaires supérieures.

**Innervation** : le nerf sus-claviculaire postérieur, et le nerf accessoire ; en profondeur, le nerf sus-scapulaire.

## Action thérapeutique

Détendre les tendons et les muscles et régulariser le Qi, activer la circulation sanguine pour apaiser la douleur.

## Utilisation connue

Douleur dans l'omoplate, douleur spasmodique de l'épaule et du dos, et arthralgie générale.

## Méthode

Piquer obliquement 0,3–0,5 cun.

## Utilisation combinée

**Douleur dans l'omoplate** : combiner avec Tiānzōng (SI11).

**Douleur spasmodique de l'épaule et du dos** : combiner avec Tiānzōng (SI11) et Hòuxī (SI3).

## (14) 肩外俞 Jiānwàishū (SI14)

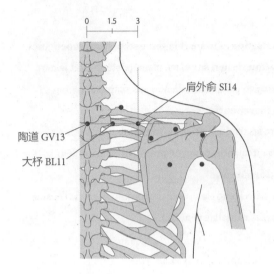

**Localisation**

Dans la région du dos, au même niveau que le rebord inférieur du processus épineux de la première vertèbre thoracique (Th1), latéral à la ligne médiane postérieure de 3 B-cun.

Note 1 : SI14 se trouve à l'intersection de deux lignes imaginaires : la ligne verticale de l'extrémité médiale de l'épine scapulaire et la ligne horizontale inférieure au processus épineux de la première vertèbre thoracique (Th1).

Note 2 : SI14 se trouve au même niveau que BL11, GV13 et le rebord inférieur du processus épineux de la première vertèbre thoracique (Th1).

**Anatomie locale**

**Vascularisation** : en profondeur, l'artère et la veine cervicales transverses.

**Innervation** : les branches cutanées des ramifications postérieures du 1er nerf dorsal, le nerf accessoire ; en profondeur, le nerf scapulaire dorsal.

**Action thérapeutique**

Désobstruer les méridiens et les branches collatérales Luo, expulser le Vent et éliminer l'Humidité.

**Utilisation connue**

Douleur dans l'épaule et le dos, raideur et douleur de la nuque, froid et endolorissement dans les extrémités supérieures et l'engourdissement de la main et du bras.

**Méthode**

Piquer obliquement 0,3–0,5 cun.

**Utilisation combinée**

**Douleur dans l'épaule et le dos** : combiner avec Kūnlún (BL60).

**Raideur et douleur de la nuque** : combiner avec Fēngchí (GB20) et Wàiguān (TE5).

## (15) 肩中俞 Jiānzhōngshū (SI15)

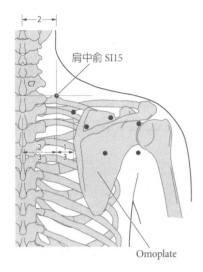

肩中俞 SI15

C7

Omoplate

### Localisation

Dans la région du dos, au même niveau que le rebord inférieur du processus épineux de la septième vertèbre cervicale (C7), latéral à la ligne médiane postérieure de 2 B-cun.

Note : SI15 se trouve à l'intersection de deux lignes imaginaires : la ligne verticale de la jonction entre le tiers latéral et les deux tiers médiaux de la ligne reliant la ligne médiane postérieure et le rebord médial de l'omoplate et la ligne horizontale inférieure au processus épineux de la septième vertèbre cervicale (C7).

### Anatomie locale

**Vascularisation** : en profondeur, l'artère et la veine cervicales transverses.

**Innervation** : les branches cutanées des ramifications postérieures du 1er nerf dorsal, le nerf accessoire ; en profondeur, le nerf scapulaire dorsal.

### Action thérapeutique

Nettoyer la Chaleur du Jiao supérieur, promouvoir la circulation du Qi pulmonaire, désobstruer les méridiens et les branches collatérales Luo.

### Utilisation connue

Douleur dans l'épaule et le dos, vision floue, bronchite, tuberculose pulmonaire, pneumonie et bronchite asthmatiforme.

### Méthode

Piquer obliquement 0,3–0,5 cun.

### Utilisation combinée

**Douleur dans l'épaule et le dos** : combiner avec Dàzhuī (GV14), Wěizhōng (BL40) et Hòuxī (SI3).

**Bronchite, pneumonie et bronchite asthmatiforme** : combiner avec Fèishū (BL13), Dànzhōng (CV17) et Lièquē (LU7).

## (16) 天窗 Tiānchuāng (SI16)

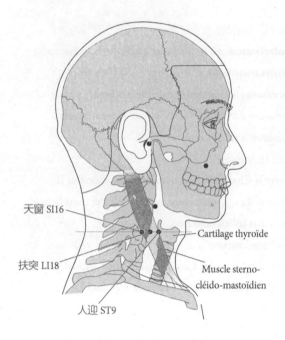

天窗 SI16

扶突 LI18

人迎 ST9

Cartilage thyroïde

Muscle sterno-cléido-mastoïdien

### Localisation

Dans la région antérieure du cou, postérieur au muscle sterno-cléido-mastoïdien, au même niveau que le rebord supérieur du cartilage thyroïde.

Note 1 : le muscle sterno-cléido-mastoïdien est plus apparent lorsque la tête est tournée vers le côté opposé, contre résistance.

Note 2 : SI16 se trouve au même niveau que ST9, LI18 et le rebord supérieur du cartilage thyroïde. ST9 est antérieur au muscle sterno-cléido-mastoïdien, SI16 est postérieur au muscle sterno-cléido-mastoïdien et LI18 est à mi-chemin entre les rebords antérieur et postérieur du muscle sterno-cléido-mastoïdien.

### Anatomie locale

**Vascularisation** : l'artère cervicale ascendante.

**Innervation** : le nerf cutané cervical, d'où sort le grand nerf auriculaire.

### Action thérapeutique

Dissiper le Vent incorrect, régulariser la circulation du Qiji (action du Qi).

### Utilisation connue

Céphalées, apoplexie, aphonie brusque, langue raide, acouphènes, surdité, inflammation de la gorge, scrofule, rigidité et douleur du cou, douleur de l'omoplate.

### Méthode

Piquer perpendiculairement 0,5–0,8 cun.

### Utilisation combinée

**Acouphènes et surdité** : combiner avec Wàiguān (TE5).

**Hypertension** : combiner avec Rényíng (ST9).

**Rigidité et douleur du cou** : combiner avec Fēngchí (GB20) et Hòuxī (SI3).

**Apoplexie et aphonie brusque** : combiner avec Shuǐgōu (GV26) et Jiáchē (ST6).

**Chaleur du visage et de la peau** : combiner avec Tiāntū (CV22).

## (17) 天容 Tiānróng (SI17)

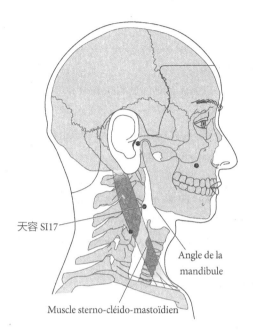

天容 SI17

Angle de la mandibule

Muscle sterno-cléido-mastoïdien

### Localisation

Dans la région antérieure du cou, postérieur à l'angle de la mandibule, dans la dépression antérieure au muscle sterno-cléido-mastoïdien.

Note : le muscle sterno-cléido-mastoïdien est plus apparent lorsque la tête est tournée vers le côté opposé, contre résistance.

### Anatomie locale

**Vascularisation** : en avant, la veine jugulaire externe ; dans la profondeur, l'artère et la veine jugulaires internes.

**Innervation** : la branche antérieure du grand nerf auriculaire, la branche cervicale du nerf facial ; en profondeur, le ganglion cervical supérieur du tronc sympathique.

### Action thérapeutique

Désobstruer les méridiens et régulariser le Qi, bénéfique à la gorge, dissoudre les enflures.

### Utilisation connue

Surdité, acouphènes, mal de gorge, sensation de flegme dans la gorge, rigidité et douleur dans le cou, adénopathie, parotite et agrandissement de thyroïde.

### Méthode

Piquer perpendiculairement 1–1,5 cun. Éviter de percer le vaisseau.

### Utilisation combinée

**Amygdalite et pharyngite** : combiner avec Hégǔ (LI4) et Shàoshāng (LU11).

**Parotidite** : combiner avec Hégǔ (LI4) et Yìfēng (TE17).

**Sensation de flegme dans la gorge** : combiner avec Tiāntū (CV22) et Liánquán (CV23).

## (18) 顴髎 Quánliáo (SI18)

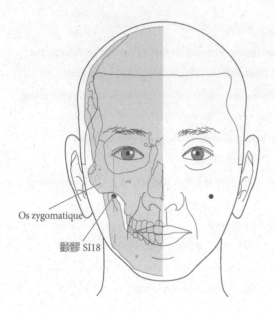

Os zygomatique

顴髎 SI18

### Localisation

Sur le visage, inférieur à l'os zygomatique, dans la dépression directement inférieure à l'angle de l'œil.

**Anatomie locale**

**Vascularisation** : les branches de l'artère et de la veine transversales de la face.

**Innervation** : le nerf facial et le nerf sous-orbitaire.

**Action thérapeutique**

Désobstruer les méridiens et les branches collatérales Luo, disperser le Vent et apaiser la douleur.

**Utilisation connue**

Paralysie faciale, spasme facial, blépharospasme, douleur dentaire supérieure, névralgie du trijumeau, gonflement de l'arc zygomatique, rougeur du visage et sclérotique jaune.

**Méthode**

Piquer perpendiculairement 0,5–0,8 cun.

**Utilisation combinée**

**Blépharospasme** : combiner avec Dàyíng (ST5).

**Spasme facial** : combiner avec Sìbái (ST2), Shuǐgōu (GV26) et Hégǔ (LI4).

**Douleur dentaire supérieure** : combiner avec Xiàguān (ST7) et Nèitíng (ST44).

**Annotation**

Point de Réunion-Croisement du Méridien du Cœur Shao Yin de la main et Méridien de l'Intestin Grêle Tai Yang de la main.

# (19) 听宫 Tīnggōng (SI19)

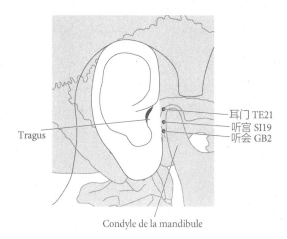

Tragus

Condyle de la mandibule

耳门 TE21
听宫 SI19
听会 GB2

## Localisation

Sur le visage, dans la dépression entre le rebord antérieur du centre du tragus et le rebord postérieur du condyle de la mandibule. Note : lorsque la bouche est légèrement ouverte, SI19 se trouve dans la dépression antérieure au centre du tragus, entre TE21 et GB2.

## Anatomie locale

**Vascularisation** : la branche antérieure auriculaire de l'artère et de la veine temporales superficielles.

**Innervation** : la branche du nerf facial et le nerf auriculo-temporal.

## Action thérapeutique

Dégager l'Orifice et apaiser la douleur, calmer le Shen-esprit et stabiliser l'ambition.

## Utilisation connue

Acouphènes, surdité, otorrhée, épilepsie, douleur dentaire, névralgie du trijumeau, arthrite mandibulaire.

## Méthode

Piquer perpendiculairement 0,5–0,8 cun.

## Utilisation combinée

**Surdité** : combiner avec Tīnghuì (GB2) et Yìfēng (TE17).

**Surdité avec incapacité de parler** : combiner avec Zhōngzhǔ (TE3).

**Arthrite mandibulaire** : combiner avec Xiàguān (ST7).

**Otorrhée** : combiner avec Yìfēng (TE17) et Wàiguān (TE5).

## Annotation

Point de Réunion-Croisement Méridien du Triple Réchauffeur Shao Yang de la main, Méridien de la Vésicule Biliaire Shao Yang du pied et Méridien de l'Intestin Grêle Tai Yang de la main.

# 7. Méridien de la Vessie Tai Yang du pied (67 points)

Les points de ce méridien sont décrits de Jīngmíng (BL1) à Zhìyīn (BL67)

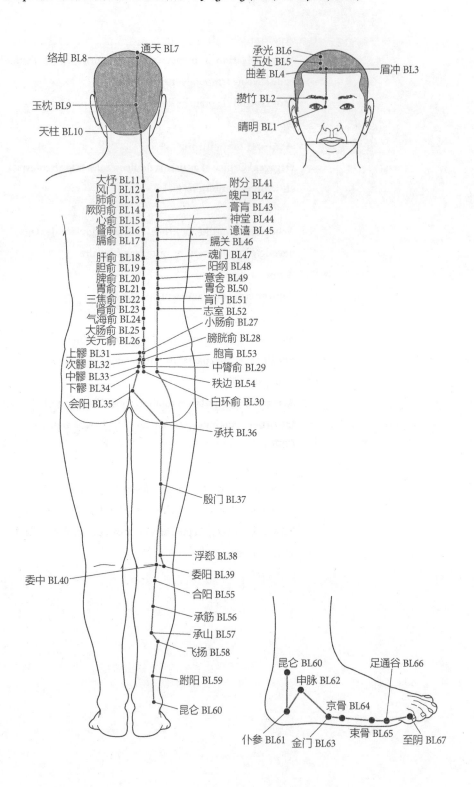

## (1) 睛明 Jīngmíng (BL1)

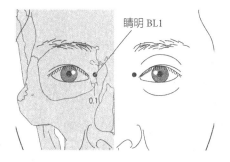

### Localisation

Sur le visage, dans la dépression entre les parties supéromédiales du canthus interne de l'œil et le mur médial de l'orbite.

Note : lorsque l'œil est fermé, BL1 se trouve dans la dépression médiosupérieure au canthus interne de l'œil de 0,1 B-cun.

### Anatomie locale

**Vascularisation** : l'artère et la veine angulaires à la face supérieure ; en profondeur, l'artère et la veine ophtalmique.

**Innervation** : les nerfs pathétiques supérieur et inférieur ; en profondeur, les nerfs oculomoteurs et ophtalmiques.

### Action thérapeutique

Disperser le Vent et purger le Feu, nourrir le Yin et améliorer la vue.

### Utilisation connue

Atrophie optique, myopie, diplopie, héméralopie, daltonisme, conjonctivite, rétinite, atrophie de disque optique, paralysie faciale et lombalgie.

### Méthode

Piquer perpendiculairement 1–1,5 cun.

### Utilisation combinée

**Maladies de l'œil** : combiner avec Tàiyáng (EX-HN5) et Sīzhúkōng (TE23).

**Héméralopie** : combiner avec Xíngjiān (LR2).

**Cataracte** : combiner avec Hégǔ (LI4) et Sìbái (ST2).

**Conjonctivite** : combiner avec Hégǔ (LI4), Sìbái (ST2) et Tóulínqì (GB15).

**Rougeur des yeux et larmoiement** : combiner avec Bìnào (LI14).

**Lombalgie** : combiner avec Shènshū (BL23) et Wěizhōng (BL40).

**Paralysie faciale** : combiner avec Yángbái (GB14), Sìbái (ST2), Dìcāng (ST4) et Jiáchē (ST6).

### Annotation

Point de Réunion-Croisement du Méridien de l'Intestin Grêle Tai Yang de la main, Méridien de la Vessie Tai Yang du pied, Méridien de l'Estomac Yang Ming du pied, Méridien de la Vésicule Biliaire Shao Yang du pied, Méridien Yin Qiao, Méridien Yang Qiao et Méridien Du (Vaisseau Gouverneur).

## (2) 攢竹 Cuánzhú (BL2)

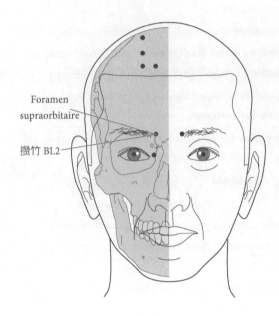

Foramen supraorbitaire

攢竹 BL2

### Localisation

Sur la tête, dans la dépression à l'extrémité médiale du sourcil.

Note : une dépression, le foramen supraorbitaire, peut souvent être palpée à l'extrémité médiale du sourcil, directement supérieur à BL1.

**Anatomie locale**

**Vascularisation** : l'artère et la veine frontales.

**Innervation** : la branche interne du nerf frontal.

**Action thérapeutique**

Dissiper le Vent pour disperser la Chaleur, désobstruer les branches collatérales Luo pour améliorer la vue.

**Utilisation connue**

Céphalée frontale, vertige, douleur dans la région supraorbitaire, paralysie faciale, vision floue, héméralopie, conjonctivite, blépharospasme, ophtalmie allergique, névralgie frontale, rhinite, sinusite et myopie.

**Méthode**

Piquer obliquement 0,5–1 cun.

**Utilisation combinée**

**Conjonctivite** : combiner avec Tóuwéi (ST8).

**Vision floue** : combiner avec Sānjiān (LI3).

**Céphalées** : combiner avec Hégǔ (LI4).

**Blépharospasme** : combiner avec Zhōngfēng (LR4) et Yángfǔ (GB38).

**Douleur dans la région supraorbitaire et paralysie faciale** : combiner avec Yángbái (GB14) et Shàngxīng (GV23).

**Sinusite** : combiner avec Yíngxiāng (LI20) et Hégǔ (LI4).

**Myopie** : combiner avec Qiúhòu (EX-HN7) et Chéngqì (ST1).

# (3) 眉冲 Méichōng (BL3)

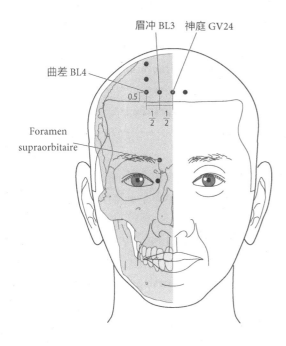

眉冲 BL3　神庭 GV24

曲差 BL4

0.5

$\frac{1}{2}$　$\frac{1}{2}$

Foramen
supraorbitaire

## Localisation

Sur la tête, supérieur au foramen
supraorbitaire, supérieur à la ligne du cuir
chevelu de 0,5 B-cun.

Note : à mi-chemin entre GV24 et BL4.

## Anatomie locale

**Vascularisation** : l'artère et la veine frontales.

**Innervation** : la branche interne du nerf frontal.

## Action thérapeutique

Dissiper le Vent incorrect, rafraîchir le Cœur et améliorer la
vue, ouvrir les Orifices du nez.

## Utilisation connue

Vertige, douleur frontale, sinusite frontale, épilepsie et
blépharospasmes.

## Méthode

Piquer horizontalement 0,5–1 cun.

## Utilisation combinée

**Douleur frontale** : combiner avec Yìntáng (EX-HN3) et
Hégǔ (LI4).

**Sinusite** : combiner avec Yíngxiāng (LI20) et Hégǔ (LI4).

**Blépharospasmes** : combiner avec Sīzhúkōng (TE23),
Cuánzhú (BL2) et Tàichōng (LR3).

## (4) 曲差 Qūchā (BL4)

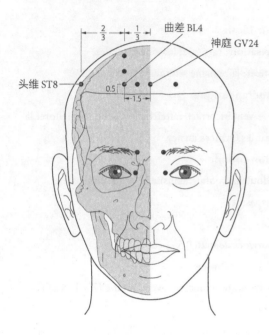

**Localisation**

Sur la tête, supérieur à la ligne du cuir chevelu de 0,5 B-cun, latéral à la ligne médiane antérieure de 1,5 B-cun.

Note : à la jonction du tiers médial et des deux tiers latéraux de la ligne reliant GV24 et ST8.

**Anatomie locale**

**Vascularisation** : l'artère et la veine frontales.

**Innervation** : la branche latérale du nerf frontal.

**Action thérapeutique**

Disperser le Vent incorrect, rafraîchir le Cœur et améliorer la vue, apaiser la douleur.

**Utilisation connue**

Douleur dans le front, vertige, vision floue, obstruction nasale, sinusite, hémoptysie et dysphorie.

**Méthode**

Piquer horizontalement 0,5–1 cun.

**Utilisation combinée**

**Sinusite** : combiner avec Shàngxīng (GV23), Yíngxiāng (LI20) et Hégŭ (LI4).

**Dysphorie sans transpiration** : combiner avec Xīnshū (BL15) et Fèishū (BL13).

**Douleur frontale et vertige** : combiner avec Fēngchí (GB20) et Hégŭ (LI4).

**Vision floue** : combiner avec Jīngmíng (BL1) et Qiúhòu (EX-HN7).

## (5) 五处 Wǔchù (BL5)

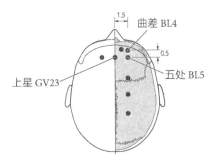

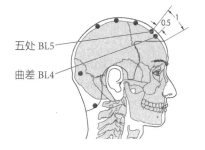

### Localisation

Sur la tête, supérieur à la ligne du cuir
chevelu de 1 B-cun, latéral à la ligne médiane
antérieure de 1,5 B-cun.

Note : supérieur à BL4 de 0,5 B-cun, au même
niveau que GV23.

### Anatomie locale

**Vascularisation** : l'artère et la veine frontales.

**Innervation** : la branche latérale du nerf frontal.

### Action thérapeutique

Dissiper le Vent et nettoyer la Chaleur, calmer le Vent et
apaiser la douleur.

### Utilisation connue

Vertige, douleur rayonnant du front au vertex, obstruction
nasale, hémoptysie, épilepsie et convulsion infantile.

### Méthode

Piquer horizontalement 0,5–1 cun.

### Utilisation combinée

**Céphalées** : combiner avec Hégǔ (LI4) et Bǎihuì (GV20).

**Sinusite** : combiner avec Yíngxiāng (LI20) et Fēngchí
(GB20).

**Épistaxis** : combiner avec Fēngchí (GB20) et Hégǔ (LI4).

**Épilepsie et convulsion infantile** : combiner avec Shēnzhù
(GV12), Wěizhōng (BL40) et Kūnlún (BL60).

## (6) 承光 Chéngguāng (BL6)

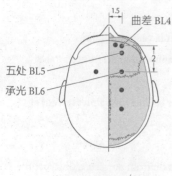

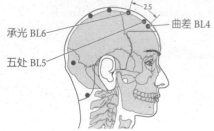

### Localisation

Sur la tête, supérieur à la ligne du cuir chevelu de 2,5 B-cun, latéral à la ligne médiane antérieure de 1,5 B-cun.

Note : supérieur à BL5 de 1,5 B-cun, supérieur à BL4 de 2 B-cun.

### Anatomie locale

**Vascularisation** : l'artère et la veine frontales, le réseau d'anastomoses formé par l'artère et la veine temporales superficielles et l'artère et la veine occipitales.

**Innervation** : la branche d'anastomose du nerf occipital et de la ramification latérale du grand nerf frontal.

### Action thérapeutique

Rafraîchir le Cœur et éliminer l'agitation anxieuse, améliorer la vue et dégager l'Orifice.

### Utilisation connue

Douleur du vertex, vertige, conjonctivite, atrophie optique, fièvre sans transpiration, vomissement et irritabilité.

### Méthode

Piquer obliquement sous la peau 0,5–1 cun.

### Utilisation combinée

**Vomissement** : Dàdū (SP2).

**Vertige, céphalées et irritabilité** : combiner avec Jiěxī (ST41), Fēnglóng (ST40) et Tàichōng (LR3).

**Conjonctivite et atrophie optique** : combiner avec Xíngjiān (LR2) et Guāngmíng (GB37).

## (7) 通天 Tōngtiān (BL7)

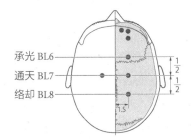

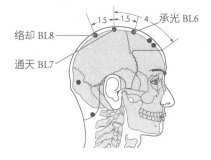

### Localisation

Sur la tête, supérieur à la ligne du cuir chevelu de 4 B-cun, latéral à la ligne médiane antérieure de 1,5 B-cun.

Note : à mi-chemin entre BL6 et BL8.

### Anatomie locale

**Vascularisation** : le réseau d'anastomose formé par les artères et veines temporales superficielles et occipitales.

**Innervation** : la branche du grand nerf occipital.

### Action thérapeutique

Disperser le Vent, libérer le Biao-extérieur, ouvrir les Orifices du nez.

### Utilisation connue

Céphalées, lourdeur de la tête, vertige, obstruction nasale, hémoptysie, rhinorrhée avec décharge trouble, paralysie faciale, rhume, amnésie, insomnie et épilepsie.

### Méthode

Piquer obliquement sous la peau 0,5–1 cun.

### Utilisation combinée

**Bouche sèche et décharge nasale claire** : combiner avec Chéngguāng (BL6), Yíngxiāng (LI20) et Dìcāng (ST4).

**Amnésie, insomnie et vertige** : combiner avec Bǎihuì (GV20), Dàzhuī (GV14) et Zúsānlǐ (ST36).

**Céphalées et lourdeur de la tête** : combiner avec Bǎihuì (GV20), Tiānzhù (BL10), Yìntáng (EX-HN3) et Kūnlún (BL60).

**Obstruction nasale et rhinorrhée avec décharge trouble** : combiner avec Fēngchí (GB20), Yíngxiāng (LI20) et Hégǔ (LI4).

**Épilepsie** : combiner avec Bǎihuì (GV20), Kūnlún (BL60) et Shēnzhù (GV12).

# (8) 络却 Luòquè (BL8)

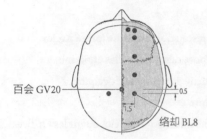

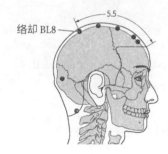

## Localisation

Sur la tête, supérieur à la ligne du cuir chevelu de 5,5 B-cun, latéral à la ligne médiane antérieure de 1,5 B-cun.

Note : postérieur à GV20 de 0,5 B-cun et latéral de 1,5 B-cun.

## Anatomie locale

**Vascularisation** : les branches de l'artère et de la veine occipitales.

**Innervation** : la branche du grand nerf occipital.

## Action thérapeutique

Disperser le Vent-Chaleur, améliorer la vue, ouvrir les Orifices de l'oreille.

## Utilisation connue

Céphalées, vertige, acouphènes, atrophie optique, cataracte, vision floue, Dian Kuang (folies dépressive et maniaque), goitre, tumeur et aphasie.

## Méthode

Piquer obliquement sous la peau 0,5–0,8 cun.

## Utilisation combinée

**Aphasie** : combiner avec Liánquán (CV23), Nèiguān (PC6), Shàngxīng (GV23), Yìntáng (EX-HN3) et Bǎihuì (GV20).

**Vertige et acouphènes** : combiner avec Tīnggōng (SI19), Wàiguān (TE5), Fēngchí (GB20).

**Maladies de l'œil** : combiner avec Fēngchí (GB20), Tàiyáng (EX-HN5), Cuánzhú (BL2), Sìbái (ST2) et Hégǔ (LI4).

**Dian Kuang (folies dépressive et maniaque)** : combiner avec Bǎihuì (GV20), Shēnzhù (GV12) et Shùgǔ (BL65).

## (9) 玉枕 Yùzhěn (BL9)

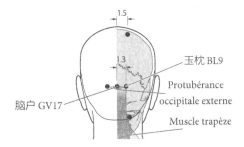

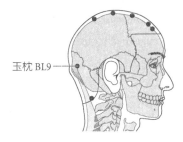

### Localisation

Sur la tête, au même niveau que le rebord
supérieur de la protubérance occipitale
externe, latéral à la ligne médiane postérieure
de 1,3 B-cun.

Note : BL9 se trouve à l'intersection de deux
lignes imaginaires : la ligne verticale du bord
latéral du muscle trapèze

### Anatomie locale

**Vascularisation** : l'artère et la veine occipitales.

**Innervation** : la branche du grand nerf occipital.

### Action thérapeutique

Dissiper le Vent et désobstruer les branches collatérales Luo,
ouvrir les Orifices et améliorer la vue.

### Utilisation connue

Douleur dans l'occiput, le cou et le dos, obstruction nasale,
ophtalmalgie, vision floue et myopie.

### Méthode

Piquer obliquement 0,3–0,5 cun.

### Utilisation combinée

**Douleur dans le cou** : combiner avec Wángǔ (GB12) et
Tiānzhù (BL10).

**Douleur dans l'occiput et le dos** : combiner avec Fēngchí
(GB20), Hòuxī (SI3) et Kūnlún (BL60).

**Obstruction nasale** : combiner avec Bǎihuì (GV20),
Fēngchí (GB20) et Yíngxiāng (LI20).

**Vision floue et myopie** : combiner avec Tiānzhù (BL10) et
Jīngmíng (BL1).

## (10) 天柱 Tiānzhù (BL10)

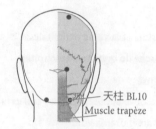

天柱 BL10
Muscle trapèze

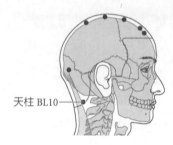

天柱 BL10

### Localisation

Dans la région postérieure du cou, au même niveau que le rebord supérieur du processus épineux de la seconde vertèbre cervicale (C2), dans la dépression latérale au muscle trapèze.

**Anatomie locale**

**Vascularisation** : le tronc de l'artère et de la veine occipitale.

**Innervation** : le grand nerf occipital.

**Action thérapeutique**

Dissiper le Vent incorrect, améliorer la vue, détendre les muscles, apaiser la douleur.

**Utilisation connue**

Douleur de l'occiput, lourdeur de la tête, vertige, rigidité du cou et du dos, douleur de l'épaule, obstruction nasale, épistaxis, toux, mal de gorge, rougeur et douleur de l'oeil et ophtalmalgie.

**Méthode**

Piquer perpendiculairement 0,3–0,5 cun.

**Utilisation combinée**

**Toux et mal de gorge en raison de maladies chroniques** : combiner avec Shàoshāng (LU11) et Chǐzé (LU5).

**Douleur de l'épaule** : combiner avec Yánglǎo (SI6), Jiānyú (LI15) et Bìnào (LI14).

**Rigidité du cou et du dos** : combiner avec Kūnlún (BL60).

**Douleur de l'occiput, lourdeur de la tête et vertige** : combiner avec Jiájǐ (EX-B2), Hòuxī (SI3) et Dàzhù (BL11).

**Douleur de l'oeil et ophtalmalgie** : combiner avec Táodào (GV13), Kūnlún (BL60) et Jīngmíng (BL1).

**Torticolis** : combiner avec Hòuxī (SI3) et Xuánzhōng (GB39).

**Épistaxis** : combiner avec Dàzhù (BL11) et Fēngchí (GB20).

# (11) 大杼 Dàzhù (BL11)

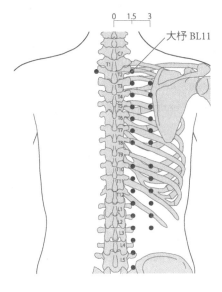

大杼 BL11

## Localisation

Dans la région du dos, au même niveau que le rebord inférieur du processus épineux de la première vertèbre thoracique (Th1), latéral à la ligne médiane postérieure de 1,5 B-cun.

## Anatomie locale

**Vascularisation** : les branches médianes des ramifications postérieures de l'artère et de la veine intercostales.

**Innervation** : les branches cutanées médianes des ramifications postérieures du 1er et du 2e nerfs dorsaux ; en profondeur, leurs branches cutanées latérales.

## Action thérapeutique

Expulser le Vent et libérer le Biao-extérieur, dégager le Poumon et apaiser l'asthme, détendre les tendons et désobstruer les branches collatérales Luo.

## Utilisation connue

Fièvre, toux, oppression thoracique, dyspnée, céphalées avec refroidissements, rigidité dans le cou et le dos, endolorissement et douleur de la région scapulaire, et rhumatisme.

## Méthode

Piquer obliquement vers le bas de 0,3–0,6 cun, en direction de la colonne vertébrale.

## Utilisation combinée

**Rigidité et douleur des lombes et du rachis** : combiner avec Géguān (BL46) et Shuǐfēn (CV9).

**Rigidité dans le cou** : combiner avec Jīnggǔ (BL64) et Tiānzhù (BL10).

**Asthme** : combiner avec Dànzhōng (CV17), Fèishū (BL13) et Fēnglóng (ST40).

**Spondylopathie** : combiner avec Jiájǐ (EX-B2) et Shènshū (BL23).

**Fièvre et frissons** : combiner avec Dàzhuī (GV14), Fēngmén (BL12) et Hòuxī (SI3).

**Rhumatisme** : combiner avec Xuánzhōng (GB39), Shēnzhù (GV12).

## Annotation

Point de Réunion-Croisement du Méridien de l'Intestin Grêle Tai Yang de la main et Méridien de la Vessie Tai Yang du pied. Un des huit points de Réunion (Point de Réunion des Os).

## (12) 风门 Fēngmén (BL12)

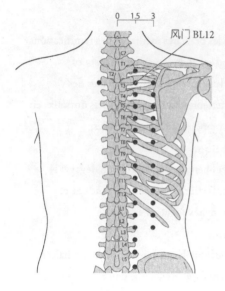

风门 BL12

### Localisation

Dans la région du dos, au même niveau que
le rebord inférieur du processus épineux de la
seconde vertèbre thoracique (Th2), latéral à la
ligne médiane postérieure de 1,5 B-cun.

### Anatomie locale

**Vascularisation** : les branches médianes des ramifications
postérieures de l'artère et de la veine intercostales.

**Innervation** : les branches médianes des ramifications
postérieures du 2ᵉ et du 3ᵉ nerfs dorsaux ; en profondeur,
leurs branches latérales.

### Action thérapeutique

Dégager le Poumon et libérer le Biao-extérieur, expulser le
Vent et purger le Chaleur.

### Utilisation connue

Invasion par le Vent pathogène extérieur, fièvre, céphalées,
toux, asthme, douleur dans la poitrine et le dos, grippe,
urticaire, pleurésie, coqueluche, furoncle et cellulites.

### Méthode

Piquer obliquement vers le bas de 0,3–0,6 cun, en direction
de la colonne vertébrale.

### Utilisation combinée

**Grippe** : combiner avec Táodào (GV13 ) et Chǐzé (LU5).

**Asthme** : combiner avec Dànzhōng (CV17), Lièquē (LU7)
et Dìngchuǎn (EX-B1).

**Urticaire** : combiner avec Qūchí (LI11), Wàiguān (TE5),
Xuèhǎi (SP10) et Géshū (BL17).

**Invasion du Vent, céphalées et toux** : combiner avec
Fēngchí (GB20) et Lièquē (LU7).

**Rhume et fièvre** : combiner avec Dàzhuī (GV14), Qūchí
(LI11), Wàiguān (TE5) et Hòuxī (SI3).

**Douleur de l'épaule et du dos** : combiner avec Tiānzōng
(SI11), Jiānyú (LI15), Wěizhōng (BL40) et Hòuxī (SI3).

(13) 肺俞 Fèishū (BL13)

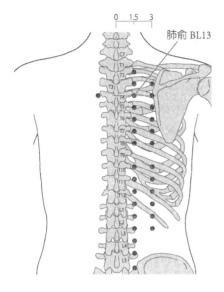

肺俞 BL13

**Localisation**

Dans la région du dos, au même niveau que
le rebord inférieur du processus épineux de la
troisième vertèbre thoracique (Th3), latéral à
la ligne médiane postérieure de 1,5 B-cun.

**Anatomie locale**

**Vascularisation** : la branche postérieure de la 3ᵉ veine
intercostale.

**Innervation** : les branches cutanées médianes des
ramifications postérieures du 3ᵉ et du 4ᵉ nerfs dorsaux ; en
profondeur, leurs branches latérales.

**Action thérapeutique**

Réguler le Qi pulmonaire, tonifier le Vide dû à la
consomption, nettoyer la fièvre du Vide, harmoniser le Sang.

**Utilisation connue**

Toux, asthme, distension du thorax, oppression thoracique,
douleur du thorax, fièvre en raison de manque de Yin, sueurs
nocturnes, hémoptysie, diabète, urticaire, rhinorrhée et
coqueluche.

**Méthode**

Piquer obliquement vers le bas de 0,3–0,6 cun, en direction
de la colonne vertébrale.

**Utilisation combinée**

**Toux et asthme** : combiner avec Tiāntū (CV22) et Lièquē
(LU7).

**Souffle, toux et dyspnée** : combiner avec Shènshū (BL23)
et Zhàohǎi (KI6).

**Flegme et dyspnée** : combiner avec Táodào (GV13), Géshū
(BL17), Dànzhōng (CV17).

**Asthme** : combiner avec Dàzhuī (GV14) et Gāohuāngshū
(BL43).

**Atrophie** : combiner avec Géshū (BL17) et Wěizhōng
(BL40).

**Rhinorrhée** : combiner avec Yíngxiāng (LI20) et Fēngchí
(GB20).

**Urticaire** : combiner avec Géshū (BL17), Xuèhǎi (SP10) et
Qūchí (LI11).

**Annotation**

Point Shu dorsal du Poumon.

## (14) 厥阴俞 Juéyīnshū (BL14)

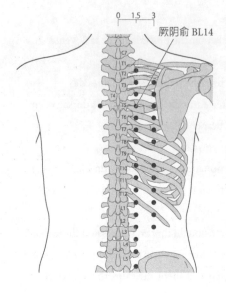

厥阴俞 BL14

### Localisation

Dans la région du dos, au même niveau que le rebord inférieur du processus épineux de la quatrième vertèbre thoracique (Th4), latéral à la ligne médiane postérieure de 1,5 B-cun.

### Anatomie locale

**Vascularisation** : les branches médianes des ramifications postérieures de l'artère et de la veine intercostales.

**Innervation** : les branches cutanées médianes des ramifications postérieures du 4$^e$ et du 5$^e$ nerfs dorsaux, en profondeur, leurs branches latérales.

### Action thérapeutique

Libérer les oppressions thoraciques et régulariser le Qi, harmoniser le Sang et apaiser la douleur.

### Utilisation connue

Douleur cardiaque, oppression thoracique, essoufflement, toux, vomissements, péricardite et angine de poitrine.

### Méthode

Piquer obliquement vers le bas de 0,3–0,6 cun, en direction de la colonne vertébrale.

### Utilisation combinée

**Douleur cardiaque** : combiner avec Shénmén (HT7) et Zúlínqì (GB41).

**Valvulopathie** : combiner avec Xīnshū (BL15), Géshū (BL17) et Yīnxī (HT6).

**Palpitation et oppression thoracique** : combiner avec Xīnshū (BL15), Géshū (BL17) et Yīnxī (HT6).

**Toux** : combiner avec Fèishū (BL13) et Fēngmén (BL12).

**Vomissements** : combiner avec Nèiguān (PC6).

### Annotation

Point Shu dorsal du Péricarde.

# (15) 心俞 Xīnshū (BL15)

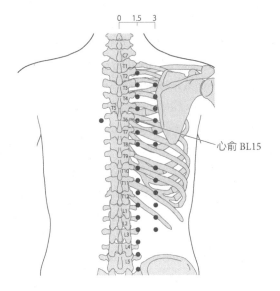

心俞 BL15

## Localisation

Dans la région du dos, au même niveau que le rebord inférieur du processus épineux de la cinquième vertèbre thoracique (Th5), latéral à la ligne médiane postérieure de 1,5 B-cun.

## Anatomie locale

**Vascularisation** : les branches médianes des ramifications postérieures de l'artère et de la veine intercostales.

**Innervation** : les branches cutanées médianes des ramifications postérieures du 5e et du 6e nerfs dorsaux ; en profondeur, leurs branches latérales.

## Action thérapeutique

Alimenter le Sang pour calmer le Shen-esprit, rafraîchir le Cœur et calmer le Shen-esprit, libérer les oppressions thoraciques et apaiser la douleur.

## Utilisation connue

Douleur cardiaque, irritabilité, panique, palpitation, manque de mémoire, essoufflement, toux, hémoptysie, spermatorrhée, sueurs nocturnes, Dian Kuang (folies dépressive et maniaque), angine de poitrine, fibrillation auriculaire, myocardite, péricardite, arythmie, tachycardie, bradycardie et maladie cardiaque rhumatismale.

## Méthode

Piquer obliquement vers le bas de 0,3–0,6 cun, en direction de la colonne vertébrale.

## Utilisation combinée

**Maladie cardiaque rhumatismale, fibrillation auriculaire, cardiopathie artériosclérotique et bloc atrioventriculaire** : combiner avec Nèiguān (PC6) et Géshū (BL17).

**Angine de poitrine** : combiner avec Juéyīnshū (BL14) et Géshū (BL17).

**Spermatorrhée** : combiner avec Shènshū (BL23) et Fùliū (KI7).

**Essoufflement, toux et hémoptysie** : combiner avec Dànzhōng (CV17) et Fèishū (BL13).

**Dian Kuang (folies dépressive et maniaque)** : combiner avec Shēnzhù (GV12) et Chángqiáng (GV1).

**Arythmie et bradycardie** : combiner avec Dūshū (BL16) et Zúsānlǐ (ST36).

## Annotation

Point Shu dorsal du Cœur.

# (16) 督俞 Dūshū (BL16)

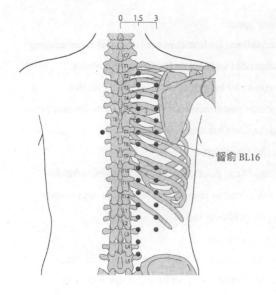

0  1,5  3

督俞 BL16

## Localisation

Dans la région du dos, au même niveau que
le rebord inférieur du processus épineux de la
sixième vertèbre thoracique (Th6), latéral à la
ligne médiane postérieure de 1,5 B-cun.

## Anatomie locale

**Vascularisation** : les branches médianes des ramifications
postérieures de l'artère et de la veine intercostales, la branche
descendante de l'artère cervicale transverse.

**Innervation** : le nerf scapulaire dorsal, les branches cutanées
médianes des ramifications postérieures du 6e nerf dorsal ; en
profondeur, leurs branches latérales.

## Action thérapeutique

Libérer les oppressions thoraciques et faire circuler le Qi,
activer la circulation de San Jiao Trois Foyers.

## Utilisation connue

Douleur cardiaque, oppression thoracique, distension et
douleur dans l'abdomen, borborygme, flux inverse de Qi
dans la poitrine et le diaphragme, endocardite, myocardite et
péricardite.

## Méthode

Piquer obliquement vers le bas de 0,3–0,6 cun, en direction
de la colonne vertébrale.

## Utilisation combinée

**Vomissement** : combiner avec Dàlíng (PC7) et Tàichōng
(LR3).

**Douleur précordiale** : combiner avec Xīnshū (BL15) et
Nèiguān (PC6).

**Maladies cardiaques** : combiner avec Xīnshū (BL15) et
Géshū (BL17).

**Distension et douleur dans l'abdomen** : combiner avec
Zhīgōu (TE6).

# (17) 膈俞 Géshū (BL17)

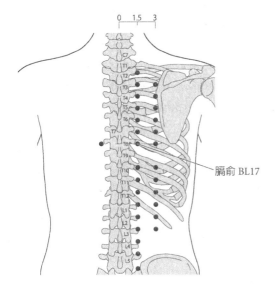

胳俞 BL17

## Localisation

Dans la région du dos, au même niveau que
le rebord inférieur du processus épineux de la
septième vertèbre thoracique (Th7), latéral à
la ligne médiane postérieure de 1,5 B-cun.
Note : l'angle inférieur de l'omoplate est au
même niveau que le processus épineux de la
septième vertèbre thoracique.

## Anatomie locale

**Vascularisation** : les branches médianes des ramifications
postérieures de l'artère et de la veine intercostales.

**Innervation** : les branches cutanées médianes des
ramifications postérieures du 7e nerf dorsal ; dans la
profondeur, leurs branches latérales.

## Action thérapeutique

Réguler le Sang, libérer les oppressions thoraciques, activer
la circulation sanguine pour enlever la stase, harmoniser la
Rate et l'Estomac.

## Utilisation connue

Douleur cardiaque, oppression thoracique, mal de ventre,
vomissements, hoquet, jaunisse, toux, dyspnée, fièvre
en marée et sueurs nocturnes, insuffisance cardiaque,
fibrillation auriculaire, insuffisance coronarienne, gastrite,
pleurésie, hémoptysie, hématémèse, anémie et purpura
thrombocytopénique.

## Méthode

Piquer obliquement vers le bas de 0,3–0,6 cun, en direction
de la colonne vertébrale.

## Utilisation combinée

**Maladies cardiaques** : combiner avec Xīnshū (BL15), Nèiguān
(PC6) et Tōnglǐ (HT5).

**Achalasie** : combiner avec Zútōnggǔ (BL66).

**Paralysie de l'œsophage** : combiner avec Géguān (BL46) et
Lìduì (ST45).

**Purpura thrombocytopénique** : combiner avec Xuèhǎi
(SP10) et Tàibái (SP3).

**Hoquet** : combiner avec Xīmén (PC4).

**Leucopénie** : combiner avec Zúsānlǐ (ST36).

**Anémie** : combiner avec Dàzhuī (GV14), Gāohuāngshū
(BL43), Xuèhǎi (SP10) et Zúsānlǐ (ST36).

**Fièvre en marée et sueurs nocturnes** : combiner avec
Shēnzhù (GV12) et Fèishū (BL13).

## Annotation

Un des huit points de Réunion (Point de Réunion du Sang).

# (18) 肝俞 Gānshū (BL18)

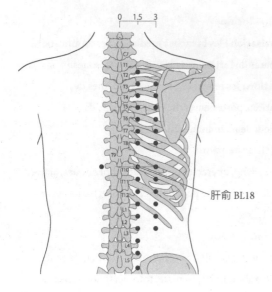

肝俞 BL18

## Localisation

Dans la région du dos, au même niveau que
le rebord inférieur du processus épineux de la
neuvième vertèbre thoracique (Th9), latéral à
la ligne médiane postérieure de 1,5 B-cun.

## Anatomie locale

**Vascularisation** : les branches médianes des ramifications
postérieures de l'artère et de la veine intercostales.

**Innervation** : les branches cutanées médianes des
ramifications postérieures du 9ᵉ nerf dorsal ; en profondeur,
leurs branches latérales.

## Action thérapeutique

Disperser le Foie et la Vésicule Biliaire, éliminer l'Humidité-
Chaleur, améliorer la vue, dissiper le Vent du Foie, calmer le
Shen-esprit.

## Utilisation connue

Jaunisse, distension et douleur du thorax et des hypocondres,
vertige, expectoration de sang, épistaxis, maladies de l'œil,
douleur dans le dos et l'épine, Dian Kuang (folies dépressive
et maniaque), épilepsie, hépatites aigüe et chronique,
cirrhose hépatique, névralgie intercostale, gastrite, ulcère
de l'estomac, zona herpétique, anémie et tuberculose de
ganglions lymphatiques.

## Méthode

Piquer obliquement vers le bas de 0,3–0,6 cun, en direction
de la colonne vertébrale.

## Utilisation combinée

**Vision floue** : combiner avec Mìngmén (GV4) et Bǎihuì
(GV20).

**Atrophie optique** : combiner avec Shāngyáng (LI1) et
Jīngmíng (BL1).

**Douleur aigüe dans la région hypochondrale** : combiner
avec Píshū (BL20) et Zhìshì (BL52).

**Maladies de l'œil** : combiner avec Píshū (BL20) et Zhìshì
(BL52).

**Paralysie des muscles du dos et abdominaux** : combiner
avec Zhāngmén (LR13), Tiānquán (PC2) et Yīnlíngquán
(SP9).

**Anémie** : combiner avec Dàzhuī (GV14) et Zúsānlǐ (ST36).

**Tuberculose de ganglions lymphatiques** : combiner avec
Dàzhuī (GV14) et Zúsānlǐ (ST36).

**Gastrite et ulcère de l'estomac** : combiner avec Wèishū (BL21)
et Píshū (BL20).

**Dian Kuang (folies dépressive et maniaque)** : combiner avec Shēnzhù (GV12) et Bǎihuì (GV20).

**Vertige** : combiner avec Bǎihuì (GV20) et Fēngchí (GB20).

**Zona herpétique** : combiner avec Píshū (BL20) et Qūchí (LI11).

**Hépatites aigüe et chronique** : combiner avec Dǎnshū (BL19) et Tàichōng (LR3).

**Annotation**

Point Shu dorsal du Foie.

# (19) 胆俞 Dǎnshū (BL19)

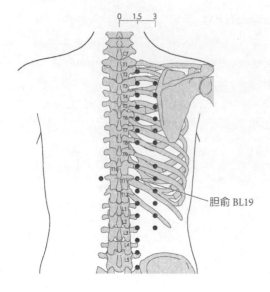

胆俞 BL19

## Localisation

Dans la région du dos, au même niveau que
le rebord inférieur du processus épineux de la
dixième vertèbre thoracique (Th10), latéral à
la ligne médiane postérieure de 1,5 B-cun.

## Anatomie locale

**Vascularisation** : les branches médianes des ramifications
postérieures de l'artère et de la veine intercostales.
**Innervation** : les branches cutanées médianes des
ramifications postérieures du 10ᵉ nerf dorsal ; en profondeur,
leurs branches latérales.

## Action thérapeutique

Disperser le Foie et la Vésicule Biliaire, rafraîchir l'Humidité-
Chaleur, libérer les oppressions thoraciques, harmoniser la
Rate et l'Estomac.

## Utilisation connue

Jaunisse, goût amer dans la bouche, vomissement, distension
et douleur des hypocondres, mal de gorge, fièvre d'après-
midi, maladies de l'œil, hystérie, insomnie, perte d'appétit,
cholécystite, cholélithiase et gastrite.

## Méthode

Piquer obliquement vers le bas de 0,3–0,6 cun, en direction
de la colonne vertébrale.

## Utilisation combinée

**Distension et douleur des hypocondres, oppression
thoracique et de la nausée** : combiner avec Zhāngmén
(LR13) et Zhīgōu (TE6).
**Sclérotique jaune** : combiner avec Yánggāng (BL48) et
Píshū (BL20).
**Dysphagie** : combiner avec Géshū (BL17) et Nèiguān (PC6).
**Jaunisse** : combiner avec Gānshū (BL18), Sānyīnjiāo (SP6).
Tàichōng (LR3).
**Goût amer dans la bouche et vomissement** : combiner
avec Nèiguān (PC6) et Rìyuè (GB24).
**Cholécystite et cholélithiase** : combiner avec Yánglíngquán
(GB34) et Rìyuè (GB24).
**Insomnie** : combiner avec Xīnshū (BL15) et Shénmén (HT7).
**Fièvre consomptive et évaporation osseuse** : combiner avec
Géshū (BL17) et Gāohuāngshū (BL43).
**Maladies de l'œil** : combiner avec Gānshū (BL18) et
Jīngmíng (BL1).

## Annotation

Point Shu dorsal de la Vésicule Biliaire.

# (20) 脾俞 Píshū (BL20)

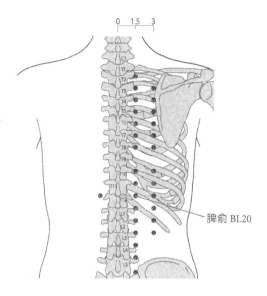

脾俞 BL20

## Localisation

Dans la région du dos, au même niveau que
le rebord inférieur du processus épineux de la
onzième vertèbre thoracique (Th11), latéral à
la ligne médiane postérieure de 1,5 B-cun.

## Anatomie locale

**Vascularisation** : les branches médianes des ramifications
postérieures de l'artère et de la veine intercostales.

**Innervation** : les branches cutanées médianes des
ramifications postérieures du 11$^e$ nerf dorsal ; en profondeur,
leurs branches latérales.

## Action thérapeutique

Fortifier la Rate pour dissoudre l'Humidité, harmoniser
l'Estomac pour abaisser le reflux, tonifier le Qi et harmoniser
le Ying-nutritif.

## Utilisation connue

Distension abdominale, diarrhée, vomissement, jaunisse,
sang dans les selles, œdème, douleur lombaire, œdème dans
les extrémités inférieures, Faiblesse de l'Estomac et de la
Rate, gastrite, hépatite, urticaire, menstruation abondante,
maladies hémorragiques chroniques et malnutrition
infantile.

## Méthode

Piquer obliquement vers le bas de 0,3–0,6 cun, en direction
de la colonne vertébrale.

## Utilisation combinée

**Xu-Vide et Faiblesse de l'Estomac et de la Rate, gastrite
chronique et ulcère de l'estomac** : combiner avec Wèishū
(BL21) et Zúsānlǐ (ST36).

**Hépatite** : combiner avec Gānshū (BL18) et Qīmén
(LR14).

**Ballonnements** : combiner avec Zhōngwǎn (CV12) et
Tiānshū (ST25).

**Distension abdominale et diarrhée** : combiner avec
Dàchángshū (BL25) et Gōngsūn (SP4).

**Indigestion et œdème des extrémités inférieures** :
combiner avec Pángguāngshū (BL28) et Guānyuán (CV4).

**Dysfonctionnement de la Rate et de l'Estomac** : combiner
avec Zhāngmén (LR13) et Gānshū (BL18).

**Diabète** : combiner avec Géshū (BL17), Wèiguǎnxiàyú (EX-
B3) et Nèitíng (ST44).

**Menstruation abondante et maladies hémorragiques
chroniques** : Guānyuán (CV4) et Sānyīnjiāo (SP6).

**Urticaire** : combiner avec Xuèhǎi (SP10) et Fēngchí (GB20).

**Annotation**

Point Shu dorsal de la Rate.

# (21) 胃俞 Wèishū (BL21)

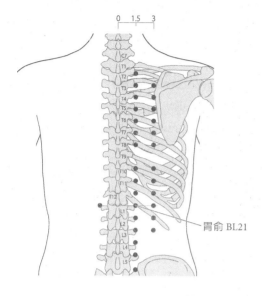

胃俞 BL21

## Localisation

Dans la région du dos, au même niveau que le rebord inférieur du processus épineux de la douzième vertèbre thoracique (Th12), latéral à la ligne médiane postérieure de 1,5 B-cun.

## Anatomie locale

**Vascularisation** : les branches médianes des ramifications postérieures de l'artère et de la veine sous-costales.

**Innervation** : la branche cutanée médiane de la ramification postérieure du 12ᵉ nerf dorsal ; en profondeur, sa branche latérale.

## Action thérapeutique

Réguler le Qi du Jiao moyen et harmoniser l'Estomac, dissoudre l'Humidité et enlever les accumulations alimentaires.

## Utilisation connue

Douleur dans la région épigastrique, indigestion, distension abdominale, régurgitation, vomissements, dysphasie, borborygme, Faiblesse de l'Estomac et de la Rate, indigestion infantile et gastroptose.

## Méthode

Piquer obliquement vers le bas de 0,3–0,6 cun, en direction de la colonne vertébrale.

## Utilisation combinée

**Ulcère peptique** : combiner avec Zhōngwǎn (CV12) et Zúsānlǐ (ST36).

**Gastroptose** : combiner avec Qìhǎi (CV6) et Bǎihuì (GV20).

**Vomissement** : combiner avec Nèiguān (PC6) et Zhōngwǎn (CV12).

**Indigestion infantile** : combiner avec Sìfèng (EX-UE10).

**Prolapsus anal** : combiner avec Bǎihuì (GV20) et Chángqiáng (GV1).

**Xu-Vide et Faiblesse de l'Estomac et de la Rate, distension abdominale** : combiner avec Zhōngwǎn (CV12) et Shènshū (BL23).

## Annotation

Point Shu dorsal de l'Estomac.

## (22) 三焦俞 Sānjiāoshū (BL22)

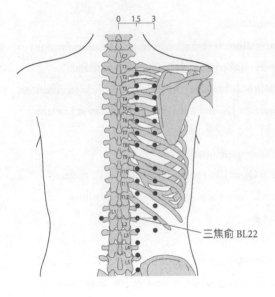

三焦俞 BL22

### Localisation

Dans la région lombaire, au même niveau que
le rebord inférieur du processus épineux de la
première vertèbre lombaire (L1), latéral à la
ligne médiane postérieure de 1,5 B-cun.

### Anatomie locale

**Vascularisation** : les branches postérieures des 1$^{ères}$ artère et
veine lombaires.

**Innervation** : la branche cutanée latérale de la ramification
postérieure du 10$^e$ nerf dorsal ; en profondeur, la branche
latérale de la ramification postérieure du nerf lombaire.

### Action thérapeutique

Stimuler l'activité Qihua et favoriser la circulation de Qi au
San Jiao (Trois Foyers).

### Utilisation connue

Distension abdominale, borborygme, indigestion,
vomissements, diarrhée, dysenterie, fièvre, œdème, rigidité
et douleur dans le dos, gastrite, entérite, néphrite et énurésie.

### Méthode

Piquer obliquement vers le bas de 0,5–1,5 cun, en direction
la colonne vertébrale.

### Utilisation combinée

**Ascites** : combiner avec Fèishū (BL13) et Shuǐfēn (CV9).

**Œdème des membres inférieurs** : combiner avec Qìhǎi
(CV6), Zúsānlǐ (ST36) et Yīnlíngquán (SP9).

**Néphrite** : combiner avec Dàchángshū (BL25), Qìhǎi (CV6)
et Yīnlíngquán (SP9).

**Distension abdominale et borborygme** : combiner avec
Zhāngmén (LR13) et Xiǎochángshū (BL27).

**Rigidité et douleur dans le dos** : combiner avec Qìhǎishū
(BL24), Dàchángshū (BL25) et Wěizhōng (BL40).

**Indigestion et diarrhée** : combiner avec Zúsānlǐ (ST36) et
Píshū (BL20).

### Annotation

Point Shu dorsal des San Jiao (Trois Foyers).

# (23) 肾俞 Shènshū (BL23)

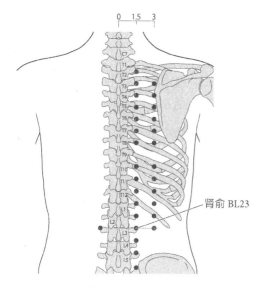

肾俞 BL23

## Localisation

Dans la région lombaire, au même niveau que le rebord inférieur du processus épineux de la seconde vertèbre lombaire (L2), latéral à la ligne médiane postérieure de 1,5 B-cun.

## Anatomie locale

**Vascularisation** : les branches postérieures de la 2ᵉ artère lombaire et de la 2ᵉ veine lombaire.

**Innervation** : la branche cutanée latérale de la ramification postérieure du 1ᵉʳ nerf lombaire ; en profondeur, sa branche latérale.

## Action thérapeutique

Renforcer le Yang, tonifier le Rein, dissoudre l'Humidité, améliorer les fonctions de l'oreille et des yeux.

## Utilisation connue

Lombalgie en raison du Vide des Reins, impuissance, énurésie, règles irrégulières, leucorrhée, vision floue, héméralopie, bourdonnements d'oreilles, vertige de surdité, œdème, prostatite, néphrite, dyspnée en raison du Vide des Reins, tuberculose rénale, diabète, stérilité et infertilité.

## Méthode

Piquer perpendiculairement ou piquer obliquement vers l'intérieur de 1,5–2 cun, en direction de l'apophyse épineuse.

## Utilisation combinée

**Lombalgie** : combiner avec Qìhǎi (CV6) et Wěizhōng (BL40).

**Règles irrégulières** : combiner avec Shàngliáo (BL31), Cìliáo (BL32), Zhōngliáo (BL33), Xiàliáo (BL34) et Sānyīnjiāo (SP6).

**Impuissance sexuelle et spermatorrhée** : combiner avec Guānyuán (CV4), Zhōngjí (CV3) et Cìliáo (BL32).

**Œdème néphrogénique** : combiner avec Shuǐfēn (CV9) et Tàixī (KI3).

**Impuissance sexuelle** : combiner avec Sānyīnjiāo (SP6) et Yīnlíngquán (SP9).

**Dyspnée en raison du Vide des Reins** : combiner avec Fèishū (BL13) et Tàixī (KI3).

**Prostatite** : combiner avec Zhìbiān (BL54) piquer de manière transfixiante en touchant Shuǐdào (ST28).

**Acouphènes et surdité** : combiner avec Tīnggōng (SI19) et Yìfēng (TE17).

**Diabète** : combiner avec Fùliū (KI7), Píshū (BL20) et Guānyuán (CV4).

**Lombo-sacralgie** : combiner avec Wěizhōng (BL40), Dàchángshū (BL25) et Kūnlún (BL60).

**Stérilité** : combiner avec Shènshū (BL23), Mìngmén (GV4) et Yánggǔ (SI5).

**Infertilité** : combiner avec Shènshū (BL23), Zhìshì (BL52) et Fùliū (KI7).

**Annotation**

Point Shu dorsal du Rein.

# (24) 气海俞 Qìhǎishū (BL24)

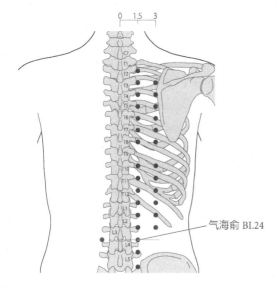

气海俞 BL24

## Localisation

Dans la région lombaire, au même niveau que le rebord inférieur du processus épineux de la troisième vertèbre lombaire (L3), latéral à la ligne médiane postérieure de 1,5 B-cun.

## Anatomie locale

**Vascularisation** : les branches postérieures de la 3ᵉ artère et de la 3ᵉ veine lombaires.

**Innervation** : la branche cutanée latérale de la ramification postérieure du 2ᵉ nerf lombaire.

## Action thérapeutique

Tonifier le Qi du Rein, réguler le Qi et le Sang, renforcer le dos et la colonne vertébrale.

## Utilisation connue

Lombalgie, douleur dans le dos, dysménorrhée, hémorroïde compliquée par fistule anale, entorse aigüe du bas du dos, règles irrégulières et paralysie des extrémités inférieures.

## Méthode

Piquer perpendiculairement ou piquer obliquement vers l'intérieur de 1,5–2 cun, en direction de l'apophyse épineuse.

## Utilisation combinée

**Entorse aigüe du bas du dos** : combiner avec Shènshū (BL23) et Wěizhōng (BL40).

**Lombalgie** : combiner avec Shènshū (BL23) et Wěizhōng (BL40).

**Douleur dans le dos** : combiner avec Dàzhuī (GV14) et Wěizhōng (BL40).

**Paralysie des extrémités inférieures** : combiner avec Zhìbiān (BL54) et Wěizhōng (BL40).

**Règles irrégulières et dysménorrhée** : combiner avec Cìliáo (BL32) et Yǐnbái (SP1).

**Hémorroïde compliquée par fistule anale** : combiner avec Chángqiáng (GV1) et Chéngshān (BL57).

## (25) 大肠俞 Dàchángshū (BL25)

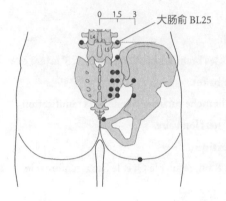

大肠俞 BL25

### Localisation

Dans la région lombaire, au même niveau que
le rebord inférieur du processus épineux de la
quatrième vertèbre lombaire (L4), latéral à la
ligne médiane postérieure de 1,5 B-cun.

### Anatomie locale

**Vascularisation** : les branches postérieures de la 4$^e$ artère et
de la 4$^e$ veine lombaires.

**Innervation** : la branche postérieure du 3$^e$ nerf lombaire.

### Action thérapeutique

Désobstruer le Qi de l'abdomen, dissoudre l'Humidité et la
stagnation, désobstruer les méridiens.

### Utilisation connue

Borborygme, diarrhée, distension et douleur de l'abdomen,
entérite, dysenterie, constipation, appendicite aigüe,
prolapsus anal, sciatique, lombalgie, énurésie et incontinence
fécale.

### Méthode

Piquer obliquement 1,5–2 cun.

### Utilisation combinée

**Énurésie et incontinence fécale** : combiner avec Tiānshū
(ST25), Zhōngjí (CV3) et Cìliáo (BL32).

**Dysenterie** : combiner avec Xiǎochángshū (BL27) et
Shàngjùxū (ST37).

**Obstruction intestinale aigüe** : combiner avec Èrbái (EX-
UE2), Xíngjiān (LR2), Zhīgōu (TE6) et Tiānshū (ST25).

**Sciatique** : combiner avec Huántiào (GB30) et Wěizhōng
(BL40).

**Prolapsus anal** : combiner avec Bǎihuì (GV20) et Shènshū
(BL23).

**Appendicite aigüe** : combiner avec Qūchí (LI11) et
Shàngjùxū (ST37).

**Lombalgie** : combiner avec Shènshū (BL23), Qìhǎishū
(BL24) et Wěizhōng (BL40).

### Annotation

Point Shu dorsal du Gros Intestin.

# (26) 关元俞 Guānyuánshū (BL26)

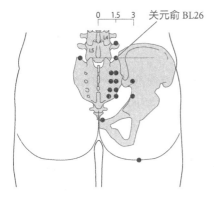

## Localisation

Dans la région lombaire, au même niveau que
le rebord inférieur du processus épineux de la
cinquième vertèbre lombaire (L5), latéral à la
ligne médiane postérieure de 1,5 B-cun.

## Anatomie locale

**Vascularisation** : les branches postérieures de la 5ᵉ artère et
de la 5ᵉ veine lombaire.

**Innervation** : la branche postérieure du 5ᵉ nerf lombaire.

## Action thérapeutique

Renforcer le dos et le Rein, activer la circulation du Jiao
inférieur.

## Utilisation connue

Lombalgie, énurésie, polyurie, rétention de l'urine,
distension abdominale, dysenterie, constipation, énurésie,
diabète, sciatique, paralysie des extrémités inférieures et
paralysie hystérique.

## Méthode

Piquer obliquement 1,5–2 cun.

## Utilisation combinée

**Lombalgie et cystite** : combiner avec Pángguāngshū (BL28)
et Qìhǎishū (BL24).

**Constipation** : combiner avec Zhīgōu (TE6) et Chéngshān
(BL57).

**Sciatique et paralysie des extrémités inférieures** :
combiner avec Huántiào (GB30), Wěizhōng (BL40) et
Yánglíngquán (GB34).

**Énurésie** : combiner avec Shènshū (BL23), Guānyuán
(CV4) et Zǐgōng (EX-CA1).

**Diabète** : combiner avec Shènshū (BL23) et Fùliū (KI7).

## (27) 小肠俞 Xiǎochángshū (BL27)

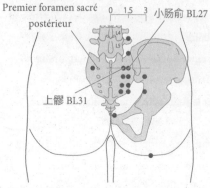

第1骶后孔
Premier foramen sacré postérieur

小肠俞 BL27

上髎 BL31

### Localisation

Dans la région sacrée, au même niveau que le premier foramen sacré postérieur, latéral à la crête sacrée de 1,5 B-cun.

Note : au même niveau que BL31.

### Anatomie locale

**Vascularisation** : les branches postérieures de l'artère et de la veine sacrées latérales.

**Innervation** : la branche latérale de la ramification postérieure du 1$^{er}$ nerf sacré, la branche postérieure du 5$^{e}$ nerf lombaire.

### Action thérapeutique

Régulariser le Jiao inférieur, désobstruer le Qi de l'Intestin Grêle, bénéfique pour la Vessie.

### Utilisation connue

Lombo-sacralgie, hématurie, énurésies, rétention urinaire, ténesme avec urine trouble, leucorrhée, Métrorragie, endométriose, spermatorrhée, douleur herniaire, constipation, dysenterie, diabète et entérite chronique.

### Méthode

Piquer perpendiculairement 1–1,5 cun.

### Utilisation combinée

**Métrorragie** : combiner avec Cìliáo (BL32) et Yánglíngquán (GB34).

**Entérite chronique** : combiner avec Guānyuán (CV4) et Shàngjùxū (ST37).

**Lombo-sacralgie** : combiner avec Shènshū (BL23), Cìliáo (BL32) et Wěizhōng (BL40).

**Hématurie** : combiner avec Sānyīnjiāo (SP6), Mìngmén (GV4) et Shénmén (HT7).

**Énurésie** : combiner avec Yīnlíngquán (SP9), Yánglíngquán (GB34) et Qūgǔ (CV2).

**Leucorrhée** : combiner avec Dàimài (GB26) et Qìhǎi (CV6).

**Ténesme avec urine trouble** : combiner avec Zhāngmén (LR13), Qūquán (LR8) et Sānyīnjiāo (SP6).

**Douleur herniaire** : combiner avec Qīmén (LR14), Tàichōng (LR3) et Guīlái (ST29).

**Diabète** : combiner avec Shénmén (HT7) et Zhàohǎi (KI6).

### Annotation

Point Shu dorsal de l'Intestin Grêle.

## (28) 膀胱俞 Pángguāngshū (BL28)

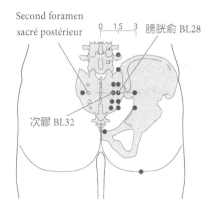

Second foramen sacré postérieur

0  1,5  3

膀胱俞 BL28

次髎 BL32

### Localisation

Dans la région sacrée, au même niveau que le second foramen sacré postérieur, latéral à la crête sacrée de 1,5 B-cun.

Note : au même niveau que BL32.

### Anatomie locale

**Vascularisation** : les branches postérieures de l'artère et de la veine sacrées latérales.

**Innervation** : les branches latérales des ramifications postérieures du 1$^{er}$ et du 2$^{e}$ nerfs sacrés, la branche postérieure du 5$^{e}$ nerf lombaire.

### Action thérapeutique

Rafraîchir et éliminer la chaleur du Jiao inférieur, régulariser la menstruation.

### Utilisation connue

Énurésie, urine sombre et difficile, ténesme avec l'urine trouble, diarrhée, constipation, lombo-sacralgie, sciatique, diabète, endométriose, règles irrégulières et masse abdominale.

### Méthode

Piquer perpendiculairement 1–2 cun.

### Utilisation combinée

**Rétention d'urine et incontinence urinaire** : combiner avec Guānyuán (CV4), Zhōngjí (CV3) et Tàixī (KI3).

**Diabète** : combiner avec Guānyuán (CV4), Shènshū (BL23) et Sānyīnjiāo (SP6).

**Lombo-sacralgie et sciatique** : combiner avec Dàchángshū (BL25), Huántiào (GB30) et Wěizhōng (BL40).

**Endométriose, règles irrégulières et masse abdominale** : combiner avec Guānyuán (CV4), Zǐgōng (EX-CA1) et Sānyīnjiāo (SP6).

### Annotation

Point Shu dorsal de la Vessie.

## (29) 中膂俞 Zhōnglǚshū (BL29)

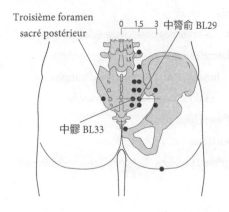

Troisième foramen sacré postérieur

0 1.5 3 中膂俞 BL29

中髎 BL33

### Localisation

Dans la région sacrée, au même niveau que le troisième foramen sacré postérieur, latéral à la crête sacrée de 1,5 B-cun.

### Anatomie locale

**Vascularisation** : les branches postérieures de l'artère et de la veine sacrées latérales et les branches de l'artère et de la veine fessières inférieures.

**Innervation** : les branches latérales des ramifications postérieures des 1er, 3e et 4e nerfs sacrés, la branche postérieure du 5e nerf lombaire.

### Action thérapeutique

Chauffer le Yang et dissiper le Froid, renforcer le dos et le Rein.

### Utilisation connue

Rigidité et douleur dans le bas du dos et le sacrum, douleur herniaire, douleur des hypocondres, distension abdominale, dysenterie, diabète et sciatique.

### Méthode

Piquer perpendiculairement 1–1,5 cun.

### Utilisation combinée

**Hernie de l'intestin grêle** : combiner avec Guānyuán (CV4), Guīlái (ST29) et Fùjié (SP14).

**Distension abdominale** : combiner avec Géshū (BL17) et Zhāngmén (LR13).

**Douleur des hypocondres** : combiner avec Zhīgōu (TE6) et Yánglíngquán (GB34).

**Rigidité et douleur dans le bas du dos et le sacrum** : Xiǎochángshū (BL27), Báihuánshū (BL30) et Mìngmén (GV4).

**Sciatique** : combiner avec Shènshū (BL23), Shàngliáo (BL31), Huántiào (GB30) et Wěizhōng (BL40).

# (30) 白环俞 Báihuánshū (BL30)

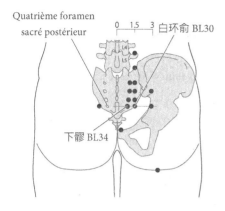

Quatrième foramen sacré postérieur
0 1,5 3
白环俞 BL30

下髎 BL34

## Localisation

Dans la région sacrée, au même niveau que le quatrième foramen sacré postérieur, latéral à la crête sacrée de 1,5 B-cun.

Note : latéral au hiatus sacral de 1,5 B-cun, au même niveau que BL34.

## Anatomie locale

**Vascularisation** : l'artère et la veine fessières inférieures ; en profondeur, l'artère et la veine honteuses inférieures.

**Innervation** : le nerf cutané fessier inférieur, les branches latérales des ramifications postérieures des 3ᵉ et 4ᵉ nerfs sacrés et le nerf fessier inférieur.

## Action thérapeutique

Réguler le Baogong (l'utérus), régulariser la menstruation et rafraîchir le Jiao inférieur.

## Utilisation connue

Règles irrégulières, leucorrhée avec la décharge rougeâtre, métrorragie, métrostaxis, dysménorrhée, hernie, blennorragie, douleur dans la région sacrée, sciatique, spasme des muscles de l'anus et paralysie des extrémités inférieures.

## Méthode

Piquer perpendiculairement 1–2 cun.

## Utilisation combinée

**Lombalgie** : Shuǐgōu (GV26) et Wěizhōng (BL40).

**Paralysie infantile des régions lombaires** : combiner avec Zúsānlǐ (ST36) et Kūnlún (BL60).

**Leucorrhée avec décharge rougeâtre** : combiner avec Sānyīnjiāo (SP6), Xíngjiān (LR2) et Shènshū (BL23).

**Spermatorrhée** : combiner avec Gāohuāngshū (BL43), Shènshū (BL23) et Sānyīnjiāo (SP6).

**Règles irrégulières** : combiner avec Guānyuán (CV4) et Xuèhǎi (SP10).

**Dysménorrhée** : combiner avec Qìhǎi (CV6) et Shènshū (BL23).

**Métrorragie et métrostaxis** : combiner avec Yīnjiāo (CV7), Guānyuán (CV4) et Yīnlíngquán (SP9).

**Blennorragie et spermatorrhée** : combiner avec Qūquán (LR8) et Sānyīnjiāo (SP6).

## (31) 上髎 Shàngliáo (BL31)

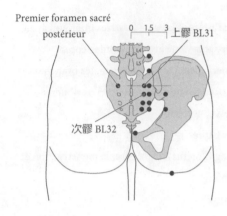

Premier foramen sacré postérieur

次髎 BL32

上髎 BL31

### Localisation

Dans la région sacrée, dans le premier foramen sacré postérieur.

Note : le premier foramen sacré postérieur est palpable dans la dépression supérieure à BL32.

### Anatomie locale

**Vascularisation** : les branches postérieures de l'artère et de la veine sacrées latérales.

**Innervation** : la ramification postérieure du 1$^{er}$ nerf sacré.

### Action thérapeutique

Régulariser la menstruation et activer la circulation sanguine, renforcer le dos et apaiser la douleur.

### Utilisation connue

Lombalgie, règles irrégulières, prurit vulvaire, leucorrhée avec décharge rougeâtre, stérilité, dysménorrhée, difficulté dans la défécation et la miction, prolapsus du rectum, spermatorrhée, impuissance sexuelle, maladies fébriles sans transpiration, symptôme de l'aversion pour le froid avec fièvre, et épistaxis.

### Méthode

Piquer perpendiculairement 1–1,5 cun.

### Utilisation combinée

**Règles irrégulières, dysurie et incontinence urinaire** : combiner avec Shènshū (BL23), Dàimài (GB26) et Zhōngjí (CV3).

**Dysménorrhée** : combiner avec Qìhǎi (CV6) et Guānyuánshū (BL26).

**Épistaxis** : combiner avec Shàngxīng (GV23), Dàzhuī (GV14) et Hòuxī (SI3).

**Leucorrhée avec décharge rougeâtre** : combiner avec Zhāngmén (LR13) et Zhōngjí (CV3).

**Prurit vulvaire** : combiner avec Lígōu (LR5) et Zhōngjí (CV3).

**Stérilité** : combiner avec Zhōngjí (CV3) et Guīlái (ST29).

**Prolapsus du rectum** : combiner avec Bǎihuì (GV20).

**Maladies fébriles sans transpiration** : combiner avec Kǒngzuì (LU6) et Dàzhuī (GV14).

**Symptôme de l'aversion pour le froid et de la fièvre** : combiner avec Piānlì (LI6) et Guāngmíng (GB37).

**Spermatorrhée et impuissance sexuelle** : combiner avec Zhìshì (BL52).

# (32) 次髎 Cìliáo (BL32)

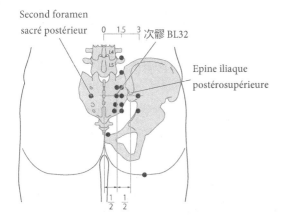

Second foramen sacré postérieur

0 1,5 3 次髎 BL32

Epine iliaque postérosupérieure

$\frac{1}{2}$ $\frac{1}{2}$

## Localisation

Dans la région sacrée, dans le second foramen sacré postérieur.

Note : le second foramen sacré postérieur se trouve dans la dépression à mi-chemin entre l'épine iliaque postérosupérieure et le processus épineux de la seconde vertèbre sacrée.

## Anatomie locale

**Vascularisation** : les branches postérieures de l'artère et de la veine sacrées latérales.

**Innervation** : la ramification postérieure du 2$^e$ nerf sacré.

## Action thérapeutique

Régulariser la menstruation et activer la circulation sanguine, réguler le Qi et apaiser la douleur.

## Utilisation connue

Douleur dans le bas du dos et le sacrum, sciatique, règles irrégulières, leucorrhée avec décharge rougeâtre, dysménorrhée, infertilité, hernie, flaccidité et arthrite des extrémités inférieures, constipation, dysurie, incontinence urinaire et orchite.

## Méthode

Piquer perpendiculairement 1–1,5 cun.

## Utilisation combinée

**Douleur du bas du dos avec aversion au froid** : combiner avec Bāohuāng (BL53), Chéngjīn (BL56) et Wěizhōng (BL40).

**Sciatique** : combiner avec Huántiào (GB30), Yánglíngquán (GB34), Wěizhōng (BL40) et Kūnlún (BL60).

**Leucorrhée avec décharge rougeâtre** : combiner avec Píshū (BL20) et Dàimài (GB26).

**Règles irrégulières et dysménorrhée** : combiner avec Gānshū (BL18) et Qìxué (KI13).

**Infertilité** : combiner avec Tàichōng (LR3) et Zǐgōng (EX-CA1).

**Hernie** : combiner avec Guānyuán (CV4) et Tàichōng (LR3).

**Dysurie** : combiner avec Zhìbiān (BL54), piquer de manière transfixiante en touchant Shuǐdào (ST28).

**Incontinence urinaire** : combiner avec Pángguāngshū (BL28) et Sānyīnjiāo (SP6).

## (33) 中髎 Zhōngliáo (BL33)

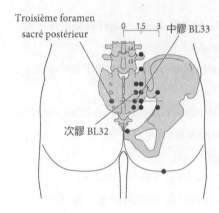

Troisième foramen
sacré postérieur

0  1.5  3  中髎 BL33

次髎 BL32

### Localisation

Dans la région sacrée, dans le troisième
foramen sacré postérieur.

Note : le troisième foramen sacré postérieur se
trouve dans le premier creux inférieur à BL32.

### Anatomie locale

**Vascularisation** : les branches postérieures de l'artère et de
la veine sacrées latérales.

**Innervation** : la ramification postérieure du 3ᵉ nerf sacré.

### Action thérapeutique

Régulariser la menstruation et activer la circulation sanguine,
dissiper le Froid et apaiser la douleur.

### Utilisation connue

Douleur du bas du dos et du sacrum, paralysie des extrémités
inférieures, règles irrégulières, leucorrhée avec décharge
rougeâtre, infertilité féminine, miction douloureuse, ténesme
avec urine trouble, constipation, diarrhée et distension
abdominale.

### Méthode

Piquer perpendiculairement 1–1,5 cun.

### Utilisation combinée

**Rétention d'urine** : combiner avec Shuǐquán (KI5) et
Zhōngdū (LR6).

**Distension abdominale et diarrhée** : combiner avec
Xiǎochángshū (BL27), Tiānshū (ST25) et Guānyuán
(CV4).

**Douleur du bas du dos et du sacrum** : Dàchángshū (BL25)
et Wěizhōng (BL40).

**Règles irrégulières, leucorrhée avec décharge rougeâtre
et infertilité féminine** : combiner avec Shènshū (BL23),
Guānyuán (CV4) et Sānyīnjiāo (SP6).

# (34) 下髎 Xiàliáo (BL34)

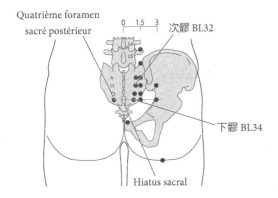

Quatrième foramen
sacré postérieur

0  1.5  3

次髎 BL32

下髎 BL34

Hiatus sacral

## Localisation

Dans la région sacrée, dans le quatrième
foramen sacré postérieur.

Note : le quatrième foramen sacré postérieur
se trouve dans le second creux inférieur à
BL32, au même niveau que le hiatus sacral.

## Anatomie locale

**Vascularisation** : les branches de l'artère et de la veine
fessières inférieures.

**Innervation** : la ramification postérieure du 4ᵉ nerf sacré.

## Action thérapeutique

Régulariser la menstruation et activer la circulation sanguine,
réguler et faciliter l'évacuation.

## Utilisation connue

Lombalgie, douleur des régions sacrées, douleur dans le
bas-ventre, dysménorrhée, rétention d'urine, diarrhée,
constipation, sang dans les selles et borborygme.

## Méthode

Piquer perpendiculairement 1–1,5 cun.

## Utilisation combinée

**Constipation** : combiner avec Chángqiáng (GV1) et
Yánglíngquán (GB34).

**Selles sanglantes** : combiner avec Chángqiáng (GV1),
Chéngshān (BL57) et Wěizhōng (BL40).

**Lombalgie et douleur des régions sacrées** : combiner avec
Dàchángshū (BL25) et Wěizhōng (BL40).

**Douleurs abdominales inférieures** : combiner avec
Xiàjùxū (ST39).

## (35) 会阳 Huìyáng (BL35)

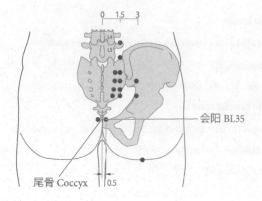

会阳 BL35

尾骨 Coccyx

### Localisation

Dans la région glutéale, latéral à l'extrémité du coccyx de 0,5 B-cun.

Note : lorsque le sujet est en position de décubitus ventral ou en position genu-pectorale, BL35 se trouve dans la dépression molle latérale à l'extrémité du coccyx.

### Anatomie locale

**Vascularisation** : les branches de l'artère et de la veine fessières inférieures.

**Innervation** : le nerf coccygien.

### Action thérapeutique

Nettoyer la Chaleur des Intestins, réguler le tractus digestif.

### Utilisation connue

Douleur des régions sacrées, sang dans les selles, constipation, diarrhée, dysenterie, impuissance, leucorrhée avec décharge rougeâtre et prurit vulvaire.

### Méthode

Piquer perpendiculairement 1–1,5 cun.

### Utilisation combinée

**Dysenterie** : combiner avec Fùliū (KI7) et Shùgǔ (BL65).

**Constipation et diarrhée** : combiner avec Chéngshān (BL57) et Èrbái (EX-UE2).

**Prurit vulvaire** : combiner avec Lígōu (LR5) et Sānyīnjiāo (SP6).

**Douleur des régions sacrées** : combiner avec Cìliáo (BL32) et Wěizhōng (BL40).

**Selles sanglantes** : combiner avec Dàchángshū (BL25) et Shàngjùxū (ST37).

**Impuissance sexuelle** : combiner avec Qūgǔ (CV2) et Hòuxī (SI3).

**Leucorrhée avec décharge rougeâtre** : combiner avec Dàimài (GB26), Yīnlíngquán (SP9) et Báihuánshū (BL30).

## (36) 承扶 Chéngfú (BL36)

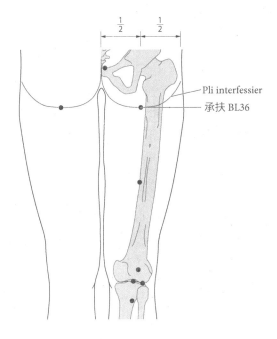

Pli interfessier
承扶 BL36

**Localisation**

Dans la région glutéale, au milieu de pli interfessier.

**Anatomie locale**

**Vascularisation** : l'artère et la veine parallèles au grand nerf sciatique.

**Innervation** : le nerf cutané fémoral postérieur ; en profondeur, le nerf sciatique.

**Action thérapeutique**

Détendre les tendons, activer la circulation sanguine, apaiser la douleur.

**Utilisation connue**

Douleur dans le bas du dos, douleur des régions sacrales, paralysie des extrémités inférieures, blessure du pisiforme, sciatique, hémorroïde, difficulté dans la défécation et la miction.

**Méthode**

Piquer perpendiculairement 1–1,5 cun.

**Utilisation combinée**

**Sciatique** : combiner avec Wěizhōng (BL40) et Dàchángshū (BL25).

**Blessure du pisiforme** : combiner avec Guānyuánshū (BL26), Huántiào (GB30) et Jūliáo (GB29).

**Difficulté dans la défécation et la miction** : combiner avec Cìliáo (BL32) et Zhìbiān (BL54), piquer de manière transfixiante en touchant Shuǐdào (ST28).

**Hémorroïde** : combiner avec Huìyáng (BL35) et Chéngshān (BL57).

## (37) 殷门 Yīnmén (BL37)

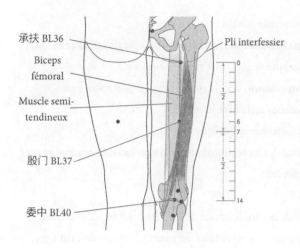

承扶 BL36
Biceps fémoral
Muscle semi-tendineux
殷门 BL37
委中 BL40
Pli interfessier

### Localisation

Sur la face postérieure de la cuisse, entre le biceps fémoral et les muscles semi-tendineux, inférieur au pli interfessier de 6 B-cun.

Note 1 : en décubitus ventral, les muscles semi-tendineux et du biceps fémoral sont plus apparents lorsque le genou est en flexion, contre résistance. De plus, il est plus simple de trouver ces deux muscles en s'aidant de rotations interne et externe du bassin.

Note 2 : supérieur au point médian de la ligne reliant BL36 et BL40 de 1 B-cun.

### Anatomie locale

**Vascularisation** : à la face latérale, les 3ᵉ branches perforantes de l'artère et de la veine fémorales profondes.

**Innervation** : 1ᵉʳ nerf cutané fémoral postérieur ; en profondeur, le nerf sciatique.

### Action thérapeutique

Renforcer le dos et la colonne vertébrale, fortifier les tendons et les os.

### Utilisation connue

Rigidité et douleur dans le bas du dos et l'épine, sciatique et paralysie des extrémités inférieures.

### Méthode

Piquer perpendiculairement 2–3 cun.

### Utilisation combinée

**Rigidité et douleur dans le bas du dos et l'épine** : combiner avec Wěizhōng (BL40), Shènshū (BL23) et Hòuxī (SI3).

**Paralysie dans les extrémités inférieures** : combiner avec Huántiào (GB30), Yánglíngquán (GB34), Wěizhōng (BL40) et Xuánzhōng (GB39).

# (38) 浮郄 Fúxī (BL38)

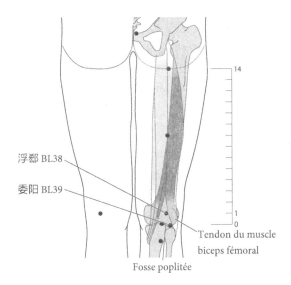

浮郄 BL38

委阳 BL39

Tendon du muscle
biceps fémoral

Fosse poplitée

## Localisation

Sur la face postérieure du genou, directement
médial au tendon du muscle biceps fémoral,
proximal à la fosse poplitée de 1 B-cun.

Note : lorsque le genou est en flexion légère,
BL38 est médial au tendon du muscle biceps
fémoral et proximal à BL39 de 1 B-cun.

## Anatomie locale

**Vascularisation** : l'artère et la veine supérolatérales du
genou.

**Innervation** : le nerf cutané fémoral postérieur et le nerf
sciatique poplité externe.

## Action thérapeutique

Détendre les tendons et désobstruer les branches collatérales
Luo, activer la circulation sanguine pour apaiser la douleur,
rafraîchir et nettoyer le Jiao inférieur.

## Utilisation connue

Sciatique, engourdissement du grand trochanter, contracture
de muscle du tibia latéral, urine sombre et douloureuse,
constipation.

## Méthode

Piquer perpendiculairement 0,5–1 cun.

## Utilisation combinée

**Contracture de muscle du tibia latéral** : combiner avec
Yánglíngquán (GB34) et Fēiyáng (BL58).

**Crampe du m. gastrocnémien** : combiner avec Chéngjīn
(BL56) et Chéngshān (BL57).

**Engourdissement du grand trochanter** : combiner avec
Huántiào (GB30) et Jūliáo (GB29).

**Arthrite du genou** : combiner avec Wěizhōng (BL40).

**Urine sombre et douloureuse** : combiner avec
Pángguāngshū (BL28).

**Constipation** : combiner avec Dàchángshū (BL25).

## (39) 委阳 Wěiyáng (BL39)

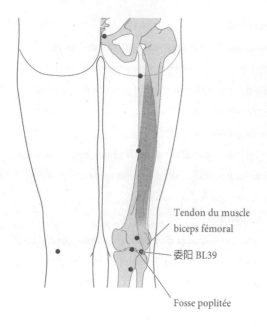

Tendon du muscle biceps fémoral

委阳 BL39

Fosse poplitée

### Localisation

Sur la face postérolatérale du genou, médial au tendon du muscle biceps fémoral dans la fosse poplitée.

Note : le tendon du biceps fémoral est plus proéminent lorsque le genou est en légère flexion.

### Anatomie locale

**Vascularisation** : l'artère et la veine supérolatérales du genou.

**Innervation** : le nerf cutané fémoral postérieur et le nerf sciatique poplité externe.

### Action thérapeutique

Activer la circulation de San Jiao (Trois Foyers), désobstruer les méridiens et les branches collatérales Luo.

### Utilisation connue

Oppression thoracique, enflure axillaire, rétention urinaire, distension dans le bas-ventre, ténesme avec l'urine trouble, énurésie, constipation, hémorroïde, douleur dans le bas du dos et douleur spasmodique dans le pied et la jambe.

### Méthode

Piquer perpendiculairement 0,5–1 cun.

### Utilisation combinée

**Ténesme avec urine trouble** : combiner avec Zhìshì (BL52), Zhōngliáo (BL33) et Zhōngjí (CV3).

**Douleur spasmodique dans le pied et la jambe** : combiner avec Yánglíngquán (GB34), Chéngshān (BL57) et Tàichōng (LR3).

**Enflure axillaire** : combiner avec Tiānchí (PC1).

**Douleur dans le bas du dos** : combiner avec Yīnmén (BL37) et Shènshū (BL23).

**Oppression thoracique** : combiner avec Chǐzé (LU5).

### Annotation

Point He-Rassemblement-Entrée inférieur du Méridien du Triple Réchauffeur Shao Yang de la main.

# (40) 委中 Wěizhōng (BL40)

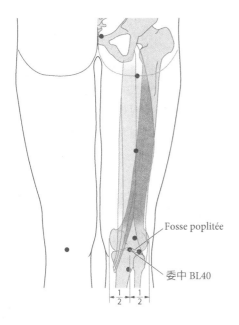

Fosse poplitée

委中 BL40

$\frac{1}{2}$ $\frac{1}{2}$

## Localisation

Sur la face postérieure du genou, au centre de la fosse poplitée.

## Anatomie locale

**Vascularisation** : sous la peau, la veine fémoro-poplitée ; en profondeur, à la face médiale, la veine poplitée ; en profondeur, l'artère poplitée.

**Innervation** : le nerf cutané fémoral postérieur et le nerf tibial.

## Action thérapeutique

Renforcer le dos et les genoux, détendre les tendons, arrêter le vomissement et la diarrhée, éliminer la toxicité du sang.

## Utilisation connue

Douleur dans le bas du dos, paralysie des extrémités inférieures, sciatique, énurésies, miction difficile, coma en raison d'apoplexie, vomissements aigus, colique, érysipèle, furoncle, paludisme, dysenterie, coup de Chaleur, maladie due à la Chaleur, arthrite du genou.

## Méthode

Piquer perpendiculairement 0,5–1 cun.

## Utilisation combinée

**Douleur dans le bas du dos** : combiner avec Fùliū (KI7) et Shènshū (BL23).

**Douleur de la face interne de la cuisse et du genou** : combiner avec Zúsānlǐ (ST36) et Sānyīnjiāo (SP6).

**Vomissements aigus, colique et coup de Chaleur** : combiner avec Chǐzé (LU5, piquer pour une légère saignée).

**Lombalgie** : combiner avec Shènshū (BL23) et Kūnlún (BL60).

**Apoplexie** : combiner avec Jíquán (HT1), Hégǔ (LI4) et Sānyīnjiāo (SP6).

**Érysipèle** : combiner avec Géshū (BL17) et Xuèhǎi (SP10).

**Douleur au bas du dos** : combiner avec Dàchángshū (BL25) et Kūnlún (BL60).

**Paralysie des extrémités inférieures** : combiner avec Yánglíngquán (GB34) et Xuánzhōng (GB39).

**Arthrite du genou** : combiner avec Xīyángguān (GB33) et Xuèhǎi (SP10).

**Furoncle** : combiner avec Fēngchí (GB20).

**Crampes au mollet** : combiner avec Chéngjīn (BL56) et Chéngshān (BL57).

# (41) 附分 Fùfēn (BL41)

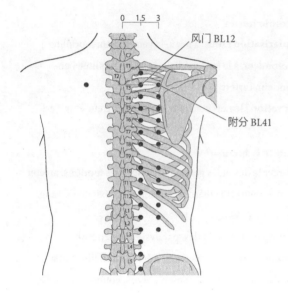

风门 BL12

附分 BL41

## Localisation

Sur la région dorsale supérieure, au même niveau que le rebord inférieur du processus épineux de la seconde vertèbre thoracique (Th2), latéral à la ligne médiane postérieure de 3 B-cun.

Note : BL41 et BL12 se trouvent au même niveau que le rebord inférieur du processus épineux de la seconde vertèbre thoracique (Th2).

## Anatomie locale

**Vascularisation** : la branche descendante de l'artère cervicale transverse et la branche latérale des ramifications postérieures des artères et veines intercostales.

**Innervation** : les branches cutanées latérales des ramifications postérieures des 1er et 2e nerfs dorsaux ; en profondeur, le nerf scapulaire dorsal.

## Action thérapeutique

Expulser le Vent et dissiper le Froid, fortifier les tendons et les os.

## Utilisation connue

Rigidité et douleur dans le cou, douleur spasmodique dans l'épaule et le dos, et engourdissement des extrémités supérieures.

## Méthode

Piquer obliquement 0,3–0,5 cun.

## Utilisation combinée

**Rigidité et douleur dans le cou** : combiner avec Fēngchí (GB20) et Dàzhuī (GV14).

**Douleur spasmodique dans l'épaule et le dos** : combiner avec Hòuxī (SI3) et Tiānjǐng (TE10).

**Engourdissement des extrémités supérieures** : combiner avec Wěizhōng (BL40).

## Annotation

Point de Réunion-Croisement du Méridien de l'Intestin Grêle Tai Yang de la main et du Méridien de la Vessie Tai Yang du pied.

# (42) 魄户 Pòhù (BL42)

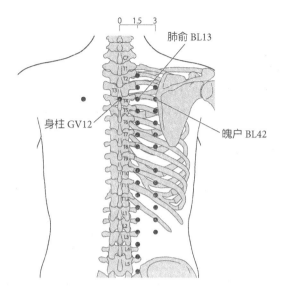

## Localisation

Sur la région dorsale supérieure, au même
niveau que le rebord inférieur du processus
épineux de la troisième vertèbre thoracique
(Th3), latéral à la ligne médiane postérieure
de 3 B-cun.

Note : BL42, BL13 et GV12 se trouvent
au même niveau que le rebord inférieur du
processus épineux de la troisième vertèbre
thoracique (Th3).

## Anatomie locale

**Vascularisation** : la ramification postérieure de l'artère
intercostale et la branche descendante de l'artère cervicale
transverse.

**Innervation** : les branches cutanées médianes des
ramifications postérieures des 2ᵉ et 3ᵉ nerfs dorsaux ; en
profondeur, leurs branches latérales et le nerf scapulaire
dorsal.

## Action thérapeutique

Promouvoir la circulation du Qi pulmonaire, apaiser la toux
et l'asthme.

## Utilisation connue

Douleur dans le dos et l'épaule, raideur de la nuque,
vomissements, irritabilité, maladie pulmonaire chronique,
toux, dyspnée et sueurs nocturnes.

## Méthode

Piquer obliquement 0,3–0,5 cun.

## Utilisation combinée

**Tuberculose** : combiner avec Gāohuāngshū (BL43).
**Dyspnée** : combiner avec Zhōngfǔ (LU1) et Dìngchuǎn
(EX-B1).
**Douleur dans le dos et l'épaule et raideur de la nuque** :
combiner avec Tiānzhù (BL10) et Hòuxī (SI3).
**Toux** : combiner avec Qìshě (ST11) et Yìxī (BL45).

# (43) 膏肓 Gāohuāng (BL43)

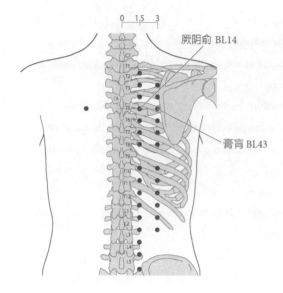

厥阴俞 BL14

膏肓 BL43

## Localisation

Sur la région dorsale supérieure, au même
niveau que le rebord inférieur du processus
épineux de la quatrième vertèbre thoracique
(Th4), latéral à la ligne médiane postérieure
de 3 B-cun.

Note : BL43 et BL14 se trouvent au même
niveau que le rebord inférieur du processus
épineux de la quatrième vertèbre thoracique
(Th4).

## Anatomie locale

**Vascularisation** : la ramification postérieure de l'artère
intercostale et la branche descendante de l'artère cervicale
transverse.

**Innervation** : les branches cutanées médianes des
ramifications postérieures du 2ᵉ et du 3ᵉ nerfs dorsaux ; en
profondeur, leurs branches latérales et le nerf scapulaire
dorsal.

## Action thérapeutique

Fortifier la Rate et l'Estomac, fortifier le Poumon, tonifier le
Qi du Rein, rafraîchir le Cœur et calmer le Shen-esprit.

## Utilisation connue

Maladies consomptives des poumons, tuberculeuse
pulmonaire, toux, asthme, douleur et distension de la
poitrine, expectoration de sang, sueurs nocturnes, fièvre
agitée en raison du manque de Yin et fièvre tuberculeuse,
amnésie, insomnie, palpitation, spermatorrhée, impuissance,
dysphagie, Faiblesse de l'Estomac et de la Rate.

## Méthode

Piquer obliquement 0,3–0,5 cun.

## Utilisation combinée

**Tuberculeuse** : combiner avec Jǐngbǎiláo (EX-HN15) et
Pòhù (BL42).

**Tuberculose pulmonaire** : combiner avec Shènshū (BL23)
et Fèishū (BL13).

**Asthme** : combiner avec Dànzhōng (CV17) et Tiāntū
(CV22).

**Fièvre agitée en raison du manque de Yin et fièvre
tuberculeuse** : combiner avec Dàzhuī (GV14), Guānyuán
(CV4) et Zúsānlǐ (ST36).

**Insomnie, palpitation et amnésie** : combiner avec Bǎihuì
(GV20) et Shénmén (HT7).

**Impuissance sexuelle et spermatorrhée** : Shènshū (BL23)
et Guānyuán (CV4).

**Xu et Faiblesse de l'Estomac et de la Rate** : Qūchí (LI11),
Qìhǎi (CV6) et Zúsānlǐ (ST36).

# (44) 神堂 Shéntáng (BL44)

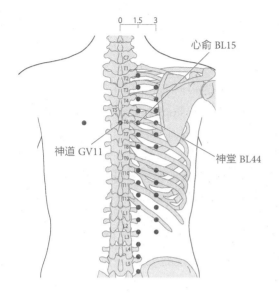

## Localisation

Sur la région dorsale supérieure, au même niveau que le rebord inférieur du processus épineux de la cinquième vertèbre thoracique (Th5), latéral à la ligne médiane postérieure de 3 B-cun.

Note : BL44, BL15 et GV11 se trouvent au même niveau que le rebord inférieur du processus épineux de la cinquième vertèbre thoracique (Th5).

## Anatomie locale

**Vascularisation** : les branches postérieures des artères et veines intercostales et la branche descendante de l'artère cervicale transverse.

**Innervation** : les branches cutanées médianes des ramifications postérieures des 4ᵉ et 5ᵉ nerfs dorsaux ; en profondeur, leurs branches latérales et le nerf scapulo-dorsal.

## Action thérapeutique

Calmer le Shen-esprit et régulariser le Qi, apaiser la toux et l'asthme, détendre les tendons, et activer la circulation sanguine.

## Utilisation connue

Palpitation, étouffement thoracique, douleur cardiaque, rigidité et douleur de l'épaule et le dos, toux, asthme, distension du thorax, renversent le flux de Qi et dysphagie.

## Méthode

Piquer obliquement 0,3–0,5 cun.

## Utilisation combinée

**Dysphagie** : combiner avec Zhōngfǔ (LU1).

**Rigidité et douleur de l'épaule et le dos** : combiner avec Wěizhōng (BL40) et Chéngshān (BL57).

**Palpitation, étouffement thoracique** : combiner avec Xīnshū (BL15) et Nèiguān (PC6).

**Toux et distension du thorax** : combiner avec Fèishū (BL13) et Gāohuāngshū (BL43).

## (45) 谚语 Yìxǐ (BL45)

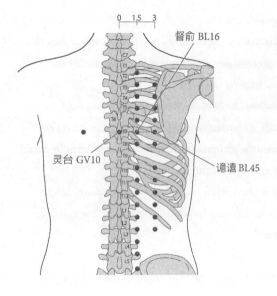

### Localisation

Sur la région dorsale supérieure, au même niveau que le rebord inférieur du processus épineux de la sixième vertèbre thoracique (Th6), latéral à la ligne médiane postérieure de 3 B-cun.

Note : BL45, BL16 et GV10 se trouvent au même niveau que le rebord inférieur du processus épineux de la sixième vertèbre thoracique (Th6).

### Anatomie locale

**Vascularisation** : les branches postérieures des artères et veines intercostales.

**Innervation** : les branches cutanées médianes des ramifications postérieures des 5e et 6e nerfs dorsaux ; en profondeur, leurs branches latérales.

### Action thérapeutique

Libérer le Biao-extérieur et nettoyer la Chaleur, dégager le Poumon et régulariser le Qi, désobstruer les méridiens et les branches collatérales Luo.

### Utilisation connue

Douleur thoracique avec irradiation dans le dos, douleur de l'épaule et du dos, toux, dyspnée, vertige, douleur dans l'œil, épistaxis, insomnie, maladie fébrile et paludismes.

### Méthode

Piquer obliquement 0,3–0,5 cun.

### Utilisation combinée

**Paludisme de type Vent** : combiner avec Zhīzhèng (SI7) et Xiǎohǎi (SI8).

**Toux et dyspnée** : combiner avec Shénmén (HT7) et Fèishū (BL13).

**Ballonnements** : combiner avec Zúsānlǐ (ST36) et Yīnlíngquán (SP9).

**Douleur thoracique avec irradiation dans le dos** : combiner avec Fèishū (BL13), Dànzhōng (CV17) et Nèiguān (PC6).

**Vertige et douleur dans l'œil** : combiner avec Gānshū (BL18) et Tiānzhù (BL10).

**Insomnie** : combiner avec Xīnshū (BL15).

# (46) 膈关 Géguān (BL46)

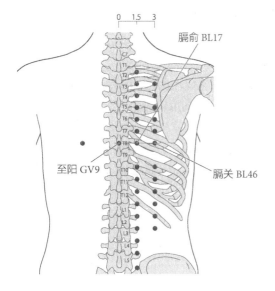

膈俞 BL17

至阳 GV9

膈关 BL46

## Localisation

Sur la région dorsale supérieure, au même niveau que le rebord inférieur du processus épineux de la septième vertèbre thoracique (Th7), latéral à la ligne médiane postérieure de 3 B-cun.

Note : BL46, BL17 et GV9 se trouvent au même niveau que le rebord inférieur du processus épineux de la septième vertèbre thoracique (Th7).

## Anatomie locale

**Vascularisation** : les branches postérieures des artères et veines intercostales.

**Innervation** : les branches cutanées médianes des ramifications postérieures des 6ᵉ et 7ᵉ nerfs dorsaux ; en profondeur, leurs branches latérales.

## Action thérapeutique

Fortifier la Rate et l'Estomac, promouvoir le transit et la transformation, détendre les tendons et les muscles, réguler le Qi pour activer la circulation sanguine.

## Utilisation connue

Rigidité et douleur de l'épine et le dos, difficulté d'avaler, étouffement thoracique, hoquet, vomissement, éructation, expectoration de sang et parasitose intestinale.

## Méthode

Piquer obliquement 0,3–0,5 cun.

## Utilisation combinée

**Rigidité et douleur de l'épine et le dos** : combiner avec Jiájǐ (EX-B2) et Wěizhōng (BL40).

**Hoquet** : combiner avec Nèiguān (PC6).

**Parasites intestinaux** : combiner avec Bǎichóngwō (EX-LE3).

**Difficulté à avaler** : combiner avec Píshū (BL20) et Wèishū (BL21).

**Étouffement thoracique** : combiner avec Fèishū (BL13) et Juéyīnshū (BL14).

**Expectoration de sang** : combiner avec Liángqiū (ST34) et Xīmén (PC4).

## (47) 魂门 Húnmén (BL47)

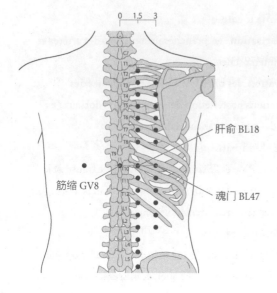

筋缩 GV8

肝俞 BL18

魂门 BL47

### Localisation

Sur la région dorsale supérieure, au même niveau que le rebord inférieur du processus épineux de la neuvième vertèbre thoracique (Th9), latéral à la ligne médiane postérieure de 3 B-cun.

Note : BL47, BL18 et GV8 se trouvent au même niveau que le rebord inférieur du processus épineux de la neuvième vertèbre thoracique (Th9).

### Anatomie locale

**Vascularisation** : les branches postérieures des artères et veines intercostales.

**Innervation** : les branches latérales des ramifications postérieures des 7ᵉ et 8ᵉ nerfs dorsaux.

### Action thérapeutique

Disperser le Foie et régulariser le Qi, fortifier la Rate et harmoniser l'Estomac, désobstruer le Qi du Gros Intestin.

### Utilisation connue

Douleur du thorax et des hypocondres, mal de dos, vomissements, difficulté à avaler, anorexie, borborygme, diarrhée, spasme musculaires, palpitation et palpitations intenses.

### Méthode

Piquer obliquement 0,3–0,5 cun.

### Utilisation combinée

**Douleur du thorax et des hypocondres** : combiner avec Zhīgōu (TE6) et Yánglíngquán (GB34).

**Palpitation et palpitations intenses** : combiner avec Xīnshū (BL15) et Gānshū (BL18).

**Vomissements et anorexie** : combiner avec Nèiguān (PC6).

**Difficulté à avaler** : combiner avec Wèishū (BL21).

**Borborygme et diarrhée** : combiner avec Dàchángshū (BL25) et Píshū (BL20).

**Spasme musculaires** : combiner avec Chéngshān (BL57).

# (48) 阳纲 Yánggāng (BL48)

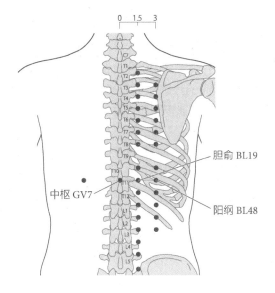

## Localisation

Sur la région dorsale supérieure, au même niveau que le rebord inférieur du processus épineux de la dixième vertèbre thoracique (Th10), latéral à la ligne médiane postérieure de 3 B-cun.

Note : BL48, BL19 et GV7 se trouvent au même niveau que le rebord inférieur du processus épineux de la dixième vertèbre thoracique (Th10).

## Anatomie locale

**Vascularisation** : les branches postérieures des artères et veines intercostales.

**Innervation** : les branches latérales des ramifications postérieures des 8$^e$ et 9$^e$ nerfs dorsaux.

## Action thérapeutique

Disperse le Feu du Foie, rafraîchir l'Humidité-Chaleur, harmoniser la Rate et l'Estomac.

## Utilisation connue

Fièvre, sclérotique jaune, distension et douleur de l'abdomen, borborygme, diarrhée, miction difficile, difficulté à avaler, hépatite et cholécystite.

## Méthode

Piquer obliquement 0,3–0,5 cun.

## Utilisation combinée

**Sclérotique jaune** : combiner avec Dǎnshū (BL19).

**Distension et douleur de l'abdomen** : combiner avec Zúsānlǐ (ST36).

**Difficulté à avaler** : combiner avec Píshū (BL20), Wèishū (BL21), Zhōngwǎn (CV12) et Zúsānlǐ (ST36).

**Borborygme** : combiner avec Dàchángshū (BL25) et Tiānshū (ST25).

**Miction difficile** : combiner avec Pángguāngshū (BL28) et Zhōngjí (CV3).

**Hépatite et cholécystite** : combiner avec Gānshū (BL18) et Dǎnshū (BL19).

## (49) 意舍 Yìshè (BL49)

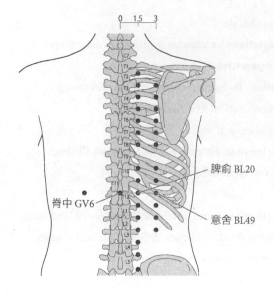

**Localisation**

Sur la région dorsale supérieure, au même niveau que le rebord inférieur du processus épineux de la onzième vertèbre thoracique (Th11), latéral à la ligne médiane postérieure de 3 B-cun.

Note : BL49, BL20 et GV6 se trouvent au même niveau que le rebord inférieur du processus épineux de la onzième vertèbre thoracique (Th11).

**Anatomie locale**

**Vascularisation** : les branches postérieures des artères et veines intercostales.

**Innervation** : les branches latérales des ramifications postérieures des 10ᵉ et 11ᵉ nerfs dorsaux.

**Action thérapeutique**

Soutenir la Terre (Rate), réguler l'Estomac et les Intestins, dissoudre l'Humidité.

**Utilisation connue**

Faiblesse de l'Estomac et de la Rate, difficulté à avaler, distension abdominale, borborygme, vomissements, jaunisse, urine jaune et sombre, diarrhée et diabète.

**Méthode**

Piquer obliquement 0,3–0,5 cun.

**Utilisation combinée**

**Diabète en raison du Vide du Rein** : combiner avec Zhōnglǚshū (BL29) et Guānyuán (CV4).

**Faiblesse de l'Estomac et de la Rate et distension abdominale** : combiner avec Píshū (BL20).

**Étouffement thoracique et dysphagie** : combiner avec Nèiguān (PC6) et Zhōngfǔ (LU1).

**Jaunisse et urine jaune et sombre** : combiner avec Dǎnshū (BL19) et Píshū (BL20).

# (50) 胃仓 Wèicāng (BL50)

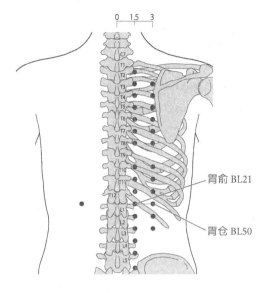

## Localisation

Sur la région dorsale supérieure, au même niveau que le rebord inférieur du processus épineux de la douzième vertèbre thoracique (Th12), latéral à la ligne médiane postérieure de 3 B-cun.

Note : BL50 et BL21 se trouvent au même niveau que le rebord inférieur du processus épineux de la douzième vertèbre thoracique (Th12).

## Anatomie locale

**Vascularisation** : les branches postérieures de l'artère et de la veine sous-costales.

**Innervation** : la branche latérale de la ramification postérieure du 12ᵉ nerf dorsal.

## Action thérapeutique

Fortifier la Rate et dissoudre l'Humidité, régulariser le Qi et harmoniser l'Estomac.

## Utilisation connue

Douleur dans la région épigastrique, distension abdominale, difficulté à avaler, œdème, constipation, indigestion infantile et douleur paravertébrale.

## Méthode

Piquer obliquement 0,3–0,5 cun.

## Utilisation combinée

**Difficulté à avaler** : combiner avec Yìshé (BL49) et Géguān (BL46).

**Indigestion infantile** : combiner avec Sìfèng (EX-UE10) et Zúsānlǐ (ST36).

**Douleur dans la région épigastrique** : combiner avec Nèiguān (PC6).

**Distension abdominale** : combiner avec Nèiguān (PC6) et Zúsānlǐ (ST36).

**Œdème** : combiner avec Sānjiāoshū (BL22), Shuǐgōu (GV26) et Qūquán (LR8).

**Douleur paravertébrale** : combiner avec Dàzhuī (GV14) et Jǐzhōng (GV6).

## (51) 肓门 Huāngmén (BL51)

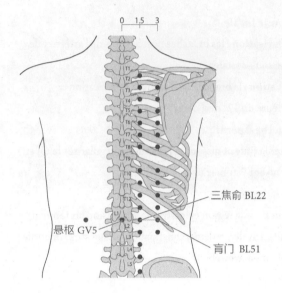

三焦俞 BL22

悬枢 GV5

肓门 BL51

### Localisation

Dans la région lombaire, au même niveau que
le rebord inférieur du processus épineux de la
première vertèbre lombaire (L1), latéral à la
ligne médiane postérieure de 3 B-cun.

Note : BL51, BL22 et GV5 se trouvent au
même niveau que le rebord inférieur du
processus épineux de la première vertèbre
lombaire (L1).

### Anatomie locale

**Vascularisation** : les branches postérieures de la 11$^e$ artère
lombaire et de la 12$^e$ veine lombaire.

**Innervation** : la branche latérale de la ramification
postérieure du 12$^e$ nerf dorsal et du 1$^{er}$ nerf lombaire.

### Action thérapeutique

Enlever les accumulations alimentaires et ramollir les masses,
régulariser le Qi et désobstruer les branches collatérales Luo.

### Utilisation connue

Douleur dans la région épigastrique, masse abdominale,
constipation et mastite aigüe.

### Méthode

Piquer perpendiculairement 0,5–1 cun.

### Utilisation combinée

**Douleur dans la région épigastrique** : combiner avec
Wèishū (BL21) et Zúsānlǐ (ST36).

**Constipation** : combiner avec Dàchángshū (BL25).

**Mastite aigüe** : combiner avec Dànzhōng (CV17) et Tiāntū
(CV22).

# (52) 志室 Zhìshì (BL52)

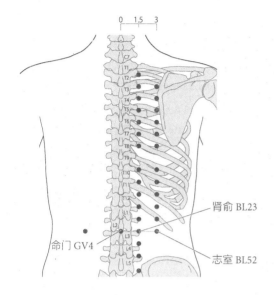

命门 GV4
肾俞 BL23
志室 BL52

## Localisation

Dans la région lombaire, au même niveau que
le rebord inférieur du processus épineux de
la seconde vertèbre lombaire (L2), latéral à la
ligne médiane postérieure de 3 B-cun.

Note : BL52, BL23 et GV4 se trouvent au
même niveau que le rebord inférieur du
processus épineux de la seconde vertèbre
lombaire (L2).

## Anatomie locale

**Vascularisation** : les branches postérieures de la 2ᵉ artère et
de la 2ᵉ veine lombaires.

**Innervation** : la branche latérale des ramifications
postérieures du 12ᵉ nerf dorsal et du 1ᵉʳ nerf lombaire.

## Action thérapeutique

Tonifier le Rein et nourrir le Jing-quintessence, éliminer les
urines et dissoudre l'Humidité.

## Utilisation connue

Rigidité et douleur dans le bas du dos et l'épine,
spermatorrhée, impuissance, éjaculation précoce, oligurie,
ténesme avec urine trouble, œdème, néphrite et prostatite.

## Méthode

Piquer perpendiculairement 1–2 cun.

## Utilisation combinée

**Gonflement et douleur du périnée** : combiner avec
Bāohuāng (BL53).

**Spermatorrhée** : combiner avec Gāohuāngshū (BL43) et
Shènshū (BL23).

**Douleur dans le bas du dos** : combiner avec Shènshū
(BL23), Mìngmén (GV4) et Wěizhōng (BL40).

**Ascite** : combiner avec Shènshū (BL23) et Shuǐfēn (CV9).

**Spermatorrhée et impuissance sexuelle** : combiner avec
Shènshū (BL23), Guānyuán (CV4) et Sānyīnjiāo (SP6).

**Colique néphrétique** : combiner avec Shènshū (BL23) et
Sānyīnjiāo (SP6).

**Prostatite** : combiner avec Shènshū (BL23), Qūgǔ (CV2),
Guīlái (ST29) et Sānyīnjiāo (SP6).

# (53) 胞肓 Bāohuāng (BL53)

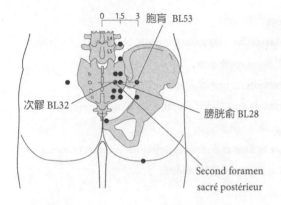

胞肓 BL53
L4
L5
次髎 BL32
膀胱俞 BL28
Second foramen sacré postérieur

## Localisation

Dans la région glutéale, au même niveau que le second foramen sacré postérieur, latéral à la crête sacrée de 3 B-cun.

Note : BL53, BL28 et BL32 se trouvent tous au même niveau que le second foramen sacré postérieur.

## Anatomie locale

**Vascularisation** : l'artère et la veine fessières supérieures.

**Innervation** : le nerf cutané fessier supérieur ; en profondeur, le nerf fessier supérieur.

## Action thérapeutique

Renforcer le dos et la colonne vertébrale, désobstruer le Qi de l'abdomen, faciliter l'élimination d'eau.

## Utilisation connue

Douleur dans le bas du dos, douleur dans le dos et lombo-sacralgie, sciatique, oligurie, dysurie, constipation, borborygme, douleur et distension abdominale.

## Méthode

Piquer perpendiculairement 1–2 cun.

## Utilisation combinée

**Rétention urinaire** : combiner avec Zhìbiān (BL54) et Sānyīnjiāo (SP6).

**Sciatique** : combiner avec Huántiào (GB30), Yánglíngquán (GB34) et Wěizhōng (BL40).

**Oligurie et dysurie** : combiner avec Guānyuán (CV4) et Zhōngjí (CV3).

**Douleur dans le dos et lombo-sacralgie** : combiner avec Guānyuánshū (BL26) et Mìngmén (GV4).

**Constipation** : combiner avec Shuǐdào (ST28) et Guīlái (ST29).

**Douleur et distension abdominale** : combiner avec Dàchángshū (BL25).

# (54) 秩边 Zhìbiān (BL54)

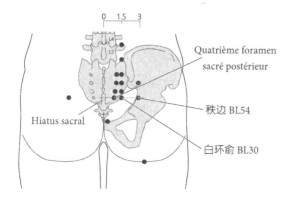

0    1.5    3

Quatrième foramen sacré postérieur

秩边 BL54

白环俞 BL30

Hiatus sacral

## Localisation

Dans la région glutéale, au même niveau que le quatrième foramen sacré postérieur, latéral à la crête sacrée de 3 B-cun.

Note : latéral au hiatus sacral de 3 B-cun, au même niveau que BL30.

## Anatomie locale

**Vascularisation** : l'artère et la veine fessières inférieures.

**Innervation** : le nerf fessier inférieur, le nerf cutané fémoral postérieur et le nerf sciatique.

## Action thérapeutique

Renforcer le dos et la colonne vertébrale, éliminer la chaleur du Jiao inférieur, rafraîchir l'Humidité-Chaleur.

## Utilisation connue

Lombo-sacralgie, sciatique, trouble moteur des extrémités inférieures, paralysie des extrémités inférieures, oligurie, hémorroïdes, constipation, endométriose et maladies des organes génitaux.

## Méthode

Piquer perpendiculairement 2–3 cun.

## Utilisation combinée

**Sciatique** : combiner avec Yánglíngquán (GB34) et Kūnlún (BL60).

**Oligurie** : combiner avec Zhìbiān (BL54) piquer de manière transfixiante en touchant Shuǐdào (ST28).

**Constipation** : combiner avec Chángqiáng (GV1).

**Paralysie des extrémités inférieures** : combiner avec Wěizhōng (BL40) et Fēiyáng (BL58).

**Hémorroïdes** : combiner avec Huìyáng (BL35) et Chéngshān (BL57).

**Endométriose et maladies des organes génitaux** : combiner avec Cìliáo (BL32) et Zǐgōng (EX-CA1).

## (55) 合阳 Héyáng (BL55)

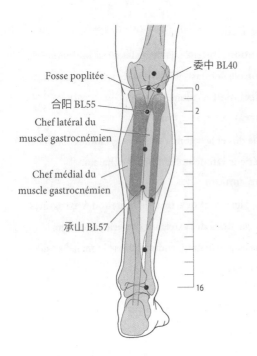

委中 BL40
Fosse poplitée
合阳 BL55
Chef latéral du muscle gastrocnémien
Chef médial du muscle gastrocnémien
承山 BL57

0
2
16

### Localisation

Sur la face postérieure du mollet, entre le chef latéral et le chef médial du muscle gastrocnémien, distal à la fosse poplitée de 2 B-cun.

Note : distal à BL40 de 2 B-cun, sur la ligne reliant BL40 et BL57.

### Anatomie locale

**Vascularisation** : la petite veine saphène ; en profondeur, l'artère et la veine poplitées.

**Innervation** : le nerf cutané sural médian ; en profondeur, le nerf tibial.

### Action thérapeutique

Renforcer le dos et tonifier le Rein, détendre les tendons et les muscles, régulariser la menstruation.

### Utilisation connue

Douleur dans le bas du dos, douleur et paralysie des extrémités inférieures, crampe du m. gastrocnémien, métrorragie et métrostaxis, leucorrhée, dysménorrhée, douleur herniaire et orchite.

### Méthode

Piquer perpendiculairement 1–2 cun.

### Utilisation combinée

**Crampe du m. gastrocnémien** : combiner avec Chéngshān (BL57) et Yánglíngquán (GB34).

**Douleur et paralysie des extrémités inférieures** : combiner avec Zhìbiān (BL54) et Yīnmén (BL37).

**Métrorragie et métrostaxis** : combiner avec Cìliáo (BL32) et Fùliū (KI7).

**Leucorrhée et dysménorrhée** : combiner avec Guānyuán (CV4), Shènshū (BL23) et Sānyīnjiāo (SP6).

**Orchite** : combiner avec Lígōu (LR5) et Tàichōng (LR3).

# (56) 承筋 Chéngjīn (BL56)

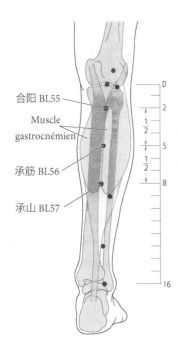

合阳 BL55

Muscle
gastrocnémien

承筋 BL56

承山 BL57

0
2
1/2
5
1/2
8

16

## Localisation

Sur la face postérieure du mollet, entre les
deux ventres du muscle gastrocnémien, distal
à la fosse poplitée de 5 B-cun.

Note : à mi-chemin entre BL55 et BL57.

## Anatomie locale

**Vascularisation** : la petite veine saphène ; en profondeur,
l'artère et la veine tibiales postérieures.

**Innervation** : le nerf cutané sural médian ; en profondeur, le
nerf tibial.

## Action thérapeutique

Désobstruer les méridiens et les branches collatérales Luo,
détendre les tendons et les muscles.

## Utilisation connue

Douleur spasmodique dans le dos, choléra et spasme,
crampe du m. gastrocnémien, douleur et engourdissement
dans les membres inférieurs, constipation et hémorroïdes.

## Méthode

Piquer perpendiculairement 1–2 cun.

## Utilisation combinée

**Crampe du m. gastrocnémien** : combiner avec Púcān
(BL61), Zhōngdū (LR6) et Zhùbīn (KI9).

**Constipation et hémorroïdes** : combiner avec Dàchángshū
(BL25) et Chángqiáng (GV1).

**Choléra et spasme** : combiner avec Yǒngquán (KI1) et
Yīnlíngquán (SP9).

**Choléra** : combiner avec Púcān (BL61) et Yīnlíngquán
(SP9).

## (57) 承山 Chéngshān (BL57)

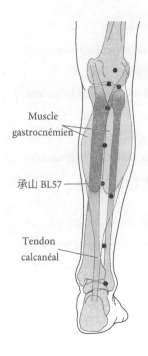

Muscle gastrocnémien

承山 BL57

Tendon calcanéal

### Localisation

Sur la face postérieure du mollet, à l'intersection entre le tendon calcanéen et les deux ventres du muscle gastrocnémien. Note : lorsque la jambe est tendue ou en flexion plantaire, BL57 se trouve dans la dépression anglée inférieure au ventre du muscle gastrocnémien. Les deux chefs du muscle sont séparés et forment une forme en lambda (Λ).

### Anatomie locale

**Vascularisation** : la petite veine saphène ; en profondeur, l'artère et la veine tibiales postérieurs.

**Innervation** : le nerf cutané sural médian ; en profondeur, le nerf tibial.

### Action thérapeutique

Détendre les tendons et désobstruer les branches collatérales Luo, désobstruer les Intestins et traiter les hémorroïdes.

### Utilisation connue

Douleur dans le bas du dos, douleur de muscle gastrocnémien, douleur du talon, hémorroïdes, constipation, prolapsus anal, béribéri, paralysie des extrémités inférieures, sciatique et crampe du m. gastrocnémien.

### Méthode

Piquer perpendiculairement 1–2 cun.

### Utilisation combinée

**Douleur dans le bas du dos** : combiner avec Shènshū (BL23) et Wěizhōng (BL40).

**Sciatique** : combiner avec Dàchángshū (BL25), Wěizhōng (BL40) et Yánglíngquán (GB34).

**Prolapsus anal** : combiner avec Guānyuán (CV4), Bǎihuì (GV20) et Cìliáo (BL32).

**Hémorroïdes** : combiner avec Chángqiáng (GV1) et Èrbái (EX-UE2).

**Douleur au talon** : combiner avec Kūnlún (BL60) et Dàlíng (PC7).

**Constipation** : combiner avec Tàixī (KI3) et Dàchángshū (BL25).

**Choléra et spasme** : combiner avec Zhōngfēng (LR4).

**Crampe et douleur de muscle gastrocnémien** : combiner avec Yánglíngquán (GB34) et Chéngjīn (BL56).

## (58) 飞扬 Fēiyáng (BL58)

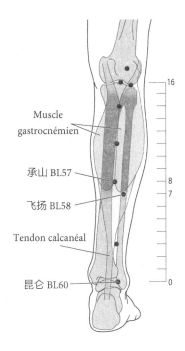

Muscle
gastrocnémien

承山 BL57

飞扬 BL58

Tendon calcanéal

昆仑 BL60

### Localisation

Sur la face postérolatérale du mollet, entre
le rebord inférieur du chef latéral du muscle
gastrocnémien et le tendon calcanéen,
proximal à BL60 de 7 B-cun.

Note : BL58 est latérodistal à BL57 de 1 B-cun
et proximal à BL60.

### Anatomie locale

**Innervation** : le nerf cutané sural latéral.

### Action thérapeutique

Dissiper le Vent et libérer le Biao-extérieur, désobstruer les
branches collatérales Luo et apaiser la douleur.

### Utilisation connue

Céphalées, symptôme de l'aversion pour le froid et de la
fièvre, obstruction nasale, épistaxis, vertige, lombalgie,
paralysie des extrémités inférieures, hémorroïdes, sciatique
et épilepsie.

### Méthode

Piquer perpendiculairement 1–2 cun.

### Utilisation combinée

**Vertige et douleur de l'œil** : combiner avec Yánggǔ (SI5) et
Jīngmíng (BL1).

**Néphrite et lombalgie** : combiner avec Shènshū (BL23) et
Fùliū (KI7).

**Hémorroïdes** : combiner avec Chángqiáng (GV1),
Báihuánshū (BL30) et Èrbái (EX-UE2).

**Obstruction nasale** : combiner avec Fēngchí (GB20) et
Yíngxiāng (LI20).

**Paralysie dans les extrémités inférieures** : combiner avec
Wěizhōng (BL40).

**Sciatique** : combiner avec Dàchángshū (BL25) et Wěizhōng
(BL40).

**Épilepsie** : combiner avec Chángqiáng (GV1) et Jīnsuō
(GV8).

### Annotation

Point Xi (point Fissure) du Méridien Yang Qiao.

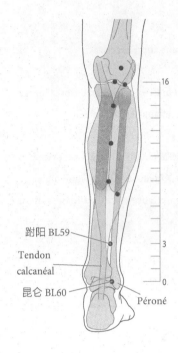

跗阳 BL59

Tendon
calcanéal

昆仑 BL60

Péroné

## Localisation

Sur la face postérolatérale du mollet, entre
le péroné et le tendon calcanéen, proximal à
BL60 de 3 B-cun.

## Anatomie locale

**Vascularisation** : la petite veine saphène ; en profondeur, la
branche terminale de l'artère péronière.

**Innervation** : le nerf sural.

## Action thérapeutique

Détendre les tendons et activer la circulation sanguine,
expulser le Vent et soulager le spasme, désobstruer les
branches collatérales Luo et apaiser la douleur.

## Utilisation connue

Lombo-sacralgie, sciatique, engourdissement de la jambe,
paralysie des extrémités inférieures, blessure du nerf sural,
spasme du muscle de triceps crural, béribéri, inversion
du pied, gonflement et douleur de l'articulation de
cheville, céphalées, lourdeur de la tête, vertige, épilepsie et
convulsions cloniques.

## Méthode

Piquer perpendiculairement 1–2 cun.

## Utilisation combinée

**Blessure du nerf sural** : combiner avec Yánglíngquán
(GB34) et Kūnlún (BL60).

**Sciatique** : combiner avec Wěizhōng (BL40).

**Entorse aigüe du bas du dos** : combiner avec Dàchángshū
(BL25), Zhìbiān (BL54) et Wěizhōng (BL40).

**Convulsions cloniques** : combiner avec Fēngchí (GB20) et
Tiānjǐng (TE10).

**Paralysie des extrémités inférieures** : combiner avec
Bǎihuì (GV20) et Shuǐgōu (GV26).

**Inversion du pied** : combiner avec Yánglíngquán (GB34) et
Qiūxū (GB40).

**Spasme du muscle de triceps crural** : combiner avec
Chéngshān (BL57) et Wěizhōng (BL40).

**Céphalées et lourdeur de la tête** : combiner avec Fēngchí
(GB20), Shàngxīng (GV23) et Tàiyáng (EX-HN5).

## (60) 昆仑 Kūnlún (BL60)

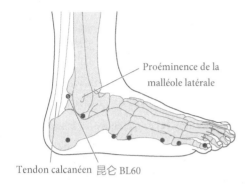

Proéminence de la malléole latérale

Tendon calcanéen　昆仑 BL60

### Localisation

Sur la face postérolatérale de la cheville, dans la dépression entre la proéminence de la malléole latérale et le tendon calcanéen.

### Anatomie locale

**Vascularisation** : la petite veine saphène, l'artère et la veine malléolaires postéro-externes.

**Innervation** : le nerf sural.

### Action thérapeutique

Disperser le Vent et soulager la surface musculaire, détendre les tendons et désobstruer les branches collatérales Luo, renforcer le dos et tonifier le Rein.

### Utilisation connue

Céphalées, rigidité dans le cou et le dos, lombalgie, sciatique, gonflement et douleur dans la cheville, inversion du pied, douleur dans le talon, épistaxis, vertige, douleur dans l'œil, douleur dentaire, paludisme, constipation, dystocie, rétention de placenta, oppression thoracique, début soudain d'asthme et épilepsie infantile.

### Méthode

Piquer perpendiculairement ou obliquement 0,5–1 cun.

### Utilisation combinée

**Asthme** : combiner avec Zúlínqì (GB41), Yīnlíngquán (SP9) et Shénmén (HT7).

**Épilepsie** : combiner avec Fēngchí (GB20), Nèiguān (PC6) et Sìshéncōng (EX-HN1).

**Paludisme** : combiner avec Fùliū (KI7) et Dàzhuī (GV14).

**Céphalées et vertige** : combiner avec Bǎihuì (GV20), Tàiyáng (EX-HN5) et Tiānzhù (BL10).

**Douleur dans le talon** : combiner avec Qiūxū (GB40), Shēnmài (BL62), Tàixī (KI3) et Xuèhǎi (SP10).

**Douleur dans le cou et le dos** : combiner avec Fēngchí (GB20), Dàzhù (BL11) et Tiānzhù (BL10).

**Lombalgie et sciatique** : combiner avec Wěizhōng (BL40), Shuǐgōu (GV26).

**Douleur dans l'œil** : combiner avec Jīngmíng (BL1) et Tiānzhù (BL10).

**Douleur dentaire** : combiner avec Tàiyáng (EX-HN5) et Jiáchē (ST6).

(61) 仆参 Púcān (BL61)

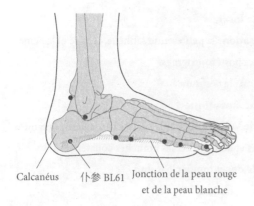

Calcanéus　　仆参 BL61　Jonction de la peau rouge
et de la peau blanche

## Localisation

Sur la face latérale du pied, distal à BL60,
latéral au calcanéus, à la jonction de la peau
rouge et de la peau blanche.

## Anatomie locale

**Vascularisation** : les branches calcanéennes externes de
l'artère et de la veine péronières.

**Innervation** : la branche calcanéenne externe du nerf sural.

## Action thérapeutique

Renforcer le Rein et fortifier les os, détendre les tendons
et éliminer l'Humidité, calmer le Shen-esprit et stabiliser
l'ambition.

## Utilisation connue

Lombalgie, douleur du talon, choléra, spasme, Dian Kuang
(folies dépressive et maniaque), épilepsie, béribéri, atrophie
et faiblesse du pied, étourdissement et perte de connaissance.

## Méthode

Piquer obliquement 0,3–0,5 cun.

## Utilisation combinée

**Douloureux dans le talon** : combiner avec Tàixī (KI3),
Fēiyáng (BL58) et Kūnlún (BL60).

**Choléra et spasme** : combiner avec Wěizhōng (BL40),
Chéngshān (BL57) et Yánglíngquán (GB34).

**Atrophie et faiblesse du pied** : combiner avec Shènshū
(BL23) et Wěizhōng (BL40).

**Dian Kuang (folies dépressive et maniaque) et épilepsie** :
Nèiguān (PC6) et Shuǐgōu (GV26).

**Lombalgie** : combiner avec Guānyuánshū (BL26) et
Wěizhōng (BL40).

**Étourdissement et perte de connaissance** : combiner avec
Hégǔ (LI4) et Tàichōng (LR3).

## Annotation

La racine du Méridien Yang Qiao.

# (62) 申脉 Shēnmài (BL62)

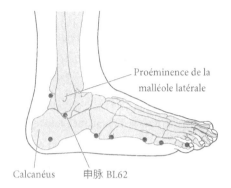

Proéminence de la malléole latérale

Calcanéus     申脉 BL62

## Localisation

Sur la face latérale du pied, directement inférieur à la proéminence de la malléole latérale, dans la dépression entre le rebord inférieur de la malléole latérale et le calcanéus. Note : BL62 se trouve dans la dépression distale au rebord inférieur de la malléole latérale. Le point médial correspondant à BL62 est KI6.

## Anatomie locale

**Vascularisation** : le réseau de l'artère malléolaire externe.

**Innervation** : le nerf sural.

### Action thérapeutique

Dissiper le Vent et libérer le Biao-extérieur, rafraîchir le Cœur et calmer le Shen-esprit, détendre les tendons et désobstruer les branches collatérales Luo.

### Utilisation connue

Migraine, céphalées, symptôme de l'aversion pour le froid et de la fièvre, vertige, vision floue, épistaxis, acouphènes, palpitation, insomnie, Dian Kuang (folies dépressive et maniaque), ptose palpébrale, épilepsie, lombalgie, douloureux et la faiblesse de la jambe et inversion de pied.

### Méthode

Piquer perpendiculairement 0,5–1 cun.

### Utilisation combinée

**Céphalées** : combiner avec Jīnmén (BL63), Bǎihuì (GV20) et Tàiyáng (EX-HN5).

**Dian (folie dépressive)** : combiner avec Hòuxī (SI3) et Qiángǔ (SI2).

**Ptose palpébrale** : combiner avec Zhōngfēng (LR4) et Jīngmíng (BL1).

**Vision double** : combiner avec Shēnmài (BL62), piquer de manière transfixiante en touchant Qiūxū (GB40).

**Inversion de pied** : combiner avec Shēnmài (BL62), piquer de manière transfixiante en touchant Qiūxū (GB40).

**Vertige** : combiner avec Tiānzhù (BL10) et Bǎihuì (GV20).

**Lombalgie et douloureux et la faiblesse de la jambe** : combiner avec Dàchángshū (BL25) et Yánglíngquán (GB34).

**Acouphènes** : combiner avec Yìfēng (TE17) et Fēngchí (GB20).

**Palpitation et insomnie** : combiner avec Shénmén (HT7) et Tàixī (KI3).

### Annotation

Point Réunion-Croisement des huit Méridiens Extraordinaires, passe par le Méridien Yang Qiao.

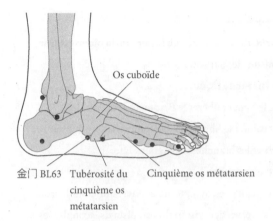

Os cuboïde

金门 BL63   Tubérosité du   Cinquième os métatarsien
cinquième os
métatarsien

## Localisation

Sur le dos du pied, distal au rebord antérieur
de la malléole latérale, postérieur à la
tubérosité du cinquième os métatarsien, dans
la dépression inférieure à l'os cuboïde.

## Anatomie locale

**Vascularisation** : l'artère et la veine plantaires externes.

**Innervation** : le nerf cutané dorsal latéral du pied ; en
profondeur, le nerf plantaire externe.

## Action thérapeutique

Détendre les tendons et désobstruer les branches collatérales
Luo, réanimer un patient ayant perdu connaissance et calmer
le Shen-esprit.

## Utilisation connue

Choléra, spasme, épilepsie, convulsion, lombalgie, douleur
herniaire et douleur dans la malléole externe.

## Méthode

Piquer perpendiculairement 0,3–0,5 cun.

## Utilisation combinée

**Crampe des muscles du mollet** : combiner avec Chéngshān
(BL57), Qiūxū (GB40) et Fúyáng (BL59).

**Épilepsie** : combiner avec Púcān (BL61), Shēnmài (BL62)
et Hòuxī (SI3).

**Douleur herniaire** : combiner avec Tàichōng (LR3).

**Convulsion infantile** : combiner avec Nèiguān (PC6) et
Shuǐgōu (GV26).

**Lombalgie** : combiner avec Qìhǎishū (BL24) et
Guānyuánshū (BL26).

**Douleur dans la malléole externe** : combiner avec Shēnmài
(BL62) et Kūnlún (BL60).

**Choléra et spasme** : combiner avec Yīnlíngquán (SP9),
Chéngshān (BL57), Dàdū (SP2) et Yángfǔ (GB38).

## Annotation

Point Xi (point Fissure) du Méridien de la Vessie Tai Yang
du pied.

# (64) 京骨 Jīnggǔ (BL64)

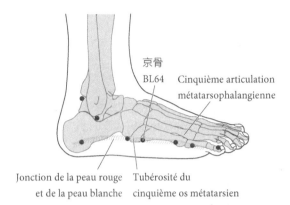

京骨
BL64 Cinquième articulation
métatarsophalangienne

Jonction de la peau rouge    Tubérosité du
et de la peau blanche    cinquième os métatarsien

## Localisation

Sur la face latérale du pied, distal à la
tubérosité du cinquième os métatarsien, à
la jonction de la peau rouge et de la peau
blanche.

Note : la tubérosité du cinquième os
métatarsien se trouve approximativement au
point médian entre le talon et la cinquième
articulation métatarso-phalangienne.

## Anatomie locale

**Vascularisation** : l'artère et la veine plantaires externes.

**Innervation** : le nerf cutané dorsal latéral du pied ; en
profondeur, le nerf plantaire externe.

## Action thérapeutique

Disperser le Vent-Chaleur, calmer le Shen-esprit, désobstruer
les méridiens et les branches collatérales Luo.

## Utilisation connue

Céphalées, lourde sensation de la tête, épistaxis,
conjonctivite, raideur du cou, Dian Kuang (folies dépressive
et maniaque), lombalgie, crampe des muscles du pied,
douleur du genou, palpitation, douleur du thorax.

## Méthode

Piquer perpendiculairement 0,5–0,8 cun.

## Utilisation combinée

**Dyspnée due à un Vide du Rein** : combiner avec Dàzhōng
(KI4), Shènshū (BL23) et Fèishū (BL13).

**Épistaxis** : combiner avec Yíngxiāng (LI20) et Fēngchí
(GB20).

**Raideur du cou** : combiner avec Fēngchí (GB20) et Dàzhù
(BL11).

**Douleur occipitale** : combiner avec Hòuxī (SI3), Tiānzhù
(BL10) et Bǎihuì (GV20).

**Crampe des muscles du pied** : combiner avec Rángǔ (KI2)
et Tàichōng (LR3).

**Palpitation et douleur du thorax** : combiner avec Nèiguān
(PC6), Xīnshū (BL15) et Qūzé (PC3).

**Conjonctivite** : combiner avec Jīngmíng (BL1), Cuánzhú
(BL2) et Qiángǔ (SI2).

**Dian Kuang (folies dépressive et maniaque)** : combiner
avec Shuǐgōu (GV26), Fēnglóng (ST40) et Sānyīnjiāo (SP6).

**Lombalgie** : combiner avec Wěizhōng (BL40), Zhìbiān
(BL54), Yánglíngquán (GB34).

## Annotation

Point Yuan-Source du Méridien de la Vessie Tai Yang du
pied.

## (65) 束骨 Shùgǔ (BL65)

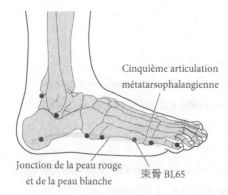

Cinquième articulation
métatarsophalangienne

Jonction de la peau rouge
et de la peau blanche

束骨 BL65

### Localisation

Sur la face latérale du pied, dans la dépression
proximale à la cinquième articulation
métatarso-phalangienne, à la jonction de la
peau rouge et de la peau blanche.

### Anatomie locale

**Vascularisation** : les 4es artères et veines digitales plantaires
communes.

**Innervation** : le 4e nerf digital plantaire commun et le nerf
cutané dorsal latéral du pied.

### Action thérapeutique

Expulser le Vent incorrect, améliorer la vue, enlever la
Chaleur toxique, détendre les tendons.

### Utilisation connue

Céphalées et nuque raide, vertige, surdité, vision floue,
infection superficielle et pustule douleur dans les reins et le
dos, douleur dans le muscle sural de la jambe et Dian Kuang
(folies dépressive et maniaque).

### Méthode

Piquer perpendiculairement 0,3–0,5 cun.

### Utilisation combinée

**Raideur du cou et crainte du Vent** : combiner avec Tiānzhù
(BL10) et Dàzhuī (GV14).

**Lombalgie** : combiner avec Fēiyáng (BL58) et Shènshū
(BL23), Guānyuánshū (BL26) et Chéngjīn (BL56).

**Inflammation du canthus interne** : combiner avec Cuánzhú
(BL2) et Jīnggǔ (BL64).

**Douleur dans le muscle sural de la jambe** : combiner avec
Wěizhōng (BL40) et Chéngshān (BL57).

**Surdité** : combiner avec Yìfēng (TE17), Tīnggōng (SI19) et
Hòuxī (SI3).

**Vertige** : combiner avec Jīngmíng (BL1), Fēngchí (GB20) et
Bǎihuì (GV20).

**Jaunisse avec humidité et Chaleur** : combiner avec Píshū
(BL20), Gānshū (BL18), Qīmén (LR14) et Zhāngmén (LR13).

**Dian Kuang (folies dépressive et maniaque)** : combiner avec
Gānshū (BL18), Qīmén (LR14), Píshū (BL20), Zhāngmén
(LR13), Jiānshǐ (PC5), Yángxī (LI5) et Shuǐgōu (GV26).

**Céphalées** : combiner avec Shàngxīng (GV23), Bǎihuì
(GV20) et Tàiyáng (EX-HN5).

**Infection superficielle et pustule** : combiner avec Língtái
(GV10) et Shēnzhù (GV12).

### Annotation

Point Shu-Déversement du Méridien de la Vessie Tai Yang
du pied.

# (66) 足通谷 Zútōnggǔ (BL66)

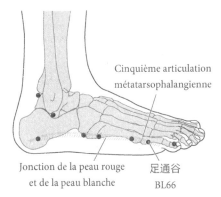

Cinquième articulation
métatarsophalangienne

Jonction de la peau rouge
et de la peau blanche

足通谷
BL66

## Localisation

Sur le petit orteil, dans la dépression
latérodistale à la cinquième articulation
métatarso-phalangienne, à la jonction de la
peau rouge et de la peau blanche.

## Anatomie locale

**Vascularisation** : l'artère et la veine digitales plantaires.

**Innervation** : le nerf collatéral plantaire et le nerf cutané
dorsal latéral du pied.

## Action thérapeutique

Dissiper le Vent et purger la Chaleur, tranquilliser la frayeur
et calmer le Shen-esprit.

## Utilisation connue

Céphalées, vertige, épistaxis, douleur abdominale, diarrhée,
goût amer, Dian Kuang (folies dépressive et maniaque),
susceptibilité à la frayeur et paludisme.

## Méthode

Piquer perpendiculairement 0,3–0,5 cun.

## Utilisation combinée

**Dysenterie** : combiner avec Shùgǔ (BL65) et Dàchángshū
(BL25).

**Goût amer** : combiner avec Xuánzhōng (GB39) et
Zúqiàoyīn (GB44).

**Céphalées et vertige** : combiner avec Tiānzhù (BL10),
Fēngchí (GB20) et Cuánzhú (BL2).

**Dian Kuang (folies dépressive et maniaque)** : Bǎihuì
(GV20), Xīnshū (BL15) et Juéyīnshū (BL14).

**Susceptibilité à la frayeur** : combiner avec Gānshū (BL18)
et Dǎnshū (BL19).

**Paludisme** : combiner avec Dàzhuī (GV14) et Jiānshǐ
(PC5).

## Annotation

Point Ying-Écoulement du Méridien de la Vessie Tai Yang du
pied.

## (67) 至阴 Zhìyīn (BL67)

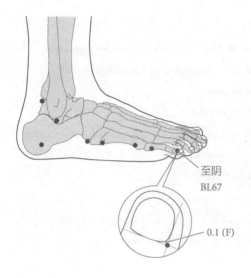

至阴
BL67

0.1 (F)

### Localisation

Sur la face latérale du pied, dans la dépression proximale à la cinquième articulation métatarso-phalangienne, à la jonction de la peau rouge et de la peau blanche.

### Anatomie locale

**Vascularisation** : le réseau artériel formé par l'artère dorsale de l'orteil et l'artère digitale plantaire propre.

**Innervation** : le nerf collatéral plantaire et le nerf cutané dorsal latéral du pied.

### Action thérapeutique

Désobstruer les vaisseaux Luo pour faire circuler le sang, disperser le Vent incorrect, régulariser la circulation du Qiji (action du Qi), améliorer la vue.

### Utilisation connue

Dystocie, rétention de placenta, position fœtale anormale, spermatorrhée, rétention d'urine, gonflement du pied, douleur au vertex, obstruction nasale, épistaxis, conjonctivite, douleur dans l'œil et la sensation fiévreuse dans la plante de pied.

### Méthode

Piquer obliquement 0,1–0,2 cun ou piquer pour une légère saignée.

### Utilisation combinée

**Migraine** : combiner avec Tàiyáng (EX-HN5) et Lièquē (LU7).

**Position fœtale anormale** : ajouter la moxibustion 15 à 20 minutes.

**Dystocie et rétention de placenta** : combiner avec Hégǔ (LI4) et Tàichōng (LR3).

**Spermatorrhée** : combiner avec Shènshū (BL23), Guānyuán (CV4) et Tàixī (KI3).

**Douleur au vertex** : combiner avec Bǎihuì (GV20) et Tàichōng (LR3).

**Rétention d'urine** : combiner avec Zhōngjí (CV3), Zhìbiān (BL54) et Shuǐdào (ST28).

**Obstruction nasale** : combiner avec Yíngxiāng (LI20) et Cuánzhú (BL2).

**Douleur dans l'œil** : combiner avec Fēngchí (GB20), Jīngmíng (BL1) et Tóngzǐliáo (GB1).

### Annotation

Point Jing-Émergence du Méridien de la Vessie Tai Yang du pied.

# 8. Méridien des Reins Shao Yin du pied (27 points)

Les points de ce méridien sont décrits de Yǒngquán (KI1) à Shūfǔ (KI27).

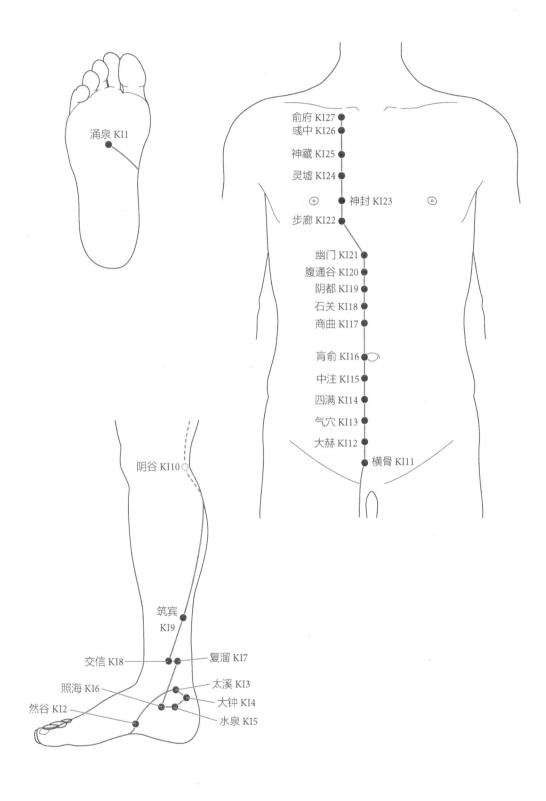

## (1) 涌泉 Yǒngquán (KI1)

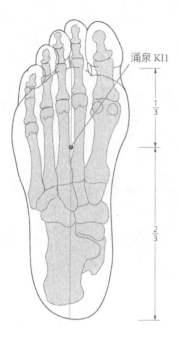

涌泉 KI1

### Localisation

Sur la plante du pied, dans la dépression la plus profonde.

Note : lorsque les orteils sont en flexion, KI1 se trouve approximativement dans la dépression à la jonction entre le tiers antérieur et les deux tiers postérieurs de la ligne reliant le talon et l'espace palmaire entre les bases du second et troisième orteil.

### Anatomie locale

**Vascularisation** : en profondeur, l'arc plantaire.

**Innervation** : le 2$^e$ nerf digital plantaire commun.

### Action thérapeutique

Nourrir le Rein et nettoyer la Chaleur, éliminer l'agitation anxieuse et calmer le Shen-esprit, dégager l'Orifice et réanimer un patient ayant perdu connaissance.

### Utilisation connue

Apoplexie et coma, insolation, perte de conscience, douleur au vertex, vertige, vision floue, insomnie, susceptibilité à la frayeur, mal de gorge, sécheresse de la langue, perte de voix, aphonie, difficulté de la miction, constipation, irritabilité, convulsion infantile, épilepsie, sensation fiévreuse dans la plante de pied, choléra et spasme.

### Méthode

Piquer perpendiculairement 0,5–1 cun.

### Utilisation combinée

**Toux par épuisement** : combiner avec Guānyuán (CV4), Fēnglóng (ST40) et Chǐzé (LU5).

**Douleur épigastrique et perte d'appétit** : combiner avec Jiànlǐ (CV11) et Zhōngwǎn (CV12).

**Difficulté à avaler en raison d'un mal de gorge** : combiner avec Dàzhōng (KI4) et Tōnglǐ (HT5).

**Mal de gorge avec sensation d'étouffement dans la gorge** : combiner avec Rángǔ (KI2), Yújì (LU10) et Liánquán (CV23).

**Convulsion infantile** : combiner avec Shuǐgōu (GV26).

**Apoplexie et coma, coup de Chaleur et perte de conscience** : combiner avec Nèiguān (PC6), Shàngxīng (GV23), Yìntáng (EX-HN3) et Bǎihuì (GV20).

**Mal de gorge, sécheresse de la langue et perte de voix** : combiner avec Lièquē (LU7) et Zhàohǎi (KI6).

**Insomnie** : combiner avec Láogōng (PC8) et Shénmén (HT7).

**Constipation** : combiner avec Guānyuán (CV4), Shuǐdào (ST28) et Guīlái (ST29).

**Épilepsie** : combiner avec Jiūwěi (CV15) et Láogōng (PC8).

### Annotation

Point Jing-Émergence du Méridien des Reins Shao Yin du pied

## (2) 然谷 Rángǔ (KI2)

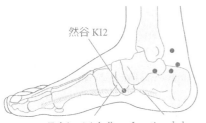

然谷 KI2

Tubérosité de l'os naviculaire    Jonction de la peau rouge et de la peau blanche

### Localisation

Sur la face médiale du pied, inférieur à la tubérosité de l'os naviculaire, à la jonction de la peau rouge et de la peau blanche.

### Anatomie locale

**Vascularisation** : les branches des artères plantaires médianes et tarsiennes médianes.

**Innervation** : la branche terminale du nerf cutané médian de la jambe et le nerf plantaire interne.

### Action thérapeutique

Nourrir le Yin du Rein, nettoyer le Vide-Chaleur, bénéfique pour la Vessie, rafraîchir le Jiao inférieur.

### Utilisation connue

Inflammation de la gorge, prurit vulvaire, prolapsus de l'utérus, métrorragie et métrostaxis, règles irrégulières, spermatorrhée, impuissance sexuelle, hémoptysie, jaunisse, diarrhée, transpiration spontanée, sueurs nocturnes, diabète, gonflement et douleur dans l'arrière du pied, tétanos infantile néonatal et tétanos, cystite, psychose et paludisme.

### Méthode

Piquer perpendiculairement 1–1,5 cun.

### Utilisation combinée

**Paludisme** : combiner avec Kūnlún (BL60) et Dàzhuī (GV14).

**Sialorrhée** : combiner avec Fùliū (KI7) et Dìcāng (ST4).

**Gonflement de la gorge** : combiner avec Tàixī (KI3) et Lièquē (LU7).

**Gonflement et douleur dans l'arrière du pied** : combiner avec Yǒngquán (KI1) et Tàichōng (LR3).

**Spermatorrhée et impuissance sexuelle** : combiner avec Guānyuánshū (BL26) et Guānyuán (CV4).

**Prurit vulvaire et cystite** : combiner avec Lígōu (LR5) et Zhōngjí (CV3).

**Règles irrégulières** : combiner avec Sānyīnjiāo (SP6) et Guānyuán (CV4).

**Tétanos infantile néonatal et tétanos** : combiner avec Nèiguān (PC6) et Shuǐgōu (GV26).

### Annotation

Point Ying-Écoulement du Méridien des Reins Shao Yin du pied.

## (3) 太溪 Tàixī (KI3)

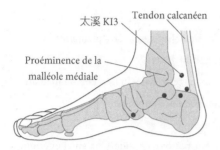

太溪 KI3　Tendon calcanéen

Proéminence de la malléole médiale

### Localisation

Sur la face postéromédiale de la cheville, dans la dépression entre la proéminence de la malléole médiale et le tendon calcanéen.

### Anatomie locale

**Vascularisation** : en avant, l'artère et la veine tibiales postérieures.

**Innervation** : le nerf cutané médian de la jambe, le nerf tibial.

### Action thérapeutique

Réchauffer le Jiao inférieur, réguler le Méridien Chong (Pénétrant) et le Méridien Ren (Vaisseau Conception), promouvoir la circulation du Qi pulmonaire et apaiser la toux.

### Utilisation connue

Toux, flegme épais, douleur dentaire, hémoptysie, acouphènes et surdité, règles irrégulières, douleur dans le talon, gonflement et douleur dans la cheville, spermatorrhée, impuissance sexuelle, miction fréquente, douleur dans le bas du dos, mal de gorge, emphysème pulmonaire, insomnie, douleur paravertébrale, endométriose et hémorroïde.

### Méthode

Piquer perpendiculairement 0,3–0,5 cun.

### Utilisation combinée

**Gonflement du pied** : combiner avec Kūnlún (BL60) et Shēnmài (BL62).

**Hémoptysie** : combiner avec Zúsānlǐ (ST36), Lièquē (LU7) et Tàiyuān (LU9).

**Urines foncées** : combiner avec Guānyuán (CV4) et Báihuánshū (BL30).

**Hémorroïde chronique** : combiner avec Zhàohǎi (KI6) et Zhōngzhǔ (TE3).

**Gonflement de la gorge** : combiner avec Zhōngzhǔ (TE3).

**Sécheresse de la gorge** : combiner avec Shàozé (SI1).

**Emphysème pulmonaire** : combiner avec Fèishū (BL13) et Juéyīnshū (BL14).

**Toux et flegme épais** : combiner avec Chǐzé (LU5) et Lièquē (LU7).

**Spermatorrhée et impuissance sexuelle** : combiner avec Guānyuán (CV4) et Shènshū (BL23).

**Douleur dans le bas du dos** : combiner avec Mìngmén (GV4) et Qìhǎishū (BL24).

**Règles irrégulières** : combiner avec Sānyīnjiāo (SP6) et Guānyuán (CV4).

**Acouphènes et surdité** : combiner avec Ěrmén (TE21) et Yìfēng (TE17).

**Annotation**

Point Shu-Déversement et Point Yuan-Source du Méridien des Reins Shao Yin du pied.

# (4) 大钟 Dàzhōng (KI4)

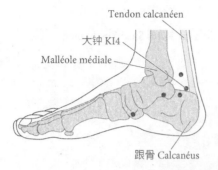

Tendon calcanéen
大钟 KI4
Malléole médiale
跟骨 Calcanéus

## Localisation

Sur la face médiale du pied, postéro-inférieur à la malléole médiale, supérieur au calcanéus, dans la dépression antérieure à l'enthèse médiale du tendon calcanéen.

## Anatomie locale

**Vascularisation** : la branche calcanéenne interne de l'artère tibiale postérieure.

**Innervation** : le nerf cutané médian de la jambe, la branche calcanéenne interne du nerf tibial.

## Action thérapeutique

Réguler le Qi et harmoniser le Sang, tonifier le Qi du Rein.

## Utilisation connue

Hémoptysie, sécheresse de la langue, sensation de chaleur dans la bouche, asthme, laryngite, démence, somnolence, distension de la poitrine, ballonnements, rigidité et douleur dans le bas du dos, douleur dans le talon, cystite, règles irrégulières et constipation.

## Méthode

Piquer perpendiculairement 0,3–0,5 cun.

## Utilisation combinée

**Constipation** : combiner avec Shíguān (KI18) et Fēnglóng (ST40).

**Crainte des gens et dépression** : combiner avec Xīmén (PC4), Shàngxīng (GV23), Yìntáng (EX-HN3) et Bǎihuì (GV20).

**Hémoptysie** : combiner avec Rángǔ (KI2), Xīnshū (BL15) et Kǒngzuì (LU6).

**Laryngite** : combiner avec Dàbāo (SP21), Tiāntū (CV22), Fèishū (BL13).

**Asthme** : combiner avec Chǐzé (LU5) et Lièquē (LU7).

**Démence** : combiner avec Shuǐgōu (GV26) et Shàngxīng (GV23), piquer de manière transfixiante en touchant Bǎihuì (GV20).

**Somnolence** : combiner avec Tōnglǐ (HT5) et Yīnlíngquán (SP9).

**Cystite** : combiner avec Pángguāngshū (BL28) et Zhōngjí (CV3).

**Rigidité et douleur dans le bas du dos** : combiner avec Shènshū (BL23) et Yāoyángguān (GV3).

**Douleur dans le talon** : combiner avec Dàlíng (PC7) et Kūnlún (BL60).

## Annotation

Point Luo-Communication du Méridien des Reins Shao Yin du pied.

## (5) 水泉 Shuǐquán (KI5)

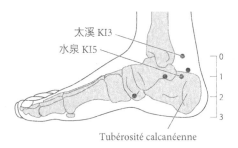

太溪 KI3
水泉 KI5

Tubérosité calcanéenne

### Localisation

Sur la face médiale du pied, inférieur à KI3 de 1 B-cun, dans la dépression antérieure à la tubérosité calcanéenne.

### Anatomie locale

**Vascularisation** : la branche calcanéenne interne de l'artère tibiale postérieure.

**Innervation** : le nerf cutané médian de la jambe, la branche calcanéenne interne du nerf tibial.

### Action thérapeutique

Réguler le Méridien Chong (Pénétrant) et le Méridien Ren (Vaisseau Conception), réguler le Qi et le Sang, désobstruer le Jiao inférieur.

### Utilisation connue

Règles irrégulières, anémie, dysménorrhée, prolapsus de l'utérus, endométriose, énurésie, dysurie et vision floue.

### Méthode

Piquer perpendiculairement 0,3–0,5 cun.

### Utilisation combinée

**Dysménorrhée** : combiner avec Sānyīnjiāo (SP6) et Qìhǎi (CV6).

**Dysurie et incontinence urinaire** : combiner avec Yánggǔ (SI5) et Zhōngjí (CV3).

**Prolapsus de l'utérus** : combiner avec Zhōngwǎn (CV12), Bǎihuì (GV20) et Sānyīnjiāo (SP6).

**Endométriose et énurésie** : combiner avec Zǐgōng (EX-CA1).

**Vision floue** : combiner avec Jīngmíng (BL1) et Qiúhòu (EX-HN7).

### Annotation

Point Xi (point Fissure) du Méridien des Reins Shao Yin du pied.

## (6) 照海 Zhàohǎi (KI6)

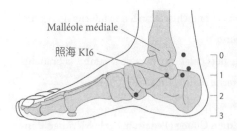

Malléole médiale

照海 KI6

0
1
2
3

### Localisation

Sur la face médiale du pied, inférieur à la proéminence de la malléole médiale de 1 B-cun, dans la dépression inférieure à la malléole médiale.

Note : le point latéral correspondant à KI6 est BL62.

### Anatomie locale

**Vascularisation** : à la face inféropostérieure, l'artère et la veine tibiales postérieures.

**Innervation** : le nerf cutané médian de la jambe ; en profondeur, le nerf tibial.

### Action thérapeutique

Régulariser la menstruation et harmoniser le Ying-nutritif, rafraîchir et éliminer le Jiao inférieur, rafraîchir le Cœur et calmer le Shen-esprit, soulager les maux de gorge.

### Utilisation connue

Épilepsie nocturne, insomnie, règles irrégulières, leucorrhée morbide, prolapsus de l'utérus, prurit vulvaire, rétention de placenta, hernie, pollakiurie, constipation, mal de gorge, hystérie, et douleur dans le talon.

### Méthode

Piquer perpendiculairement 0,3–0,5 cun.

### Utilisation combinée

**Rétention de placenta** : combiner avec Wàiguān (TE5), Jiānjǐng (GB21) et Zhōngjí (CV3).

**Constipation** : combiner avec Zhāngmén (LR13) et Zhīgōu (TE6).

**Douleur dans le talon** : combiner avec Shēnmài (BL62), Fēiyáng (BL58) et Kūnlún (BL60).

**Prolapsus de l'utérus** : combiner avec Shuǐquán (KI5), Qūchí (LI11), Zǐgōng (EX-CA1) et Guānyuán (CV4).

**Épilepsie nocturne** : combiner avec Nèiguān (PC6), Jiūwěi (CV15), Bǎihuì (GV20) et Fēngchí (GB20).

**Mal de gorge** : combiner avec Lièquē (LU7), Qūquán (LR8) et Rényíng (ST9).

**Règles irrégulières** : combiner avec Guānyuán (CV4) et Sānyīnjiāo (SP6).

### Annotation

Point Réunion-Croisement des huit Méridiens Extraordinaires, passe par le Méridien Yin Qiao.

(7) 复溜 Fùliū (KI7)

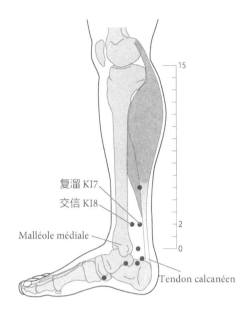

复溜 KI7
交信 KI8
Malléole médiale
Tendon calcanéen
15
2
0

**Localisation**

Sur la face postéromédiale du mollet,
antérieur au tendon calcanéen, supérieur à la
proéminence de la malléole médiale de
2 B-cun.

Note : au même niveau et postérieur à KI8.

**Anatomie locale**

**Vascularisation** : en profondeur et en avant, l'artère et la
veine tibiales postérieures.

**Innervation** : les nerfs cutanés suraux internes et cruraux
internes ; en profondeur, le nerf tibial.

**Action thérapeutique**

Tonifier le Rein et renforcer le dos, rafraîchir la chaleur du
Jiao inférieur.

**Utilisation connue**

Diarrhée, présence de sang dans les selles, borborygmes,
distension de l'abdomen, constipation, dysenterie, œdème,
atrophie de la jambe, sueurs nocturnes, transpiration
spontanée, néphrite, orchite, blennorragie, gonorrhée,
diabète, spermatorrhée et épistaxis.

**Méthode**

Piquer perpendiculairement 1–1,5 cun.

**Utilisation combinée**

**Œdème et flatulence** : combiner avec Shénquè (CV8),
Shuǐfēn (CV9) et Zhāngmén (LR13).

**Sang dans les selles** : combiner avec Tàichōng (LR3),
Huìyīn (CV1) et Yāoyángguān (GV3).

**Irritabilité** : combiner avec Láogōng (PC8) et Xíngjiān
(LR2).

**Transpiration spontanée** : combiner avec Nèiguān (PC6),
Yìntáng (EX-HN3) et Bǎihuì (GV20).

**Diarrhée et borborygmes** : combiner avec Xiǎochángshū
(BL27) et Guānyuán (CV4).

**Flatulence** : combiner avec Zhāngmén (LR13), Tiānshū
(ST25) et Dìjī (SP8).

**Diabète** : combiner avec Wèiwǎnxiàshū (EX-B3) et Qūchí
(LI11).

**Néphrite** : combiner avec Shènshū (BL23) et Zhìbiān
(BL54).

**Orchite** : combiner avec Guānyuán (CV4), Tàichōng (LR3)
et Sānyīnjiāo (SP6).

**Spermatorrhée** : combiner avec Yīngǔ (KI10) et Shènshū
(BL23).

283

**Diarrhée et dysenterie** : combiner avec Tiānshū (ST25), Shàngjùxū (ST37) et Qūchí (LI11).

**Annotation**

Point Jing-Circulation du Méridien des Reins Shao Yin du pied.

(8) 交信 Jiāoxìn (KI8)

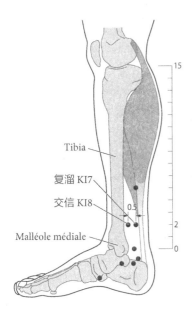

Tibia

复溜 KI7

交信 KI8

Malléole médiale

15

0.5

2

0

**Localisation**

Sur la face médiale du mollet, dans la dépression postérieure au rebord médial du tibia, supérieur à la proéminence de la malléole médiale de 2 B-cun.

Note : antérieur à KI7 de 0,5 B-cun.

**Anatomie locale**

**Vascularisation** : dans la profondeur, l'artère et la veine tibiales postérieures.

**Innervation** : le nerf cutané médian de la jambe ; en profondeur, le nerf tibial.

**Action thérapeutique**

Tonifier le Qi du Rein, réguler le Baogong (l'utérus), nettoyer la Humide-Chaleur et réguler le Sang.

**Utilisation connue**

Règles irrégulières, anémie, métrorragie et métrostaxis, prolapsus de l'utérus, lombalgie, douleur des membres inférieurs, orchite, ténesme, dysenterie et constipation.

**Méthode**

Piquer perpendiculairement 0,5–1 cun.

**Utilisation combinée**

**Règles irrégulières** : combiner avec Huìyáng (BL35) et Sānyīnjiāo (SP6).

**Métrorragie et métrostaxis** : combiner avec Yánggǔ (SI5), Qìhǎishū (BL24) et Cìliáo (BL32).

**Prolapsus de l'utérus** : combiner avec Qìhǎi (CV6) et Sānyīnjiāo (SP6).

**Lombalgie** : combiner avec Mìngmén (GV4), Shènshū (BL23) et Wěizhōng (BL40).

**Annotation**

Point Xi (point Fissure) du Méridien Yin Qiao.

## (9) 筑宾 Zhùbīn (KI9)

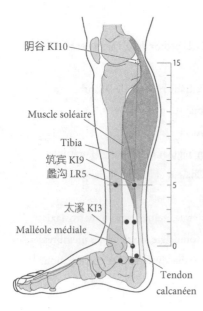

阴谷 KI10
Muscle soléaire
Tibia
筑宾 KI9
蠡沟 LR5
太溪 KI3
Malléole médiale
Tendon calcanéen

15

5

0

### Localisation

Sur la face postéromédiale de la jambe, entre
le muscle soléaire et le tendon calcanéen,
supérieur à la proéminence de la malléole
médiale de 0,5 B-cun.

Note 1 : lorsque le genou est fléchi et le mollet
tendu, contre résistance (en flexion plantaire),
le muscle soléaire devient plus apparent le
long du rebord médial du tibia.

Note 2 : au même niveau que LR5, sur la ligne
reliant KI3 et KI10.

### Anatomie locale

**Vascularisation** : dans la profondeur, l'artère et la veine
tibiales postérieures.

**Innervation** : les nerfs cutanés suraux internes et cruraux
internes ; dans profondeur, le nerf tibial.

### Action thérapeutique

Rafraîchir le Cœur et dissoudre le Tan-mucosité-glaire,
tranquilliser la frayeur et calmer le Shen-esprit.

### Utilisation connue

Dian Kuang (folies dépressive et maniaque), vomissement
et régurgitation, néphrite, cystite, orchite et crampe du m.
gastrocnémien.

### Méthode

Piquer perpendiculairement 0,8–1 cun.

### Utilisation combinée

**Vomissement et régurgitation** : combiner avec Shàohǎi
(HT3) et Nèiguān (PC6).

**Dian Kuang (folies dépressive et maniaque)** : combiner avec
Jiǔwěi (CV15), Zhōngwǎn (CV12) et Fēnglóng (ST40).

**Crampe du m. gastrocnémien** : combiner avec Héyáng
(BL55) et Fēiyáng (BL58).

**Néphrite** : combiner avec Shènshū (BL23), Fùliū (KI7) et
Sānyīnjiāo (SP6).

**Cystite** : combiner avec Pángguāngshū (BL28) et Zhōngjí
(CV3).

# (10) 阴谷 Yīngǔ (KI10)

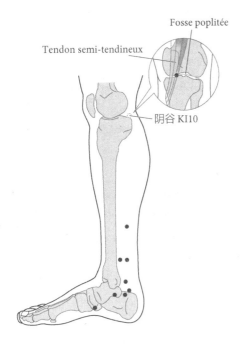

Tendon semi-tendineux

Fosse poplitée

阴谷 KI10

## Localisation

Sur la face postéromédiale du genou, latéral au tendon semi-tendineux, dans la fosse poplitée.

## Anatomie locale

**Vascularisation** : l'artère et la veine supéromédianes du genou.

**Innervation** : le nerf cutané fémoral interne.

### Action thérapeutique

Réchauffer le Rein et tonifier le Qi, activer la circulation du Jiao inférieur, abaisser le reflux.

### Utilisation connue

Impuissance sexuelle, eczéma scrotale, douleur herniaire, métrorragie et métrostaxis, leucorrhée, dysurie, distension abdominale, Dian Kuang (folies dépressive et maniaque), flegme excessif, arthrite du genou et gastro-entérite aigüe.

### Méthode

Piquer perpendiculairement 1–2 cun.

### Utilisation combinée

**Gastro-entérite aigüe** : combiner avec Zúsānlǐ (ST36), Qūchí (LI11) et Tiānshū (ST25).

**Dysurie** : combiner avec Yīnlíngquán (SP9), Shènshū (BL23) et Qìhǎi (CV6).

**Flegme excessif** : combiner avec Rángǔ (KI2), Fùliū (KI7) et Yánglíngquán (GB34).

**Impuissance sexuelle** : combiner avec Sānyīnjiāo (SP6), Qūgǔ (CV2) et Hòuxī (SI3).

**Distension abdominale** : combiner avec Zhāngmén (LR13) et Tiānshū (ST25).

**Leucorrhée, prurit vulvaire et eczéma scrotale** : combiner avec Cìliáo (BL32), Shènshū (BL23) et Qìhǎi (CV6).

### Annotation

Point He-Rassemblement-Entrée du Méridien des Reins Shao Yin du pied.

## (11) 横骨 Hénggǔ (KI11)

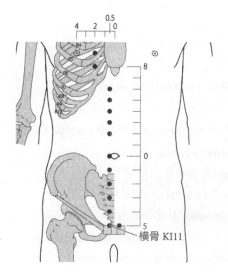

横骨 KI11

### Localisation

Sur l'abdomen inférieur, inférieur au centre de l'ombilic de 5 B-cun, latéral à la ligne médiane antérieure de 0,5 B-cun.

### Anatomie locale

**Vascularisation** : l'artère épigastrique inférieure et l'artère honteuse externe.

**Innervation** : la branche du nerf ilio-hypogastrique.

### Action thérapeutique

Réchauffer le Rein et tonifier le Qi, activer la circulation du Qi au Jiao inférieur.

### Utilisation connue

Douleur abdominale inférieure, hernie, ténesme, spermatorrhée, impuissance sexuelle, anémie, leucorrhée, énurésies, prolapsus anal, dysurie, œdème des membres inférieurs et conjonctivite.

### Méthode

Piquer perpendiculairement 1–2 cun.

### Utilisation combinée

**Douleur abdominale inférieure et rétention d'urine** : combiner avec Dàjù (ST27) et Qīmén (LR14).

**Dysurie** : combiner avec Zhōngjí (CV3), Dàzhōng (KI4), Zhìbiān (BL54) et Shuǐdào (ST28).

**Anémie et leucorrhée** : combiner avec Zǐgōng (EX-CA1), Qìhǎi (CV6) et Fùliū (KI7).

**Douleur dans l'abdomen inférieur** : combiner avec Qìhǎi (CV6), Shènshū (BL23) et Zhōngfēng (LR4).

**Prolapsus anal** : combiner avec Qìchōng (ST30), Chángqiáng (GV1) et Bǎihuì (GV20).

**Énurésie** : combiner avec Zhōngjí (CV3), Shènshū (BL23) et Yánggǔ (SI5).

**Ténesme** : combiner avec Zhōngjí (CV3), Guānyuán (CV4) et Qūquán (LR8).

**Spermatorrhée et impuissance sexuelle** : combiner avec Qūgǔ (CV2) et Hòuxī (SI3).

### Annotation

Point de Réunion-Croisement du Méridien de la Vésicule Biliaire Shao Yang du pied et Méridien Chong (Pénétrant).

## (12) 大赫 Dàhè (KI12)

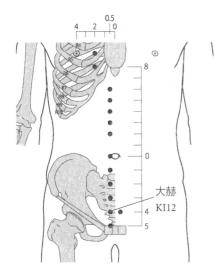

### Localisation

Sur l'abdomen inférieur, inférieur au centre de l'ombilic de 4 B-cun, latéral à la ligne médiane antérieure de 0,5 B-cun.

### Anatomie locale

**Vascularisation** : les branches musculaires de l'artère et de la veine épigastriques inférieures.

**Innervation** : les branches du nerf subcostal et du nerf ilio-hypogastrique.

### Action thérapeutique

Tonifier le Qi du Rein, réguler le Baogong (l'utérus).

### Utilisation connue

Distension et douleur dans le bas-ventre, douleur dans le pudendum, hystéroptose, leucorrhée morbide, spermatorrhée, impuissance sexuelle, conjonctivite, flaccidité et froid dans les membres inférieurs.

### Méthode

Piquer perpendiculairement 1–2 cun.

### Utilisation combinée

**Spermatorrhée et impuissance sexuelle** : combiner avec Rángǔ (KI2), Zhōngjí (CV3) et Tàichōng (LR3).

**Flaccidité et froid dans les membres inférieurs** : combiner avec Zhōngfēng (LR4), Fùliū (KI7) et Wěizhōng (BL40).

**Distension et douleur dans le bas-ventre, douleur de la vulve** : combiner avec Dàhéng (SP15), Guānyuán (CV4) et Tàixī (KI3).

**Hystéroptose** : combiner avec Qìhǎi (CV6) et Zhàohǎi (KI6).

**Leucorrhée morbide** : combiner avec Dàimài (GB26), Qìhǎi (CV6) et Sānyīnjiāo (SP6).

## (13) 气穴 Qìxué (KI13)

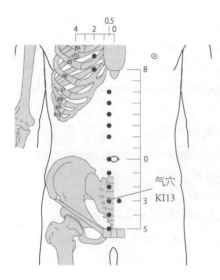

### Localisation

Sur l'abdomen inférieur, inférieur au centre de l'ombilic de 3 B-cun, latéral à la ligne médiane antérieure de 0,5 B-cun.

### Anatomie locale

**Vascularisation** : les branches musculaires de l'artère et de la veine épigastriques inférieures.

**Innervation** : le nerf subcostal.

### Action thérapeutique

Tonifier le Qi du Rein, réguler le Qi du Méridien Chong (Pénétrant) et Méridien Ren (Vaisseau Conception), éliminer le Jiao inférieur.

### Utilisation connue

Lombalgie, règles irrégulières, infertilité, leucorrhée morbide, douleur abdominale, diarrhée, conjonctivite, cinq types de syndromes Lin-strangurie, dysurie et sensation de gaz accourant du bas-ventre à la gorge.

### Méthode

Piquer perpendiculairement 1–2 cun.

### Utilisation combinée

**Lombalgie** : combiner avec Qìhǎishū (BL24) et Wěizhōng (BL40).

**Règles irrégulières** : combiner avec Guānyuán (CV4), Dàimài (GB26) et Tàichōng (LR3).

**Infertilité** : combiner avec Zǐgōng (EX-CA1) et Sānyīnjiāo (SP6).

**Leucorrhée morbide** : combiner avec Dàimài (GB26) et Zúsānlǐ (ST36).

**Cinq types de syndromes Lin-strangurie** : combiner avec Qìhǎi (CV6) et Zúsānlǐ (ST36).

**Douleur abdominale et diarrhée** : combiner avec Tiānshū (ST25) et Xiǎochángshū (BL27).

**Dysurie** : combiner avec Zhōngjí (CV3) et Tàichōng (LR3).

**Sensation de gaz accourant du bas-ventre à la gorge** : combiner avec Zhōngjí (CV3) et Zhāngmén (LR13).

### Annotation

Point de Réunion-Croisement du Méridien des Reins Shao Yin du pied et Méridien Chong (Pénétrant).

# (14) 四满 Sìmǎn (KI14)

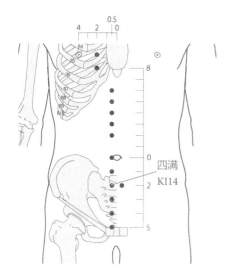

## Localisation

Sur l'abdomen inférieur, inférieur au centre de l'ombilic de 2 B-cun, latéral à la ligne médiane antérieure de 0,5 B-cun.

## Anatomie locale

**Vascularisation** : les branches musculaires de l'artère et de la veine épigastriques inférieures.

**Innervation** : le 11ᵉ nerf intercostal.

## Action thérapeutique

Tonifier le Qi du Rein, réguler le Qi du Méridien Chong (Pénétrant) et éliminer les œdèmes.

## Utilisation connue

Règles irrégulières, métrorragie et métrostaxis, douleur abdominale inférieure, sensation de gaz accourant de l'abdomen à la gorge, constipation, hernie, spermatorrhée, urine nuageuse, ascites, néphrite, cystite, entérite et dysenterie.

## Méthode

Piquer perpendiculairement 1–2 cun.

## Utilisation combinée

**Ascites** : combiner avec Rángǔ (KI2) et Shuǐfēn (CV9).

**Constipation** : combiner avec Chéngshān (BL57) et Dàchángshū (BL25).

**Règles irrégulières** : combiner avec Yīnjiāo (CV7), Guānyuán (CV4) et Xuèhǎi (SP10).

**Métrorragie et métrostaxis** : combiner avec Géshū (BL17), Qìhǎi (CV6) et Tàichōng (LR3).

**Douleur abdominale inférieure** : combiner avec Qìxué (KI13), Zhōngfēng (LR4) et Fùliū (KI7).

**Sensation de gaz accourant de l'abdomen à la gorge** : combiner avec Zhōngjí (CV3), Qìhǎi (CV6) et Qìchōng (ST30).

**Spermatorrhée** : combiner avec Mìngmén (GV4) et Qìhǎi (CV6).

**Entérite** : combiner avec Tiānshū (ST25), Mìngmén (GV4) et Zúsānlǐ (ST36).

## (15) 中注 Zhōngzhù (KI15)

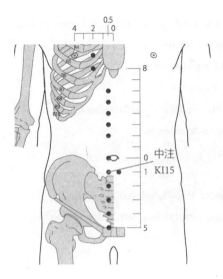

### Localisation
Sur l'abdomen inférieur, inférieur au centre de l'ombilic de 1 B-cun, latéral à la ligne médiane antérieure de 0,5 B-cun.

### Anatomie locale
**Vascularisation** : les branches musculaires de l'artère et de la veine épigastriques inférieures.

**Innervation** : le 10ᵉ nerf intercostal.

### Action thérapeutique
Tonifier le Qi du Rein, régulariser la menstruation, activer la circulation du Qi au Jiao inférieur.

### Utilisation connue
Règles irrégulières, douleur abdominale, lombalgie, constipation, dysurie, conjonctivite et Chaleur dans le bas-ventre.

### Méthode
Piquer perpendiculairement 1–2 cun.

### Utilisation combinée
**Chaleur dans le bas-ventre** : combiner avec Fúxī (BL38) et Rángǔ (KI2).

**Règles irrégulières** : combiner avec Zhōngjí (CV3) et Cìliáo (BL32).

**Constipation** : combiner avec Zhīgōu (TE6) et Zhàohǎi (KI6).

**Conjonctivite** : combiner avec Jīnggǔ (BL64) et Cuánzhú (BL2).

**Dysurie** : combiner avec Zhōngjí (CV3), Zhìbiān (BL54) et Shuǐdào (ST28).

### Annotation
Point de Réunion-Croisement du Méridien des Reins Shao Yin du pied et Méridien Chong (Pénétrant).

## (16) 肓俞 Huāngshū (KI16)

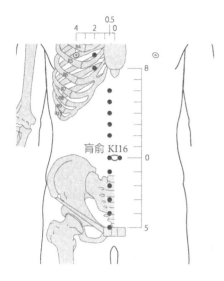

### Localisation

Sur l'abdomen supérieur, latéral au centre de l'ombilic de 0,5 B-cun.

### Anatomie locale

**Vascularisation :** les branches musculaires de l'artère et de la veine épigastriques inférieures.

**Innervation :** le 10ᵉ nerf intercostal.

### Action thérapeutique

Harmoniser l'Estomac et promouvoir la digestion, diminuer le reflux et apaiser la douleur.

### Utilisation connue

Épigastralgie, vomissement, douleur et distension abdominales, constipation, diarrhée, hernie, cinq types de syndromes Lin-strangurie et conjonctivite.

### Méthode

Piquer perpendiculairement 1–2 cun.

### Utilisation combinée

**Ténesme :** combiner avec Hénggǔ (KI11) et Tàichōng (LR3).

**Vomissement :** combiner avec Nèiguān (PC6) et Gōngsūn (SP4).

**Douleur et distension abdominales :** combiner avec Zúsānlǐ (ST36) et Liángqiū (ST34).

**Constipation :** combiner avec Shuǐdào (ST28) et Guīlái (ST29).

### Annotation

Point de Réunion-Croisement du Méridien des Reins Shao Yin du pied et Méridien Chong (Pénétrant).

(17) 商曲 Shāngqū (KI17)

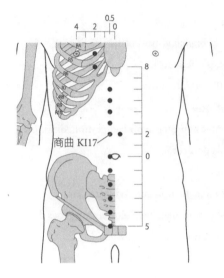

**Localisation**

Sur l'abdomen supérieur, supérieur au centre de l'ombilic de 2 B-cun, latéral à la ligne médiane antérieure de 0,5 B-cun.

**Anatomie locale**

**Vascularisation** : les branches des artères et veines épigastriques supérieures et inférieures.

**Innervation** : le 9e nerf intercostal.

**Action thérapeutique**

Fortifier la Rate et réguler l'Estomac, harmoniser les Intestins et enlever les accumulations alimentaires.

**Utilisation connue**

Épigastralgie, perte d'appétit, vomissement, douleur abdominale, diarrhée, masse abdominale et constipation.

**Méthode**

Piquer perpendiculairement 1–2 cun.

**Utilisation combinée**

**Maladies du système digestif** : combiner avec Liángmén (ST21), Zhōngwǎn (CV12) et Zúsānlǐ (ST36).

**Constipation** : combiner avec Fēnglóng (ST40), Shuǐdào (ST28) et Guīlái (ST29).

**Diarrhée** : combiner avec Tiānshū (ST25) et Zhōngwǎn (CV12).

**Masse abdominale** : combiner avec Zhōngwǎn (CV12), Qìhǎi (CV6) et Qīmén (LR14).

**Annotation**

Point de Réunion-Croisement du Méridien des Reins Shao Yin du pied et Méridien Chong (Pénétrant).

## (18) 石关 Shíguān (KI18)

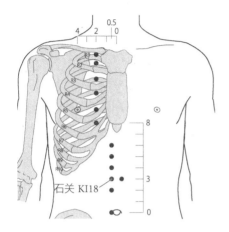

石关 KI18

**Localisation**

Sur l'abdomen supérieur, supérieur au centre
de l'ombilic de 3 B-cun, latéral à la ligne
médiane antérieure de 0,5 B-cun.

**Anatomie locale**

**Vascularisation** : les branches des artères et veines
épigastriques supérieures.

**Innervation** : le 8ᵉ nerf intercostal.

**Action thérapeutique**

Harmoniser les Intestins et l'Estomac, enlever les
accumulations alimentaires.

**Utilisation connue**

Épigastralgie, vomissement, indigestion, douleur
abdominale, constipation, dysménorrhée, douleur
abdominale post-partum, stérilité, conjonctivite.

**Méthode**

Piquer perpendiculairement 1–2 cun.

**Utilisation combinée**

**Douleur abdominale et constipation** : combiner avec
Pángguāngshū (BL28) et Dàchángshū (BL25).

**Épigastralgie et vomissement** : combiner avec Zhōngwǎn
(CV12) et Nèiguān (PC6).

**Stérilité** : combiner avec Yīnjiāo (CV7) et Zǐgōng (EX-
CA1).

**Douleur abdominale post-partum et dysménorrhée** :
combiner avec Qìhǎi (CV6) et Sānyīnjiāo (SP6).

**Annotation**

Point de Réunion-Croisement du Méridien des Reins Shao
Yin du pied et Méridien Chong (Pénétrant).

## (19) 阴都 Yīndū (KI19)

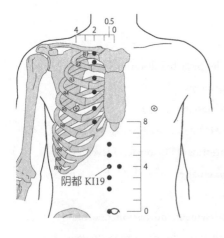

### Localisation

Sur l'abdomen supérieur, supérieur au centre
de l'ombilic de 4 B-cun, latéral à la ligne
médiane antérieure de 0,5 B-cun.

### Anatomie locale

**Vascularisation** : les branches des artères et veines
épigastriques supérieures.

**Innervation** : le 8ᵉ nerf intercostal.

### Action thérapeutique

Harmoniser la Rate et l'Estomac, régulariser la circulation du
Qiji (action du Qi), désobstruer le Qi de l'abdomen, réguler
le Baogong (l'utérus).

### Utilisation connue

Épigastralgie, sensation d'ampleur dans le poumon,
vomissement et régurgitation, irritabilité, borborygmes,
distension et douleur abdominale, constipation,
conjonctivite, paludisme et stérilité.

### Méthode

Piquer perpendiculairement 1–2 cun.

### Utilisation combinée

**Sensation d'ampleur dans le poumon et douleur
hypochondrale** : combiner avec Tàiyuān (LU9) et Fèishū
(BL13).

**Irritabilité** : combiner avec Jùquè (CV14, moxibustion),
Dàdū (SP2) et Shénmén (HT7).

**Vomissement et régurgitation** : Zhōngwǎn (CV12) et
Tàiyuān (LU9).

**Paludisme** : combiner avec Jiānshǐ (PC5) et Jiūwěi (CV15).

**Constipation** : combiner avec Guānyuán (CV4), Shuǐdào
(ST28) et Guīlái (ST29).

**Épigastralgie** : combiner avec Zhōngwǎn (CV12) et Zúsānlǐ
(ST36).

**Borborygme et distension abdominale** : combiner avec
Dàchángshū (BL25) et Tiānshū (ST25).

**Stérilité** : combiner avec Zhōngjí (CV3) et Tàichōng (LR3).

### Annotation

Point de Réunion-Croisement du Méridien des Reins Shao
Yin du pied et Méridien Chong (Pénétrant).

# (20) 腹通谷 Fùtōnggǔ (KI20)

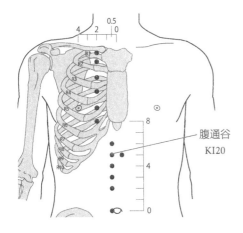

腹通谷
KI20

## Localisation

Sur l'abdomen supérieur, supérieur au centre de l'ombilic de 5 B-cun, latéral à la ligne médiane antérieure de 0,5 B-cun.

## Anatomie locale

**Vascularisation** : les branches des artères et veines épigastriques supérieures.

**Innervation** : le 8ᵉ nerf intercostal.

## Action thérapeutique

Fortifier la Rate et réguler l'Estomac, libérer les oppressions thoraciques et faire circuler le Qi.

## Utilisation connue

Oppression thoracique, toux avec dyspnée, palpitation, douleur et distension abdominales, vomissement, faiblesse de la Rate et de l'Estomac, douleur du thorax et des hypocondres, conjonctivite et paludisme.

## Méthode

Piquer perpendiculairement 1–2 cun.

## Utilisation combinée

**Susceptibilité à la frayeur** : combiner avec Zhāngmén (LR13).

**Vomissement** : combiner avec Nèiguān (PC6) et Zhōngwǎn (CV12).

**Douleur du thorax et des hypocondres** : combiner avec Zhāngmén (LR13) et Tiānshū (ST25).

**Oppression thoracique et toux avec dyspnée** : combiner avec Lièquē (LU7) et Zhàohǎi (KI6).

**Palpitation** : combiner avec Jùquè (CV14).

## Annotation

Point de Réunion-Croisement du Méridien des Reins Shao Yin du pied et Méridien Chong (Pénétrant).

## (21) 幽门 Yōumén (KI21)

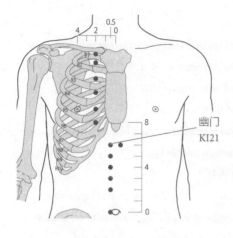

### Localisation

Sur l'abdomen supérieur, supérieur au centre de l'ombilic de 6 B-cun, latéral à la ligne médiane antérieure de 0,5 B-cun.

**Anatomie locale**

**Vascularisation** : les branches des artères et veines épigastriques supérieures.

**Innervation** : le 7ᵉ nerf intercostal.

### Action thérapeutique

Disperser le Qi du Foie, fortifier la Rate et l'Estomac, nettoyer la Chaleur de l'Organe Fu et soulager le spasme.

### Utilisation connue

Douleur et distension de la poitrine, toux, hémoptysie, irritabilité, douleur abdominale, vomissement, diarrhée, dysenterie, dilatation gastrique, gastro-spasmes, gastrite chronique, spasme de l'anus, douleur du nerf intercostal, galactostase et mastite.

### Méthode

Piquer perpendiculairement 1 cun.

### Utilisation combinée

**Irritabilité et vomissement** : combiner avec Yùtáng (CV18) et Nèiguān (PC6).

**Toux** : combiner avec Shàngwǎn (CV13) et Jùquè (CV14).

**Hémoptysie** : combiner avec Zúsānlǐ (ST36) et Sānyīnjiāo (SP6).

**Galactostase** : combiner avec Dànzhōng (CV17) et Zúsānlǐ (ST36).

**Épigastralgie** : combiner avec Liángqiū (ST34) et Zúsānlǐ (ST36).

**Douleur et distension dans la poitrine** : combiner avec Dànzhōng (CV17) et Zhīgōu (TE6).

**Diarrhée** : combiner avec Yīnlíngquán (SP9) et Tiānshū (ST25).

### Annotation

Point de Réunion-Croisement du Méridien des Reins Shao Yin du pied et du Méridien Chong (Pénétrant).

# (22) 步廊 Bùláng (KI22)

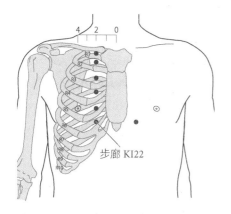

步廊 KI22

## Localisation

Dans la région thoracique antérieure, dans le cinquième espace intercostal, latéral à la ligne médiane antérieur de 2 B-cun.

## Anatomie locale

**Vascularisation** : la 5$^e$ artère et la 5$^e$ veine intercostales.

**Innervation** : la branche cutanée antérieure du 5$^e$ nerf intercostal ; en profondeur, le 5$^e$ nerf intercostal.

## Action thérapeutique

Promouvoir la circulation du Qi pulmonaire et apaiser la toux, abaisser le reflux et arrêter le vomissement.

## Utilisation connue

Distension thoracique et douleur hypochondrale, toux, asthme, essoufflement, vomissement, perte d'appétit, mastite et zona herpétique.

## Méthode

Piquer obliquement 0,3–0,5 cun.

## Utilisation combinée

**Distension du thorax et douleur des hypocondres** : combiner avec Géshū (BL17) et Nèiguān (PC6).

**Toux et essoufflement** : combiner avec Lièquē (LU7) et Dànzhōng (CV17).

**Appétit pauvre et vomissement** : combiner avec Nèiguān (PC6) et Gōngsūn (SP4).

**Zona herpétique** : combiner avec Tàichōng (LR3) et Zúlínqì (GB41).

**Mastite** : combiner avec Jiānzhōngshū (SI15) et Dànzhōng (CV17).

## (23) 神封 Shénfēng (KI23)

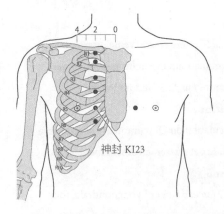

神封 KI23

### Localisation

Dans la région thoracique antérieure, dans le quatrième espace intercostal, latéral à la ligne médiane antérieur de 2 B-cun.

### Anatomie locale

**Vascularisation** : la 4$^e$ artère et la 4$^e$ veine intercostales.

**Innervation** : la branche cutanée antérieure du 4$^e$ nerf intercostal ; en profondeur, le 4$^e$ nerf intercostal.

### Action thérapeutique

Promouvoir et disperser le Qi pulmonaire, harmoniser l'Estomac et abaisser le reflux.

### Utilisation connue

Oppression thoracique, toux, asthme, douleur dans la région hypochondrale, vomissement, perte d'appétit, mastite aigüe et zona herpétique.

### Méthode

Piquer obliquement 0,3–0,5 cun.

### Utilisation combinée

**Oppression thoracique** : combiner avec Yángxī (LI5).

**Mastite aigüe** : combiner avec Yīngchuāng (ST16) et Rǔgēn (ST18).

**Douleur dans la région hypochondrale** : combiner avec Zhāngmén (LR13) et Gānshū (BL18).

**Vomissement et appétit pauvre** : combiner avec Zhōngwǎn (CV12) et Nèiguān (PC6).

## (24) 灵墟 Língxū (KI24)

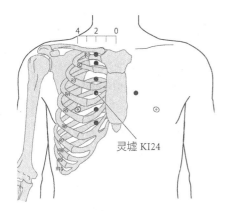

灵墟 KI24

### Localisation

Dans la région thoracique antérieure, dans le troisième espace intercostal, latéral à la ligne médiane antérieur de 2 B-cun.

### Anatomie locale

**Vascularisation** : la 3ᵉ artère et la 3ᵉ veine intercostales.

**Innervation** : la branche cutanée antérieure du 3ᵉ nerf intercostal ; en profondeur, le 3ᵉ nerf intercostal.

### Action thérapeutique

Libérer les oppressions thoraciques et abaisser le reflux, rafraîchir le Cœur et soulager l'enflure.

### Utilisation connue

Douleur et oppression thraciques, toux, dyspnée, vomissement, perte d'appétit et mastite.

### Méthode

Piquer obliquement 0,3–0,5 cun.

### Utilisation combinée

**Oppression thoracique et toux** : combiner avec Dànzhōng (CV17) et Chǐzé (LU5).

**Vomissement et perte d'appétit** : combiner avec Zhōngwǎn (CV12).

## (25) 神藏 Shéncáng (KI25)

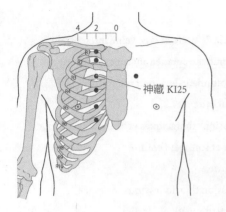

神藏 KI25

### Localisation

Dans la région thoracique antérieure, dans
le second espace intercostal, latéral à la ligne
médiane antérieur de 2 B-cun.

### Anatomie locale

**Vascularisation** : la $2^e$ artère et la $2^e$ veine intercostales.

**Innervation** : la branche cutanée antérieure du $2^e$ nerf
intercostal ; en profondeur, le $2^e$ nerf intercostal.

### Action thérapeutique

Promouvoir la circulation du Qi pulmonaire et apaiser la
toux, dissoudre le Tan-mucosité-glaire et soulager l'asthme.

### Utilisation connue

Douleur dans la poitrine, toux, dyspnée, oppression
thoracique, accumulation de flegme, vomissement et perte
d'appétit.

### Méthode

Piquer obliquement 0,2–0,4 cun.

### Utilisation combinée

**Toux, dyspnée avec flegme excessif** : combiner avec
Shímén (CV5).

**Toux et dyspnée** : combiner avec Fèishū (BL13) et Chǐzé
(LU5).

**Oppression thoracique, accumulation de flegme** :
combiner avec Fèishū (BL13), Juéyīnshū (BL14), Dànzhōng
(CV17) et Chǐzé (LU5).

(26) 彧中 Yùzhōng (KI26)

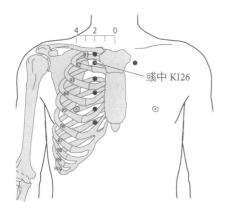

或中 KI26

**Localisation**

Dans la région thoracique antérieure, dans le premier espace intercostal, latéral à la ligne médiane antérieur de 2 B-cun.

**Anatomie locale**

**Vascularisation** : la 1<sup>re</sup> artère et la veine intercostales.

**Innervation** : la branche cutanée antérieure du 1<sup>er</sup> nerf intercostal, la branche antérieure du nerf sus-claviculaire ; en profondeur, le 1<sup>er</sup> nerf intercostal.

**Action thérapeutique**

Libérer les oppressions thoraciques et rafraîchir la Chaleur, apaiser la toux et dissoudre le Tan-mucosité-glaire.

**Utilisation connue**

Toux, asthme, distension du thorax et des hypocondres, accumulation d'expectoration, vomissement, perte d'appétit et agitation.

**Méthode**

Piquer obliquement 0,2–0,4 cun.

**Utilisation combinée**

**Toux et accumulation de l'expectoration** : combiner avec Shímén (CV5) et Zhōngwǎn (CV12).

**Toux, asthme et agitation** : combiner avec Yúnmén (LU2) et Chǐzé (LU5)

## (27) 俞府 Shūfǔ (KI27)

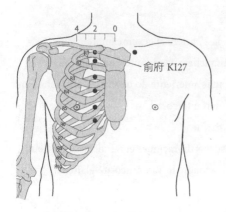

俞府 KI27

### Localisation

Dans la région thoracique antérieure, inférieur à la clavicule, latéral à la ligne médiane antérieure de 2 B-cun.

### Anatomie locale

**Vascularisation** : les branches perforantes antérieures de l'artère et de la veine mammaires internes.

**Innervation** : la branche antérieure du nerf sus-claviculaire.

### Action thérapeutique

Dégager et abaisser le Qi pulmonaire, apaiser la toux et l'asthme, fortifier la Rate et réguler l'Estomac.

### Utilisation connue

Oppression thoracique, toux, dyspnée, distension abdominale, vomissement et perte d'appétit.

### Méthode

Piquer obliquement 0,2–0,4 cun.

### Utilisation combinée

**Dyspnée** : combiner avec Shéncáng (KI25) et Tiānfǔ (LU3).

**Vomissement et perte d'appétit** : combiner avec Nèiguān (PC6) et Zúsānlǐ (ST36).

# 9. Méridien du Maître du Cœur Jue Yin de la main (9 points)

Les points de ce méridien sont décrits de Tiānchí (PC1) à Zhōngchōng (PC9).

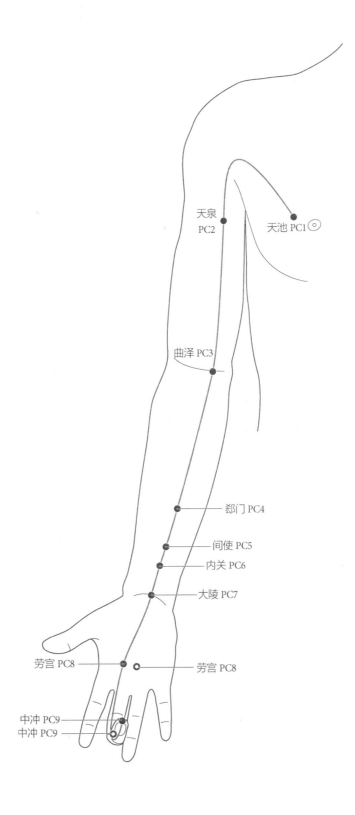

天泉 PC2

天池 PC1 ◎

曲泽 PC3

郄门 PC4

间使 PC5

内关 PC6

大陵 PC7

劳宫 PC8　　　　劳宫 PC8

中冲 PC9
中冲 PC9

# (1) 天池 Tiānchí (PC1)

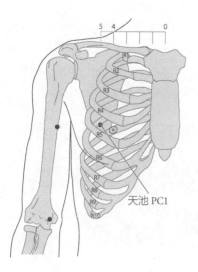

天池 PC1

## Localisation

Sur la région thoracique antérieure, dans le quatrième espace intercostal, latéral à la ligne médiane antérieure de 5 B-cun.

## Anatomie locale

**Vascularisation** : la veine thoraco-épigastrique, les branches de l'artère et de la veine thoraciques latérales.

**Innervation** : la branche musculaire du nerf thoracique antérieur du 4ᵉ nerf intercostal.

## Action thérapeutique

Libérer les oppressions thoraciques, nettoyer la Chaleur pulmonaire, apaiser la toux et l'asthme.

## Utilisation connue

Sensation de suffocation à la poitrine, toux, dyspnée, agitation, douleur de la région hypochondrale, bronchite, pneumonie, scrofule, gonflement et douleur de la fosse axillaire.

## Méthode

Piquer obliquement 0,2–0,3 cun.

## Utilisation combinée

**Gonflement et douleur de la fosse axillaire et scrofule** : combiner avec Wěiyáng (BL39), Yángfǔ (GB38) et Qūzé (PC3).

**Douleur de la région hypochondriaque** : combiner avec Zhīgōu (TE6) et Yánglíngquán (GB34).

**Sensation de suffocation à la poitrine et agitation** : combiner avec Xīnshū (BL15) et Jùquè (CV14).

**Toux** : combiner avec Lièquē (LU7) et Chǐzé (LU5).

## Annotation

Point de Réunion-Croisement du Méridien du Maître du Cœur Jue Yin de la main et Méridien de la Vésicule Biliaire Shao Yang du pied.

## (2) 天泉 Tiānquán (PC2)

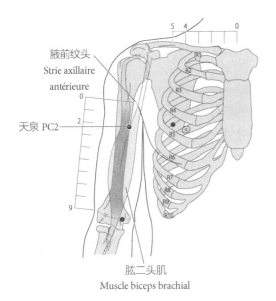

腋前纹头
Strie axillaire antérieure

天泉 PC2

肱二头肌
Muscle biceps brachial

### Localisation

Sur la face antérieure du bras, entre le chef long et le chef court du muscle biceps brachial, distal à la strie axillaire antérieure de 2 B-cun.

### Anatomie locale

**Vascularisation** : les branches musculaires de l'artère et de la veine brachiales.

**Innervation** : le nerf cutané brachial médian et le nerf musculo-cutané.

### Action thérapeutique

Libérer les oppressions thoraciques et régulariser le Qi, rafraîchir le Cœur et calmer le Shen-esprit, activer la circulation sanguine pour enlever la stase.

### Utilisation connue

Douleur cardiaque, oppression thoracique, palpitation, douleur dans la région hypochondrale, toux, angine de poitrine, myocardite, douleur dans la poitrine.

### Méthode

Piquer perpendiculairement 0,5–1 cun.

### Utilisation combinée

**Douleur dans la poitrine** : combiner avec Wàngǔ (SI4) et Jiānyú (LI15).

**Angine de poitrine, douleur cardiaque et palpitation** : combiner avec Nèiguān (PC6) et Shénmén (HT7).

**Oppression thoracique et toux** : combiner avec Tiāntū (CV22) et Fèishū (BL13).

## (3) 曲泽 Qūzé (PC3)

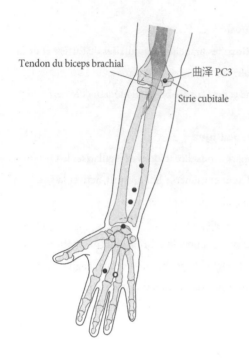

Tendon du biceps brachial

曲泽 PC3

Strie cubitale

### Localisation

Sur la face antérieure du coude, à la strie
cubitale, dans la dépression médiale au tendon
du biceps brachial.

Note : lorsque le coude est fléchi à 45 degrés
et la main en supination, PC3 se trouve
médialement au tendon du biceps brachial.

### Anatomie locale

**Vascularisation** : l'artère et la veine brachiales.

**Innervation** : le nerf médian.

### Action thérapeutique

Abaisser le reflux et soulager les vomissements, rafraîchir
la couche nourricière et activer la circulation sanguine,
éliminer l'agitation anxieuse et soulager le spasme.

### Utilisation connue

Douleur cardiaque, susceptibilité à la frayeur, maladie
fébrile, fièvre, irritabilité, soif, palpitation, douleur dans le
coude et le bras, tremblement de la main et du bras, entérite,
dysenterie, gastro-spasme, angine de poitrine, insuffisance
coronarienne, bronchite et insolation.

### Méthode

Piquer perpendiculairement 0,5–1 cun ou faire saigner à
l'aiguille triangulaire.

### Utilisation combinée

**Douleur cardiaque** : combiner avec Nèiguān (PC6) et
Dàlíng (PC7).

**Palpitation** : combiner avec Dàlíng (PC7).

**Vide de sang et soif** : combiner avec Shàoshāng (LU11).

**Maladie fébrile, insolation et irritabilité** : combiner avec
Wěizhōng (BL40) et Shíxuān (EX-UE11).

**Gastro-spasme** : combiner avec Nèiguān (PC6) et Zúsānlǐ
(ST36).

**Entérite** : combiner avec Wěizhōng (BL40).

# (4) 郄门 Xīmén (PC4)

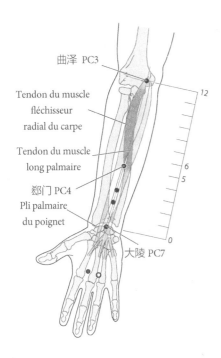

曲泽 PC3

Tendon du muscle
fléchisseur
radial du carpe

Tendon du muscle
long palmaire

郄门 PC4

Pli palmaire
du poignet

大陵 PC7

12

6
5

0

## Localisation

Sur la face antérieure de l'avant-bras, entre les
tendons du muscle long palmaire et du muscle
fléchisseur radial du carpe, proximal à la strie
transversale du poignet de 5 B-cun.

Note 1 : en serrant le poing avec la main en
supination et le coude légèrement fléchi, les
deux tendons deviennent plus proéminents.
PC4 est distal au milieu de la ligne reliant PC3
et PC7 de 1 B-cun.

Note 2 : si le tendon du muscle long palmaire
n'est pas palpable, PC4 est médial au tendon
du muscle.

## Anatomie locale

**Vascularisation** : l'artère et la veine médianes de l'avant-bras ;
en profondeur, l'artère et la veine interosseuses antérieures
de l'avant-bras.

**Innervation** : le nerf cutané antébrachial médian ; en
profondeur, le nerf médian et le nerf interosseux antérieur de
l'avant-bras.

## Action thérapeutique

Calmer le Shen-esprit et rafraîchir le Cœur, rafraîchir la
couche nourricière et le Sang.

## Utilisation connue

Douleur cardiaque, palpitation, irritabilité, épistaxis,
hémoptysie, susceptibilité à la frayeur, insomnie, myocardite,
maladie coronarienne, neurasthénie et hystérie.

## Méthode

Piquer perpendiculairement 0,5–1 cun.

## Utilisation combinée

**Hémoptysie** : combiner avec Qūchí (LI11) et Sānyángluò
(TE8).

**Cardiopathie rhumatismale** : combiner avec Xīnshū
(BL15) et Dànzhōng (CV17).

**Insomnie** : combiner avec Sìshéncōng (EX-HN1) et
Shénmén (HT7).

**Douleur cardiaque** : combiner avec Nèiguān (PC6) et
Shénmén (HT7).

**Palpitation** : combiner avec Nèiguān (PC6), Shénmén
(HT7) et Dàlíng (PC7).

## (5) 间使 Jiānshǐ (PC5)

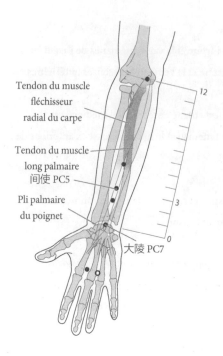

Tendon du muscle fléchisseur radial du carpe

Tendon du muscle long palmaire
间使 PC5

Pli palmaire du poignet

大陵 PC7

12

3

0

### Localisation

Sur la face antérieure de l'avant-bras, entre les tendons du muscle long palmaire et du muscle fléchisseur radial du carpe, proximal à la strie transversale du poignet de 3 B-cun.

Note 1 : en serrant le poing avec la main en supination et le coude légèrement fléchi, les deux tendons deviennent plus proéminents. PC5 est proximal à PC7 de 3 B-cun.

Note 2 : si le tendon du muscle long palmaire n'est pas palpable, PC5 est médial au tendon du muscle fléchisseur radial du carpe.

### Anatomie locale

**Vascularisation** : l'artère et la veine médianes de l'avant-bras ; en profondeur, l'artère et la veine interosseuses antérieures de l'avant-bras.

**Innervation** : le nerf cutané antébrachial médian ; en profondeur, le nerf médian et le nerf interosseux antérieur de l'avant-bras.

### Action thérapeutique

Rafraîchir le Cœur et calmer le Shen-esprit, libérer les oppressions thoraciques et dissoudre le Tan-mucosité-glaire, ouvrir les Orifices et réveiller le Cerveau.

### Utilisation connue

Douleur cardiaque, palpitation, accumulation supérieure de phlegme en raison d'apoplexie, étouffement thoracique, essoufflement, irritabilité, vomissement, mal de ventre, maladie fébrile, paludisme, règles irrégulières, anémie, spasme et douleur de la partie intérieure des membres supérieurs, myocardite, endocardite, péricardite, épilepsie, neurasthénie et schizophrénie.

### Méthode

Piquer perpendiculairement 0,5–1 cun.

### Utilisation combinée

**Paludisme** : combiner avec Dàzhuī (GV14) et Zúsānlǐ (ST36).

**Dian Kuang (folies dépressive et maniaque)** : combiner avec Hòuxī (SI3) et Hégǔ (LI4).

**Schizophrénie** : combiner avec Hòuxī (SI3) et Hégǔ (LI4).

**Sensation de boule dans la gorge** : combiner avec Sānjiān (LI3) et Tàichōng (LR3).

**Aphonie** : combiner avec Hégǔ (LI4) et Fēnglóng (ST40).

**Aphasie en raison d'apoplexie** : combiner avec Tiāndǐng (LI17), Shuǐgōu (GV26) et Tōnglǐ (HT5).

**Douleur cardiaque et palpitation** : combiner avec Dàlíng (PC7) et Shénmén (HT7).

## (6) 内关 Nèiguān (PC6)

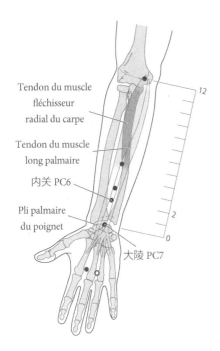

Tendon du muscle fléchisseur radial du carpe

Tendon du muscle long palmaire

内关 PC6

Pli palmaire du poignet

大陵 PC7

### Localisation

Sur la face antérieure de l'avant-bras, entre les tendons du muscle long palmaire et du muscle fléchisseur radial du carpe, proximal à la strie transversale du poignet de 2 B-cun.

Note 1 : en serrant le poing avec la main en supination et le coude légèrement fléchi, les deux tendons deviennent plus proéminents. PC6 est proximal à PC7 de 2 B-cun. Le point postérieur correspondant à PC6 est TE5.

Note 2 : si le tendon du muscle long palmaire n'est pas palpable, PC6 est médial au tendon du muscle fléchisseur radial du carpe.

### Anatomie locale

**Vascularisation** : l'artère et la veine médianes de l'avant-bras ; en profondeur, l'artère et la veine interosseuses antérieures de l'avant-bras.

**Innervation** : les nerfs cutanés antibrachiaux médian et latéral, la branche cutanée palmaire du nerf médian ; en profondeur, le nerf interosseux antérieur de l'avant-bras.

### Action thérapeutique

Libérer les oppressions thoraciques et calmer le Shen-esprit, nettoyer la Chaleur et éliminer l'agitation anxieuse, harmoniser l'Estomac et apaiser la douleur, abaisser le reflux du Qi et soulager les vomissements.

### Utilisation connue

Douleur cardiaque, étouffement thoracique, palpitation, dysphorie de type Vide, essoufflement, mal de ventre, douleur du thorax et des hypocondres, vomissement, fièvre, paludisme, troubles mentaux, épilepsie, mal de tête, insomnie, amnésie, douleur du coude, bras et poignet, apoplexie, gastrite et gastro-spasme.

Ceci est un point important pour le traitement des maladies cardiaques et des maladies cérébro-vasculaires.

### Méthode

Piquer perpendiculairement 0,5–1 cun.

Pour la méthode de réveiller le Cerveau et dégager l'Orifice, appliquer la méthode de dispersion avec les mouvements de retirer et d'enfoncer l'aiguille et d'après la rotation de l'aiguille.

### Utilisation combinée

**Apoplexie** : combiner avec Shuǐgōu (GV26).

**Douleur abdominale et masse dans l'abdomen** : combiner avec Zhàohǎi (KI6).

**Perte d'appétit** : combiner avec Yújì (LU10) et Zúsānlǐ (ST36).

**Angine de poitrine** : combiner avec Géshū (BL17), Dànzhōng (CV17) et Xīnshū (BL15).

**Douleur abdominale** : combiner avec Zúsānlǐ (ST36) et Zhōngwǎn (CV12).

**Épigastralgie** : combiner avec Gōngsūn (SP4) et Zúsānlǐ

(ST36).

**Hoquet** : combiner avec Tiāntū (CV22).

**Insuffisance respiratoire centrale** : combiner avec Qìshě (ST11) et Shuǐgōu (GV26).

**Hypertension** : combiner avec Shuǐgōu (GV26), Rényíng (ST9) et Sānyīnjiāo (SP6).

**Aorto-artérite** : combiner avec Rényíng (ST9) et Tàiyuān (LU9).

**Insomnie** : combiner avec Shénmén (HT7) et Bǎihuì (GV20).

**Maladie de Menière** : combiner avec Fēngchí (GB20) et Tīnggōng (SI19).

**Aphasie due à une apoplexie** : combiner avec Tōnglǐ (HT5) et Liánquán (CV23).

**Céphalées** : combiner avec Bǎihuì (GV20) et Yìntáng (EX-HN3).

**Douleur cardiaque et étouffement thoracique** : combiner avec Xīmén (PC4).

**Palpitation et dysphorie de type Vide** : combiner avec Nèiguān (PC6) et Dàlíng (PC7).

**Arythmie** : combiner avec Shénmén (HT7) et Dàlíng (PC7).

## (7) 大陵 Dàlíng (PC7)

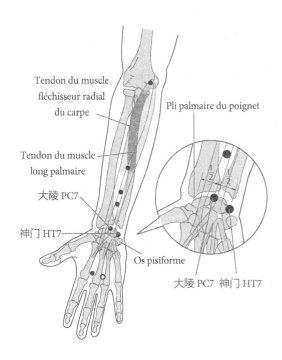

Tendon du muscle fléchisseur radial du carpe

Pli palmaire du poignet

Tendon du muscle long palmaire

大陵 PC7

神门 HT7

Os pisiforme

大陵 PC7　神门 HT7

### Localisation

Sur la face antérieure de l'avant-bras, entre les tendons du muscle long palmaire et du muscle fléchisseur radial du carpe, sur la strie transversale du poignet.

Note : en serrant le poing et en fléchissant légèrement le poignet, PC7 se trouve au milieu de la strie transversale du poignet, entre les tendons du muscle long palmaire et du muscle fléchisseur radial du carpe, au même niveau que PC7, à l'extrémité proximale de l'os pisiforme.

### Anatomie locale

**Vascularisation** : le réseau de l'artère et de la veine palmaires du carpe.

**Innervation** : en profondeur, le nerf médian.

### Action thérapeutique

Rafraîchir le Cœur et calmer le Shen-esprit, harmoniser l'Estomac et libérer les oppressions thoraciques, rafraîchir la couche nourricière et le Sang.

### Utilisation connue

Douleur cardiaque, douleur thoracique, douleur des hypocondres et des côtes, palpitation, étouffement thoracique, inflammation de la gorge, vomissement, mal de ventre, palpitation en raison de peur, insomnie, douleur au talon, myocardite, gastrite et troubles mentaux.

### Méthode

Piquer perpendiculairement 0,3–0,5 cun.

### Utilisation combinée

**Douleur abdominale et constipation** : combiner avec Wàiguān (TE5) et Zhīgōu (TE6).

**Manque de souffle et douleur thoracique** : combiner avec Chǐzé (LU5) et Dànzhōng (CV17).

**Urine sanglante** : combiner avec Guānyuán (CV4) et Zhōngjí (CV3).

**Douleur thoracique** : combiner avec Nèiguān (PC6) et Qūzé (PC3).

**Inflammation de la gorge** : combiner avec Piānlì (LI6) et Liánquán (CV23).

**Hématémèse** : combiner avec Xīmén (PC4) et Liángqiū (ST34).

**Épigastralgie** : combiner avec Shàngwǎn (CV13) et Zúsānlǐ (ST36).

**Douleur au talon** : combiner avec Tàixī (KI3) et Kūnlún (BL60).

**Douleur cardiaque, palpitation et insomnie** : combiner avec Tàichōng (LR3) et Nèiguān (PC6).

## (8) 劳宫 Láogōng (PC8)

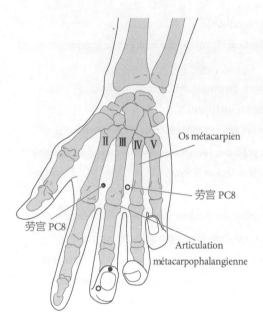

Os métacarpien

劳宫 PC8

劳宫 PC8

Articulation métacarpophalangienne

### Localisation

Sur la palme de la main, dans la dépression entre le second et troisième os métacarpien, proximal à l'articulation métacarpophalangienne.

Remarque : position alternative pour PC8 sur la palme de la main, dans la dépression entre le troisième et quatrième os métacarpien, proximal à l'articulation métacarpophalangienne.

### Anatomie locale

**Vascularisation** : les artères digitales palmaires communes.

**Innervation** : le 2$^e$ nerf digital palmaire commun issu du nerf médian.

### Action thérapeutique

Rafraîchir le Feu du Cœur, dissoudre le Tan-mucosité-glaire et l'Humidité, rafraîchir le Sang, réguler l'Estomac, calmer le Shen-esprit.

### Utilisation connue

Douleur cardiaque, vomissement, perte d'appétit, jaunisse, haleine fétide, épilepsie, hystérie, apoplexie, douleur de la gorge, angine de poitrine, troubles mentaux et hémorragie cérébrale.

### Méthode

Piquer perpendiculairement 0,4–0,5 cun.

### Utilisation combinée

**Étouffement thoracique** : combiner avec Dàlíng (PC7) et Shàofǔ (HT8).

**Douleur cardiaque et irritabilité** : combiner avec Xīmén (PC4), Yìntáng (EX-HN3) et Tàichōng (LR3).

**Gastrite aigüe, vomissement et soif** : combiner avec Dàlíng (PC7), Nèiguān (PC6) et Xíngjiān (LR2).

**Mauvaise haleine** : combiner avec Shuǐgōu (GV26) et Nèitíng (ST44).

**Épilepsie et Zangzao (affection mentale paroxystique, semblable à l'hystérie)** : combiner avec Shuǐgōu (GV26), Tàichōng (LR3) et Yǒngquán (KI1).

### Annotation

Point Ying-Écoulement du Méridien du Maître du Cœur Jue Yin de la main.

## (9) 中冲 Zhōngchōng (PC9)

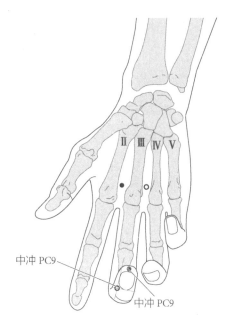

中冲 PC9

中冲 PC9

### Localisation

Sur le doigt, au centre de l'extrémité du majeur.

Remarque : position alternative pour PC9– Sur le majeur, proximal au coin radial de l'ongle de 0,1 F-cun, à l'intersection de la ligne verticale du rebord radial de l'ongle et de la ligne horizontale de la base de l'ongle.

### Anatomie locale

**Vascularisation** : le réseau artériel et veineux formé par les artères et veines digitales palmaires propres.

**Innervation** : le nerf digital palmaire propre du nerf médian.

### Action thérapeutique

Rafraîchir le Cœur et purger le Chaleur incorrect, ouvrir les Orifices et inciter la réanimation.

### Utilisation connue

Douleur cardiaque, irritabilité, coma en raison de l'apoplexie, insolation, douleur dans la racine de la langue, aphasie avec langue rigide et enflée, convulsion infantile aigüe, malnutrition infantile, hémorragie cérébrale, myocardite et choc.

### Méthode

Piquer obliquement 0,1 cun ou piquer pour une légère saignée.

### Utilisation combinée

**Fièvre** : combiner avec Dàzhuī (GV14) et Mìngmén (GV4).

**Aphasie avec langue rigide et enflée** : combiner avec Liánquán (CV23) et Tōnglǐ (HT5).

**Coma en raison de l'apoplexie et convulsion infantile aigüe** : combiner avec Shuǐgōu (GV26) et Tàichōng (LR3), piquer de manière transfixiante en touchant Yǒngquán (KI1).

**Douleur cardiaque et irritabilité** : combiner avec Yìntáng (EX-HN3) et Qūzé (PC3), ou Nèiguān (PC6) et Dàdūn (LR1).

### Annotation

Point Jing-Émergence du Méridien du Maître du Cœur Jue Yin de la main.

# 10. Méridien du Triple Réchauffeur Shao Yang de la main (23 points)

Les points de ce méridien sont décrits de Guānchōng (TE1) à Sīzhúkōng (TE23).

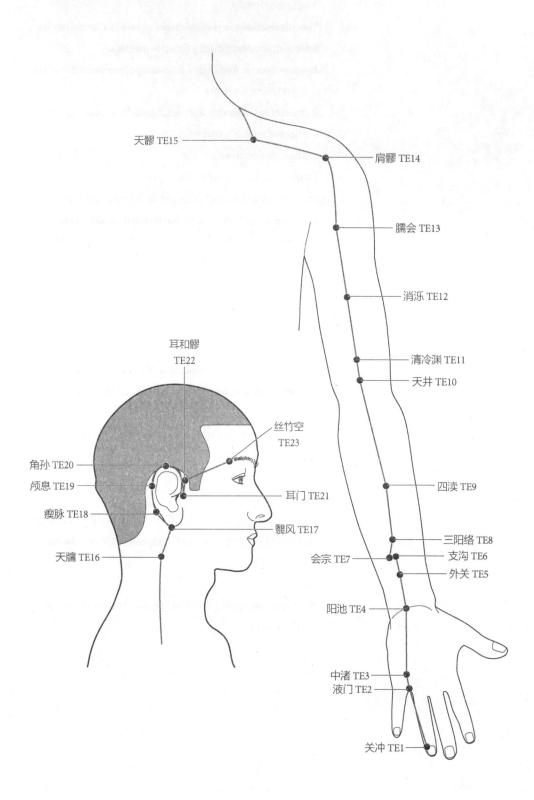

天髎 TE15

肩髎 TE14

臑会 TE13

消泺 TE12

清冷渊 TE11

天井 TE10

四渎 TE9

三阳络 TE8

会宗 TE7

支沟 TE6

外关 TE5

阳池 TE4

中渚 TE3

液门 TE2

关冲 TE1

耳和髎 TE22

丝竹空 TE23

角孙 TE20

颅息 TE19

瘈脉 TE18

天牖 TE16

耳门 TE21

翳风 TE17

# (1) 关冲 Guānchōng (TE1)

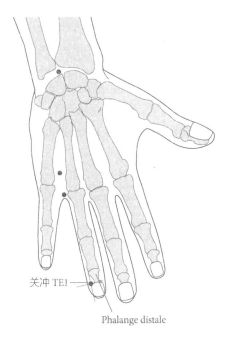

关冲 TE1 —

Phalange distale

## Localisation

Sur l'annulaire, ulnaire à la phalange distale, proximal au coin ulnaire de l'ongle de 0,1 F-cun, à l'intersection de la ligne verticale du rebord ulnaire de l'ongle et de la ligne horizontale de la base de l'ongle.

## Anatomie locale

**Vascularisation** : le réseau artériel et veineux formé par l'artère et la veine digitales palmaires propres.

**Innervation** : le nerf collatéral palmaire issu du nerf cubital.

## Action thérapeutique

Disperser le Vent incorrect, purger le Feu incorrect, purger la Chaleur accumulée.

## Utilisation connue

Migraine, conjonctivite, bouche et lèvres sèches, rigidité de la langue, aphasie avec rigidité de la langue, surdité, acouphènes, maladie fébrile, irritabilité, laryngite et angine.

## Méthode

Piquer obliquement 0,1 cun ou piquer pour une légère saignée.

## Utilisation combinée

**Maladies fébriles infantiles et convulsion infantile aigüe** : combiner avec Dàhéng (SP15).

**Aphasie avec rigidité de la langue** : combiner avec Yǎmén (GV15) et Liánquán (CV23).

**Perte de conscience, insolation et choc** : combiner avec Shuǐgōu (GV26), Nèiguān (PC6) et Hégǔ (LI4).

**Migraine** : combiner avec Wàiguān (TE5) et Jiǎosūn (TE20).

**Conjonctivite** : combiner avec Sīzhúkōng (TE23) et Jīngmíng (BL1).

**Surdité et acouphènes** : combiner avec Yìfēng (TE17) et Ěrmén (TE21).

**Maladies fébriles et perte de conscience** : combiner avec Shuǐgōu (GV26) et Dàzhuī (GV14).

## Annotation

Point Jing-Émergence du Méridien du Triple Réchauffeur Shao Yang de la main.

## (2) 液门 Yèmén (TE2)

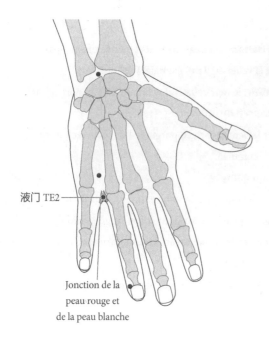

液门 TE2

Jonction de la
peau rouge et
de la peau blanche

### Localisation

Sur le dos de la main, dans la dépression
supérieure à l'espace palmaire entre l'annulaire
et l'auriculaire, à la jonction de la peau rouge
et de la peau blanche.

### Anatomie locale

**Vascularisation** : les artères digitales dorsales issues de
l'artère cubitale.

**Innervation** : la branche dorsale du nerf cubital.

### Action thérapeutique

Purger la Chaleur incorrecte du Triple Réchauffeur, dissiper
la stagnation du Qi dans les Méridiens.

### Utilisation connue

Mal de gorge, migraine, troubles mentaux, surdité, acouphènes,
conjonctivite et douleur dentaire.

### Méthode

Piquer perpendiculairement 0,3–0,5 cun.

### Utilisation combinée

**Mal de gorge** : combiner avec Yújì (LU10) et Fēngchí
(GB20).

**Douleur au bras** : combiner avec Qiángǔ (SI2) et
Qīnglěngyuān (TE11).

**Troubles mentaux** : combiner avec Dàlíng (PC7) et Bǎihuì
(GV20).

**Migraine** : combiner avec Fēngchí (GB20), Tàiyáng (EX-
HN5) et Shuàigǔ (GB8).

**Surdité et acouphènes** : combiner avec Yìfēng (TE17) et
Tīnggōng (SI19).

**Conjonctivite** : combiner avec Tàiyáng (EX-HN5) et
Tóngzǐliáo (GB1).

**Douleur dentaire et pharynx enflé** : combiner avec
Tīnghuì (GB2) et Xiàguān (ST7).

### Annotation

Point Ying-Écoulement du Méridien du Triple Réchauffeur
Shao Yang de la main.

## (3) 中渚 Zhōngzhǔ (TE3)

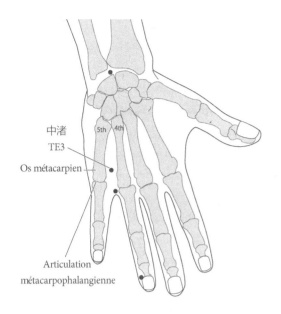

中渚
TE3
Os métacarpien
5th  4th
Articulation
métacarpophalangienne

### Localisation

Sur le dos de la main, entre le quatrième et
cinquième os métacarpien, dans la dépression
proximale à la quatrième articulation
métacarpo-phalangienne.

### Anatomie locale

**Vascularisation** : le réseau veineux dorsal de la main et la 4ᵉ
artère interosseuse dorsale de la main.

**Innervation** : la branche dorsale du nerf cubital.

### Action thérapeutique

Améliorer la vue, expulser le Vent-Chaleur, désobstruer les
méridiens, faire circuler le Qi et le Sang.

### Utilisation connue

Migraine, conjonctivite, mal de gorge, acouphènes,
surdité, maladie fébrile, douleur dans le bras et les doigts et
paludisme.

### Méthode

Piquer perpendiculairement 0,5–0,8 cun.

### Utilisation combinée

**Paludisme chronique** : combiner avec Shāngyáng (LI1) et
Qiūxū (GB40).

**Mal de gorge** : combiner avec Tàixī (KI3) et Rényíng (ST9).

**Pharyngite** : combiner avec Zhīgōu (TE6) et Nèitíng
(ST44).

**Acouphènes et surdité** : combiner avec Yìfēng (TE17) et
Tīnggōng (SI19).

**Migraine** : combiner avec Tóuwéi (ST8) et Jiǎosūn (TE20).

**Douleur dans le bras et les doigts** : combiner avec Hòuxī
(SI3) et Yángchí (TE4).

### Annotation

Point Shu-Déversement du Méridien du Triple Réchauffeur
Shao Yang de la main.

## (4) 阳池 Yángchí (TE4)

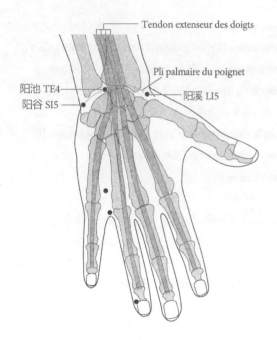

Tendon extenseur des doigts
Pli palmaire du poignet
阳池 TE4
阳谷 SI5
阳溪 LI5

### Localisation

Sur la face postérieure du poignet, dans la
dépression ulnaire au tendon extenseur des
doigts, sur le strie transversale dorsale du
poignet.

Note 1 : TE4 peut être palpé lorsque l'on se
déplace proximalement le long du creux entre
le quatrième et cinquième os métacarpien, au
même niveau que LI5 et LI5.

Note 2 : lorsque le poignet est en extension,
contre résistance, le tendon extenseur des
doigts peut être palpé plus facilement.

### Anatomie locale

**Vascularisation** : le réseau veineux dorsal du carpe, l'artère
dorsale du carpe.

**Innervation** : la branche dorsale de la main du nerf cubital,
la branche terminale du nerf cutané antébrachial postérieur.

### Action thérapeutique

Dissiper le Vent-Feu du Méridien Shaoyang, faire circuler le
Qi du Méridien du Triple Réchauffeur.

### Utilisation connue

Maladie fébrile sans transpiration, paludisme, douleur dans
le poignet, l'épaule et le bras, surdité, diabète, sécheresse
dans la bouche, grippe et angine.

### Méthode

Piquer perpendiculairement 0,3–0,5 cun.

### Utilisation combinée

**Maladie fébrile sans transpiration avec céphalées** : combiner
avec Fēngmén (BL12), Tiānzhù (BL10) et Dàzhuī (GV14).

**Grippe** : combiner avec Dàzhuī (GV14), Fēngchí (GB20) et
Hégǔ (LI4).

**Arthrite du carpe** : combiner avec Yángxī (LI5) et Yánggǔ
(SI5).

**Diabète** : combiner avec Qūchí (LI11) et Zhàohǎi (KI6).

**Paludisme** : combiner avec Dàzhuī (GV14) et Shéndào
(GV11).

### Annotation

Point Yuan-Source du Méridien du Triple Réchauffeur Shao
Yang de la main.

## (5) 外关 Wàiguān (TE5)

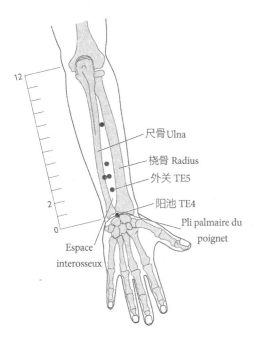

12

尺骨 Ulna
桡骨 Radius
外关 TE5
阳池 TE4
Pli palmaire du poignet

2

0

Espace interosseux

### Localisation

Sur la face postérieure de l'avant-bras, au milieu de l'espace interosseux entre le radius et l'ulna, proximal à la strie transversale dorsale du poignet de 2 B-cun.

Note : proximal à TE4 de 2 B-cun, dans la dépression entre le radius et l'ulna. Le point antérieur correspondant à TE5 est PC6.

### Anatomie locale

**Vascularisation** : en profondeur, l'artère et la veine antébrachiales interosseuses postérieures et antérieures.

**Innervation** : le nerf cutané antébrachial postérieur ; en profondeur, les nerfs interosseux postéro-antérieurs de l'avant-bras.

### Action thérapeutique

Dissiper le Vent et libérer le Biao-extérieur, désobstruer les méridiens et les branches collatérales Luo.

### Utilisation connue

Migraine, douleur dentaire, épistaxis, surdité, acouphènes, conjonctivite, déficience motrice du coude et du bras, douleur dans les cinq doigts, tremblement de la main, engourdissement et flaccidité des extrémités supérieures et douleur des hypocondres et des côtes.

### Méthode

Piquer perpendiculairement 0,5–1 cun.

### Utilisation combinée

**Surdité** : combiner avec Tīnggōng (SI19) et Wángǔ (GB12).

**Rhume** : combiner avec Hégǔ (LI4), Lièquē (LU7) et Bǎihuì (GV20).

**Déficience motrice du coude et du bras, engourdissement et flaccidité des extrémités supérieures** : combiner avec Qūchí (LI11) et Hégǔ (LI4).

**Douleur des hypocondres et des côtes** : combiner avec Nèiguān (PC6) et Yángfǔ (GB38).

**Rhume avec fièvre et frissons** : combiner avec Fēngchí (GB20) et Dàzhuī (GV14).

**Tremblement de la main** : combiner avec Qūzé (PC3).

**Migraine** : combiner avec Fēngchí (GB20) et Dàzhuī (GV14).

### Annotation

Point Luo-Communication du Méridien du Triple Réchauffeur Shao Yang de la main. Point Réunion-Croisement des huit Méridiens Extraordinaires, passe par le Méridien Yang Wei.

# (6) 支沟 Zhīgōu (TE6)

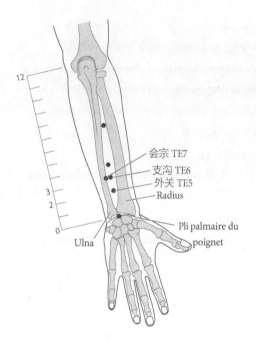

会宗 TE7
支沟 TE6
外关 TE5
Radius
Pli palmaire du poignet
Ulna

## Localisation

Sur la face postérieure de l'avant-bras, au milieu de l'espace interosseux entre le radius et l'ulna, proximal à la strie transversale dorsale du poignet de 3 B-cun.

Note : proximal à TE5 de 1 B-cun, entre le radius et l'ulna, au même niveau que TE7.

## Anatomie locale

**Vascularisation** : en profondeur, l'artère et la veine antébrachiales interosseuses postérieures et antérieures.

**Innervation** : le nerf cutané antébrachial postérieur ; en profondeur, les nerfs interosseux postéro-antérieurs de l'avant-bras.

## Action thérapeutique

Nettoyer le Triple Réchauffeur, désobstruer les méridiens, régulariser le Qi, réguler le Baogong (l'utérus).

## Utilisation connue

Froid et Chaleur affectée par l'exogène pathogène, acouphènes, surdité, conjonctivite, maladies fébriles sans transpiration, enrouement soudain de la voix, sensation douloureuse et lourde de l'épaule, le bras et le dos, paralysie des membres supérieurs, anémie, vertige puerpéral en raison du manque de sang, douleur dans la région hypochondrale, vomissement, constipation, cholécystite et pancréatite.

## Méthode

Piquer perpendiculairement 0,5–1 cun.

## Utilisation combinée

**Constipation** : combiner avec Zhàohǎi (KI6) et Tiānshū (ST25).

**Douleur des hypocondres et des côtes** : combiner avec Zhāngmén (LR13) et Wàiguān (TE5).

**Cholécystite** : combiner avec Yánglíngquán (GB34) et Rìyuè (GB24).

**Pancréatite** : combiner avec Zúsānlǐ (ST36) et Wèiwǎnxiàshū (EX-B3).

**Douleur du thorax et des hypocondres** : combiner avec Yánglíngquán (GB34) et Qīmén (LR14).

**Froid et Chaleur causée par un pathogène exogène** : Dàzhuī (GV14) et Zúlínqì (GB41).

**Anémie** : combiner avec Qīmén (LR14) et Guānyuán (CV4).

## (7) 会宗 Huìzōng (TE7)

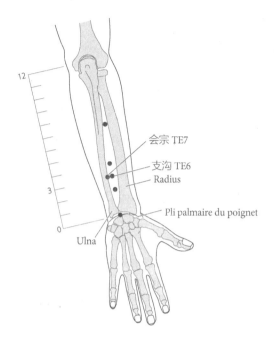

**Localisation**

Sur la face postérieure de l'avant-bras, radial à l'ulna, proximal à la strie transversale dorsale du poignet de 3 B-cun.

Note : TE7 est ulnaire à TE6.

**Anatomie locale**

**Vascularisation** : l'artère et la veine antébrachiales interosseuses postérieures.

**Innervation** : les nerfs cutanés postérieurs et médiaux ; en profondeur, les nerfs interosseux postéro-antérieurs de l'avant-bras.

**Action thérapeutique**

Purger la Chaleur incorrecte du Triple Réchauffeur, dissiper le Qi dans le Méridien Shao Yang.

**Utilisation connue**

Surdité, acouphènes, épilepsie, douleur dans l'abdomen et la poitrine et asthme.

**Méthode**

Piquer perpendiculairement 0,5–1 cun.

**Utilisation combinée**

**Surdité** : combiner avec Wàiguān (TE5) et Ěrmén (TE21).

**Épilepsie infantile** : combiner avec Bǎihuì (GV20), Dàzhuī (GV14) et Jùquè (CV14).

**Asthme** : combiner avec Kǒngzuì (LU6) et Fèishū (BL13).

**Annotation**

Point Xi (point Fissure) du Méridien du Triple Réchauffeur Shao Yang de la main.

## (8) 三阳络 Sānyángluò (TE8)

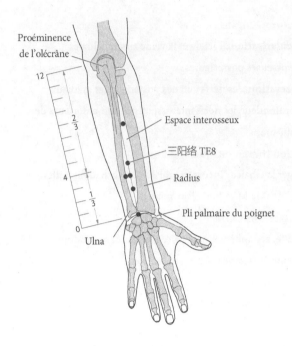

Proéminence de l'olécrâne

12

$\frac{2}{3}$

Espace interosseux

三阳络 TE8

4

Radius

$\frac{1}{3}$

0

Pli palmaire du poignet

Ulna

### Localisation

Sur la face postérieure de l'avant-bras, au milieu de l'espace interosseux entre le radius et l'ulna, proximal à la strie transversale dorsale du poignet de 4 B-cun.

Note : à la jonction des deux tiers supérieurs et du tiers inférieur de la ligne reliant TE4 et la pointe du coude.

### Anatomie locale

**Vascularisation** : l'artère et la veine antébrachiales interosseuses postérieures.

**Innervation** : les nerfs cutanés postérieurs et médiaux ; en profondeur, les nerfs interosseux postéro-antérieurs de l'avant-bras.

### Action thérapeutique

Soulager l'enrouement de la voix et purger le Feu, ouvrir les Orifices et désobstruer les branches collatérales Luo.

### Utilisation connue

Enrouement soudain de la voix, surdité soudaine, diminution motrice du coude, douleur dans le bras, douleur dentaire, somnolence, fièvre et froid sans sueur.

### Méthode

Piquer perpendiculairement 0,5–1 cun.

### Utilisation combinée

**Enrouement soudain de la voix** : combiner avec Zhīgōu (TE6) et Zútōnggǔ (BL66).

**Somnolence** : combiner avec Dàbāo (SP21) et Yánglíngquán (GB34).

**Fièvre et froid sans sueur** : combiner avec Fēngchí (GB20) et Dàzhuī (GV14).

**Surdité** : combiner avec Yìfēng (TE17) et Tīnggōng (SI19).

**Diminution motrice du coude** : combiner avec Qūchí (LI11).

**Douleur dentaire** : combiner avec Nèitíng (ST44), Tàiyáng (EX-HN5), piquer de manière transfixiante en touchant Jiáchē (ST6).

## (9) 四渎 Sìdú (TE9)

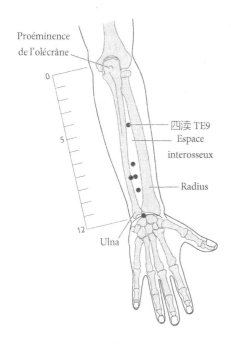

Proéminence de l'olécrâne

0

5

12

四渎 TE9
Espace interosseux

Radius

Ulna

### Localisation

Sur la face postérieure de l'avant-bras, au milieu de l'espace interosseux entre le radius et l'ulna, distal à la proéminence de l'olécrâne de 5 B-cun.

### Anatomie locale

**Vascularisation** : l'artère et la veine antébrachiales interosseuses postérieures.

**Innervation** : les nerfs cutanés postérieurs et médiaux ; en profondeur, les nerfs interosseux postéro-antérieurs de l'avant-bras.

### Action thérapeutique

Soulager les maux de gorge, ouvrir les Orifices de l'oreille, désobstruer les méridiens et les branches collatérales Luo, calmer le diaphragme.

### Utilisation connue

Surdité soudaine, douleur et enflure de la gorge et du pharynx, aphonie brusque, douleur dentaire, douleur du membre supérieur.

### Méthode

Piquer perpendiculairement 1–2 cun.

### Utilisation combinée

**Essoufflement**: combiner avec Yèmén (TE2) et Tiāntū (CV22).

**Surdité soudaine** : combiner avec Tiānyǒu (TE16), Ěrmén (TE21) et Fēngchí (GB20).

**Douleur dentaire inférieure** : combiner avec Hégǔ (LI4) et Jiáchē (ST6).

**Migraine** : combiner avec Tóuwéi (ST8), piquer de manière transfixiante en touchant Shuàigǔ (GB8).

**Faiblesse du poignet et diminution motrice des doigts** : combiner avec Shǒusānlǐ (LI10) et Hégǔ (LI4).

## (10) 天井 Tiānjǐng (TE10)

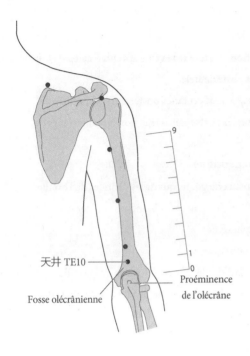

天井 TE10

Fosse olécrânienne

Proéminence
de l'olécrâne

### Localisation

Sur la face postérieure du coude, dans la
dépression proximale à la proéminence de
l'olécrâne de 1 B-cun.

Note : lorsque le coude est fléchi à 90°, TE10
se trouve dans la fosse olécrânienne.

### Anatomie locale

**Vascularisation** : le réseau artériel et veineux de l'articulation
du coude.

**Innervation** : le nerf cutané postérieur du bras et la
branche musculaire du nerf radial.

### Action thérapeutique

Libérer les oppressions thoraciques et régulariser le Qi,
dissoudre le Tan-mucosité-glaire et arrêter les saignements,
désobstruer les méridiens et les branches collatérales Luo,
rafraîchir le Cœur et calmer le Shen-esprit.

### Utilisation connue

Douleur de la poitrine et du cœur en raison de l'obstruction
du Qi, toux avec expectoration, hémoptysie avec pus, mal
de gorge, migraine, acouphènes, surdité, scrofule, goitre,
épilepsie, urticaire et douleur dans le cou, l'épaule et le
coude.

### Méthode

Piquer perpendiculairement 0,5–1 cun.

### Utilisation combinée

**Scrofule** : combiner avec Shàohǎi (HT3) et Bìnào (LI14).

**Toux avec expectoration** : combiner avec Yújì (LU10) et
Fēnglóng (ST40).

**Urticaire** : combiner avec Qūchí (LI11) et Xuèhǎi (SP10).

**Douleur de la poitrine et du cœur en raison de
l'obstruction du Qi** : combiner avec Nèiguān (PC6) et
Dànzhōng (CV17).

**Hémoptysie avec pus** : combiner avec Kǒngzuì (LU6) et
Fēnglóng (ST40).

**Migraine et céphalées** : combiner avec Lièquē (LU7) et
Tàiyuān (LU9).

**Mal de gorge** : combiner avec Bǎihuì (GV20), Tàichōng
(LR3) et Zhàohǎi (KI6).

# (11) 清冷渊 Qīnglěngyuān (TE11)

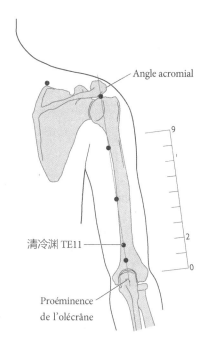

**Angle acromial**

9

|

2

0

清冷渊 TE11

**Proéminence de l'olécrâne**

## Localisation

Sur la face postérieure du bras, sur la ligne
reliant la proéminence de l'olécrâne et l'angle
acromial, proximal à la proéminence de
l'olécrâne de 2 B-cun.

Note : lorsque le coude est en extension, TE11
est supérieur à la proéminence de l'olécrâne
de 2 B-cun.

## Anatomie locale

**Vascularisation** : les branches terminales de l'artère et de la
veine médianes collatérales.

**Innervation** : le nerf cutané postérieur du bras et la branche
musculaire du nerf radial.

## Action thérapeutique

Désobstruer le Qi des méridiens, rafraîchir et éliminer
l'Humidité-Chaleur.

## Utilisation connue

Mal de tête, douleur dans l'épaule et le bras, sclérotique
jaune, douleur dans la région hypochondrale, gonflement et
douleur dans l'œil.

## Méthode

Piquer perpendiculairement 1–1,5 cun.

## Utilisation combinée

**Douleur dans l'épaule et le bras** : combiner avec Bìnào
(LI14) et Yánggǔ (SI5).

**Douleur dans la région hypochondrale** : combiner avec
Zhīgōu (TE6) et Zhāngmén (LR13).

**Sclérotique jaune** : combiner avec Dǎnshū (BL19), Gānshū
(BL18) et Yánglíngquán (GB34).

**Céphalées** : combiner avec Fēngchí (GB20), Bǎihuì (GV20)
et Tàiyáng (EX-HN5).

**Gonflement et douleur dans l'œil** : combiner avec
Guāngmíng (GB37) et Jīngmíng (BL1).

## (12) 消泺 Xiāoluò (TE12)

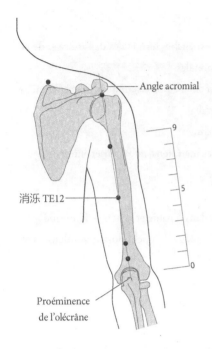

Angle acromial

消泺 TE12

9

5

0

Proéminence
de l'olécrâne

### Localisation

Sur la face postérieure du bras, sur la ligne
reliant la proéminence de l'olécrâne et l'angle
acromial, proximal à la proéminence de
l'olécrâne de 5 B-cun.

**Anatomie locale**

**Vascularisation** : l'artère et la veine médianes collatérales.

**Innervation** : le nerf cutané postérieur du bras et la branche
musculaire du nerf radial.

**Action thérapeutique**

Purger la Chaleur accumulée du Triple Réchauffeur, dissiper
la stagnation du Qi dans le Méridien.

**Utilisation connue**

Céphalées, vertige, douleur dans l'épaule et le bras, rigidité,
douleur et gonflement dans le cou, douleur dentaire et
épilepsie.

**Méthode**

Piquer perpendiculairement 1–1,5 cun.

**Utilisation combinée**

**Rigidité dans le cou** : combiner avec Zúqiàoyīn (GB44) et
Tiānzhù (BL10).

**Douleur dans l'épaule et le bras** : combiner avec Jiānyú
(LI15) et Qūchí (LI11).

**Céphalées et vertiges** : combiner avec Hégǔ (LI4) et
Fēngchí (GB20).

**Épilepsie** : combiner avec Shēnzhù (GV12) et Běnshén
(GB13).

## (13) 臑会 Nàohuì (TE13)

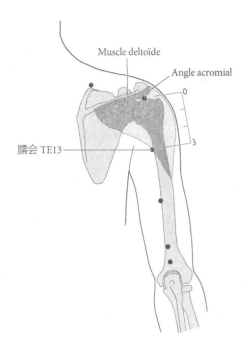

Muscle deltoïde

Angle acromial

臑会 TE13

0

3

### Localisation

Sur la face postérieure du bras, postéro-inférieur au bord du muscle deltoïde, inférieur à l'angle acromial de 3 B-cun.

### Anatomie locale

**Vascularisation** : l'artère et la veine médianes collatérales.

**Innervation** : le nerf cutané brachial postérieur, la branche musculaire du nerf radial ; en profondeur, le nerf radial.

### Action thérapeutique

Désobstruer le Qi du méridien, nettoyer la Chaleur incorrecte, promouvoir le mouvement des articulations.

### Utilisation connue

Fièvre modérée et chronique, maladies oculaires, goitre, douleur de l'épaule et du bras et périarthrite scapulohumérale.

### Méthode

Piquer perpendiculairement 1–2 cun.

### Utilisation combinée

**Omarthrose** : combiner avec Jiānliáo (TE14) et Jiānwàishū (SI14).

**Périarthrite scapulohumérale** : combiner avec Jiānzhēn (SI9), Bìnào (LI14) et Jiānyú (LI15).

**Goitre** : combiner avec Fúbái (GB10).

**Maladies dans les yeux** : combiner avec Guāngmíng (GB37) et Dìwǔhuì (GB42).

**Fièvre modérée et chronique** : combiner avec Dàzhuī (GV14) et Jiānshǐ (PC5).

## (14) 肩髎 Jiānliáo (TE14)

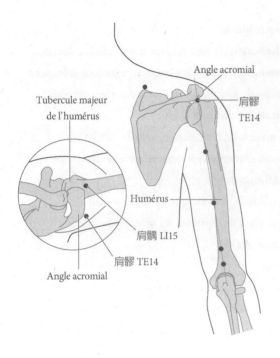

**Localisation**

Sur la ceinture scapulaire, dans la dépression
entre l'angle acromial et le tubercule majeur
de l'humérus.

Note : lorsque le coude est fléchi et le bras
en abduction, deux creux apparaissent
antérieurement et postérieurement à
l'acromion. LI15 se trouve dans la dépression
antérieure, plus profond que celui étant
postérieur, dans lequel se trouve TE14.

**Anatomie locale**

**Vascularisation** : la branche musculaire de l'artère
circonflexe postérieure de l'humérus.

**Innervation** : la branche musculaire du nerf axillaire.

**Action thérapeutique**

Expulser le Vent-Humidité, désobstruer les méridiens et
les branches collatérales Luo, réguler le Qi pour activer la
circulation sanguine.

**Utilisation connue**

Lourde sensation dans l'épaule, douleur dans le bras,
hémiparalysie des extrémités supérieures et urticaire.

**Méthode**

Piquer obliquement 0,5–1 cun.

**Utilisation combinée**

**Douleur dans le bras** : combiner avec Tiānzōng (SI11) et
Yánggǔ (SI5).

**Lourde sensation dans l'épaule** : combiner avec Jiānyú
(LI15) et Yánglǎo (SI6).

**Urticaire** : combiner avec Qūchí (LI11) et Xuèhǎi (SP10).

# (15) 天髎 Tiānliáo (TE15)

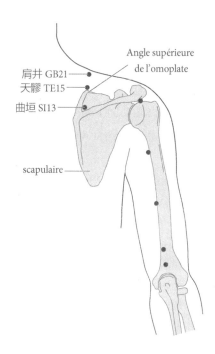

肩井 GB21
天髎 TE15
曲垣 SI13

Angle supérieure
de l'omoplate

scapulaire

## Localisation

Dans la région scapulaire, dans la dépression supérieure à l'angle supérieur de l'omoplate.

Note : lorsque l'on se trouve en position assise avec les bras parallèles au tronc, TR15 se trouve à mi-chemin entre GB21 et SI13.

## Anatomie locale

**Vascularisation** : la branche descendante de l'artère cervicale transverse ; en profondeur, la branche musculaire scapulaire supérieure.

**Innervation** : le nerf accessoire, la branche du nerf sus-scapulaire.

## Action thérapeutique

Dissiper le Vent-Humidité incorrect du Méridien, réguler le Qi et le Sang pour enlever la stase et dissiper la stagnation.

## Utilisation connue

Douleur dans l'épaule et le bras, rigidité et douleur dans le cou, douleur dans la fosse supraclaviculaire, symptôme de l'aversion pour le froid et fièvre, dysphorie et sensation d'étouffement dans le thorax.

## Méthode

Piquer obliquement 0,5–0,8 cun.

## Utilisation combinée

**Douleur et lourdeur de l'épaule** : combiner avec Qūchí (LI11) et Tiáokŏu (ST38), piquer de manière transfixiante en touchant Chéngshān (BL57).

**Dysphorie et sensation d'étouffement dans le thorax** : combiner avec Dànzhōng (CV17) et Nèiguān (PC6).

**Symptôme de l'aversion pour le froid et fièvre** : combiner avec Dàzhuī (GV14) et Wàiguān (TE5).

**Rigidité et douleur dans le cou** : combiner avec Hòuxī (SI3) et Shēnmài (BL62).

## Annotation

Point de Réunion-Croisement du Méridien de l'Intestin Grêle Tai Yang de la main, Méridien de la Vessie Tai Yang du pied et Méridien Yang Wei.

## (16) 天牖 Tiānyǒu (TE16)

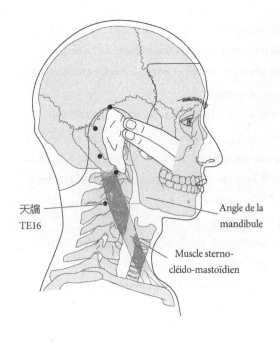

天牖
TE16

Angle de la
mandibule

Muscle sterno-
cléido-mastoïdien

### Localisation
Dans la région antérieure du cou, au même
niveau que l'angle de la mandibule, dans la
dépression postérieure au muscle sterno-
cléido-mastoïdien.

### Anatomie locale
**Vascularisation** : l'artère auriculaire postérieure.

**Innervation** : le petit nerf occipital.

### Action thérapeutique
Purger la Chaleur accumulée du San Jiao (Triple
Réchauffeur), éliminer l'Humidité incorrecte du méridien.

### Utilisation connue
Vertige, douleur dans l'œil, rigidité dans le cou, gonflement
dans le visage, surdité soudaine, épistaxis, inflammation de
la gorge et scrofule.

### Méthode
Piquer perpendiculairement 1,5–2 cun.

### Utilisation combinée
**Rigidité dans le cou** : combiner avec Hòuxī (SI3) et
Xuánzhōng (GB39).

**Surdité soudaine** : combiner avec Sìdú (TE9) et Yìfēng
(TE17).

**Gonflement dans le visage** : combiner avec Kūnlún (BL60)
et Tiānzhù (BL10).

**Douleur dans l'œil** : combiner avec Tàiyáng (EX-HN5) et
Jīngmíng (BL1).

**Inflammation de la gorge** : combiner avec Liánquán
(CV23) et Shàngxīng (GV23).

**Vertige** : combiner avec Fēngchí (GB20) et Bǎihuì (GV20).

**Scrofule** : combiner avec Jiānshǐ (PC5).

# (17) 翳风 Yìfēng (TE17)

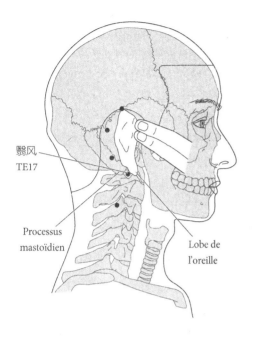

翳风
TE17

Processus
mastoïdien

Lobe de
l'oreille

## Localisation

Dans la région antérieure du cou, postérieur
au lobe de l'oreille, dans la dépression
antérieure à l'extrémité inférieure du processus
mastoïdien.

## Anatomie locale

**Vascularisation** : l'artère et la veine auriculaires postérieures,
la veine carotide externe.

**Innervation** : le grand nerf auriculaire ; en profondeur, le
nerf facial passe le foramen stylo-mastoïdien.

## Action thérapeutique

Dissiper le Vent et purger la Chaleur, ouvrir les Orifices pour
profiter à l'oreille, désobstruer les branches collatérales Luo
et apaiser la douleur.

## Utilisation connue

Acouphènes, surdité, otorrhée, paralysie faciale, tétanos,
oreillons, scrofule, aphasie, difficulté à avaler, douleur
dentaire et névralgie du trijumeau.

## Méthode

Piquer obliquement en direction de la racine de la langue, ou
piquer perpendiculairement 1–2,5 cun.

## Utilisation combinée

**Perte soudaine de voix** : combiner avec Tōnglǐ (HT5) et
Yǒngquán (KI1).

**Oreillons aigus** : combiner avec Jiáchē (ST6) et Hégǔ (LI4).

**Aphasie et difficulté à avaler** : combiner avec Liánquán
(CV23) et Fēngchí (GB20).

**Tétanos** : combiner avec Jiáchē (ST6), Hégǔ (LI4), Xiàguān
(ST7) et Dìcāng (ST4).

**Amygdalite** : combiner avec Shàoshāng (LU11) et Hégǔ
(LI4).

**Paralysie faciale** : combiner avec Hégǔ (LI4), Yíngxiāng
(LI20), Sìbái (ST2), Tàiyáng (EX-HN5) et Jiáchē (ST6).

**Acouphènes et surdité** : combiner avec Tīnggōng (SI19) et
Zhōngzhù (KI15).

**Scrofule** : combiner avec Tiāndǐng (LI17), Fútū (LI18) et
Tiānjǐng (TE10).

## Annotation

Point de Réunion-Croisement du Méridien du Triple
Réchauffeur Shao Yang de la main et Méridien de la Vésicule
Biliaire Shao Yang du pied.

(18) 瘈脉 Chìmài (TE18)

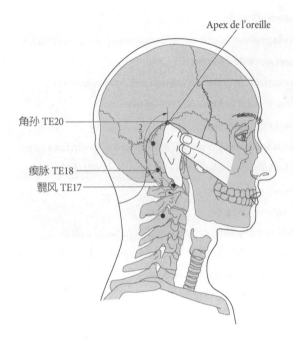

Apex de l'oreille

角孙 TE20

瘈脉 TE18

翳风 TE17

## Localisation

Sur la tête, au centre du processus mastoïdien, à la jonction entre les deux tiers supérieurs et le tiers inférieur de la courbe reliant TE17 et TE20.

## Anatomie locale

**Vascularisation** : l'artère et la veine auriculaires postérieures.

**Innervation** : la branche auriculaire postérieure du grand nerf auriculaire.

## Action thérapeutique

Purger la Chaleur et tranquilliser la frayeur, apaiser la douleur et ouvrir les Orifices.

## Utilisation connue

Migraine, vision floue, surdité, acouphènes, vomissement, diarrhée, émission séminale suite à une frayeur et convulsion infantile.

## Méthode

Piquer obliquement 0,3–0,5 cun.

## Utilisation combinée

**Douleur auriculaire postérieure en raison de Vent pathogène dans la tête** : combiner avec Wángǔ (GB12) et Fēngchí (GB20).

**Migraine** : combiner avec Wàiguān (TE5) et Yánglíngquán (GB34).

**Vomissement** : combiner avec Nèiguān (PC6) et Xíngjiān (LR2).

**Convulsion infantile** : combiner avec Yìntáng (EX-HN3), Hégǔ (LI4) et Tàichōng (LR3).

**Émission séminale suite à une frayeur** : combiner avec Shénmén (HT7) et Tàixī (KI3).

# (19) 颅息 Lúxī (TE19)

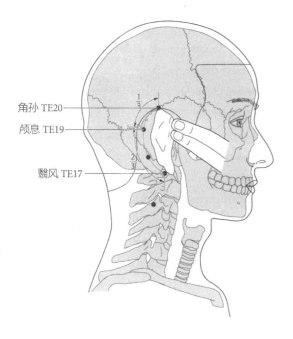

角孙 TE20
颅息 TE19
翳风 TE17

## Localisation

Sur la tête, à la jonction du tiers supérieur et des deux tiers inférieurs de la courbe reliant TE17 et TE20.

## Anatomie locale

**Vascularisation** : l'artère et la veine auriculaires postérieures.

**Innervation** : la branche d'anastomose du grand nerf auriculaire et du petit nerf occipital.

## Action thérapeutique

Disperser le Vent et apaiser la douleur, désobstruer les méridiens et ouvrir les Orifices, calmer le Shen-esprit et tranquilliser la frayeur.

## Utilisation connue

Migraine, surdité, acouphènes, douleur de l'oreille, otite, douleur aux hypochondres, convulsion infantile, vomissement et hémorragie rétinienne.

## Méthode

Piquer obliquement 0,1–0,3 cun.

## Utilisation combinée

**Migraine** : combiner avec Fēngchí (GB20), Wàiguān (TE5), Tàiyáng (EX-HN5) et Zúlínqì (GB41).

**Maladies auriculaires** : combiner avec Yìfēng (TE17), Ěrmén (TE21), Tīnggōng (SI19) et Tīnghuì (GB2).

**Hémorragie rétinienne** : combiner avec Fēngchí (GB20), Jiǎosūn (TE20), Tàiyáng (EX-HN5) et Hégǔ (LI4).

**Convulsion infantile et vomissement** : combiner avec Bǎihuì (GV20), Shuǐgōu (GV26) et Nèiguān (PC6).

# (20) 角孙 Jiǎosūn (TE20)

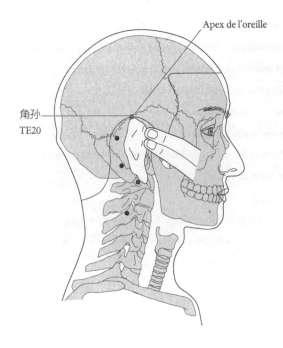

Apex de l'oreille

角孙
TE20

## Localisation

Sur la tête, supérieur à l'apex de l'oreille.

Note : lorsque le pavillon de l'oreille est plié et pressé contre la tête, le point se trouve où l'apex de l'oreille touche la tête.

## Anatomie locale

**Vascularisation** : les branches de l'artère et de la veine temporales superficielles.

**Innervation** : la branche du nerf auriculo-temporal.

## Action thérapeutique

Purger la Chaleur accumulée du Méridien, expulser le Vent incorrect de San Jiao (Triple Réchauffeur).

## Utilisation connue

Migraine, rougeur et gonflement dans la partie auriculaire, douleur dans l'oreille, vision floue, hémorragie rétinienne, douleur dentaire, gonflement et douleur dans la gencive, sécheresse dans la bouche, inflammation de peau et rigidité du cou.

## Méthode

Piquer obliquement sous la peau 0,2–0,5 cun.

## Utilisation combinée

**Douleur gingivale** : combiner avec Xiǎohǎi (SI8) et Nèitíng (ST44).

**Douleur dentaire** : combiner avec Jiáchē (ST6) et Xiàguān (ST7).

**Douleur dans l'oreille** : combiner avec Yìfēng (TE17), Ěrmén (TE21) et Fēngchí (GB20).

**Névrite optique et hémorragie de la rétine** : combiner avec Fēngchí (GB20), Tàiyáng (EX-HN5), Gānshū (BL18) et Géshū (BL17).

**Migraine** : combiner avec Tóuwéi (ST8), Fēngchí (GB20) et Wàiguān (TE5).

**Rigidité de cou** : combiner avec Tiānzhù (BL10) et Hòuxī (SI3).

## Annotation

Point de Réunion-Croisement du Méridien du Triple Réchauffeur Shao Yang de la main, Méridien de la Vésicule Biliaire Shao Yang du pied et Méridien de l'Intestin Grêle Tai Yang de la main.

# (21) 耳门 Ěrmén (TE21)

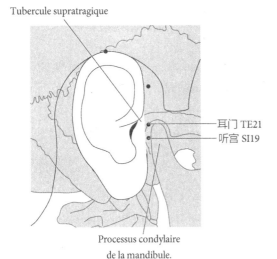

Tubercule supratragique

耳门 TE21
听宫 SI19

Processus condylaire
de la mandibule.

## Localisation

Sur le visage, dans la dépression entre le tubercule supratragique et le processus condylaire de la mandibule.

Note : lorsque la bouche est légèrement ouverte, TE21 se trouve dans la dépression antérieure au tubercule supratragique, directement supérieur à SI19.

## Anatomie locale

**Vascularisation** : l'artère et la veine temporales superficielles.

**Innervation** : les branches du nerf auriculo-temporal et du nerf facial.

## Action thérapeutique

Ouvrir l'Orifice pour améliorer l'ouïe, faire circuler le Qi pour disperser le Vent incorrect.

## Utilisation connue

Surdité et acouphènes, douleur des dents supérieures, douleur dans la tête et la mandibule, rigidité des lèvres, otite.

## Méthode

Piquer obliquement 1–1,5 cun.

## Utilisation combinée

**Douleur des dents** : combiner avec Sīzhúkōng (TE23) et Xiàguān (ST7).

**Otite** : combiner avec Zhōngzhǔ (TE3) et Wàiguān (TE5).

**Surdité** : combiner avec Zhōngzhǔ (TE3) et Wàiguān (TE5).

**Maladies auriculaires diverses** : combiner avec Tīnggōng (SI19), Tīnghuì (GB2), Yìfēng (TE17) et Wàiguān (TE5).

**Douleur dans la tête et la mandibule** : combiner avec Fēngchí (GB20) et Jiáchē (ST6).

## (22) 耳和髎 Ěrhéliáo (TE22)

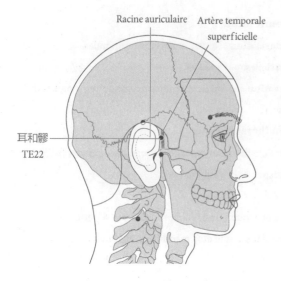

Racine auriculaire  Artère temporale
superficielle

耳和髎
TE22

### Localisation

Sur la tête, postérieur à la ligne du cuir
chevelu, antérieur à la racine auriculaire,
postérieur à l'artère temporale superficielle.

### Anatomie locale

**Vascularisation** : l'artère et la veine temporales
superficielles.

**Innervation** : la branche du nerf auriculo-temporal, la
branche temporale du nerf facial.

### Action thérapeutique

Expulser le Vent incorrect, désobstruer les méridiens et les
branches collatérales Luo.

### Utilisation connue

Douleur et lourdeur de la tête, tétanos, acouphènes, surdité,
douleur et gonflement dans la mandibule et le nez, décharge
nasale, paralysie faciale et convulsion clonique.

### Méthode

Piquer obliquement 0,3–0,5 cun.

### Utilisation combinée

**Douleur et lourdeur de la tête** : combiner avec Tàiyáng
(EX-HN5) et Fēngchí (GB20).

**Paralysie faciale** : combiner avec Tàiyáng (EX-HN5),
piquer de manière transfixiante en touchant Dìcāng (ST4),
Yángbái (GB14) et Jiáchē (ST6).

**Convulsion clonique** : combiner avec Fēngfǔ (GV16),
Fēngchí (GB20), Tàichōng (LR3) et Bǎihuì (GV20).

**Tétanos** : combiner avec Xiàguān (ST7).

**Surdité** : combiner avec Tīnggōng (SI19) et Zhōngzhǔ
(TE3).

### Annotation

Point de Réunion-Croisement du Méridien du Triple
Réchauffeur Shao Yang de la main, Méridien de la Vésicule
Biliaire Shao Yang du pied et Méridien de l'Intestin Grêle Tai
Yang de la main.

# (23) 丝竹空 Sīzhúkōng (TE23)

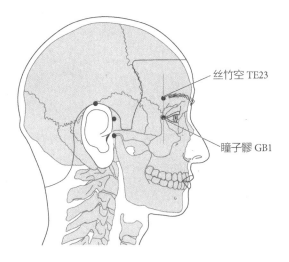

丝竹空 TE23

瞳子髎 GB1

## Localisation

Sur la tête, dans la dépression à l'extrémité latérale du sourcil.

Note : TE23 est supérieur à GB1.

## Anatomie locale

**Vascularisation** : la branche frontale de l'artère et de la veine temporales superficielles.

**Innervation** : la branche zygomatique du nerf facial et la branche du nerf temporal.

## Action thérapeutique

Dissiper le Vent incorrect et apaiser la douleur, purger le Feu incorrect et améliorer la vue.

## Utilisation connue

Migraine, vertige, rougeur, gonflement et douleur des yeux, douleur dentaire, épilepsie et paralysie faciale.

## Méthode

Piquer obliquement 0,5–1 cun.

## Utilisation combinée

**Douleur de canthus intérieur** : combiner avec Cuánzhú (BL2) et Chéngqì (ST1).

**Rougeur, gonflement et douleur des yeux** : combiner avec Cuánzhú (BL2), Tàiyáng (EX-HN5), Sìbái (ST2) et Ěrjiān (EX-HN6, piquer pour une légère saignée).

**Migraine et céphalées** : combiner avec Yèmén (TE2), Fēngchí (GB20) et Bǎihuì (GV20).

**Vertige** : combiner avec Jīngmíng (BL1) et Qiúhòu (EX-HN7).

**Paralysie faciale** : combiner avec Cuánzhú (BL2), Yángbái (GB14), Dìcāng (ST4) et Jiáchē (ST6).

# 11. Méridien de la Vésicule Biliaire Shao Yang du pied (44 points)

Les points de ce méridien sont décrits de Tóngzǐliáo (GB1) à Zúqiàoyīn (GB44).

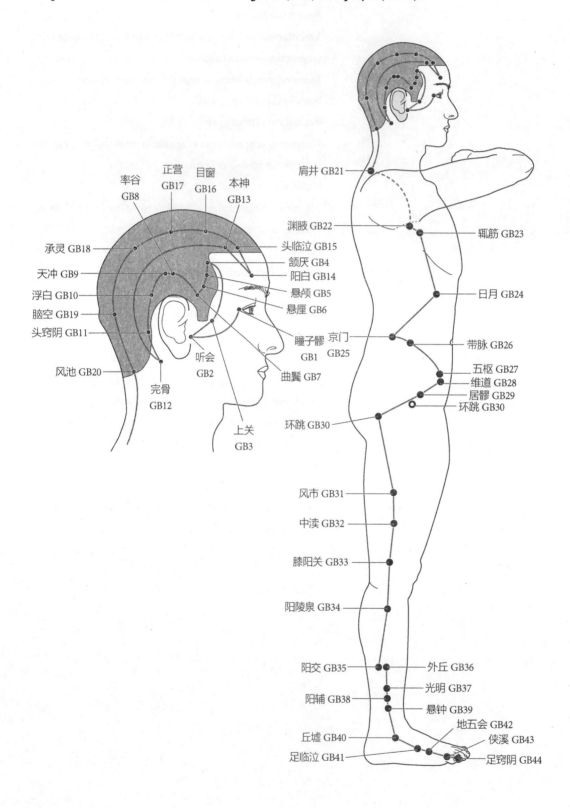

## (1) 瞳子髎 Tóngzǐliáo (GB1)

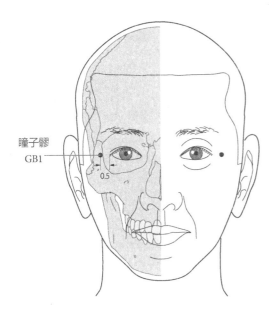

瞳子髎
GB1

0.5

### Localisation

Sur la tête, dans la dépression latérale à l'angle externe de l'œil de 0,5 B-cun.

### Anatomie locale

**Vascularisation** : l'artère et la veine zygomatico-orbitaires.

**Innervation** : le nerf zygomatico-facial, le nerf zygomatico-temporal et la branche temporale du nerf facial.

### Action thérapeutique

Disperser le Vent et purger le Chaleur, rafraîchir le Cœur et améliorer la vue, dissoudre les enflures et apaiser la douleur.

### Utilisation connue

Céphalées, conjonctivite, cataracte et macula cornéenne, vision floue, hémorragie rétinienne, atrophie du nerf optique, paralysie faciale et héméralopie.

### Méthode

Piquer obliquement sous la peau 0,3–0,5 cun.

### Utilisation combinée

**Céphalées** : combiner avec Fēngchí (GB20), Cuánzhú (BL2) et Tàiyáng (EX-HN5).

**Héméralopie** : combiner avec Jīngmíng (BL1), Yánglǎo (SI6) et Zúsānlǐ (ST36).

**Paralysie faciale** : combiner avec Dìcāng (ST4), Xiàguān (ST7), Jiáchē (ST6) et Cuánzhú (BL2).

**Hémorragie rétinienne et atrophie du nerf optique** : combiner avec Gānshū (BL18), Fēngchí (GB20), Jiǎosūn (TE20), Tàiyáng (EX-HN5), Cuánzhú (BL2) et Jīngmíng (BL1).

**Glaucome et autres oculopathies** : combiner avec Hégǔ (LI4) et Zúlínqì (GB41).

**Cataracte** : combiner avec Qiūxū (GB40).

**Gonflement du sein** : combiner avec Shàozé (SI1) et Tàichōng (LR3).

### Annotation

Point de Réunion-Croisement du Méridien du Triple Réchauffeur Shao Yang de la main, Méridien de la Vésicule Biliaire Shao Yang du pied et Méridien de l'Intestin Grêle Tai Yang de la main.

## (2) 听会 Tīnghuì (GB2)

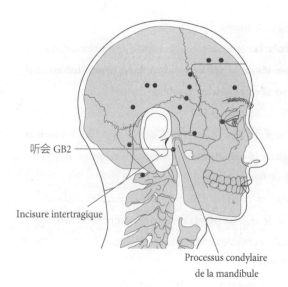

听会 GB2

Incisure intertragique

Processus condylaire
de la mandibule

### Localisation

Sur le visage, dans la dépression entre l'incisure
intertragique et le processus condylaire de la
mandibule.

Note : lorsque la bouche est ouverte, GB2
se trouve dans la dépression antérieure à
l'incisure intertragique.

### Anatomie locale

**Vascularisation** : l'artère temporale superficielle ; en
profondeur, l'artère carotide externe et la veine faciale
postérieure.

**Innervation** : le grand nerf auriculaire et le nerf facial.

### Action thérapeutique

Drainer le Foie et harmoniser la Vésicule Biliaire, faire
circuler le Qi et ouvrir les Orifices.

### Utilisation connue

Acouphène, surdité, divers abcès dans l'oreille, oreillons,
douleur dentaire, paralysie faciale, mutisme et arthrite
mandibulaire.

### Méthode

Piquer perpendiculairement 0,3–1 cun.

### Utilisation combinée

**Surdité** : combiner avec Yángchí (TE4) et Tīnggōng (SI19).

**Surdité avec stagnation de Qi** : combiner avec Yìfēng
(TE17) et Wàiguān (TE5).

**Paralysie faciale** : combiner avec Xiàguān (ST7), Jiáchē
(ST6) et Dìcāng (ST4).

**Surdité et mutisme** : combiner avec Tīnggōng (SI19) et
Zhōngzhǔ (TE3).

**Oreillons** : combiner avec Tiānróng (SI17) et Hégǔ (LI4).

## (3) 上关 Shàngguān (GB3)

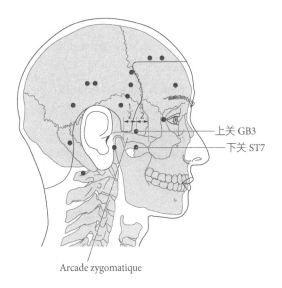

Arcade zygomatique

上关 GB3
下关 ST7

### Localisation

Sur la tête, dans la dépression supérieure au point médian de l'arcade zygomatique.

Note : dans la dépression supérieure à l'arcade zygomatique, supérieur à ST7.

### Anatomie locale

**Vascularisation** : l'artère et la veine zygomatico-orbitaires.

**Innervation** : la branche zygomatico-orbitaire du nerf facial et la petite branche du nerf trijumeau.

### Action thérapeutique

Nettoyer la Chaleur du Foie et de la Vésicule Biliaire, ouvrir les Orifices et aider à rétablir l'audition.

### Utilisation connue

Céphalées, surdité, acouphène, paralysie faciale, douleur dentaire, clonique convulsion, épilepsie, tétanos et vision floue.

### Méthode

Piquer perpendiculairement 0,5–0,7 cun.

### Utilisation combinée

**Paralysie faciale** : combiner avec Xiàguān (ST7), Dìcāng (ST4), Jiáchē (ST6) et Cuánzhú (BL2).

**Douleur dentaire** : combiner avec Xiàguān (ST7) et Hégǔ (LI4).

**Céphalées** : combiner avec Fēngchí (GB20) et Fēnglóng (ST40).

**Vision floue** : combiner avec Yángfǔ (GB38) et Tóngzǐliáo (GB1).

### Annotation

Point de Réunion-Croisement du Méridien du Triple Réchauffeur Shao Yang de la main, Méridien de la Vésicule Biliaire Shao Yang du pied et Méridien de l'Estomac Yang Ming du pied.

## (4) 颔厌 Hànyàn (GB4)

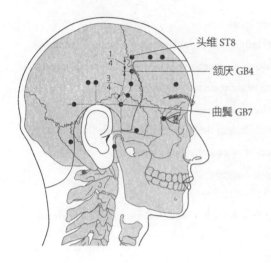

头维 ST8
颔厌 GB4
曲鬓 GB7

### Localisation

Sur la tête, à la jonction du quart supérieur et des trois quarts inférieurs de la courbe reliant ST8 et GB7.

### Anatomie locale

**Vascularisation** : la branche pariétale de l'artère et de la veine temporales superficielles.

**Innervation** : la branche temporale du nerf auriculo-temporal.

### Action thérapeutique

Dissiper le Vent et nettoyer la Chaleur, tranquilliser la frayeur et apaiser la douleur.

### Utilisation connue

Migraine, vertige, acouphène, douleur dentaire, douleur au canthus externe, convulsion, épilepsie et paralysie faciale.

### Méthode

Piquer obliquement sous la peau 0,3–0,5 cun.

### Utilisation combinée

**Migraine et céphalées** : combiner avec Bǎihuì (GV20), Tóuwéi (ST8), Fēngchí (GB20) et Hégǔ (LI4).

**Migraine intraitable** : combiner avec Xuánlú (GB5), Xuánlǐ (GB6) et Hégǔ (LI4).

**Douleur au canthus externe** : combiner avec Sīzhúkōng (TE23) et Yèmén (TE2).

**Convulsion et épilepsie** : combiner avec Bǎihuì (GV20), Yìntáng (EX-HN3) et Tàichōng (LR3).

**Paralysie faciale** : combiner avec Dìcāng (ST4), Xiàguān (ST7) et Quánliáo (SI18).

### Annotation

Point de Réunion-Croisement du Méridien du Triple Réchauffeur Shao Yang de la main, Méridien de la Vésicule Biliaire Shao Yang du pied et Méridien de l'Estomac Yang Ming du pied.

## (5) 悬颅 Xuánlú (GB5)

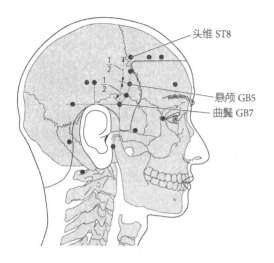

头维 ST8

$\frac{1}{2}$

$\frac{1}{2}$

悬颅 GB5
曲鬓 GB7

### Localisation

Sur la tête, au point médian de la courbe reliant ST8 et GB7.

### Anatomie locale

**Vascularisation** : la branche pariétale de l'artère et de la veine temporales superficielles.

**Innervation** : la branche temporale du nerf auriculo-temporal.

### Action thérapeutique

Expulser le Vent et désobstruer les branches collatérales Luo, dissoudre les enflures et apaiser la douleur.

### Utilisation connue

Migraine, douleur au canthus externe, douleur dentaire, gonflement du visage, céphalées neurologiques, conjonctivite et épistaxis.

### Méthode

Piquer obliquement sous la peau 0,5 cun.

### Utilisation combinée

**Migraine** : combiner avec Tóuwéi (ST8), Tiānchōng (GB9), Hànyàn (GB4) et Hégǔ (LI4).

**Conjonctivite** : combiner avec Fēngchí (GB20) et Sìbái (ST2).

**Céphalées neurologiques** : combiner avec Bǎihuì (GV20) et Fēngchí (GB20).

**Douleur au canthus externe** : combiner avec Sīzhúkōng (TE23) et Wàiguān (TE5).

### Annotation

Point de Réunion-Croisement du Méridien du Triple Réchauffeur Shao Yang de la main, Méridien de la Vésicule Biliaire Shao Yang du pied et Méridien de l'Estomac Yang Ming du pied.

## (6) 悬厘 Xuánlí (GB6)

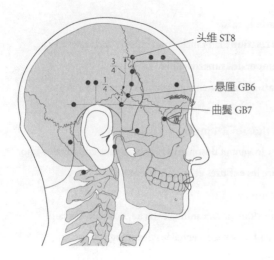

头维 ST8
悬厘 GB6
曲鬓 GB7

### Localisation

Sur la tête, à la jonction des trois quarts supérieurs et du tiers inférieur de la courbe reliant ST8 et GB7.

### Anatomie locale

**Vascularisation** : la branche pariétale de l'artère et de la veine temporales superficielles.

**Innervation** : la branche temporale du nerf auriculo-temporal.

### Action thérapeutique

Expulser le Vent et désobstruer les branches collatérales Luo, ouvrir les Orifices et régulariser le Qi.

### Utilisation connue

Migraine, douleur au canthus externe, maladie fébrile sans transpiration, irritabilité, perte d'appétit, gonflement du visage, acouphène et épilepsie.

### Méthode

Piquer obliquement sous la peau 0,3–0,5 cun.

### Utilisation combinée

**Migraine** : combiner avec Hànyàn (GB4) et Tàiyáng (EX-HN5).

**Névralgie faciale** : combiner avec Shuǐgōu (GV26), Yíngxiāng (LI20), Xiàguān (ST7) et Hégǔ (LI4).

**Douleur au canthus externe** : combiner avec Tóngzǐliáo (GB1) et Yángfǔ (GB38).

**Gonflement du visage** : combiner avec Hégǔ (LI4) et Tàichōng (LR3).

**Épilepsie** : combiner avec Jiūwěi (CV15) et Nèiguān (PC6).

# (7) 曲鬢 Qūbìn (GB7)

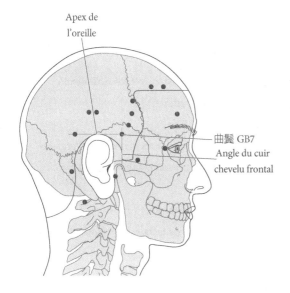

Apex de
l'oreille

曲鬢 GB7
Angle du cuir
chevelu frontal

## Localisation

Sur la tête, à la jonction entre la ligne verticale
du bord postérieur de la ligne temporale du
cuir chevelu et la ligne horizontale de l'apex de
l'oreille.

## Anatomie locale

**Vascularisation** : la branche pariétale de l'artère et de la
veine temporales superficielles.

**Innervation** : la branche temporale du nerf auriculo-
temporal.

## Action thérapeutique

Nettoyer la Chaleur et dissoudre les enflures, expulser le
Vent et soulager le spasme.

## Utilisation connue

Migraine, gonflement dans la joue et la région sous-
mandibulaire, tétanos, rigidité du cou, maladies oculaires,
vomissements, convulsion infantile, aphonie brusque et
douleur dentaire.

## Méthode

Piquer obliquement sous la peau 0,3–0,5 cun.

## Utilisation combinée

**Névralgie faciale** : combiner avec Yìfēng (TE17), Xiàguān
(ST7), Cuánzhú (BL2) et Sìbái (ST2).

**Hémorragie rétinienne et atrophie du nerf optique** :
combiner avec Fēngchí (GB20), Jiǎosūn (TE20), Gānshū
(BL18) et Tàiyáng (EX-HN5).

**Rigidité du cou et maladies oculaires** : combiner avec
Tiānzhù (BL10) et Cuánzhú (BL2).

**Convulsion infantile** : combiner avec Hòuxī (SI3) et
Shēnmài (BL62).

**Migraine** : combiner avec Bǎihuì (GV20), Tiānzhù (BL10),
Shàngxīng (GV23) et Yìntáng (EX-HN3).

## Annotation

Point de Réunion-Croisement du Méridien de la Vésicule
Biliaire Shao Yang du pied et Méridien de la Vessie Tai Yang
du pied.

## (8) 率谷 Shuàigǔ (GB8)

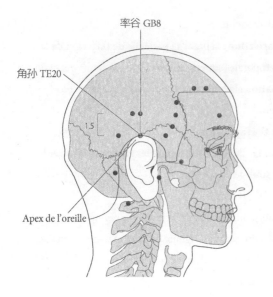

率谷 GB8

角孙 TE20

1.5

Apex de l'oreille

### Localisation

Sur la tête, directement supérieur à l'apex de l'oreille, supérieur à la ligne chevelue temporale de 1,5 B-cun.

Note : supérieur à TE20, à 1,5 B-cun dans la ligne chevelue, palpable lorsque le sujet mâche.

### Anatomie locale

**Vascularisation** : la branche pariétale de l'artère et de la veine temporales superficielles.

**Innervation** : la branche d'anastomose du nerf auriculo-temporal et du grand nerf occipital.

### Action thérapeutique

Disperser le Vent et désobstruer les branches collatérales Luo, tranquilliser la frayeur et arrêter la convulsion.

### Utilisation connue

Migraine, mal de ventre, irritabilité, vomissements, convulsion infantile, paralysie faciale et maladies d'œil.

### Méthode

Piquer obliquement 0,3–0,5 cun.

### Utilisation combinée

**Migraine** : combiner avec Sīzhúkōng (TE23), Fēngchí (GB20), Qūbìn (GB7), Tàiyáng (EX-HN5) et Hégǔ (LI4).

**Paralysie faciale** : combiner avec Tàiyáng (EX-HN5), Cuánzhú (BL2), Dìcāng (ST4), Jiáchē (ST6), Yíngxiāng (LI20) et Fēngchí (GB20).

**Mal de ventre** : combiner avec Zhōngwǎn (CV12), Nèiguān (PC6) et Tàichōng (LR3).

**Convulsion infantile** : combiner avec Shuǐgōu (GV26), Hégǔ (LI4) et Zúlínqì (GB41).

### Annotation

Point de Réunion-Croisement du Méridien de la Vésicule Biliaire Shao Yang du pied et Méridien de la Vessie Tai Yang du pied.

## (9) 天冲 Tiānchōng (GB9)

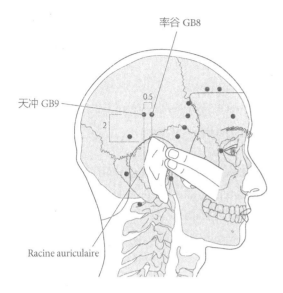

率谷 GB8

天冲 GB9

0.5

2

Racine auriculaire

### Localisation

Sur la tête, directement supérieur au bord
postérieur de la racine auriculaire, supérieur à
la ligne chevelue de 2 B-cun.

Note : GB9 est postérieur à GB8 de 0,5 B-cun.

### Anatomie locale

**Vascularisation** : l'artère et la veine auriculaires postérieures.

**Innervation** : la branche du nerf auriculo-temporal et du
grand nerf occipital.

### Action thérapeutique

Nettoyer la Chaleur de la Vésicule Biliaire, et calmer le Shen-
esprit.

### Utilisation connue

Céphalées, douleur des gencives, épilepsie, trouble du Qi
causé par la frayeur et la peur et goitre.

### Méthode

Piquer obliquement sous la peau 0,3 cun.

### Utilisation combinée

**Migraine** : combiner avec Fēngchí (GB20), Jiǎosūn (TE20),
Tóuwéi (ST8) et Hégǔ (LI4).

**Goitre** : combiner avec Tiāntū (CV22), Shuǐtū (ST10) et
Hégǔ (LI4).

**Douleur des gencives** : combiner avec Xiàguān (ST7) et
Jiáchē (ST6).

**Épilepsie** : combiner avec Bǎihuì (GV20), Fēngchí (GB20),
Nèiguān (PC6) et Sānyīnjiāo (SP6).

### Annotation

Point de Réunion-Croisement du Méridien de la Vésicule
Biliaire Shao Yang du pied et Méridien de la Vessie Tai Yang
du pied.

# (10) 浮白 Fúbái (GB10)

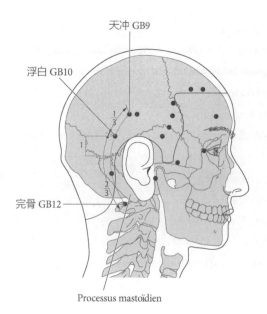

天冲 GB9

浮白 GB10

完骨 GB12

Processus mastoïdien

## Localisation

Sur la tête, postéro-supérieur au processus mastoïdien, à la jonction du tiers supérieur et des deux tiers inférieurs de la courbe reliant GB9 et GB12.

Note : postérieur à l'apex de l'oreille, supérieur à la ligne du cuir chevelu de 1 B-cun.

## Anatomie locale

**Vascularisation** : l'artère et la veine auriculaires postérieures.
**Innervation** : le branche du grand nerf occipital.

## Action thérapeutique

Drainer le Foie et harmoniser la Vésicule Biliaire, expulser le Vent et désobstruer les méridiens.

## Utilisation connue

Céphalées, inflammation de la gorge, douleur dentaire, oppression thoracique, toux et asthme, flegme excessif, surdité, acouphène, gonflement et douleur dans le cou, diminution motrice de l'épaule, atrophie dans les extrémités inférieures et paralysie.

## Méthode

Piquer obliquement sous la peau 0,3–0,5 cun.

## Utilisation combinée

**Paralysie des extrémités inférieures** : combiner avec Huántiào (GB30), Fēngshì (GB31) et Zúsānlǐ (ST36).

**Surdité et acouphène** : combiner avec Tīnggōng (SI19) et Yìfēng (TE17).

**Atrophie dans les extrémités inférieures** : combiner avec Yánglíngquán (GB34) et Sānyīnjiāo (SP6).

**Céphalées** : combiner avec Tàiyáng (EX-HN5) et Yìntáng (EX-HN3)

**Inflammation de la gorge** : combiner avec Yìfēng (TE17) et Liánquán (CV23).

**Oppression thoracique et asthme** : combiner avec Qìshě (ST11) et Kǒngzuì (LU6).

## Annotation

Point de Réunion-Croisement du Méridien de la Vésicule Biliaire Shao Yang du pied et Méridien de la Vessie Tai Yang du pied.

## (11) 头窍阴 Tóuqiàoyīn (GB11)

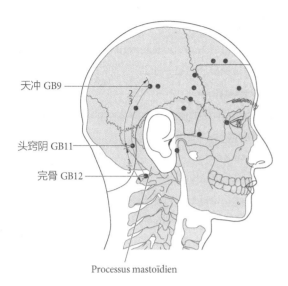

天冲 GB9

头窍阴 GB11

完骨 GB12

Processus mastoïdien

### Localisation

Sur la tête, postéro-supérieur au processus
mastoïdien, à la jonction des deux tiers
supérieurs et du tiers inférieur de la courbe
reliant GB9 et GB12.

### Anatomie locale

**Vascularisation** : la branche de l'artère et de la veine
auriculaires postérieures.

**Innervation** : la branche anastomotique des grand et petit
nerfs occipitaux.

### Action thérapeutique

Nettoyer la Chaleur de la Vésicule Biliaire, ouvrir les Orifices
de l'oreille, bénéfique à la gorge.

### Utilisation connue

Douleur dans la tête et le cou, douleur dans l'oreille,
acouphène, surdité, inflammation de la gorge, rigidité de la
langue, douleur des hypocondres, toux avec dyspnée, spasme
des quatre membres et dysphorie avec sensation fiévreuse
dans les mains et les pieds.

### Méthode

Piquer obliquement sous la peau 0,3–0,5 cun.

### Utilisation combinée

**Acouphène et surdité** : combiner avec Yìfēng (TE17),
Tīnggōng (SI19) et Tīnghuì (GB2).

**Douleur dans la tête et le cou** : combiner avec Fēngchí
(GB20), Tiānzhù (BL10) et Kūnlún (BL60).

**Inflammation de la gorge** : combiner avec Yìfēng (TE17),
Tiānróng (SI17) et Liánquán (CV23).

**Douleur des hypocondres et dysphorie avec sensation
fiévreuse dans les mains et les pieds** : combiner avec
Yángfǔ (GB38) et Zhīgōu (TE6).

## (12) 完骨 Wángǔ (GB12)

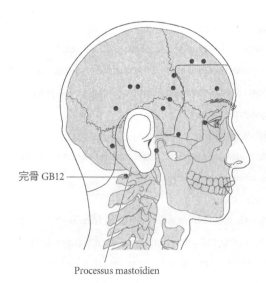

完骨 GB12

Processus mastoïdien

### Localisation

Dans la région antérieure du cou, dans la
dépression postéro-inférieure au processus
mastoïdien.

**Anatomie locale**

**Vascularisation** : l'artère et la veine auriculaires postérieures.

**Innervation** : le petit nerf occipital.

**Action thérapeutique**

Réveiller le Cerveau et dégager l'Orifice, expulser le Vent et
purger la Chaleur.

**Utilisation connue**

Céphalées, vertige, rigidité et douleur du cou, inflammation
de la gorge, apoplexie, paralysie faciale, épilepsie, insomnie,
aphasie, faiblesse et flaccidité du pied.

**Méthode**

Piquer obliquement 0,5–0,8 cun.

**Utilisation combinée**

**Douleur du cou et torticolis** : combiner avec Tiānzhù
(BL10), Hòuxī (SI3) et Xuánzhōng (GB39).

**Insomnie** : combiner avec Fēngchí (GB20), Xíngjiān (LR2)
et Bǎihuì (GV20).

**Paralysie des extrémités inférieures** : combiner avec
Huántiào (GB30), Fēngshì (GB31), Zúsānlǐ (ST36) et
Sānyīnjiāo (SP6).

**Soif** : combiner avec Lièquē (LU7) et Xiáxī (GB43).

**Rigidité du cou** : combiner avec Hànyàn (GB4).

**Céphalées neurologiques** : combiner avec Fēngchí (GB20)
et Tàiyáng (EX-HN5).

**Apoplexie** : combiner avec Fēngchí (GB20) et Tiānzhù
(BL10).

**Inflammation de la gorge** : combiner avec Yìfēng (TE17)
et Fēngchí (GB20).

**Céphalées et vertige** : combiner avec Bǎihuì (GV20),
Fēngchí (GB20) et Zúlínqì (GB41).

**Annotation**

Point de Réunion-Croisement du Méridien de la Vésicule
Biliaire Shao Yang du pied et Méridien de la Vessie Tai Yang
du pied.

# (13) 本神 Běnshén (GB13)

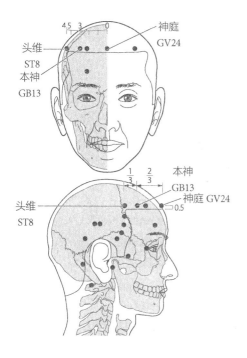

## Localisation

Sur la tête, supérieur à la ligne antérieure du cuir chevelu de 0,5 B-cun, latéral à la ligne médiane antérieure de 3 B-cun.

Note : GB13 se trouve à la jonction entre les deux tiers médiaux et le tiers latéral de la courbe reliant GV24 et ST8.

## Anatomie locale

**Vascularisation** : les branches frontales de l'artère et de la veine temporales superficielles et les branches externes de l'artère et de la veine frontales.

**Innervation** : la branche latérale du nerf frontal.

## Action thérapeutique

Disperse le Feu de la Vésicule Biliaire, améliorer la vue, calmer le Shen-esprit.

## Utilisation connue

Perte de connaissance en raison d'apoplexie, céphalées, vertige, vision floue, rigidité du cou, épilepsie, paralysie faciale et convulsion infantile.

## Méthode

Piquer obliquement sous la peau 0,3–0,5 cun.

## Utilisation combinée

**Perte de connaissance en raison d'apoplexie** : combiner avec Bǎihuì (GV20), Shuǐgōu (GV26) et Shíxuān (EX-UE11).

**Épilepsie** : combiner avec Xīnshū (BL15), Dàlíng (PC7), Xíngjiān (LR2) et Hégǔ (LI4).

**Maladies oculaires** : combiner avec Sānjiān (LI3), Dàdū (SP2) et Shēnmài (BL62).

**Céphalées et vertige** : combiner avec Yángfǔ (GB38), Zhīgōu (TE6) et Bǎihuì (GV20).

## Annotation

Point de Réunion-Croisement du Méridien de la Vésicule Biliaire Shao Yang du pied et Méridien Yang Wei.

# (14) 阳白 Yángbái (GB14)

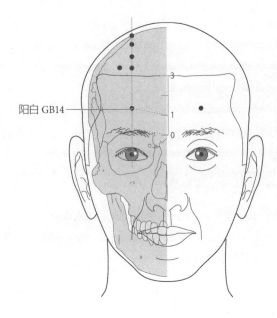

阳白 GB14

**Localisation**

Sur la tête, supérieur au sourcil de 1 B-cun,
directement supérieur au centre de la pupille.

**Anatomie locale**

**Vascularisation** : les branches frontales de l'artère et de la
veine temporales superficielles et les branches externes de
l'artère et de la veine frontales.

**Innervation** : la branche latérale du nerf frontal.

**Action thérapeutique**

Expulser le Vent et purger la Chaleur, tonifier le Qi et
améliorer la vue.

**Utilisation connue**

Douleur dans le front, vertige, conjonctivite,
blépharospasme, héméralopie, paralysie faciale et douleur de
la branche frontale du nerf trijumeau.

**Méthode**

Piquer obliquement sous la peau 0,3–1 cun.

**Utilisation combinée**

**Conjonctivite et héméralopie** : combiner avec Gānshū
(BL18), Shènshū (BL23), Fēngchí (GB20), Tàiyáng (EX-
HN5) et Jīngmíng (BL1).

**Paralysie faciale** : combiner avec Cuánzhú (BL2), Tàiyáng
(EX-HN5), Yíngxiāng (LI20), Dìcāng (ST4), Xiàguān
(ST7) et Hégǔ (LI4).

**Vertige** : combiner avec Tóuwéi (ST8), Tiānzhù (BL10),
Fēngchí (GB20) et Wángǔ (GB12).

**Douleur de la branche frontale du nerf trijumeau** :
combiner avec Yìfēng (TE17) et Cuánzhú (BL2) or Tàiyáng
(EX-HN5).

**Annotation**

Point de Réunion-Croisement du Méridien du Triple
Réchauffeur Shao Yang de la main, Méridien du Gros
Intestin Yang Ming de la main, Méridien du Gros Intestin
Yang Ming de la main, Méridien de l'Estomac Yang Ming du
pied et Méridien Yang Wei.

# (15) 头临泣 Tóulínqì (GB15)

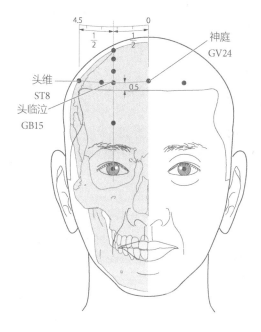

## Localisation

Sur la tête, à 0,5 B-cun dans la ligne antérieure du cuir chevelu, directement supérieur au centre de la pupille.

Note : lorsque le regard est orienté droit devant, GB15 est supérieur au centre de la pupille, au milieu de la courbe reliant GV24 et ST8.

## Anatomie locale

**Vascularisation** : l'artère et la veine frontales.

**Innervation** : la branche anastomotique des branches médiane et latérale du nerf frontal.

## Action thérapeutique

Réveiller le Cerveau et améliorer la vue, ouvrir les Orifices du nez.

## Utilisation connue

Céphalées, vertige, nausée, douleur au canthus externe, obstruction nasale, rhinorrhée, apoplexie et épilepsie.

## Méthode

Piquer obliquement sous la peau 0,5–1 cun.

## Utilisation combinée

**Perte de connaissance en raison d'apoplexie** : combiner avec Bǎihuì (GV20), Shuǐgōu (GV26), Nèiguān (PC6) et Shíxuān (EX-UE11).

**Maladies oculaires** : combiner avec Tóuwéi (ST8), Jīngmíng (BL1) et Tiānzhù (BL10).

**Cataracte** : combiner avec Gānshū (BL18), Zúlínqì (GB41) et Jīngmíng (BL1).

**Vertige** : combiner avec Zhōngzhǔ (TE3), Fēngchí (GB20) et Xiáxī (GB43).

**Obstruction nasale et rhinorrhée** : combiner avec Fēngchí (GB20), Yíngxiāng (LI20) et Fēiyáng (BL58).

**Céphalées** : combiner avec Bǎihuì (GV20), Qiūxū (GB40) et Zhōngfēng (LR4).

## Annotation

Point de Réunion-Croisement du Méridien de la Vésicule Biliaire Shao Yang du pied, Méridien de la Vessie Tai Yang du pied et Méridien Yang Wei.

## (16) 目窗 Mùchuāng (GB16)

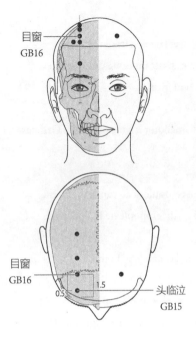

目窗
GB16

目窗
GB16

头临泣
GB15

0.5    1.5

### Localisation

Sur la tête, à 1,5 B-cun dans ligne antérieure du cuir chevelu, directement supérieur au centre de la pupille.

Note : GB16 est supérieur à GB15 de 1 B-cun.

### Anatomie locale

**Vascularisation** : la branche frontale de l'artère et de la veine temporales superficielles.

**Innervation** : la branche anastomotique des branches médiane et latérale du nerf frontal.

### Action thérapeutique

Réveiller le Cerveau et améliorer la vue, calmer le Vent et désobstruer les branches collatérales Luo.

### Utilisation connue

Céphalées, vertige, conjonctivite, gonflement du visage, épilepsie suite à une frayeur, apoplexie, atrophie optique, cataracte, surdité, obstruction nasale et douleur dentaire.

### Méthode

Piquer obliquement sous la peau 0,5–0,8 cun.

### Utilisation combinée

**Conjonctivite** : combiner avec Fēngchí (GB20), Tàiyáng (EX-HN5), Sīzhúkōng (TE23), Cuánzhú (BL2), Gānshū (BL18) et Hégǔ (LI4).

**Vision floue, glaucome, cataracte et céphalées** : combiner avec Xiàngǔ (ST43) et Sìbái (ST2).

**Conjonctivite** : combiner avec Dàlíng (PC7) et Tàichōng (LR3).

**Céphalées** : combiner avec Bǎihuì (GV20), Hégǔ (LI4) et Tàichōng (LR3).

## (17) 正营 Zhèngyíng (GB17)

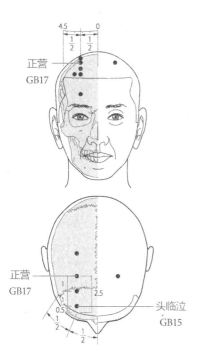

### Localisation

Sur la tête, à 2,5 B-cun dans la ligne antérieure du cuir chevelu, directement supérieur au centre de la pupille.

Note : GB17 est supérieur à GB15 de 2 B-cun.

### Anatomie locale

**Vascularisation** : le réseau anastomotique formé par les branches pariétales de l'artère et de la veine temporales superficielles et l'artère et la veine occipitales.

**Innervation** : la branche anastomotique du grand nerf occipital et du nerf frontal.

### Action thérapeutique

Nettoyer la Chaleur de la Vésicule Biliaire, désobstruer les méridiens et les branches collatérales Luo.

### Utilisation connue

Migraine, vertige, douleur dentaire, vomissements, nausée et rigidité du cou.

### Méthode

Piquer obliquement sous la peau 0,3–0,8 cun.

### Utilisation combinée

**Maladies oculaires** : combiner avec Fēngchí (GB20), Jīngmíng (BL1) et Qiúhòu (EX-HN7).

**Migraine** : combiner avec Yánglíngquán (GB34) et Tiānjǐng (TE10).

**Vertige** : combiner avec Fēngchí (GB20), Bǎihuì (GV20), Yìntáng (EX-HN3) et Qūchí (LI11).

**Rigidité du cou, nausée et vomissements** : combiner avec Nèiguān (PC6), Yìntáng (EX-HN3), Shàngxīng (GV23), Bǎihuì (GV20) et Tiānzhù (BL10).

### Annotation

Point de Réunion-Croisement du Méridien de la Vésicule Biliaire Shao Yang du pied et Méridien Yang Wei.

## (18) 承灵 Chénglíng (GB18)

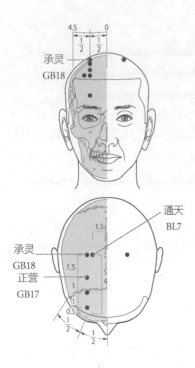

### Localisation

Sur la tête, à 0,5 B-cun dans ligne antérieure du cuir chevelu, directement supérieur au centre de la pupille.

Note : GB18 est postérieur à GB17 de 1,5 B-cun, au même niveau que BL7.

### Anatomie locale

**Vascularisation** : les branches de l'artère et de la veine occipitales.

**Innervation** : la branche du nerf occipital.

### Action thérapeutique

Nettoyer la Chaleur de la Vésicule Biliaire, ouvrir les Orifices du nez.

### Utilisation connue

Céphalées causées par un Vent pathogène, vertige, yeux douloureux, rhinorrhée, obstruction nasale et épistaxis.

### Méthode

Piquer obliquement sous la peau 0,5–1 cun.

### Utilisation combinée

**Céphalées causées par un Vent pathogène** : combiner avec Fēngchí (GB20), Bǎihuì (GV20), Tàichōng (LR3) et Yángfǔ (GB38).

**Rhinorrhée, obstruction nasale et épistaxis** : combiner avec Yíngxiāng (LI20), Yìntáng (EX-HN3), Shàngxīng (GV23) et Yánglíngquán (GB34).

**Yeux douloureux** : combiner avec Cuánzhú (BL2), Tiānzhù (BL10) et Guāngmíng (GB37).

### Annotation

Point de Réunion-Croisement du Méridien de la Vésicule Biliaire Shao Yang du pied, Méridien de Yang Wei.

## (19) 脑空 Nǎokōng (GB19)

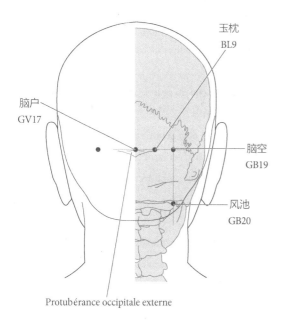

玉枕
BL9

脑户
GV17

脑空
GB19

风池
GB20

Protubérance occipitale externe

### Localisation

Sur la tête, au même niveau que le rebord supérieur de la protubérance occipitale externe, directement supérieur à GB20.

Note : GB19 est au même niveau que GV17 et BL9.

### Anatomie locale

**Vascularisation** : les branches de l'artère et de la veine occipitales.

**Innervation** : la branche du nerf occipital.

### Action thérapeutique

Dissiper le Vent et disperser le Feu, réveiller le Cerveau et ouvrir les Orifices.

### Utilisation connue

Céphalées occipitales, vertige, rigidité et douleur du cou, œil douloureux, acouphènes, épilepsie, palpitation, dyspnée et obstruction nasale.

### Méthode

Piquer obliquement sous la peau 0,5–0,8 cun.

### Utilisation combinée

**Céphalées occipitales** : combiner avec Bǎihuì (GV20), Fēngchí (GB20), Hégǔ (LI4) et Kūnlún (BL60).

**Obstruction nasale** : combiner avec Tóuqiàoyīn (GB11), Shàngxīng (GV23) et Nèitíng (ST44).

**Vertige** : combiner avec Zhōngfēng (LR4), Yángfǔ (GB38) et Bǎihuì (GV20).

**Rigidité et douleur du cou** : combiner avec Wángǔ (GB12), Tiānzhù (BL10) et Wěizhōng (BL40).

**Acouphène** : combiner avec Tīnghuì (GB2) et Yángchí (TE4).

**Palpitation** : combiner avec Nèiguān (PC6) et Zhōngfēng (LR4).

**Épilepsie** : combiner avec Jiūwěi (CV15) et Yánglíngquán (GB34).

### Annotation

Point de Réunion-Croisement du Méridien de la Vésicule Biliaire Shao Yang du pied, Méridien de Yang Wei.

## (20) 风池 Fēngchí (GB20)

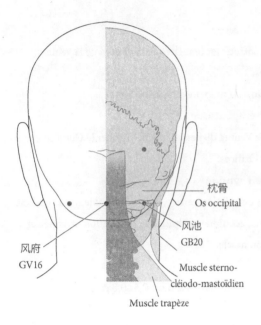

枕骨
Os occipital

风池
GB20

风府
GV16

Muscle sterno-
cléiodo-mastoïdien

Muscle trapèze

### Localisation

Dans la région antérieure du cou, inférieur
à l'os occipital, dans la dépression entre les
origines des muscles sterno-cléido-mastoïdien
et trapèze.

Note : GB20 est au même niveau que GV16.

### Anatomie locale

**Vascularisation** : les branches de l'artère et de la veine
occipitales.

**Innervation** : la branche du petit nerf occipital.

### Action thérapeutique

Réveiller le Cerveau et dégager l'Orifice, dissiper le Vent
et nettoyer la Chaleur, activer la circulation sanguine et
désobstruer les méridiens, améliorer la vue et aider à rétablir
l'audition.

### Utilisation connue

Apoplexie, céphalées, vertige, maladies oculaires, acouphène,
surdité, rigidité et douleur dans le cou, paralysie faciale,
obstruction nasale, rhinorrhée, épistaxis, rigidité et douleur
du dos et de l'épaule, neurasthénie, insomnie et amnésie.
Ce point est un point important pour traiter la psychose et
des maladies dans le système nerveux.

### Méthode

Piquer obliquement vers le haut 1–2,5 cun, en direction de
l'orbite controlatérale ou mandibulaire.

### Utilisation combinée

**Dysarthrie** : combiner avec Liánquán (CV23) et Yìfēng
(TE17).

**Vertige** : combiner avec Hégǔ (LI4) et Jiěxī (ST41).

**Douleur du bas du dos** : combiner avec Fèishū (BL13) et
Wěizhōng (BL40).

**Céphalées et migraine** : combiner avec Hégǔ (LI4) et
Sīzhúkōng (TE23).

**Maladies oculaires** : combiner avec Wǔchù (BL5) et
Guāngmíng (GB37).

**Prévention du rhume** : combiner avec Fēngmén (BL12) et
Shēnzhù (GV12).

**Torticolis** : combiner avec Xuánzhōng (GB39) et Hòuxī
(SI3).

**Douleur du dos** : combiner avec Kūnlún (BL60) et Dàzhù
(BL11).

**Rigidité et douleur dans le cou** : combiner avec Lièquē
(LU7), Hòuxī (SI3) et Wěizhōng (BL40).

**Paralysie faciale** : combiner avec Yángbái (GB14), Tàiyáng

(EX-HN5), Dìcāng (ST4) et Jiáchē (ST6).

**Insomnie** : combiner avec Sìshéncōng (EX-HN1), Gānshū (BL18) et Dǎnshū (BL19).

**Fièvre en raison du rhume** : combiner avec Dàzhuī (GV14), Hégǔ (LI4) et Tàiyáng (EX-HN5).

**Épistaxis** : combiner avec Xuèhǎi (SP10) et Tóulínqì (GB15).

**Artériosclérose cérébrale** : combiner avec Shuǐgōu (GV26), Bǎihuì (GV20) et Shàngxīng (GV23).

**Atrophie optique** : combiner avec Gānshū (BL18), Shènshū (BL23), Tàiyáng (EX-HN5) et Hégǔ (LI4).

**Apoplexie** : combiner avec Fēngchí (GB20), Wángǔ (GB12) et Tiānzhù (BL10).

Annotation

Point de Réunion-Croisement du Méridien du Triple Réchauffeur Shao Yang de la main, du Méridien de la Vésicule Biliaire Shao Yang du pied et du Méridien Yang Wei.

# (21) 肩井 Jiānjǐng (GB21)

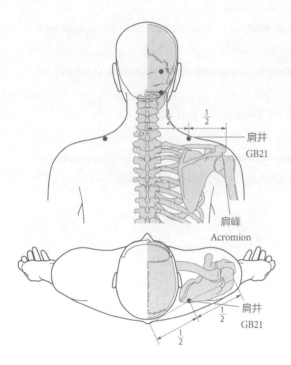

肩井
GB21

肩峰
Acromion

肩井
GB21

## Localisation

Dans la région postérieure du cou, au milieu de la ligne reliant le processus épineux de la septième vertèbre cervicale et l'extrémité latérale de l'acromion.

**Anatomie locale**

**Vascularisation** : l'artère et la veine cervicales transverses.

**Innervation** : la branche postérieure du nerf sus-claviculaire et le nerf accessoire.

**Action thérapeutique**

Désobstruer les méridiens et les branches collatérales Luo, et éliminer le Tan-mucosité-glaire pour ouvrir l'orifice.

**Utilisation connue**

Flegme causé par apoplexie, aphasie, douleur de la tête et du cou, douleur dans le bras et l'épaule, diminution de la motricité du bras, scrofule cervicale, furoncle, rigidité du cou, dystocie, rétention de placenta, séquelle de paralysie infantile, métrorragie.

**Méthode**

Piquer perpendiculairement 0,5–0,8 cun.

**Utilisation combinée**

**Douleur dans le bras et l'épaule** : combiner avec Qūchí (LI11), Jiānyú (LI15) et Bìnào (LI14).

**Aphasie résultant d'un AVC** : combiner avec Fēngchí (GB20), Bǎihuì (GV20), Nèiguān (PC6) et Shuǐgōu (GV26).

**Scrofule** : combiner avec Qūchí (LI11) et Dàyíng (ST5).

**Diminution de la motricité du bras** : combiner avec Jiānyú (LI15) et Tiáokǒu (ST38).

**Rétention de placenta** : combiner avec Zhōngjí (CV3).

**Douleur du dos et de l'épaule** : combiner avec Tiānzōng (SI11), Jiānliáo (TE14) et Jiānyú (LI15).

**Mastite** : combiner avec Rǔgēn (ST18), Shàozé (SI1) et Zúsānlǐ (ST36).

**Annotation**

Point de Réunion-Croisement du Méridien du Triple Réchauffeur Shao Yang de la main, Méridien de la Vésicule Biliaire Shao Yang du pied, Méridien de l'Estomac Yang Ming du pied et Méridien de Yang Wei.

# (22) 渊腋 Yuānyè (GB22)

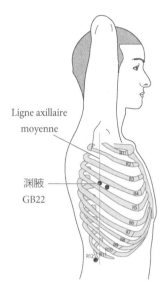

Ligne axillaire
moyenne

渊腋
GB22

## Localisation

Dans la région thoracique latérale, dans le
quatrième espace intercostal, sur la ligne
axillaire moyenne.

## Anatomie locale

**Vascularisation** : la veine thoraco-épigastrique, l'artère et la
veine thoraciques latérales, l'artère et la 5ᵉ veine intercostales.

**Innervation** : la branche cutanée latérale du 5ᵉ nerf
intercostal ; la branche du nerf du m. grand dentelé.

## Action thérapeutique

Régulariser le Qi et libérer les oppressions thoraciques,
détendre les tendons et apaiser la douleur.

## Utilisation connue

Douleur des hypocondres, douleur et gonflement sous la
fosse axillaire, toux, distension du thorax, douleur dans
l'épaule et le bras.

## Méthode

Piquer obliquement 0,3–0,5 cun.

## Utilisation combinée

**Toux et distension du thorax** : combiner avec Lièquē
(LU7), Tiāntū (CV22) et Kǒngzuì (LU6).

**Douleur dans l'épaule et le bras** : combiner avec Jiānyú
(LI15), Jiānliáo (TE14) et Yánglǎo (SI6).

**Douleur des hypocondres** : combiner avec Zhīgōu (TE6)
et Yánglíngquán (GB34).

# (23) 輒筋 Zhéjīn (GB23)

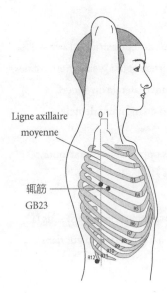

Ligne axillaire
moyenne

輒筋
GB23

## Localisation

Dans la région thoracique latérale, dans le quatrième espace intercostal, antérieur à la ligne axillaire moyenne de 1 B-cun.

**Anatomie locale**

**Vascularisation** : l'artère et la veine thoraciques latérales, la 5ᵉ artère et la 5ᵉ veine intercostales.

**Innervation** : la branche cutanée latérale du 5ᵉ nerf intercostal.

**Action thérapeutique**

Disperser le Foie et harmoniser l'Estomac, apaiser l'asthme et abaisser le reflux.

**Utilisation connue**

Distension du thorax et dyspnée, vomissements, régurgitation acide, paralysie des membres, retardement du discours, pleurésie et névralgie intercostale.

**Méthode**

Piquer obliquement 0,3–0,5 cun.

**Utilisation combinée**

**Névralgie intercostale** : combiner avec Zhīgōu (TE6) et Yánglíngquán (GB34).

**Distension du thorax et dyspnée** : combiner avec Dànzhōng (CV17) et Nèiguān (PC6).

**Vomissements** : combiner avec Nèiguān (PC6), Dǎnshū (BL19) et Wèishū (BL21).

**Annotation**

Point de Réunion-Croisement du Méridien de la Vésicule Biliaire Shao Yang du pied et Méridien de la Vessie Tai Yang du pied.

# (24) 日月 Rìyuè (GB24)

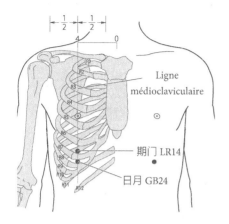

Ligne médioclaviculaire

期门 LR14

日月 GB24

## Localisation

Dans la région thoracique antérieure, dans le septième espace intercostal, latéral à la ligne médiane antérieure de 4 B-cun.

Note 1 : GB24 est inférieur au centre du mamelon et inférieur à LR14 d'une côte.

Note 2 : chez les femmes, GB24 peut être trouvé à l'intersection de la ligne médioclaviculaire et le septième espace intercostal.

## Anatomie locale

**Vascularisation** : la 8ᵉ artère intercostale et la 8ᵉ veine intercostale.

**Innervation** : le 8ᵉ nerf intercostal.

### Action thérapeutique

Drainer le Foie et harmoniser la Vésicule Biliaire, dissoudre l'Humidité et harmoniser l'Estomac.

### Utilisation connue

Douleur des hypocondres, vomissements, régurgitation acide, cholécystite, cholélithiase, hépatites aigüe et chronique, ulcère de l'estomac, ulcère de duodénum et phrénospasme.

### Méthode

Piquer obliquement 0,3–0,5 cun.

### Utilisation combinée

**Phrénospasme** : combiner avec Xīmén (PC4).

**Douleur des hypocondres** : combiner avec Zhīgōu (TE6) et Yánglíngquán (GB34).

**Cholélithiase** : combiner avec Qīmén (LR14), Dǎnshū (BL19) et Yánglíngquán (GB34).

**Ulcère de l'estomac et duodénum** : combiner avec Zhōngwǎn (CV12), Wèishū (BL21) et Liángmén (ST21).

**Cholécystite** : combiner avec Dǎnnáng (EX-LE6) et Qiūxū (GB40).

### Annotation

Point Mu-antérieur du Méridien de la Vésicule Biliaire Shao Yang du pied.Point de Réunion-Croisement du Méridien de la Vésicule Biliaire Shao Yang du pied, Méridien de la Rate Tai Yin du pied et Méridien Yang Wei.

## (25) 京门 Jīngmén (GB25)

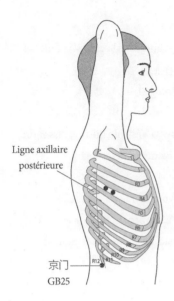

Ligne axillaire
postérieure

京门
GB25

### Localisation

Sur l'abdomen latéral, inférieur à l'extrémité
libre de la douzième côte.

Note : lorsque le sujet est en décubitus latéral
avec l'épaule en flexion, GB25 se trouve à
l'extrémité libre de la 12ᵉ côte qui peut être
palpée en dessous du rebord inférieur de l'arc
costal postérieur à la ligne axillaire postérieure.

### Anatomie locale

**Vascularisation** : la 11ᵉ artère et la 11ᵉ veine intercostales.

**Innervation** : le 11ᵉ nerf intercostal.

### Action thérapeutique

Harmoniser l'Estomac et réchauffer le Rein.

### Utilisation connue

Borborygme, diarrhée aqueuse, distension abdominale,
douleur des hypocondres et lombalgie, néphrite, gastro-
entérite, néphroptose, maladie parasitaire et calculs urinaires.

### Méthode

Piquer perpendiculairement 0,5–1 cun.

### Utilisation combinée

**Lombalgie** : combiner avec Shènshū (BL23), Pángguāngshū
(BL28) et Wěizhōng (BL40).

**Distension abdominale** : combiner avec Lígōu (LR5) et
Zhōngfēng (LR4).

**Urine foncée et rétention urinaire** : combiner avec
Zhàohǎi (KI6).

**Diarrhée aqueuse** : combiner avec Rángǔ (KI2) et
Yīnlíngquán (SP9).

**Maladie parasitaire** : combiner avec Zhāngmén (LR13) et
Tiānshū (ST25).

**Néphroptose** : combiner avec Shènshū (BL23) et Qìhǎi
(CV6).

**Distension abdominale et borborygme** : combiner avec
Zhāngmén (LR13), Tiānshū (ST25) et Zhīgōu (TE6).

**Calculs urinaires** : combiner avec Shènshū (BL23) et
Guānyuánshū (BL26).

### Annotation

Point Mu-antérieur du Méridien des Reins Shao Yin du pied.

## (26) 带脉 Dàimài (GB26)

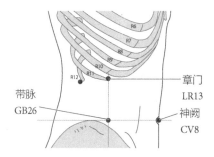

带脉
GB26

章门
LR13

神阙
CV8

### Localisation

Sur l'abdomen latéral, inférieur à l'extrémité
libre de la onzième côte, au même niveau que
le centre de l'ombilic.

Note 1 : GB26 peut être trouvé en localisant
d'abord la dixième côte, puis en cherchant
l'extrémité libre de la onzième côte située
immédiatement en dessous du rebord
inférieur de l'arc costal.

Note 2 : GB26 est inférieur à LR14 et au
même niveau que CV8.

### Anatomie locale

**Vascularisation** : l'artère et la veine sous-costales.

**Innervation** : le nerf sous-costal.

### Action thérapeutique

Régulariser la menstruation et arrêter les leucorrhées,
désobstruer les méridiens et les branches collatérales Luo,
nettoyer la Chaleur et dissoudre l'Humidité.

### Utilisation connue

Règles irrégulières, pertes rouges et blanches (leucorrhée),
hernie, prolapsus de l'utérus, douleur du thorax et des côtes,
énurésie, salpingite et incontinence urinaire.

### Méthode

Piquer perpendiculairement 1–2 cun.

### Utilisation combinée

**Règles irrégulières et pertes rouges et blanches
(leucorrhée)** : combiner avec Shènshū (BL23), Báihuánshū
(BL30), Guānyuán (CV4), Yīnlíngquán (SP9) et Sānyīnjiāo
(SP6).

**Ascite due à une cirrhose du foie** : combiner avec Qīmén
(LR14), Shuǐfēn (CV9) et Tàichōng (LR3).

**Œdème avec faiblesse du Rein** : combiner avec Jīngmén
(GB25) et Guānyuán (CV4).

**Énurésie et incontinence urinaire** : combiner avec
Guānyuán (CV4) et Guīlái (ST29).

**Prolapsus de l'utérus** : combiner avec Guānyuán (CV4),
Zhōngwǎn (CV12) et Zúsānlǐ (ST36).

**Inflammation pelvienne et salpingite** : combiner avec
Zǐgōng (EX-CA1), Guānyuán (CV4) et Sānyīnjiāo (SP6).

### Annotation

Point de Réunion-Croisement du Méridien de la Vésicule
Biliaire Shao Yang du pied et Méridien Dai (Ceinture).

## (27) 五枢 Wǔshū (GB27)

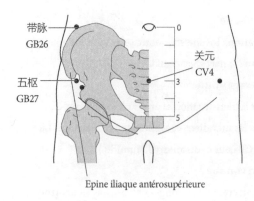

带脉 GB26

五枢 GB27

关元 CV4

Epine iliaque antérosupérieure

### Localisation

Sur l'abdomen inférieur, inférieur au centre de l'ombilic de 3 B-cun, médial à l'épine iliaque antérosupérieure.

Note : GB27 est inférieur à GB26 de 3 B-cun, au même niveau que CV4.

### Anatomie locale

**Vascularisation** : les artères et veines circonflexes iliaques superficielles et profondes.

**Innervation** : le nerf ilio-hypogastrique.

### Action thérapeutique

Renforcer le dos et tonifier le Rein, drainer le Foie et régulariser les menstruations.

### Utilisation connue

Pertes rouges et blanches (leucorrhée), douleur dans le bas du dos, hernie, constipation, orchite, douleur causée par une hernie intestinale et prolapsus de l'utérus.

### Méthode

Piquer perpendiculairement 1–2 cun.

### Utilisation combinée

**Prolapsus de l'utérus** : combiner avec Guānyuán (CV4), Qìhǎi (CV6) et Sānyīnjiāo (SP6).

**Orchite** : combiner avec Dàdūn (LR1) et Lígōu (LR5).

**Douleur vague du testicule** : combiner avec Qūquán (LR8) et Tàichōng (LR3).

**Lombalgie** : combiner avec Shènshū (BL23) et Tàixī (KI3).

**Pertes rouges et blanches (leucorrhée)** : combiner avec Dàimài (GB26) et Yīnlíngquán (SP9).

### Annotation

Point de Réunion-Croisement du Méridien de la Vésicule Biliaire Shao Yang du pied et Méridien Dai (Ceinture).

# (28) 维道 Wéidào (GB28)

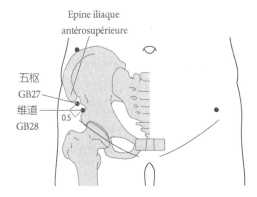

五枢
GB27
维道
GB28
0.5

Epine iliaque
antérosupérieure

## Localisation

Sur l'abdomen inférieur, médio-inférieur à l'épine iliaque antérosupérieure de 0,5 B-cun.
Note : GB28 est médio-inférieur à GB27 de 0,5 B-cun.

## Anatomie locale

**Vascularisation** : les artères et veines circonflexes iliaques superficielles et profondes.

**Innervation** : le nerf ilio-inguinal.

## Action thérapeutique

Désobstruer le Qi de l'abdomen, dissoudre la stagnation, régulariser le Méridien Dai (Ceinture).

## Utilisation connue

Douleur lombaire et de la hanche, douleur causée par la constriction flasque du pénis rayonnant à l'abdomen, douleur causée par une hernie intestinale, endométriose, orchite, prolapsus de l'utérus et constipation.

## Méthode

Piquer perpendiculairement 1–2 cun.

## Utilisation combinée

**Pertes rouges et blanches (Leucorrhée)** : combiner avec Shènshū (BL23), Guānyuán (CV4) et Sānyīnjiāo (SP6).

**Entérite** : combiner avec Dàchángshū (BL25), Guānyuán (CV4) et Qūchí (LI11).

**Douleur lombaire** : combiner avec Jūliáo (GB29), Dàimài (GB26) et Wěizhōng (BL40).

**Prolapsus de l'utérus** : combiner avec Zhōngjí (CV3), Dàimài (GB26) et Guānyuán (CV4).

**Endométriose** : combiner avec Cìliáo (BL32) et Zǐgōng (EX-CA1).

**Douleur en raison de l'entérite** : combiner avec Tàichōng (LR3) et Qìchōng (ST30).

## Annotation

Point de Réunion-Croisement du Méridien de la Vésicule Biliaire Shao Yang du pied et Méridien Dai (Ceinture).

## (29) 居髎 Jūliáo (GB29)

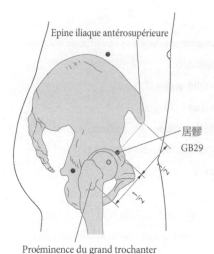

Epine iliaque antérosupérieure

居髎
GB29

Proéminence du grand trochanter

### Localisation

Dans la région glutéale, au milieu de la ligne reliant l'épine iliaque antérosupérieure et la proéminence du grand trochanter.

### Anatomie locale

**Vascularisation** : les branches de l'artère et de la veine circonflexes iliaques superficielles, les branches ascendantes de l'artère et de la veine circonflexes fémorales latérales.

**Innervation** : le nerf fémoro-cutané.

### Action thérapeutique

Détendre les tendons et désobstruer les branches collatérales Luo, renforcer le dos et tonifier le Rein, bénéfique pour la Vessie.

### Utilisation connue

Douleur lombaire et de la jambe, œdème, liquide ascétique, vomissement, entérite, douleur causée par une hernie intestinale, néphrite, inflammation pelvienne, salpingite et prolapsus de l'utérus.

### Méthode

Piquer perpendiculairement 1–2 cun.

### Utilisation combinée

**Paralysie** : combiner avec Shènshū (BL23), Fēngshì (GB31), Zúsānlǐ (ST36), Wěizhōng (BL40) et Sānyīnjiāo (SP6).

**Sciatique et syndrome du piriforme** : combiner avec Huántiào (GB30), Cìliáo (BL32) et Wěizhōng (BL40).

**Périarthrite de la hanche** : combiner avec Huántiào (GB30) et Bìguān (ST31).

**Prolapsus de l'utérus** : combiner avec Guānyuán (CV4) et Sānyīnjiāo (SP6).

**Œdème et liquide ascétique** : combiner avec Shuǐfēn (CV9), Guānyuán (CV4).

**Entérite** : combiner avec Tiānshū (ST25) et Qūchí (LI11).

**Néphrite et inflammation pelvienne** : combiner avec Shènshū (BL23) et Cìliáo (BL32).

### Annotation

Point de Réunion-Croisement du Méridien de la Vésicule Biliaire Shao Yang du pied et Méridien Yang Qiao.

# (30) 环跳 Huántiào (GB30)

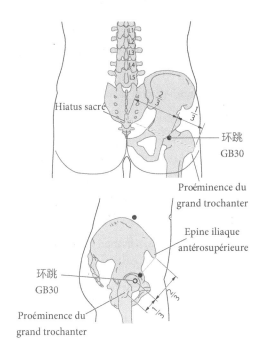

Hiatus sacré

环跳
GB30

Proéminence du
grand trochanter

Epine iliaque
antérosupérieure

环跳
GB30

Proéminence du
grand trochanter

## Localisation

Dans la région glutéale, à la jonction entre le
tiers latéral et les deux tiers médiaux de la ligne
reliant la proéminence du grand trochanter et
le hiatus sacré.

Note : GB30 est plus facile à localiser lorsque
le sujet effectue une flexion de la cuisse en
décubitus latéral.

Remarques : position alternative pour GB30
dans la région glutéale, à la jonction du tiers
latéral et des deux tiers médiaux de la ligne
entre la proéminence du grandtrochanter et
l'épine iliaque antérosupérieure.

## Anatomie locale

**Vascularisation** : à la face médiale, l'artère et la veine
ischiatiques.

**Innervation** : le nerf cutané ischiatique, le nerf ischiatique ;
en profondeur, le nerf sciatique.

## Action thérapeutique

Désobstruer les méridiens et les branches collatérales
Luo, renforcer le dos et tonifier le Rein, expulser le Vent et
dissiper le Froid.

## Utilisation connue

Douleur lombaire, jambe et hanche, hémiparalysie causée
par apoplexie, arthralgie due au Vent-Humidité, syndrome
du piriforme, sciatique, rubéole, béribéri, œdème et paralysie
dans les membres inférieurs.

## Méthode

Piquer perpendiculairement 1–3 cun.

## Utilisation combinée

**Sciatique** : combiner avec Wěizhōng (BL40) et Sānyīnjiāo
(SP6).

**Hémiparalysie causé par apoplexie** : combiner avec
Wěizhōng (BL40), Yánglíngquán (GB34) et Zúsānlǐ (ST36).

**Douleur des jambes et des pieds** : combiner avec
Xuánzhōng (GB39) et Xuèhǎi (SP10).

**Douleur des membres inférieurs** : combiner avec Fēngshì
(GB31) et Yīnshì (ST33).

**Arthralgie due au Vent et engourdissement du pied** :
combiner avec Fēngshì (GB31) et Xuèhǎi (SP10).

**Douleur du thorax et des hypocondres, douleur lombaire
et du genou** : combiner avec Zhìyīn (BL67), Zhīgōu (TE6)
et Yánglíngquán (GB34).

**Paralysie des membres inférieurs** : combiner avec
Dàchángshū (BL25), Fēngshì (GB31), Yánglíngquán
(GB34), Xuánzhōng (GB39), Wěizhōng (BL40) et Zúsānlǐ
(ST36).

## Annotation

Point de Réunion-Croisement du Méridien de la Vésicule
Biliaire Shao Yang du pied et Méridien de la Vessie Tai Yang
du pied.

## (31) 风市 Fēngshì (GB31)

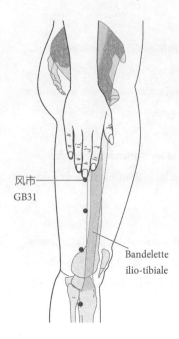

风市
GB31

Bandelette
ilio-tibiale

### Localisation

Sur la face latérale de la cuisse, dans la
dépression postérieure à la bandelette ilio-
tibiale où repose la pointe du majeur en se
tenant debout avec les bras le long du corps.
Note : GB31 se trouve d'abord en trouvant la
bandelette ilio-tibiale lorsque le genou est en
légère flexion et la cuisse en abduction, contre
résistance.

### Anatomie locale

**Vascularisation** : la branche musculaire de l'artère et de la
veine circonflexes fémorales latérales.

**Innervation** : le nerf fémoro-cutané, la branche musculaire
du nerf crural.

### Action thérapeutique

Dissiper le Vent et le Froid et fortifier les tendons et les os.

### Utilisation connue

Paralysie due à une apoplexie, faiblesse de la jambe et du
genou, syndrome Bi avec engourdissement froid chronique
des membres inférieurs, sciatique, sensation de gonflement
et lourdeur, séquelle de paralysie infantile, douleurs
lombaires et de la cuisse, urticaire et neurodermatite.

### Méthode

Piquer perpendiculairement 1–3 cun.

### Utilisation combinée

**Douleurs lombaires et de la jambe, paralysie des
membres inférieurs :** combiner avec Wèishū (BL21),
Guānyuánshū (BL26), Huántiào (GB30), Zúsānlǐ (ST36) et
Sānyīnjiāo (SP6).

**Urticaire et neurodermatite :** combiner avec Qūchí (LI11),
Wàiguān (TE5), Dàzhuī (GV14) et Xuèhǎi (SP10).

**Chorée :** combiner avec Shénmén (HT7), Yánglíngquán
(GB34) et Shuǐgōu (GV26).

**Béribéri :** combiner avec Huántiào (GB30), Yánglíngquán
(GB34) et Gōngsūn (SP4).

## (32) 中渎 Zhōngdú (GB32)

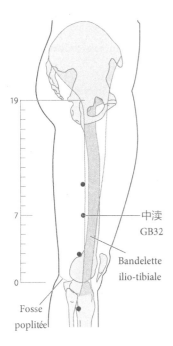

**19**

**7**

**0**

中渎
GB32

Bandelette
ilio-tibiale

Fosse
poplitée

### Localisation

Sur la face latérale de la cuisse, postérieur à
la bandelette ilio-tibiale, supérieur à la fosse
poplitée de 7 B-cun.

### Anatomie locale

**Vascularisation** : la branche musculaire de l'artère et de la
veine circonflexes fémorales latérales.

**Innervation** : le nerf fémoro-cutané, la branche musculaire
du nerf crural.

### Action thérapeutique

Détendre les tendons et désobstruer les branches collatérales
Luo, dissiper le Froid et expulser le Vent.

### Utilisation connue

Atrophie musculaire et paralysie des membres inférieurs,
hémiplégie, sciatique et douleurs lombaires et de la hanche.

### Méthode

Piquer perpendiculairement 1–3 cun.

### Utilisation combinée

**Inflammation du genou** : combiner avec Xīyǎn (EX-LE5),
Xīyángguān (GB33) et Xuèhǎi (SP10).

**Paralysie des membres inférieurs** : combiner avec
Huántiào (GB30), Wěizhōng (BL40), Zúsānlǐ (ST36) et
Sānyīnjiāo (SP6).

**Paralysie du quadriceps fémoral** : combiner avec Fútù
(ST32) et Xuèhǎi (SP10).

**Sciatique** : combiner avec Dàchángshū (BL25),
Yánglíngquán (GB34) et Wěizhōng (BL40).

# (33) 膝阳关 Xīyángguān (GB33)

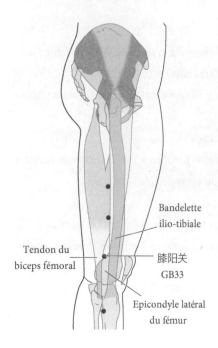

Bandelette ilio-tibiale

Tendon du biceps fémoral

膝阳关 GB33

Epicondyle latéral du fémur

## Localisation

Sur la face latérale du genou, dans la dépression entre le tendon du biceps fémoral et la bandelette ilio-tibiale, postéroproximal à l'épicondyle latéral du fémur.

**Anatomie locale**

**Vascularisation** : l'artère et la veine supérolatérales du genou.

**Innervation** : la branche terminale du nerf fémoro-cutané.

**Action thérapeutique**

Expulser le Vent et dissiper le Froid, détendre les tendons et activer la circulation sanguine.

**Utilisation connue**

Gonflement et douleur dans les articulations du genou, engourdissement de la jambe, spasme gastrocnémien et sciatique.

**Méthode**

Piquer perpendiculairement 0,5–1 cun.

**Utilisation combinée**

**Inflammation du genou** : combiner avec Xīyǎn (EX-LE5) et Hèdǐng (EX-LE2).

**Spasme gastrocnémien** : combiner avec Yánglíngquán (GB34) et Chéngshān (BL57).

**Engourdissement de la jambe** : combiner avec Yánglíngquán (GB34) et Fēiyáng (BL58).

**Sciatique** : combiner avec Huántiào (GB30) et Fēiyáng (BL58).

## (34) 阳陵泉 Yánglíngquán (GB34)

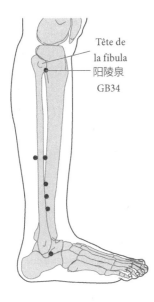

Tête de
la fibula
阳陵泉
GB34

### Localisation

Sur la face fibulaire du mollet, dans la
dépression antérodistale à la tête de la fibula.

### Anatomie locale

**Vascularisation** : l'artère et la veine inférolatérales du genou.

**Innervation** : le lieu où le nerf sciatique poplité externe se
divise en nerfs péroniers superficiel et profond.

### Action thérapeutique

Drainer le Foie et harmoniser la Vésicule Biliaire, purger la
Chaleur et dissoudre l'Humidité, détendre les tendons et
désobstruer les branches collatérales Luo.

### Utilisation connue

Hémiplégie, faiblesse, engourdissement et douleur des
extrémités inférieures, gonflement et douleur du genou, douleur
des hypocondres et des côtes, goût amer dans la bouche, gorge
sèche, épilepsie, convulsion infantile aigüe, névrose, angine,
cholécystite, cholélithiase, hépatomégalie, paludisme, maladie
tendineuse et sciatique.

### Méthode

Piquer perpendiculairement 1–1,5 cun.

### Utilisation combinée

**Cholécystite et colique hépatique** : combiner avec Géshū
(BL17), Gānshū (BL18), Dǎnshū (BL19) et Nèiguān (PC6).

**Sciatique** : combiner avec Huántiào (GB30) et Wěizhōng
(BL40).

**Paralysie du nerf fibulaire** : combiner avec Xuánzhōng
(GB39) et Zúsānlǐ (ST36).

**Hémiplégie** : combiner avec Qūchí (LI11), Shǒusānlǐ (LI10),
Dàchángshū (BL25), Huántiào (GB30) et Zhōngfēng (LR4).

**Douleur des hypocondres et des côtes** : combiner avec
Zhīgōu (TE6) et Dàbāo (SP21).

**Convulsion infantile** : combiner avec Hégǔ (LI4),
Tàichōng (LR3) et Yìntáng (EX-HN3).

**Distension de l'abdomen** : combiner avec Zúsānlǐ (ST36)
et Qīmén (LR14).

**Paludisme** : combiner avec Yīnlíngquán (SP9) et Jīngmén
(GB25).

**Cholélithiase** : combiner avec Qīmén (LR14) et Rìyuè (GB24).

### Annotation

Point He-Rassemblement-Entrée du Méridien de la Vésicule
Biliaire Shao Yang du pied. Un des huit points de Réunion
(Point de Réunion des Jin-Tendons).

# (35) 阳交 Yángjiāo (GB35)

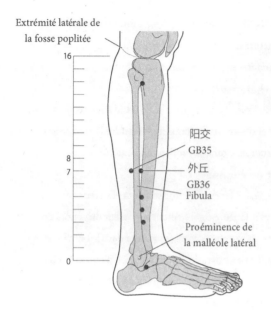

Extrémité latérale de la fosse poplitée

16

8
7

阳交
GB35

外丘
GB36
Fibula

Proéminence de la malléole latéral

0

## Localisation

Sur la face fibulaire du mollet, postérieur à la fibula, proximal à la proéminence de la malléole latérale de 7 B-cun.

Note : GB35 est distal au point milieu de la ligne reliant la proéminence de la malléole latérale et l'extrémité latérale de la fosse poplitée de 1 B-cun, postérieur à GB36.

## Anatomie locale

**Vascularisation** : les branches de l'artère et de la veine péronières.

**Innervation** : le nerf cutané sural latéral.

## Action thérapeutique

Réchauffer la Vésicule Biliaire et calmer le Shen-esprit, régulariser les menstruations et activer la circulation sanguine.

## Utilisation connue

Distension et douleur du thorax et des hypocondres, gonflement et douleur dans le genou, atrophie musculaire et paralysie de la jambe, œdème du visage et de l'œil, palpitation et sciatique.

## Méthode

Piquer perpendiculairement 1–2 cun.

## Utilisation combinée

**Palpitation** : combiner avec Jiěxī (ST41), Xíngjiān (LR2) et Láogōng (PC8).

**Distension du thorax** : combiner avec Zúlínqì (GB41), Zhōngzhǔ (TE3) et Rìyuè (GB24).

**Œdème du visage** : combiner avec Sìbái (ST2), Fēngchí (GB20), Nèiguān (PC6) et Sānyīnjiāo (SP6).

**Gonflement et douleur dans le genou et douleur froide de la jambe** : combiner avec Zúsānlǐ (ST36), Yīnlíngquán (SP9), Sānyīnjiāo (SP6), Xuèhǎi (SP10) et Liángqiū (ST34).

**Sciatique** : combiner avec Zhìbiān (BL54), Yánglíngquán (GB34) et Wěizhōng (BL40).

## Annotation

Point Xi (point Fissure) du Méridien Yang Wei.

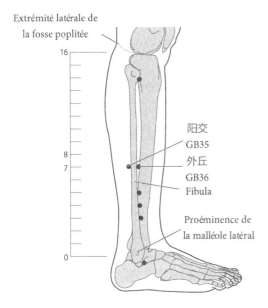

Extrémité latérale de
la fosse poplitée

16

阳交
GB35
外丘
GB36
Fibula

Proéminence de
la malléole latéral

8
7

0

## Localisation

Sur la face fibulaire du mollet, antérieur à
la fibula, proximal à la proéminence de la
malléole latérale de 7 B-cun.

Note : GB36 est distal au point milieu de la
ligne reliant la proéminence de la malléole
latérale et l'extrémité latérale de la fosse
poplitée de 1 B-cun, antérieur à GB35.

## Anatomie locale

**Vascularisation** : les branches de l'artère et de la veine
tibiales antérieures.

**Innervation** : le nerf péronier superficiel.

## Action thérapeutique

Drainer le Foie et harmoniser la Vésicule Biliaire, rafraîchir la
Chaleur et faire la détoxication.

## Utilisation connue

Douleur et distension hypochondrales, rigidité et douleur
dans le cou, douleur abdominale, épilepsie, béribéri,
paralysie, rage et prolapsus de l'anus.

## Méthode

Piquer perpendiculairement 0,5–1 cun.

## Utilisation combinée

**Rigidité dans le cou** : combiner avec Fēngchí (GB20),
Tiānzhù (BL10) et Hòuxī (SI3).

**Arthrite** : combiner avec Púcān (BL61) et Shāngqiū (SP5).

**Douleur et distension hypochondrales** : combiner avec
Zúsānlǐ (ST36).

**Épilepsie** : combiner avec Gānshū (BL18), Géshū (BL17)
et Sānyángluò (TE8).

**Paralysie flasque** : combiner avec Wěizhōng (BL40) et
Yánglíngquán (GB34).

**Prolapsus de l'anus** : combiner avec Bǎihuì (GV20) et
Chángqiáng (GV1).

## Annotation

Point Xi (point Fissure) du Méridien de la Vésicule Biliaire
Shao Yang du pied.

## (37) 光明 Guāngmíng (GB37)

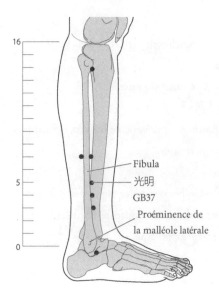

16

5

0

Fibula
光明
GB37
Proéminence de
la malléole latérale

### Localisation

Sur la face fibulaire du mollet, antérieur à
la fibula, proximal à la proéminence de la
malléole latérale de 5 B-cun.

### Anatomie locale

**Vascularisation** : les branches de l'artère et de la veine
tibiales antérieures.

**Innervation** : le nerf péronier superficiel.

### Action thérapeutique

Disperser le Foie et améliorer la vue.

### Utilisation connue

Flaccidité des extrémités inférieures, endolorissement
et douleur de la jambe, maladies de l'œil, maladie fébrile
sans transpiration, crampe du m. gastrocnémien, migraine,
distension et douleur de la poitrine et psychose.

### Méthode

Piquer perpendiculairement 1–1,5 cun.

### Utilisation combinée

**Cataracte primaire** : combiner avec Gānshū (BL18),
Fēngchí (GB20), Cuánzhú (BL2), Jīngmíng (BL1) et
Tàichōng (LR3).

**Héméralopie** : combiner avec Gānshū (BL18) et Shènshū
(BL23).

**Maladie fébrile sans transpiration** : combiner avec Dàzhuī
(GV14), Fēngchí (GB20) et Wàiguān (TE5).

**Distension et douleur de la poitrine** : combiner avec
Zúlínqì (GB41) et Dànzhōng (CV17).

**Douleur et démangeaison de l'œil** : combiner avec Tóuwéi
(ST8), Bǎihuì (GV20) et Gōngsūn (SP4).

**Myopie** : combiner avec Jīngmíng (BL1) et Tàichōng (LR3).

**Migraine** : combiner avec Tóuwéi (ST8), Bǎihuì (GV20) et
Gōngsūn (SP4).

**Flaccidité des extrémités inférieures** : combiner avec
Zhìbiān (BL54), Zúsānlǐ (ST36) et Yánglíngquán (GB34).

### Annotation

Point Luo-Communication du Méridien de la Vésicule
Biliaire Shao Yang du pied.

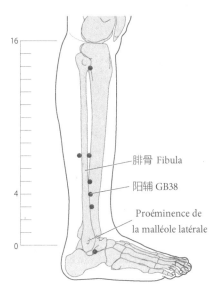

腓骨 Fibula

阳辅 GB38

Proéminence de la malléole latérale

**Localisation**

Sur la face fibulaire du mollet, antérieur à la fibula, proximal à la proéminence de la malléole latérale de 4 B-cun.

**Anatomie locale**

**Vascularisation** : les branches de l'artère et de la veine tibiales antérieures.

**Innervation** : le nerf péronier superficiel.

**Action thérapeutique**

Drainer le Foie et ajuster le Qi, désobstruer les méridiens et les branches collatérales Luo.

**Utilisation connue**

Paralysie, syndrome Bi, spasme musculaire, endolorissement et douleur des articulations, inflammation de la gorge, froid et douleur de la taille et du genou, sciatique, douleur du thorax et des hypocondres, scrofules axillaire et cervicale, paludisme et vertige.

**Méthode**

Piquer perpendiculairement 0,5–1 cun.

**Utilisation combinée**

**Douleur du thorax et des hypocondres** : combiner avec Zhīgōu (TE6) et Nèiguān (PC6).

**Gonflement axillaire** : combiner avec Qiūxū (GB40) et Zúlínqì (GB41).

**Céphalées et vertige** : combiner avec Zhōngfēng (LR4) et Bǎihuì (GV20).

**Oppression thoracique et ballonnements** : combiner avec Nèitíng (ST44), Zhōngwǎn (CV12) et Tiānshū (ST25).

**Paludisme** : combiner avec Dàzhuī (GV14) et Yèmén (TE2).

**Froid et douleur lombaire et du genou, sciatique** : combiner avec Dàchángshū (BL25) et Yánglíngquán (GB34).

**Douleur du thorax et des hypocondres** : combiner avec Rìyuè (GB24) et Wàiguān (TE5).

**Annotation**

Point Jing-Circulation du Méridien de la Vésicule Biliaire Shao Yang du pied.

## (39) 悬钟 Xuánzhōng (GB39)

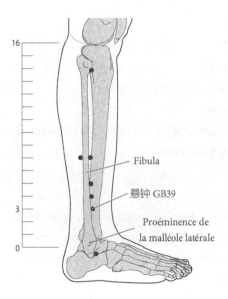

16

Fibula

悬钟 GB39

3

Proéminence de
la malléole latérale

0

### Localisation

Sur la face fibulaire du mollet, antérieur à
la fibula, proximal à la proéminence de la
malléole latérale de 3 B-cun.

### Anatomie locale

**Vascularisation** : les branches de l'artère et de la veine
tibiales antérieures.

**Innervation** : le nerf péronier superficiel.

### Action thérapeutique

Disperser le Feu de la Vésicule Biliaire, purger la Chaleur
de la Moelle, désobstruer les méridiens, expulser le Vent et
éliminer l'Humidité.

### Utilisation connue

Paralysie de la main et du pied par apoplexie, oppression
thoracique et ballonnements, sensation de chaleur dans
l'estomac, perte d'appétit, rigidité et douleur du cou,
fièvre typhoïde, inflammation de la gorge, épistaxis,
endolorissement et douleur de la jambe, béribéri, torticolis
et hémorroïde.

### Méthode

Piquer perpendiculairement 0,5–1 cun.

### Utilisation combinée

**Paralysie de la main et du pied par apoplexie** : combiner
avec Shènshū (BL23), Huántiào (GB30), Fēngshì (GB31),
Wěizhōng (BL40) et Sānyīnjiāo (SP6).

**Torticolis** : combiner avec Tiānzhù (BL10) et Hòuxī (SI3).

**Céphalées** : combiner avec Fēngchí (GB20) et Zúlínqì
(GB41).

**Béribéri** : combiner avec Zúsānlǐ (ST36) et Sānyīnjiāo
(SP6).

**Rigidité et douleur du cou** : combiner avec Tiānzhù
(BL10), Dàzhù (BL11) et Shènshū (BL23).

**Sensation de Chaleur dans l'estomac et perte d'appétit** :
combiner avec Nèitíng (ST44) et Fēnglóng (ST40).

**Oppression thoracique et ballonnements** : combiner avec
Qīmén (LR14) et Yángchí (TE4).

### Annotation

Un des huit points de Réunion (Point de Réunion de la
Moelle du corps).

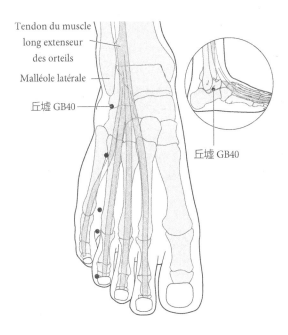

Tendon du muscle
long extenseur
des orteils
Malléole latérale
丘墟 GB40

丘墟 GB40

## Localisation

Sur la face antérolatérale de la cheville, dans la dépression latérale au tendon du muscle long extenseur des orteils, antérodistal à la malléole latérale.

## Anatomie locale

**Vascularisation** : la branche de l'artère malléolaire externe.

**Innervation** : la branche du nerf cutané dorsal moyen du pied et la branche du nerf péronier superficiel.

## Action thérapeutique

Rafraîchir l'Humidité-Chaleur du Foie et la Vésicule Biliaire, désobstruer les méridiens, promouvoir le mouvement des articulations.

## Utilisation connue

Migraine, douleur hypochondrale, gonflement axillaire, inflammation de la gorge, rigidité du cou, hémiparésie suite à une apoplexie, flaccidité des membres, douleur de l'articulation de la hanche, endolorissement et douleur des extrémités inférieures, spasme, arthralgie, douleur au talon, douleur de la cheville et du poignet.

## Méthode

Piquer perpendiculairement 0,5–0,8 cun.

## Utilisation combinée

**Douleur hypochondrale et névralgie intercostale** : combiner avec Sānyángluò (TE8), Qīmén (LR14) et Dànzhōng (CV17).

**Migraine** : combiner avec Tàiyáng (EX-HN5) et Fēngchí (GB20).

**Douleur hypochondrale** : combiner avec Yánglíngquán (GB34) et Zhīgōu (TE6).

**Cholélithiase et colique biliaire** : combiner avec Yánglíngquán (GB34) et Rìyuè (GB24).

**Inflammation de la gorge** : combiner avec Tàichōng (LR3) et Shàngxīng (GV23).

**Hémiparésie suite à une apoplexie** : combiner avec Wěizhōng (BL40) et Yánglíngquán (GB34).

**Douleur au talon** : combiner avec Tàichōng (LR3) et Dàlíng (PC7).

## Annotation

Point Yuan-Source du Méridien de la Vésicule Biliaire Shao Yang du pied.

## (41) 足临泣 Zúlínqì (GB41)

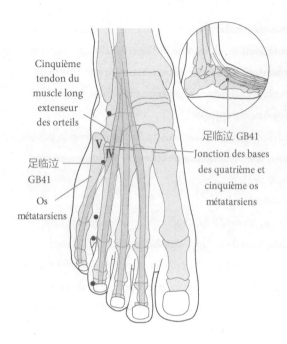

Cinquième
tendon du
muscle long
extenseur
des orteils

足临泣
GB41

Os
métatarsiens

V IV

足临泣 GB41

Jonction des bases
des quatrième et
cinquième os
métatarsiens

### Localisation

Sur le dos du pied, distal à la jonction
des bases des quatrième et cinquième os
métatarsiens, dans la dépression latérale au
cinquième tendon du muscle long extenseur
des orteils.

### Anatomie locale

**Vascularisation** : le réseau artériel et veineux du pied, l'artère
et la veine dorsales du 4ᵉ métatarsien.

**Innervation** : la branche du nerf cutané dorsal moyen du
pied.

### Action thérapeutique

Drainer le Foie et calmer le Vent, purger le Feu et dissoudre
le Tan-mucosité-glaire, améliorer la vue et aider à rétablir
l'audition.

### Utilisation connue

Dysphorie et sensation d'étouffement thoracique,
dyspnée, scrofule, gonflement axillaire, vertige, douleur de
l'occiput, courbatures du corps entier, douleur dans la région
hypochondrale et dans la fosse supraclaviculaire, gonflement
de la jambe et du pied, règles irrégulières, mastite aigüe,
acouphènes et surdité, douleur du canthus externe.

### Méthode

Piquer perpendiculairement 0,5–0,8 cun.

### Utilisation combinée

**Céphalées et vertige** : combiner avec Fēngchí (GB20),
Hégǔ (LI4) et Tóulínqì (GB15).

**Règles irrégulières et dysménorrhée** : combiner avec
Sānyīnjiāo (SP6) et Zhōngjí (CV3).

**Douleur de la poitrine** : combiner avec Géshū (BL17) et
Xīnshū (BL15).

**Courbatures généralisées** : combiner avec Dàzhuī (GV14)
et Dàzhù (BL11).

**Dyspnée** : combiner avec Huìzōng (TE7).

**Acouphènes et surdité** : combiner avec Ěrmén (TE21) et
Sìdú (TE9).

**Mastite aigüe** : combiner avec Jiānjǐng (GB21) et Qiángǔ
(SI2).

**Dysphorie et sensation d'étouffement thoracique** :
combiner avec Tiānchí (PC1), Dànzhōng (CV17) et
Zhōngzhǔ (TE3).

### Annotation

Point Réunion-Croisement des huit Méridiens
Extraordinaires. Passe par le Méridien Dai (Ceinture).

## (42) 地五会 Dìwǔhuì (GB42)

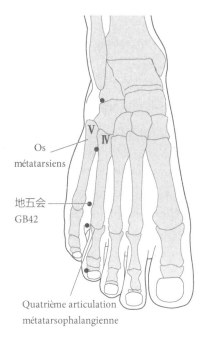

Os métatarsiens

地五会
GB42

Quatrième articulation
métatarsophalangienne

### Localisation

Sur le dos du pied, entre le quatrième et cinquième os métatarsien, dans la dépression proximale à la quatrième articulation métatarso-phalangienne.

### Anatomie locale

**Vascularisation** : le réseau artériel et veineux du pied, l'artère et la veine dorsales du 4e métatarsien.

**Innervation** : la branche du nerf cutané dorsal moyen du pied.

### Action thérapeutique

Drainer le Foie et harmoniser la Vésicule Biliaire, améliorer la vue et aider à rétablir l'audition, dissoudre l'Humidité et dissoudre les enflures.

### Utilisation connue

Douleur dans le dos du pied, conjonctivite, gonflement axillaire, acouphènes et surdité, mastite aiguë, lombalgie et hématémèse en raison de blessure interne.

### Méthode

Piquer perpendiculairement 0,3–0,5 cun.

### Utilisation combinée

**Acouphènes et lombalgie** : combiner avec Zúsānlǐ (ST36) et Nèitíng (ST44).

**Gonflement et douleur des seins** : combiner avec Dànzhōng (CV17), Rǔgēn (ST18) et Shàozé (SI1).

**Conjonctivite** : combiner avec Tàiyáng (EX-HN5) et Cuánzhú (BL2).

**Gonflement axillaire** : combiner avec Yángfǔ (GB38), Zúlínqì (GB41) et Qiūxū (GB40).

**Gonflement et douleur de dos de pied** : combiner avec Tàichōng (LR3) et Jiěxī (ST41).

# (43) 侠溪 Xiáxī (GB43)

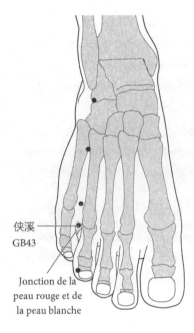

侠溪
GB43

Jonction de la
peau rouge et de
la peau blanche

## Localisation

Sur le dos du pied, entre le quatrième et
cinquième orteil, proximal à l'espace palmaire,
à la jonction de la peau rouge et de la peau
blanche.

## Anatomie locale

**Vascularisation** : l'artère et la veine pédieuses.

**Innervation** : le nerf dorsal du pied.

## Action thérapeutique

Rafraîchir la Chaleur et calmer le Vent, dissoudre les enflures
et apaiser la douleur.

## Utilisation connue

Migraine, vertige, acouphène, surdité, douleur dans la
région hypochondrale, gonflement et rougeur du canthus
externe, maladie fébrile sans transpiration, œdème dans
les extrémités des membres, douleur dans le dos du pied et
spasme dans les orteils.

## Méthode

Piquer perpendiculairement 0,3–0,5 cun.

## Utilisation combinée

**Distension et douleur du thorax et des hypocondres** :
combiner avec Nèiguān (PC6) et Zhīgōu (TE6).

**Douleur erratique généralisée** : combiner avec Dàzhuī
(GV14), Qūchí (LI11) et Yánglíngquán (GB34).

**Acouphène et surdité** : combiner avec Yìfēng (TE17) et
Tīnggōng (SI19).

**Gonflement axillaire et blépharoptose** : combiner avec
Tàichōng (LR3) et Yángfǔ (GB38).

**Migraine** : combiner avec Yèmén (TE2).

**Œdème dans les extrémités des membres** : combiner avec
Yángchí (TE4) et Zhōngwǎn (CV12).

## Annotation

Point Ying-Écoulement du Méridien de la Vésicule Biliaire
Shao Yang du pied.

# (44) 足窍阴 Zúqiàoyīn (GB44)

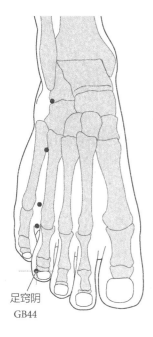

足窍阴
GB44

## Localisation

Sur le dos du pied, entre le quatrième et cinquième orteil, proximal à l'espace palmaire, à la jonction de la peau rouge et de la peau blanche.

Sur le quatrième orteil, latéral à la phalange distale, proximal au coin latéral de l'ongle de 0,1 F-cun, à l'intersection de la ligne verticale du bord latéral de l'ongle et de la ligne horizontale de la base de l'ongle.

## Anatomie locale

**Vascularisation** : le réseau artériel et veineux formé par les artères et les veines pédieuses et plantaires.

**Innervation** : le nerf dorsal du pied.

## Action thérapeutique

Drainer le Qi du Foie, disperser le Feu de la Vésicule Biliaire, calmer le Vent.

## Utilisation connue

Céphalées, irritabilité, douleur des yeux, douleur de la région hypochondrale, toux avec dyspnée, spasme des extrémités des membres, dysphorie avec sensation fiévreuse dans les mains et les pieds, inflammation de la gorge, acouphène, surdité, rigidité de la langue, règles irrégulières, gonflement et douleur du dos du pied et asthme.

## Méthode

Piquer perpendiculairement 0,1–0,2 cun ou piquer pour une légère saignée.

## Utilisation combinée

**Insomnie** : combiner avec Xīnshū (BL15), Shénmén (HT7) et Nèiguān (PC6).

**Palpitation et irritabilité** : combiner avec Shénmén (HT7) et Xīmén (PC4).

**Inflammation de la gorge** : combiner avec Hégǔ (LI4).

**Céphalées** : combiner avec Bǎihuì (GV20) et Tàichōng (LR3).

**Acouphène et surdité** : combiner avec Tàichōng (LR3) et Huìzōng (TE7).

## Annotation

Point Jing-Émergence du Méridien de la Vésicule Biliaire Shao Yang du pied.

## 12. Méridien du Foie Jue Yin du pied (14 points)

Les points de ce méridien sont décrits de Dàdūn (LR1) à Qīmén (LR14).

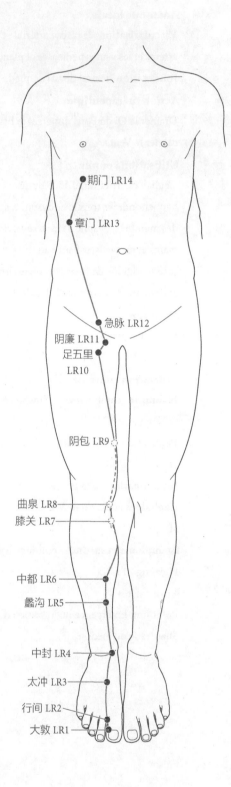

期门 LR14

章门 LR13

急脉 LR12

阴廉 LR11

足五里
LR10

阴包 LR9

曲泉 LR8

膝关 LR7

中都 LR6

蠡沟 LR5

中封 LR4

太冲 LR3

行间 LR2

大敦 LR1

# (1) 大敦 Dàdūn (LR1)

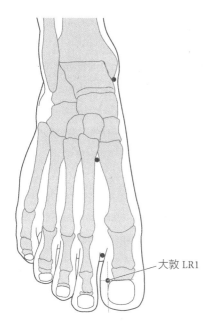

大敦 LR1

## Localisation

Sur le premier orteil, latéral à la phalange distale, proximal au coin latéral de l'ongle de 0,1 F-cun, à l'intersection de la ligne verticale du bord latéral de l'ongle et de la ligne horizontale de la base de l'ongle.

## Anatomie locale

**Vascularisation** : l'artère et la veine pédieuses.

**Innervation** : le nerf dorsal digital venu du nerf péronier profond.

## Action thérapeutique

Régulariser la menstruation, rafraîchir et le Jiao inférieur, réanimer un patient ayant perdu connaissance, calmer le Shen-esprit.

## Utilisation connue

Douleur du thorax et des hypocondres, hernie, vision floue, métrorragie et métrostaxis, aménorrhée, hyperplasie endométriale, prolapsus de l'utérus, énurésie, constipation, orchite, névralgie du cordon spermatique et épilepsie.

## Méthode

Piquer perpendiculairement ou horizontalement 0,1–0,3 cun.

## Utilisation combinée

**Hernie** : combiner avec Zhàohǎi (KI6) et Tàichōng (LR3).

**Métrorragie et métrostaxis, menstruation abondante** : combiner avec Yǐnbái (SP1), Xuèhǎi (SP10) et Sānyīnjiāo (SP6).

**Orchite** : combiner avec Sānyīnjiāo (SP6) et Guānyuán (CV4).

**Dystocie** : combiner avec Zhīgōu (TE6) et Zhìyīn (BL67).

**Douleur du thorax et des hypocondres** : combiner avec Qīmén (LR14) et Rìyuè (GB24).

**Constipation** : combiner avec Tiānshū (ST25) et Fēnglóng (ST40).

**Vision floue** : combiner avec Guāngmíng (GB37) et Jīngmíng (BL1).

**Prolapsus de l'utérus** : combiner avec Bǎihuì (GV20), Dàimài (GB26) et Qìhǎi (CV6).

## Annotation

Point Jing-Émergence du Méridien du Foie Jue Yin du pied.

## (2) 行间 Xíngjiān (LR2)

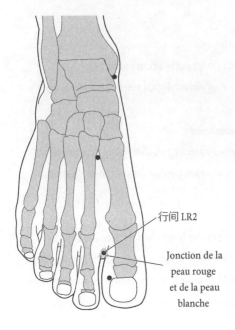

行间 LR2

Jonction de la
peau rouge
et de la peau
blanche

### Localisation

Sur le dos du pied, entre le premier et
second orteil, proximal à l'espace palmaire,
à la jonction de la peau rouge et de la peau
blanche.

### Anatomie locale

**Vascularisation** : le réseau veineux pédieux, l'artère et la
veine dorsales digitales du 1ᵉʳ orteil.

**Innervation** : le nerf dorsal digital issu du nerf péronier
profond.

### Action thérapeutique

Disperse le Feu du Foie, expulser le Vent du Foie, rafraîchir la
Chaleur du sang, rafraîchir la chaleur du Jiao inférieur.

### Utilisation connue

Vertige, céphalées, distension de la tête, acouphène, douleur
des hypocondres, conjonctivite, insomnie, épilepsie,
diabète, menstruation abondante, énurésie, constipation,
hypertension, prodromes d'apoplexie, orchite, cystite et
convulsion infantile aigüe.

### Méthode

Piquer perpendiculairement 0,5–1 cun.

### Utilisation combinée

**Diabète** : combiner avec Yǒngquán (KI1), Qūchí (LI11) et
Dìjī (SP8).

**Vertige** : combiner avec Fùliū (KI7), Bǎihuì (GV20),
Shàngxīng (GV23) et Yìntáng (EX-HN3).

**Insomnie** : combiner avec Shénmén (HT7) et Sìshéncōng
(EX-HN1).

**Énurésie, anesthésie et douleur dans l'urètre** : combiner
avec Guānyuán (CV4), Zhōngjí (CV3) et Shuǐdào (ST28).

**Céphalées** : combiner avec Fēngchí (GB20), Tàiyáng (EX-
HN5) et Hégǔ (LI4).

**Prodromes d'apoplexie** : combiner avec Yìntáng (EX-
HN3), Shàngxīng (GV23) et Bǎihuì (GV20).

**Hypertension** : combiner avec Fēngchí (GB20), Qūchí
(LI11) et Hégǔ (LI4).

**Acouphène** : combiner avec Tīnggōng (SI19), Tīnghuì
(GB2) et Yèmén (TE2).

**Douleur hypochondrale** : combiner avec Yángchí (TE4) et
Zhīgōu (TE6).

**Céphalées et distension de la tête** : combiner avec Bǎihuì
(GV20), Fēngchí (GB20) et Tóuwéi (ST8).

### Annotation

Point Ying-Écoulement du Méridien du Foie Jue Yin du pied.

## (3) 太冲 Tàichōng (LR3)

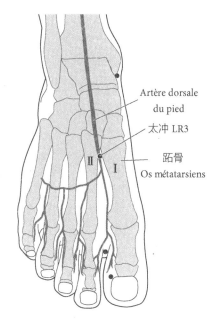

Artère dorsale
du pied

太冲 LR3

跖骨
Os métatarsiens

### Localisation

Sur le dos du pied, entre le premier et second
os métatarsien, dans la dépression distale à
la jonction des bases des deux os, sur l'artère
dorsale du pied.

Note : LR3 peut être palpé dans la dépression
lorsque l'on se déplace proximalement depuis
LR2 dans l'intervalle entre le premier et
second os métatarsien vers la base de ces deux
os métatarsiens.

### Anatomie locale

**Vascularisation** : le réseau veineux pédieux, l'artère dorsale
du 1$^{er}$ métatarse.

**Innervation** : la branche du nerf péronier profond.

### Action thérapeutique

Disperse le Feu du Foie, améliorer la vue, faire circuler le Qi
et le Sang.

### Utilisation connue

Céphalées, vertige, insomnie, conjonctivite, douleur des
hypocondres, distension abdominale, convulsion infantile
aigüe, métrorragie et métrostaxis, énurésies, miction difficile,
hernie, mastite, hypertension, prodromes d'apoplexie,
thrombopénie et entérite.

### Méthode

Piquer perpendiculairement 0,5–1 cun.

### Utilisation combinée

**Distension abdominale et lombalgie** : combiner avec
Tàibái (SP3) et Jīngmén (GB25).

**Selles molles** : combiner avec Shénquè (CV8, moxibustion)
et Sānyīnjiāo (SP6).

**Hernie** : combiner avec Dàdūn (LR1), Qìchōng (ST30) et
Guīlái (ST29).

**Métrorragie et métrostaxis** : combiner avec Sānyīnjiāo
(SP6), Qìhǎi (CV6) et Yǐnbái (SP1).

**Douleur du vertex** : combiner avec Hégǔ (LI4) et Bǎihuì
(GV20).

**Hypertension** : combiner avec Zúsānlǐ (ST36), Sānyīnjiāo
(SP6) et Hégǔ (LI4), ou avec Nèiguān (PC6) et Zúsānlǐ
(ST36).

**Céphalées en raison d'un désordre du Méridien Jue Yin** :
combiner avec Bǎihuì (GV20) et Sìshéncōng (EX-HN1).

**Hépatomégalie** : combiner avec Shǒuwǔlǐ (LI13) et Qīmén
(LR14).

**Convulsion infantile** : combiner avec Láogōng (PC8) et
Shuǐgōu (GV26).

**Miction difficile** : combiner avec Tiáokǒu (ST38) et Guīlái
(ST29).

**Insomnie** : combiner avec Láogōng (PC8) et Shénmén (HT7).

**Mastite** : combiner avec Qīmén (LR14), Rǔgēn (ST18) et Zhīgōu (TE6).

**Thrombopénie** : combiner avec Gōngsūn (SP4) et Guānyuán (CV4).

**Annotation**

Point Shu-Déversement et Point Yuan-Source du Méridien du Foie Jue Yin du pied.

# (4) 中封 Zhōngfēng (LR4)

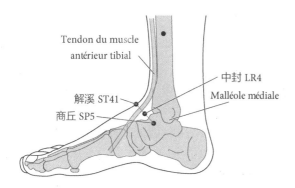

Tendon du muscle
antérieur tibial

中封 LR4
Malléole médiale

解溪 ST41
商丘 SP5

## Localisation

Sur la face antéromédiale de la cheville,
dans la dépression médiale au tendon du
muscle antérieur tibial, antérieur à la malléole
médiale.

Note : LR4 se trouve à mi-chemin entre SP5
et ST41.

## Anatomie locale

**Vascularisation** : le réseau veineux pédieux, l'artère
malléolaire antéromédiane.

**Innervation** : la branche du nerf cutané dorsal médian du
pied, le nerf saphène.

## Action thérapeutique

Purger la Chaleur du Méridien du Foie, dissoudre l'Humidité
incorrecte du Jiao inférieur.

## Utilisation connue

Douleurs abdominales inférieures, douleur du pénis,
émission nocturne, rétention urinaire, colique ombilicale
en raison d'invasion du Froid, syndromes Lin-strangurie,
distension abdominale, vertige, hépatite, paludisme, froid et
faiblesse du pied.

## Méthode

Piquer obliquement 0,3–0,5 cun.

## Utilisation combinée

**Frissonnement et ténesme** : combiner avec Xíngjiān (LR2),
Zhōngjí (CV3) et Shuǐdào (ST28).

**Distension abdominale** : combiner avec Sìmǎn (KI14),
Zhāngmén (LR13) et Shuǐfēn (CV9).

**Hépatite** : combiner avec Gānshū (BL18), Dǎnshū (BL19),
Qīmén (LR14), Zúsānlǐ (ST36), Hégǔ (LI4) et Qūchí
(LI11).

**Vertige** : combiner avec Yángfǔ (GB38), Bǎihuì (GV20) et
Yìntáng (EX-HN3).

**Faiblesse du pied** : combiner avec Yánglíngquán (GB34),
Shēnmài (BL62) et Jiěxī (ST41).

**Spermatorrhée et énurésie** : combiner avec Qìhǎi (CV6)
et Shènshū (BL23).

**Douleurs abdominales inférieures et douleur du pénis** :
combiner avec Zhōngjí (CV3) et Yīnjiāo (CV7).

## Annotation

Point Jing-Circulation du Méridien du Foie Jue Yin du pied.

# (5) 蠡沟 Lígōu (LR5)

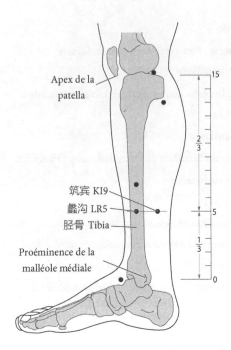

Apex de la patella

筑宾 KI9
蠡沟 LR5
胫骨 Tibia

Proéminence de la malléole médiale

## Localisation

Sur la face antéromédiale du mollet, au centre de la surface médiale du tibia, supérieur à la proéminence de la malléole tibiale de 5 B-cun. Note : LR5 se trouve au même niveau que la jonction des deux tiers supérieurs et du tiers inférieur de la ligne reliant l'apex de la patella et la proéminence de la malléole médiale, au centre de la surface médiale du tibia, au même niveau que KI9.

## Anatomie locale

**Vascularisation** : à la face postérieure, la veine saphène interne.

**Innervation** : le nerf saphène.

## Action thérapeutique

Drainer le Foie et régulariser le Qi, nettoyer la Chaleur et dissoudre l'Humidité.

## Utilisation connue

Règles irrégulières, métrorragie et métrostaxis, maladies gynécologiques, rétention urinaire, douleur aigüe dans le testicule, distension et douleurs abdominales inférieures, prurit vulvaire, prolapsus de l'utérus, froid et douleur dans le pied et la jambe.

## Méthode

Piquer perpendiculairement 0,5–1 cun.

## Utilisation combinée

**Maladies gynécologiques** : combiner avec Guānyuán (CV4) et Sānyīnjiāo (SP6).

**Douleur aigüe dans le testicule** : combiner avec Dàdūn (LR1), Zhōngjí (CV3) et Tàichōng (LR3).

**Orchite** : combiner avec Zhōngjí (CV3), Guānyuán (CV4) et Sānyīnjiāo (SP6).

**Prurit vulvaire, distension et douleurs abdominales inférieures** : combiner avec Yīnjiāo (CV7) et Dàhè (KI12).

## Annotation

Point Luo-Communication du Méridien du Foie Jue Yin du pied.

# (6) 中都 Zhōngdū (LR6)

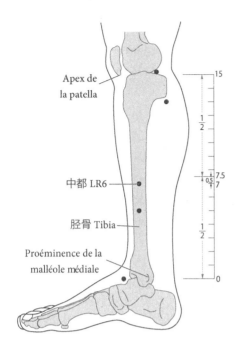

**Apex de la patella**

**中都 LR6**

**胫骨 Tibia**

**Proéminence de la malléole médiale**

15
1/2
0.5 } 7.5 / 7
1/2
0

## Localisation

Sur la face antéromédiale du mollet, au centre
de la surface médiale du tibia, supérieur à
la proéminence de la malléole médiale de 7
B-cun.

Note : LR6 est inférieur au point médian
de la ligne reliant l'apex de la patella et la
proéminence de la malléole médiale, au centre
de la surface médiale du tibia.

## Anatomie locale

**Vascularisation** : la veine saphène interne.

**Innervation** : une branche du nerf saphène.

## Action thérapeutique

Drainer le Foie et régulariser le Qi, activer la circulation
sanguine pour apaiser la douleur.

## Utilisation connue

Hernie, métrorragie et métrostaxis, douleur dans le bas-
ventre, rétention de lochies, diarrhée, hépatite aigüe,
engourdissement et douleur dans la jambe, douleur des
hypocondres et colique biliaire.

## Méthode

Piquer perpendiculairement 0,5–1,5 cun.

## Utilisation combinée

**Hernie** : combiner avec Tàichōng (LR3), Sānyīnjiāo (SP6)
et Chōngmén (SP12).

**Hépatite** : combiner avec Gānshū (BL18) et Qīmén (LR14).

**Rétention de lochies** : combiner avec Guīlái (ST29),
Xuèhǎi (SP10) et Sānyīnjiāo (SP6).

**Métrorragie et métrostaxis** : combiner avec Yǐnbái (SP1),
Yīnjiāo (CV7) et Dàdūn (LR1).

**Douleur des hypocondres et colique biliaire** : combiner
avec Rìyuè (GB24) et Yánglíngquán (GB34).

## Annotation

Point Xi (point Fissure) du Méridien du Foie Jue Yin du
pied.

(7) 膝关 Xīguān (LR7)

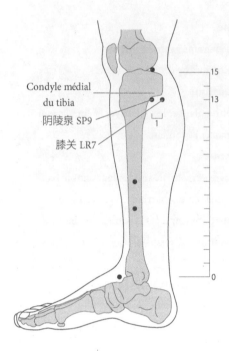

Condyle médial
du tibia
阴陵泉 SP9
膝关 LR7

**Localisation**

Sur la face tibiale du mollet, inférieur au
condyle médial du tibia, postérieur à SP9 de
1 B-cun.

**Anatomie locale**

**Vascularisation** : en profondeur, l'artère tibiale postérieure.

**Innervation** : la branche du nerf cutané sural interne ; en
profondeur, le nerf tibial.

**Action thérapeutique**

Désobstruer les méridiens, expulser le Vent et éliminer
l'Humidité, promouvoir le mouvement des articulations.

**Utilisation connue**

Douleur dans le genou, perturbation de la jambe par un
Froid pathogène pathogène et l'Humidité, arthralgie
migratrice sévère et mal de gorge.

**Méthode**

Piquer perpendiculairement 1–2 cun.

**Utilisation combinée**

**Douleur et enflure du genou** : combiner avec Wěizhōng
(BL40), Zúsānlǐ (ST36) et Yīnshì (ST33).

**Perturbation de la jambe par un Froid pathogène et
l'Humidité, arthralgie migratrice sévère** : combiner avec
Xīyǎn (EX-LE5), Liángqiū (ST34) et Xuèhǎi (SP10).

**Mal de gorge** : combiner avec Liánquán (CV23), Zhàohǎi
(KI6) et Chǐzé (LU5).

## (8) 曲泉 Qūquán (LR8)

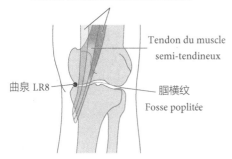

Tendon du muscle semi-membraneux

Tendon du muscle semi-tendineux

曲泉 LR8

膕横纹
Fosse poplitée

### Localisation

Sur la face médiale du genou, dans la dépression médiale aux tendons du muscle semi-tendineux et du muscle semi-membraneux, à l'extrémité médiale de la fosse poplitée.

Note : lorsque le genou est en flexion, LR8 se trouve dans la dépression médiale au tendon le plus proéminent de l'extrémité médiale de la fosse poplitée.

### Anatomie locale

**Vascularisation** : à la face antérieure, la veine saphène interne, l'artère supéromédiale.

**Innervation** : le nerf saphène.

### Action thérapeutique

Détendre les tendons et désobstruer les branches collatérales Luo, réguler le Qi et le Sang, rafraîchir l'Humidité-Chaleur, bénéfique à la Vessie.

### Utilisation connue

Douleurs abdominales inférieures, dysurie, prurit vulvaire, douleur et gonflement de la vulve, prolapsus de l'utérus, émission nocturne, dysménorrhée, infertilité, règles irrégulières, douleur arthritique du genou.

### Méthode

Piquer perpendiculairement 1–2 cun.

### Utilisation combinée

**Prolapsus de l'utérus :** combiner avec Zhàohǎi (KI6), Dàdūn (LR1), Bǎihuì (GV20) et Qìhǎi (CV6).

**Rétention urinaire et douleur des organes génitaux externes :** combiner avec Xíngjiān (LR2), Pángguāngshū (BL28) et Zhōngjí (CV3).

**Maladies gynécologiques :** combiner avec Xíngjiān (LR2), Pángguāngshū (BL28) et Zhōngjí (CV3).

**Hernie :** combiner avec Guānyuán (CV4), Zhōngjí (CV3), Tàichōng (LR3) et Sānyīnjiāo (SP6).

**Douleurs abdominales inférieures :** combiner avec Cìliáo (BL32) et Guānyuán (CV4).

**Douleur arthritique du genou :** combiner avec Xuèhǎi (SP10), Yánglíngquán (GB34) et Hèdǐng (EX-LE2).

### Annotation

Point He-Rassemblement-Entrée du Méridien du Foie Jue Yin du pied.

# (9) 阴包 Yīnbāo (LR9)

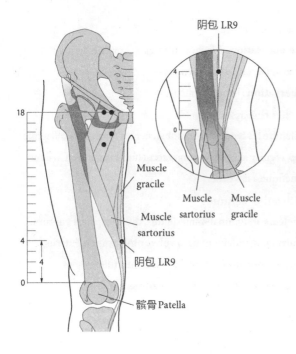

阴包 LR9

18

4

4

0

Muscle
gracile

Muscle
sartorius

Muscle
sartorius

Muscle
gracile

阴包 LR9

髌骨 Patella

## Localisation

Sur la face médiale de la cuisse, entre les
muscles gracile et sartorius, proximal à la base
de la patella de 4 B-cun.

Note : lorsque la cuisse est en flexion légère
et en abduction et avec le muscle contracté, le
muscle sartorius devient plus apparent. LR9
est postérieur au muscle sartorius.

## Anatomie locale

**Vascularisation** : en profondeur, à la face externe, l'artère
et la veine fémorales, la branche superficielle de l'artère
circonflexe fémorale interne.

**Innervation** : le nerf cutané fémoral antérieur, le nerf
obturateur.

## Action thérapeutique

Drainer le Foie et régulariser la menstruation, rafraîchir et
éliminer l'Humidité-Chaleur.

## Utilisation connue

Règles irrégulières, dysurie, énurésie, douleurs abdominales
inférieures et lombaire, impuissance sexuelle, spermatorrhée
et endolorissement des cuisses.

## Méthode

Piquer perpendiculairement 1–2 cun.

## Utilisation combinée

**Impuissance sexuelle** : combiner avec Fùliū (KI7),
Yīnlíngquán (SP9) et Dàhè (KI12).

**Règles irrégulières** : combiner avec Guānyuán (CV4),
Sānyīnjiāo (SP6) et Cìliáo (BL32).

**Impuissance sexuelle et spermatorrhée** : combiner avec
Shènshū (BL23), Guānyuán (CV4) et Zhōngjí (CV3).

**Douleurs abdominale inférieure et lombaire** : combiner
avec Guānyuánshū (BL26) et Cìliáo (BL32).

# (10) 足五里 Zúwǔlǐ (LR10)

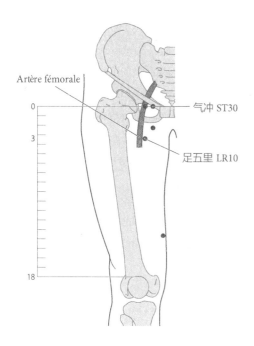

Artère fémorale

气冲 ST30

足五里 LR10

0

3

18

## Localisation

Sur la face médiale de la cuisse, distal à ST30 de 3 B-cun, sur l'artère.

## Anatomie locale

**Vascularisation** : les branches superficielles de l'artère et de la veine circonflexes fémorales médianes.

**Innervation** : le nerf cutané fémoral antérieur, la branche antérieure du nerf obturateur.

## Action thérapeutique

Rafraîchir le Jiao inférieur, éliminer l'Humidité-Chaleur, détendez les tendons.

## Utilisation connue

Rétention urinaire, distension du bas-ventre, énurésie, eczéma scrotal, prurit vulvaire, somnolence et scrofule.

## Méthode

Piquer perpendiculairement 1–2 cun.

## Utilisation combinée

**Prurit vulvaire** : combiner avec Lígōu (LR5) et Tàichōng (LR3).

**Eczéma scrotal** : combiner avec Shàngliáo (BL31), Cìliáo (BL32), Zhōngliáo (BL33), Xiàliáo (BL34) et Zhōngjí (CV3).

**Rétention urinaire** : combiner avec Cìliáo (BL32) et Zhìbiān (BL54), piquer de manière transfixiante en touchant Shuǐdào (ST28).

**Distension abdominale** : combiner avec Yīnjiāo (CV7) et Tàichōng (LR3).

## (11) 阴廉 Yīnlián (LR11)

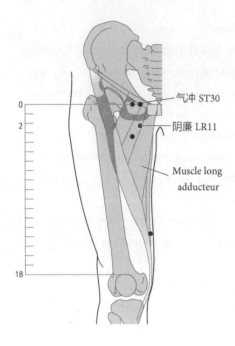

气冲 ST30

阴廉 LR11

Muscle long
adducteur

### Localisation

Sur la face médiale de la cuisse, distal à ST30
de 2 B-cun.

Note : LR11 est latéral au muscle long
adducteur. Lorsque la cuisse est en adduction,
contre résistance et que l'articulation du
bassin est légèrement fléchie et en abduction,
le genou fléchi, le muscle long adducteur
devient plus visible.

### Anatomie locale

**Vascularisation** : les branches de l'artère et de la veine
circonflexes fémorales médianes.

**Innervation** : la branche du nerf cutané fémoral interne ; en
profondeur, la branche antérieure du nerf obturateur.

### Action thérapeutique

Ajuster le Sang du Foie, réguler le Baogong (l'utérus),
détendre les tendons.

### Utilisation connue

Règles irrégulières, pertes rouges et blanches (leucorrhée),
prurit vulvaire, infertilité féminine et douleur dans la cuisse
et la jambe.

### Méthode

Piquer perpendiculairement 1–2 cun.

### Utilisation combinée

**Maladies gynécologiques** : combiner avec Guānyuán
(CV4), Zhōngjí (CV3), Guīlái (ST29) et Sānyīnjiāo (SP6).

**Douleur dans la cuisse et la jambe** : combiner avec Xuèhǎi
(SP10) et Tàichōng (LR3).

# (12) 急脉 Jímài (LR12)

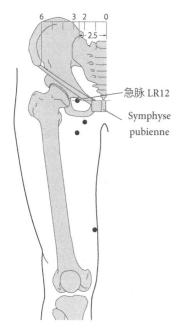

**Localisation**

Dans la région de l'aine, au même niveau que le rebord supérieur de la symphyse pubienne, latéral à la ligne médiane antérieure de 2,5 B-cun.

**Anatomie locale**

**Vascularisation** : les branches de l'artère et de la veine honteuses externes, les branches pubienne de l'artère et de la veine épigastriques inférieures ; à la face externe, la veine fémorale.

**Innervation** : le nerf ilio-inguinal ; en profondeur et en bas, la branche antérieure du nerf obturateur.

**Action thérapeutique**

Réguler le Qi dans les méridiens, expulser le Froid et éliminer l'Humidité.

**Utilisation connue**

Douleur dans la vulve, gonflement dans le scrotum, distension dans le bas-ventre, douleur dans le bas-ventre et la face médiale de la cuisse, orchite, douleur du pénis et spasme du muscle droit abdominal.

**Méthode**

Piquer perpendiculairement 1–2 cun. Éviter de percer le vaisseau.

**Utilisation combinée**

**Œdème des bourses et douleur du pénis** : combiner avec Dàdūn (LR1) et Guānyuán (CV4).

**Douleurs abdominales inférieures** : combiner avec Qìxué (KI13), Qìhǎi (CV6) et Fùjié (SP14).

**Douleurs dans la face médiale de la cuisse** : combiner avec Zúwǔlǐ (LR10) et Yīnbāo (LR9).

## (13) 章门 Zhāngmén (LR13)

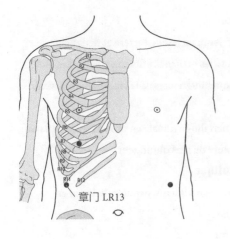

章门 LR13

### Localisation

Sur l'abdomen latéral, inférieur à l'extrémité libre de la onzième côte.

Note : lorsque sujet est en décubitus latéral avec l'épaule en flexion, LR13 se trouve à l'extrémité libre de la onzième côte qui peut être palpée sous le rebord inférieur de l'arc costal.

### Anatomie locale

**Vascularisation** : la branche terminale de la 10ᵉ artère intercostale.

**Innervation** : en bas, le 10ᵉ nerf intercostal.

### Action thérapeutique

Disperser le Qi du Foie, ajuster les Cinq Organes Zang, harmoniser la Rate et l'Estomac, enlever les accumulations alimentaires et dissiper la stagnation.

### Utilisation connue

Vomissements, régurgitation acide, mal de ventre, hoquet, borborygme, diarrhée, constipation, douleur des hypocondres et des côtes, jaunisse, indigestion, ascite en raison de la cirrhose et douleur du bas du dos.

### Méthode

Piquer perpendiculairement 0,8–1 cun.

### Utilisation combinée

**Distension abdominale** : combiner avec Zhōngwǎn (CV12), Zúsānlǐ (ST36) et Qìhǎi (CV6).

**Constipation** : combiner avec Tàibái (SP3) et Zhàohǎi (KI6).

**Douleur des hypocondres** : combiner avec Shídòu (SP17), Zhīgōu (TE6) et Yánglíngquán (GB34).

**Régurgitation acide** : combiner avec Jīngmén (GB25) et Tiānshū (ST25).

**Hépato-splénomégalie** : combiner avec Qīmén (LR14) et Pǐgēn (EX-B4).

**Ascites en raison de la cirrhose** : combiner avec Shuǐfēn (CV9), Shuǐdào (ST28) et Yīnlíngquán (SP9).

**Douleur du bas du dos** : combiner avec Shènshū (BL23), Dàchángshū (BL25) et Wěizhōng (BL40).

**Vomissements, mal de ventre et hoquet** : combiner avec Nèiguān (PC6), Liángqiū (ST34) et Zhōngwǎn (CV12).

**Borborygme et diarrhée** : combiner avec Gōngsūn (SP4), Tiānshū (ST25) et Qūchí (LI11).

### Annotation

Point Mu-antérieur du Méridien. Point de Réunion-Croisement du Méridien du Foie Jue Yin du pied et Méridien de la Vésicule Biliaire Shao Yang du pied. Un des huit points de Réunion (Point de Réunion des Organes Zang).

# (14) 期门 Qīmén (LR14)

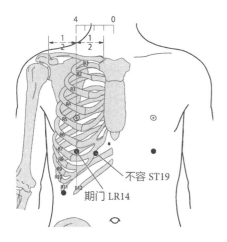

不容 ST19

期门 LR14

## Localisation

Dans la région thoracique antérieure, dans le sixième espace intercostal, latéral à la ligne médiane antérieure de 4 B-cun.

Note : LR14 est inférieur au centre du mamelon, latéral à ST19 de 2 B-cun, à l'intersection de la ligne médioclaviculaire et du sixième espace intercostal.

## Anatomie locale

**Vascularisation** : la 6$^e$ artère intercostaleet la 6$^e$ veine intercostale.

**Innervation** : le 6$^e$ nerf intercostal.

## Action thérapeutique

Drainer le Foie et régulariser le Qi, activer la circulation sanguine pour enlever la stase, fortifier la Rate et harmoniser l'Estomac, dissoudre le Tan-mucosité-glaire et enlever les accumulations alimentaires.

## Utilisation connue

Épigastralgie, distension abdominale, distension du thorax, vomissements, hoquet, douleur des hypocondres, asthme, paludisme, abcès de poitrine, indigestion, Chaleur de la poitrine, dysurie, énurésie, maladie fébrile avec l'accumulation de sang, maladies de post-partum et calcul biliaire.

## Méthode

Piquer obliquement 0,3–0,5 cun.

## Utilisation combinée

**Douleur abdominale et borborygme** : combiner avec Hégǔ (LI4), Zúsānlǐ (ST36) et Tiānshū (ST25).

**Folie causée par maladie fébrile exogène** : combiner avec Qìhǎi (CV6) et Qūchí (LI11).

**Sensation de Chaleur de la poitrine** : combiner avec Quēpén (ST12) et Xíngjiān (LR2).

**Vomissements et hoquet** : combiner avec Nèiguān (PC6) et Fēnglóng (ST40).

**Hépatite** : combiner avec Géshū (BL17), Gānshū (BL18), Sānyángluò (TE8) et Yánglíngquán (GB34).

**Distension du thorax, douleur des hypocondres** : combiner avec Dànzhōng (CV17), Zhīgōu (TE6) et Tiānshū (ST25).

**Épigastralgie** : combiner avec Gānshū (BL18), Zhōngwǎn (CV12) et Tàichōng (LR3).

**Maladies de post-partum** : combiner avec Yīnjiāo (CV7).

**Calcul biliaire** : combiner avec Rìyuè (GB24), Yánglíngquán (GB34) et Tàichōng (LR3).

## Annotation

Point Mu-antérieur du Méridien du Foie Jue Yin du pied.
Point de Réunion-Croisement du Méridien de la Vessie Tai Yang du pied, Méridien du Foie Jue Yin du pied et Méridien Yang Wei.

# 13. Méridien Du (Vaisseau Gouverneur)(28 points)

Les points de ce méridien sont décrits de Chángqiáng (GV1) à Yínjiāo (GV28).

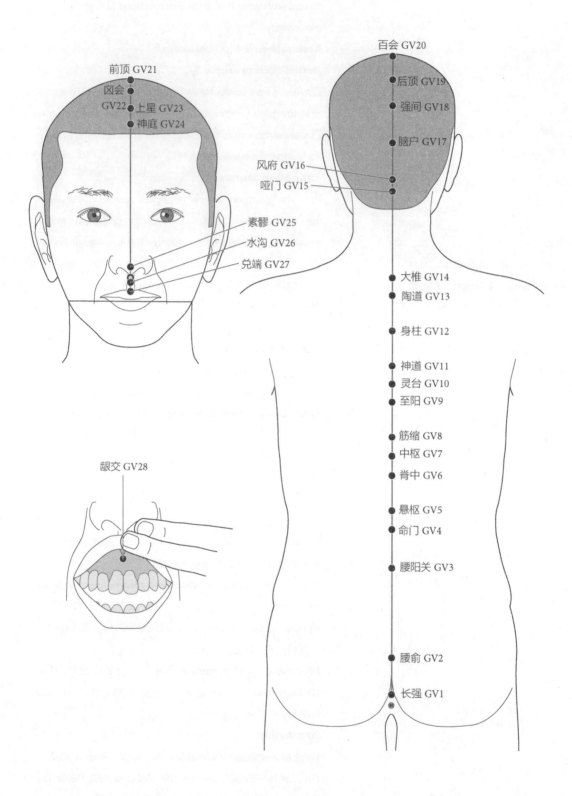

前顶 GV21
囟会 GV22
上星 GV23
神庭 GV24
素髎 GV25
水沟 GV26
兑端 GV27

龈交 GV28

百会 GV20
后顶 GV19
强间 GV18
脑户 GV17
风府 GV16
哑门 GV15
大椎 GV14
陶道 GV13
身柱 GV12
神道 GV11
灵台 GV10
至阳 GV9
筋缩 GV8
中枢 GV7
脊中 GV6
悬枢 GV5
命门 GV4
腰阳关 GV3
腰俞 GV2
长强 GV1

402

# (1) 长强 Chángqiáng (GV1)

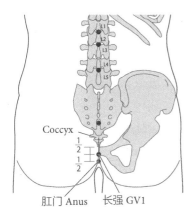

Coccyx

肛门 Anus  长强 GV1

## Localisation

Dans la région périnéale, inférieur au coccyx, à mi-chemin entre la pointe du coccyx et l'anus. Note : le sujet peut être en décubitus ventral ou en position genu-pectorale.

## Anatomie locale

**Vascularisation** : les branches de l'artère et de la veine hémorroïdales.

**Innervation** : la ramification postérieure du nerf coccygien et le nerf hémorroïdal.

## Action thérapeutique

Soulager les spasmes et apaiser la douleur, rafraîchir le sang et arrêter le Tuo-fuite (épuisement, tarissement).

## Utilisation connue

Présence de sang dans les selles, prolapsus anal, diarrhée, miction et défécation difficiles, hémorroïde, lombo-sacralgie, douleur de hernie, fissure anale et épilepsie.

## Méthode

Piquer obliquement de l'arrière-bas vers l'avant-haut de 1–1,5 cun.

## Utilisation combinée

**Présence de sang dans les selles** : combiner avec Chéngshān (BL57), Dàchángshū (BL25) et Èrbái (EX-UE2).

**Miction et défécation difficiles** : combiner avec Xiǎochángshū (BL27) et Qìhǎi (CV6).

**Énurésie nocturne** : combiner avec Zhōngjí (CV3), Zhìbiān (BL54), Shuǐdào (ST28) et Sānyīnjiāo (SP6).

**Prolapsus anal** : combiner avec Bǎihuì (GV20), Chéngshān (BL57) et Qìhǎi (CV6).

**Herpès anal** : combiner avec Huìyáng (BL35) et Báihuánshū (BL30).

**Distension et douleur de l'intestin grêle** : combiner avec Dàdūn (LR1), Xiǎochángshū (BL27) et Tàichōng (LR3).

**Fissure anale** : combiner avec Yāoshū (GV2) et Shùgǔ (BL65).

**Épilepsie** : combiner avec Dàzhuī (GV14) et Shēnzhù (GV12).

## Annotation

Point Luo-Communication du Méridien Du (Vaisseau Gouverneur), Point de Réunion-Croisement du Méridien Du (Vaisseau Gouverneur) et Méridien des Reins Shao Yin du pied.

## (2) 腰俞 Yāoshū (GV2)

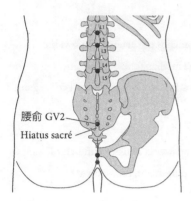

腰俞 GV2
Hiatus sacré

### Localisation

Dans la région sacrée, au niveau du hiatus sacré, sur la ligne médiane postérieure.

Note : le hiatus sacré est un petit creux directement au-dessus du sillon interfessier.

### Anatomie locale

**Vascularisation** : les branches de l'artère et de la veine sacrées médianes.

**Innervation** : la branche du nerf coccygien.

### Action thérapeutique

Réchauffer le Jiao inférieur, désobstruer les méridiens, éliminer le Vent-Humidité, renforcer le dos et les genoux.

### Utilisation connue

Règles irrégulières, ténesme, inflammation pelvienne, présence de sang dans les selles, salpingite, rigidité et douleur lombaire, paralysie flasque des membres inférieurs et hémorroïde.

### Méthode

Piquer obliquement 0,5–1 cun.

### Utilisation combinée

**Rigidité et douleur lombaire** : combiner avec Fèishū (BL13), Zhōngshū (GV7) et Dàimài (GB26).

**Inflammation pelvienne et règles irrégulières** : combiner avec Cìliáo (BL32), Guānyuán (CV4) et Zhōngjí (CV3).

**Paralysie flasque des membres inférieurs** : combiner avec Wěizhōng (BL40) et Fēiyáng (BL58).

**Ténesme** : combiner avec Qìhǎishū (BL24) et Zhōngjí (CV3).

**Hémorroïde** : combiner avec Chángqiáng (GV1) et Èrbái (EX-UE2).

## (3) 腰阳关 Yāoyángguān (GV3)

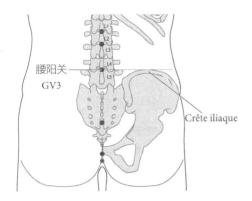

腰阳关
GV3

Crête iliaque

### Localisation

Dans la région lombaire, dans la dépression
inférieure à l'apophyse épineuse de la
quatrième vertèbre lombaire (L4), sur la ligne
médiane postérieure.

Note : GV3 peut être localisé en palpant
d'abord les points les plus proéminents de
la crête iliaque. L'apophyse épineuse de la
quatrième vertèbre lombaire peut être trouvée
à mi-chemin entre les deux points les plus
élevés des deux crêtes iliaques.

### Anatomie locale

**Vascularisation** : la branche postérieure de l'artère lombaire.

**Innervation** : la branche médiane de la ramification
postérieure du nerf lombaire.

### Action thérapeutique

Régler l'utérus, retenir le Jing-quintessence du Rein, expulser
le Froid et éliminer l'Humidité, renforcer le dos et les
genoux.

### Utilisation connue

Lombo-sacralgie, paralysie flasque des membres inférieurs,
règles irrégulières, leucorrhée, cinq types de syndrome Lin-
strangurie, hémorroïde, spermatorrhée, impuissance sexuelle
et entérite.

### Méthode

Piquer obliquement 0,5–1 cun.

### Utilisation combinée

**Ténesme et leucorrhée** : combiner avec Shènshū (BL23),
Zhōngjí (CV3) et Guīlái (ST29).

**Lombalgie** : combiner avec Shènshū (BL23) et Wěizhōng
(BL40).

**Paralysie flasque des membres inférieurs** : combiner avec
Huántiào (GB30).

**Hémorroïde** : combiner avec Bǎihuì (GV20) et Chéngshān
(BL57).

**Spermatorrhée et impuissance sexuelle** : combiner avec
Zhìshì (BL52), Shènshū (BL23) et Tàixī (KI3).

**Entérite** : combiner avec Dàchángshū (BL25) et Hégǔ
(LI4).

## (4) 命门 Mìngmén (GV4)

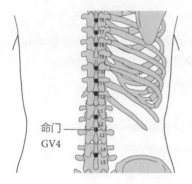

命门
GV4

### Localisation

Dans la région lombaire, dans la dépression inférieure à l'apophyse épineuse de la seconde vertèbre lombaire (L2), sur la ligne médiane postérieure.

### Anatomie locale

**Vascularisation** : la branche postérieure de l'artère lombaire.

**Innervation** : la branche médiane de la ramification postérieure du nerf lombaire.

### Action thérapeutique

Renforcer le Yuan Qi (Qi essentiel) et tonifier le Rein, fixer le Jing-quintessence et arrêter les leucorrhées, renforcer le dos et les genoux, désobstruer les méridiens et régulariser le Qi.

### Utilisation connue

Rigidité lombaire, lombalgie, douleur abdominale, dysménorrhée, leucorrhée, impuissance sexuelle, spermatorrhée, salpingite, diarrhée, dysenterie et insomnie.

### Méthode

Piquer perpendiculairement 0,5–1 cun.

### Utilisation combinée

**Diarrhée matinale** : combiner avec Tiānshū (ST25) et Zúsānlǐ (ST36).

**Dysménorrhée, leucorrhée, énurésie, impuissance sexuelle et spermatorrhée** : combiner avec Shènshū (BL23), Shàngliáo (BL31), Cìliáo (BL32), Zhōngliáo (BL33) et Xiàliáo (BL34).

**Diarrhée** : combiner avec Xuánshū (GV5) et Jǐzhōng (GV6).

**Rigidité lombaire et lombalgie** : combiner avec Wěizhōng (BL40), Jǐzhōng (GV6) et Jīnsuō (GV8).

## (5) 悬枢 Xuánshū (GV5)

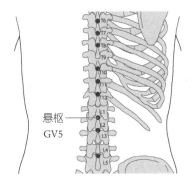

悬枢
GV5

### Localisation

Dans la région lombaire, dans la dépression inférieure à l'apophyse épineuse de la première vertèbre lombaire (L1), sur la ligne médiane postérieure.

### Anatomie locale

**Vascularisation** : la branche postérieure de l'artère lombaire.

**Innervation** : la branche médiane de la ramification postérieure du nerf lombaire.

### Action thérapeutique

Fortifier la Rate et l'Estomac, renforcer le dos et la colonne vertébrale.

### Utilisation connue

Faiblesse de l'Estomac et de la Rate, mal de ventre, diarrhée, prolapsus anal, dyspepsie, diarrhée, rigidité et douleur lombaires et douleur diffuse et légère dans l'abdomen.

### Méthode

Piquer perpendiculairement 0,5–1 cun.

### Utilisation combinée

**Épigastralgie aigüe** : combiner avec Zúsānlǐ (ST36) et Nèiguān (PC6).

**Diarrhée** : combiner avec Tiānshū (ST25), Xiǎochángshū (BL27) et Qìhǎi (CV6).

**Lombalgie** : combiner avec Shènshū (BL23) et Tàixī (KI3).

**Spondylarthrite proliférative** : combiner avec Mìngmén (GV4), Jǐzhōng (GV6) et Dàzhuī (GV14).

**Faiblesse de l'Estomac et de la Rate** : combiner avec Zúsānlǐ (ST36), Zhōngwǎn (CV12) et Gōngsūn (SP4).

**Prolapsus anal** : combiner avec Chángqiáng (GV1) et Dàchángshū (BL25).

## (6) 脊中 Jǐzhōng (GV6)

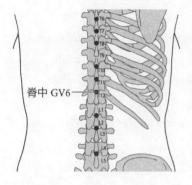

脊中 GV6

### Localisation

Dans la région dorsale supérieure, dans la dépression inférieure à l'apophyse épineuse de la onzième vertèbre thoracique (Th11), sur la ligne médiane postérieure.

### Anatomie locale

**Vascularisation** : la branche postérieure de la 11ᵉ artère intercostale.

**Innervation** : la branche médiane de la ramification postérieure du 11ᵉ nerf thoracique.

### Action thérapeutique

Fortifier la Rate et dissoudre l'Humidité, renforcer le dos et le Rein, soulager le spasme et arrêter le Tuo-fuite (épuisement, tarissement).

### Utilisation connue

Jaunisse, épigastralgie, diarrhée, hémorroïde, présence de sang dans les selles, diarrhée, prolapsus anal infantile, épilepsie et lombo-sacralgie.

### Méthode

Piquer perpendiculairement 0,5–1 cun.

### Utilisation combinée

**Ulcère de l'estomac et du duodénum** : combiner avec Xuánshū (GV5), Jǐzhōng (GV6), Zhōngshū (GV7) et Zúsānlǐ (ST36).

**Prolapsus anal** : combiner avec Qìhǎi (CV6) et Chángqiáng (GV1).

**Jaunisse** : combiner avec Qīmén (LR14), Zhāngmén (LR13) et Zhōngwǎn (CV12).

**Hémorroïde** : combiner avec Chéngshān (BL57) et Chángqiáng (GV1).

**Épilepsie** : combiner avec Chángqiáng (GV1), Jiūwěi (CV15) et Shēnzhù (GV12).

**Lombo-sacralgie** : combiner avec Mìngmén (GV4) et Jīnsuō (GV8).

## (7) 中枢 **Zhōngshū (GV7)**

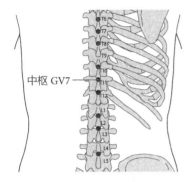

中枢 GV7

### Localisation

Dans la région dorsale supérieure, dans la
dépression inférieure à l'apophyse épineuse de
la dixième vertèbre thoracique (Th10), sur la
ligne médiane postérieure.

### Anatomie locale

**Vascularisation** : la branche postérieure de la 10ᵉ artère
intercostale.

**Innervation** : la branche médiane de la ramification
postérieure du 10ᵉ nerf thoracique.

### Action thérapeutique

Renforcer le dos et le Rein, harmoniser l'Estomac et apaiser
la douleur.

### Utilisation connue

Lombalgie, rigidité de la colonne vertébrale, mal de ventre,
perte d'appétit et vision pauvre.

### Méthode

Piquer perpendiculairement 0,5–1 cun.

### Utilisation combinée

**Maladies du système digestif** : combiner avec Jǐzhōng
(GV6), Xuánshū (GV5), Zhìyáng (GV9), Jīnsuō (GV8) et
Zúsānlǐ (ST36).

**Paralysie infantile dans les membres inférieurs** :
combiner avec Jǐzhōng (GV6) et Mìngmén (GV4).

**Lombalgie** : combiner avec Shènshū (BL23) et Wěizhōng
(BL40).

## (8) 筋缩 Jīnsuō (GV8)

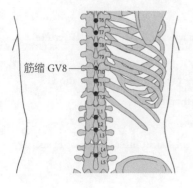

筋缩 GV8

### Localisation

Dans la région dorsale supérieure, dans la dépression inférieure à l'apophyse épineuse de la neuvième vertèbre thoracique (Th9), sur la ligne médiane postérieure.

### Anatomie locale

**Vascularisation** : la branche postérieure de la 9ᵉ artère.

**Innervation** : la branche médiane de la ramification postérieure du 9ᵉ nerf thoracique.

### Action thérapeutique

Renforcer le dos et la colonne vertébrale, fortifier la Rate et l'Estomac, soulager le spasme, calmer le Shen-esprit.

### Utilisation connue

Névralgie lombaire, spasme tétanique, mal de ventre, neurasthénie et épilepsie.

### Méthode

Piquer perpendiculairement 0, 5–1 cun.

### Utilisation combinée

**Gastro-spasme** : combiner avec Xuánshū (GV5), Jǐzhōng (GV6) et Zhōngshū (GV7).

**Neurasthénie** : combiner avec Shuǐgōu (GV26) et Nèiguān (PC6).

**Spasme de torsion** : combiner avec Dàzhuī (GV14), Fēngfǔ (GV16) et Shènshū (BL23).

**Spasme tétanique** : combiner avec Yǒngquán (KI1), Shuǐgōu (GV26) et Dàzhuī (GV14).

**Épilepsie** : combiner avec Shéndào (GV11) et Yǎoqí (EX-B9).

## (9) 至阳 Zhìyáng (GV9)

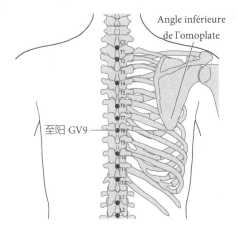

**Localisation**

Dans la région dorsale supérieure, dans la dépression inférieure à l'apophyse épineuse de la septième vertèbre thoracique (Th7), sur la ligne médiane postérieure.

Note : se trouve dans la dépression inférieure à l'apophyse épineuse de la septième vertèbre thoracique (Th7), ce qui est à l'intersection de deux lignes imaginaires : la ligne médiane postérieure et la ligne horizontale du rebord inférieur de l'angle de l'omoplate.

**Anatomie locale**

**Vascularisation** : la branche postérieure de l'artère intercostale.

**Innervation** : la branche médiane de la ramification postérieure du nerf thoracique.

**Action thérapeutique**

Dégager le Poumon et apaiser la toux, éliminer l'Humidité-Chaleur, désobstruer les méridiens et les branches collatérales Luo.

**Utilisation connue**

Toux, dyspnée, essoufflement, syndrome Bi du thorax, jaunisse, paludisme, gastroptose, hépatite, douleur thoracique et lombaire, rigidité de la colonne vertébrale, zona d'herpès et neurasthénie.

**Méthode**

Piquer obliquement 0,5–1 cun.

**Utilisation combinée**

**Gastroptose** : combiner avec Tiānshū (ST25), Zhōngwǎn (CV12), Qìhǎi (CV6) et Zúsānlǐ (ST36).

**Toux et douleur cardiaque** : combiner avec Lièquē (LU7) et Zhàohǎi (KI6).

**Névrite multiple aigüe infectieuse** : combiner avec Dàzhuī (GV14), Hégǔ (LI4), piquer de manière transfixiante en touchant Hòuxī (SI3), Nèiguān (PC6), Yīnlíngquán (SP9), Wěizhōng (BL40) et Sānyīnjiāo (SP6).

**Hépatite chronique** : combiner avec Gānshū (BL18) et Yǒngquán (KI1).

**Toux, dyspnée et essoufflement** : combiner avec Fèishū (BL13), Kǒngzuì (LU6) et Shènshū (BL23).

**Douleur thoracique et lombaire, rigidité de la colonne vertébrale** : combiner avec Juéyīnshū (BL14) et Dànzhōng (CV17).

**Syndrome Bi du thorax** : combiner avec Xīnshū (BL15) et Juéyīnshū (BL14).

# (10) 灵台 Língtái (GV10)

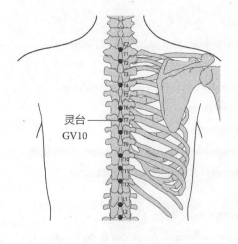

灵台
GV10

## Localisation

Dans la région dorsale supérieure, dans la
dépression inférieure à l'apophyse épineuse
de la sixième vertèbre thoracique (Th6), sur la
ligne médiane postérieure.

## Anatomie locale

**Vascularisation** : la branche postérieure de la 6ᵉ artère
intercostale.

**Innervation** : la branche médiane de la ramification
postérieure du 6ᵉ nerf thoracique.

## Action thérapeutique

Dégager le Poumon, désobstruer les branches collatérales
Luo, rafraîchir la Chaleur et faire la détoxication.

## Utilisation connue

Toux, dyspnée, douleur thoracique et lombaire, rigidité du
cou et de la colonne vertébrale, furoncle.

## Méthode

Piquer obliquement 0,5–1 cun.

## Utilisation combinée

**Érysipèle et cellulite (infectieuse)** : combiner avec Géshū
(BL17), Dàzhuī (GV14) et Wěizhōng (BL40).

**Toux et dyspnée** : combiner avec Dìngchuǎn (EX-B1),
Fèishū (BL13) et Yújì (LU10).

**Rigidité du cou et de la colonne vertébrale** : combiner
avec Tiānzhù (BL10) et Jīnsuō (GV8).

## (11) 神道 Shéndào (GV11)

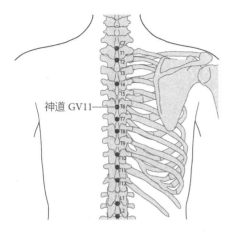

神道 GV11

### Localisation

Dans la région dorsale supérieure, dans la dépression inférieure à l'apophyse épineuse de la cinquième vertèbre thoracique (Th5), sur la ligne médiane postérieure.

### Anatomie locale

**Vascularisation** : la branche postérieure de la 5$^e$ artère intercostale.

**Innervation** : la branche médiane de la ramification postérieure du 5$^e$ nerf thoracique.

### Action thérapeutique

Soulager le spasme et expulser le Vent, calmer le Shen-esprit et apaiser la douleur.

### Utilisation connue

Amnésie, paludisme, palpitations, convulsion infantile, rigidité et douleur lombaires, toux et névralgie intercostale.

### Méthode

Piquer obliquement 0,5–1 cun.

### Utilisation combinée

**Insomnie** : combiner avec Shénmén (HT7) et Sānyīnjiāo (SP6).

**Épilepsie** : combiner avec Xīnshū (BL15).

**Amnésie** : combiner avec Fēngchí (GB20) et Yŏngquán (KI1).

**Palpitations** : combiner avec Shuĭgōu (GV26) et Xīnshū (BL15).

**Rigidité et douleur lombaire** : combiner avec Dàzhù (BL11), Shènshū (BL23) et Xuánzhōng (GB39).

## (12) 身柱 Shēnzhù (GV12)

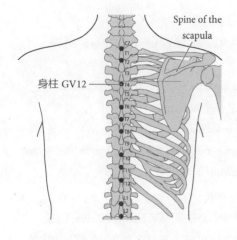

Spine of the scapula

身柱 GV12

### Localisation

Dans la région dorsale supérieure, dans la dépression inférieure à l'apophyse épineuse de la troisième vertèbre thoracique (Th3), sur la ligne médiane postérieure.

Note : se trouve dans la dépression inférieure à l'apophyse épineuse de la troisième vertèbre thoracique (Th3), ce qui est à l'intersection de deux lignes imaginaires : la ligne médiane postérieure et la ligne horizontale de l'extrémité médiale de l'épine de l'omoplate.

### Anatomie locale

**Vascularisation** : la branche postérieure de la 3ᵉ artère intercostale.

**Innervation** : la branche médiane de la ramification postérieure du 3ᵉ nerf thoracique.

### Action thérapeutique

Dissiper le Vent et réduire la fièvre, rafraîchir le Cœur et stabiliser l'émotion, abaisser le reflux et apaiser la toux.

### Utilisation connue

Toux, dyspnée, coqueluche infantile, épilepsie, fièvre, rigidité et douleur lombaires, insomnie, convulsion infantile, tétanos, furoncle, syndromes Bi et soins préventifs.

### Méthode

Piquer obliquement 0,5–1 cun.

### Utilisation combinée

**Début aigu de furoncle** : combiner avec Wěizhōng (BL40) et Língtái (GV10).

**Coqueluche** : combiner avec Fēngmén (BL12), Fèishū (BL13) et Gāohuāngshū (BL43).

**Épilepsie** : combiner avec Běnshén (GB13), Jǐzhōng (GV6) et Tóulínqì (GB15).

**Convulsion infantile** : combiner avec Mìngmén (GV4) et Jīnsuō (GV8).

**Toux** : combiner avec Dàzhuī (GV14), Fèishū (BL13), Tiānliáo (TE15) et Dànzhōng (CV17).

**Fièvre** : combiner avec Dàzhuī (GV14) et Wàiguān (TE5).

**Tétanos** : combiner avec Shuǐgōu (GV26), Hòuxī (SI3) et Shēnmài (BL62).

**Soins préventifs** : combiner avec Píshū (BL20), Wèishū (BL21) et Shènshū (BL23).

## (13) 陶道 Táodào (GV13)

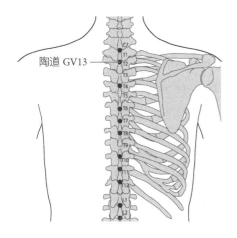

陶道 GV13

### Localisation

Dans la région dorsale supérieure, dans la dépression inférieure à l'apophyse épineuse de la première vertèbre thoracique (Th1), sur la ligne médiane postérieure.

### Anatomie locale

**Vascularisation** : la branche postérieure de la 1$^{ère}$ artère intercostale.

**Innervation** : la branche médiane de la ramification postérieure du 1$^{er}$ nerf thoracique.

### Action thérapeutique

Libérer le Biao-extérieur et réduire la fièvre, soulager le spasme et calmer le Shen-esprit, traiter le paludisme.

### Utilisation connue

Rigidité de la colonne vertébrale, mal de tête, douleur du cou et de l'épaule, douleur lombaire, paludisme, maladie fébrile sans transpiration avec aversion au Froid, épilepsie, urticaire, séquelle de la paralysie infantile.

### Méthode

Piquer obliquement 0,5–1 cun.

### Utilisation combinée

**Paludisme** : combiner avec Yèmén (TE2), Dàzhuī (GV14) et Jiānshǐ (PC5).

**Fièvre après invasion de pathogène exogène** : combiner avec Wàiguān (TE5), Fēngchí (GB20) et Dàzhuī (GV14).

**Fièvre et toux** : combiner avec Fèishū (BL13), Kǒngzuì (LU6) et Yújì (LU10).

**Dian Kuang (folies dépressive et maniaque)** : combiner avec Fèishū (BL13), Shuǐgōu (GV26) et Géshū (BL17).

**Fièvre de type Vide** : combiner avec Dàzhuī (GV14), Yīnxī (HT6), Fùliū (KI7) et Gāohuāngshū (BL43).

**Rigidité du rachis** : combiner avec Jīnsuō (GV8) et Shēnzhù (GV12).

**Mal de tête, douleur du cou et de l'épaule, douleur lombaire** : combiner avec Hòuxī (SI3), Shēnmài (BL62) et Tiānzhù (BL10).

**Urticaire** : combiner avec Dàzhuī (GV14), Xuèhǎi (SP10) et Fēngchí (GB20).

**Séquelle de paralysie infantile** : combiner avec Huántiào (GB30), Wěizhōng (BL40), Jíquán (HT1) et Qūchí (LI11).

### Annotation

Point de Réunion-Croisement du Méridien Du (Vaisseau Gouverneur) et Méridien de la Vessie Tai Yang du pied.

# (14) 大椎 Dàzhuī (GV14)

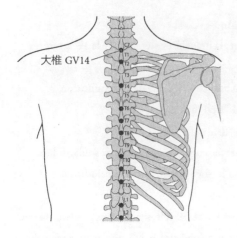

大椎 GV14

## Localisation

Sur la région postérieure du cou, dans la dépression inférieure à l'apophyse épineuse de la septième vertèbre cervicale (C7), sur la ligne médiane postérieure.

Note 1 : lorsque la tête se trouve dans une position neutre et que le sujet est assis, le site le plus proéminent de la face postérieure du cou est l'apophyse épineuse de la septième vertèbre cervicale (C7). La flexion de la tête peut faciliter la palpation de l'apophyse épineuse de C7.

Note 2 : une légère rotation de C7 peut être ressentie en tournant la tête tout en gardant une flexion légère.

## Anatomie locale

**Vascularisation** : la branche de l'artère cervicale transverse.

**Innervation** : la branche postérieure du 8$^e$ nerf cervical et la branche médiane de la ramification postérieure du 1$^{er}$ nerf thoracique.

## Action thérapeutique

Libérer le Biao-extérieur et nettoyer la Chaleur, dissiper le Vent et expulser le Froid, activer Yang et régulariser le Qi.

## Utilisation connue

Mal de tête, maladies fébriles aigües, rhume, hyperhidrose, paludisme, évaporation osseuse, toux, dyspnée, asthme, syndrome de flaccidité, rigidité du cou, douleur thoracique et lombaire, Dian Kuang (folies dépressive et maniaque), épilepsie, convulsion infantile aigüe et chronique, urticaire, chorée infantile et soins de santé.

## Méthode

Piquer perpendiculairement 0,5–1 cun.

## Utilisation combinée

**Paludisme** : combiner avec Jiānshǐ (PC5), Nèiguān (PC6) et Shéndào (GV11).

**Tétanos** : combiner avec Shuǐgōu (GV26), Yánglíngquán (GB34) et Qūchí (LI11).

**Grippe** : combiner avec Qūchí (LI11), Hégǔ (LI4) et Wàiguān (TE5).

**Neurosyphilis** : combiner avec Shàngliáo (BL31), Cìliáo (BL32), Zhōngliáo (BL33), Xiàliáo (BL34) et Zhìyáng (GV9).

**Hérédo-ataxie** : combiner avec Fēngchí (GB20), Wángǔ (GB12), Fēngfǔ (GV16) et Yìfēng (TE17).

**Compression médullaire** : combiner avec Shēnzhù (GV12), Dàzhù (BL11) et Dàchángshū (BL25).

**Asthme** : combiner avec Fēnglóng (ST40) et Fèishū (BL13).

**Leucopénie** : combiner avec Zúsānlǐ (ST36) et Qūchí (LI11).

**Bronchite asthmatiforme** : combiner avec Tiāntū (CV22), Shàngwǎn (CV13) et Zhìyáng (GV9).

**Fièvre** : combiner avec Wàiguān (TE5) et Shàoshāng

(LU11, piquer pour une légère saignée).

**Amyotrophie spinale progressive** : combiner avec Fēngfǔ (GV16) et Jiájǐ (EX-B2).

**Céphalées** : combiner avec Bǎihuì (GV20) et Fēngchí (GB20).

**Annotation**

Point de Réunion-Croisement du Méridien Du (Vaisseau Gouverneur), trois Méridiens Yang du pied et trois Méridiens Yang de la main.

## (15) 哑门 Yǎmén (GV15)

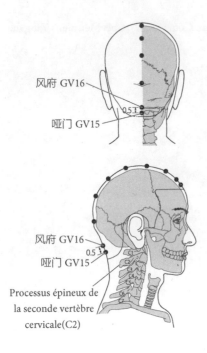

风府 GV16
哑门 GV15

风府 GV16
哑门 GV15

Processus épineux de la seconde vertèbre cervicale(C2)

### Localisation

Dans la région postérieure du cou, dans la dépression supérieure à l'apophyse épineuse de la seconde vertèbre cervicale (C2), sur la ligne médiane postérieure.

Note : après avoir localisé GV16, GV15 est inférieur à GV16 de 0,5 B-cun.

### Anatomie locale

**Vascularisation** : les branches de l'artère et de la veine occipitales.

**Innervation** : le 3ᵉ nerf occipital.

### Action thérapeutique

Promouvoir le mouvement des articulations, ouvrir les Orifices et désobstruer les vaisseaux Luo, calmer le Shen-esprit.

### Utilisation connue

Dian Kuang (folies dépressive et maniaque), neurasthénie, épilepsie, enrouement soudain de la voix, mal de gorge, aphasie, rigidité de la langue, surdité, rigidité et douleur du cou, apoplexie, hémiplégie, paralysie cérébrale et dyspnée.

### Méthode

Piquer perpendiculairement vers la mandibule 1–2 cun. Appliquer la méthode avec les mouvements de retirer et d'enfoncer l'aiguille. Rotations interdites.

### Utilisation combinée

**Aphasie par apoplexie** : combiner avec Yǒngquán (KI1), Jīnjīn (EX-HN12) et Yùyè (EX-HN13).

**Surdité** : combiner avec Zhōngzhǔ (TE3), Tīnggōng (SI19) et Ěrmén (TE21).

**Aphasie par rigidité de la langue** : combiner avec Guānchōng (TE1) et Tōnglǐ (HT5).

**Céphalées** : combiner avec Bǎihuì (GV20) et Tàiyáng (EX-HN5).

**Opisthotonos** : combiner avec Fēngfǔ (GV16), Jīnsuō (GV8) et Shuǐgōu (GV26).

**Dian Kuang (folies dépressive et maniaque) et épilepsie** : combiner avec Shuǐgōu (GV26) et Yǒngquán (KI1).

**Paralysie cérébrale** : combiner avec Fēngchí (GB20), Wángǔ (GB12) et Tiānzhù (BL10).

**Névrose d'expression** : combiner avec Nèiguān (PC6) et Shuǐgōu (GV26).

**Rigidité et douleur du cou** : combiner avec Tiānzhù (BL10) et Dàzhù (BL11).

## (16) 风府 Fēngfǔ (GV16)

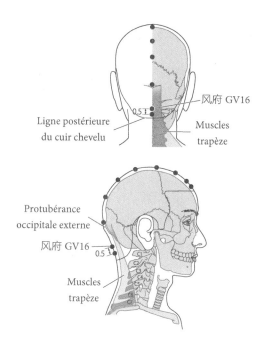

风府 GV16

Ligne postérieure
du cuir chevelu

Muscles
trapèze

Protubérance
occipitale externe

风府 GV16

0.5 寸

Muscles
trapèze

### Localisation

Dans la région postérieure du cou,
directement inférieur à la protubérance
occipitale externe, dans la dépression entre les
muscles trapèzes.

Note : lorsque la tête est en extension légère
dans une position assise, les muscles trapèzes
sont légèrement relâchés. Remonter vers
le haut depuis le point médian de la ligne
cutanée postérieure vers l'os occipital pour
trouver GV16.

### Anatomie locale

**Vascularisation** : la branche de l'artère occipitale.

**Innervation** : les branches du 3ᵉ nerf occipital et du
grandnerf occipital.

### Action thérapeutique

Disperser le Vent incorrect, rafraîchir le Cœur et calmer le
Shen-esprit, promouvoir le mouvement des articulations.

### Utilisation connue

Céphalées, rigidité du cou, Dian Kuang (folies dépressive
et maniaque), épilepsie, aphasie par apoplexie, hémiplégie,
vertige, épistaxis, paralysie pseudo-bulbaire, atrophie
cérébrale, sclérose latérale amyotrophique, névrose et
hypertension.

### Méthode

Piquer perpendiculairement vers la mandibule 1–2 cun.
Appliquer la méthode avec les mouvements de retirer et
d'enfoncer l'aiguille. Rotations interdites.

### Utilisation combinée

**Rhume et rigidité du cou** : combiner avec Chéngjiāng
(CV24), Dàzhuī (GV14) et Lièquē (LU7).

**Céphalées occipitales** : combiner avec Hégǔ (LI4) et
Kūnlún (BL60).

**Commotion** : combiner avec Fēngchí (GB20), Nèiguān
(PC6) et Shénmén (HT7).

**Contusion cérébrale** : combiner avec Sìshéncōng (EX-
HN1) et Nèiguān (PC6).

**Encéphalopathie hypertensive** : combiner avec Shuǐgōu
(GV26), Nèiguān (PC6), Bǎihuì (GV20) et Sānyīnjiāo
(SP6).

**Épilepsie** : combiner avec Shuǐgōu (GV26), Nèiguān
(PC6) et Sìshéncōng (EX-HN1). Aussi traitée avec Shēnmài
(BL62) pour des attaques pendant la journée et avec
Zhàohǎi (KI6) pour des attaques pendant la nuit.

**Sclérose latérale amyotrophique** : combiner avec Dàzhuī
(GV14), Jǐzhōng (GV6), Zhōngshū (GV7), Mìngmén
(GV4), Jíquán (HT1), Shàohǎi (HT3), Huántiào (GB30) et
Wěizhōng (BL40).

**Paralysie pseudo-bulbaire** : combiner avec Liánquán

(CV23), Tiāntū (CV22) et Yìfēng (TE17).

**Vertige** : combiner avec Zhōngfēng (LR4) et Yángfǔ (GB38).

**Aphasie par apoplexie** : combiner avec Yǒngquán (KI1), Liánquán (CV23), Nèiguān (PC6) et Xīnshū (BL15).

**Névrose** : combiner avec Shuǐgōu (GV26) et Nèiguān (PC6).

**Annotation**

Point de Réunion-Croisement du Méridien Du (Vaisseau Gouverneur), Méridien de la Vessie Tai Yang du pied et Méridien Yang Wei.

# （17）脑户 Nǎohù（GV17）

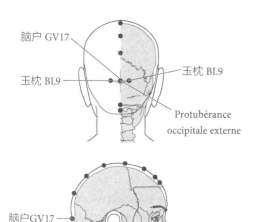

脑户 GV17

玉枕 BL9

玉枕 BL9

Protubérance occipitale externe

脑户GV17

## Localisation

Sur la tête, dans la dépression supérieure à la protubérance occipitale externe.

Note : GV17 se trouve dans la dépression à l'intersection de deux lignes imaginaires : la ligne verticale de la ligne médiane postérieure et la ligne horizontale du rebord supérieur de la protubérance occipitale externe, au même niveau que BL9.

## Anatomie locale

**Vascularisation** : les branches de l'artère et de la veine gauche et droite occipitales.

**Innervation** : la branche du grand nerf occipital.

## Action thérapeutique

Expulser le Vent et nettoyer la Chaleur, ouvrir les Orifices et soulager le spasme.

## Utilisation connue

Céphalées occipitale, vertige, vision floue, douleur dans les yeux, conjonctivite, jaunisse, enrouement de la voix, épilepsie, rigidité et douleur du cou.

## Méthode

Piquer obliquement 0,5–0,8 cun.

## Utilisation combinée

**Céphalées** : combiner avec Lièquē (LU7), Bǎihuì (GV20) et Fēngchí (GB20).

**Rigidité et douleur du cou** : combiner avec Dàzhuī (GV14), Fēngmén (BL12) et Tiānzhù (BL10).

**Vertige** : combiner avec Tàichōng (LR3) et Fēngchí (GB20).

**Enrouement de la voix** : combiner avec Shuǐgōu (GV26), Liánquán (CV23).

**Vision floue** : combiner avec Tiānzhù (BL10) et Jīngmíng (BL1).

## Annotation

Point de Réunion-Croisement du Méridien Du (Vaisseau Gouverneur) et Méridien de la Vessie Tai Yang du pied.

## (18) 强间 Qiángjiān (GV18)

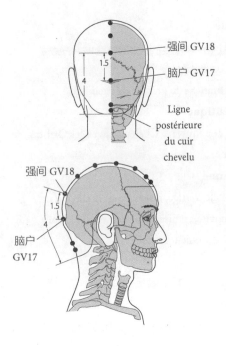

强间 GV18
脑户 GV17

Ligne
postérieure
du cuir
chevelu

强间 GV18

脑户
GV17

### Localisation

Sur la tête, supérieur à la ligne postérieure du
cuir chevelu de 4 B-cun, sur la ligne médiane
postérieure.

Note : GV18 se trouve dans la dépression
supérieure à GV17 de 1,5 B-cun.

### Anatomie locale

**Vascularisation** : les branches de l'artère et de la veine
gauche et droite occipitales.

**Innervation** : la branche du grand nerf occipital.

### Action thérapeutique

Apaiser le Foie et éteindre le Vent, détendre les tendons et
apaiser la douleur.

### Utilisation connue

Dian Kuang (folies dépressive et maniaque), épilepsie,
céphalées, vertige, vomissement et rigidité et douleur du
cou.

### Méthode

Piquer obliquement 0,5–0,8 cun.

### Utilisation combinée

**Céphalées** : combiner avec Hégǔ (LI4) et Shàngxīng
(GV23).

**Vertige** : combiner avec Zhōngfēng (LR4) et Tàichōng
(LR3).

**Rigidité du cou** : combiner avec Fēngmén (BL12), Hòuxī
(SI3) et Tiānzhù (BL10).

**Dian Kuang (folies dépressive et maniaque) et épilepsie** :
combiner avec Nèiguān (PC6) et Shuǐgōu (GV26).

# (19) 后顶 Hòudǐng (GV19)

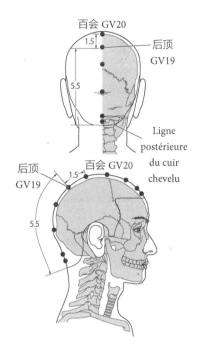

## Localisation

Sur la tête, supérieur à la ligne postérieure du cuir chevelu de 5,5 B-cun, sur la ligne médiane postérieure.

Note : GV19 se trouve dans la dépression postérieure à GV20 de 1,5 B-cun.

## Anatomie locale

**Vascularisation** : les branches de l'artère et de la veine gauche et droite occipitales.

**Innervation** : la branche du grand nerf occipital.

## Action thérapeutique

Rafraîchir le Cœur et calmer le Shen-esprit, apaiser le Foie et abaisser le Yang, dissiper le Vent et apaiser la douleur.

## Utilisation connue

Céphalées, vertige, Dian Kuang (folies dépressive et maniaque), épilepsie et insomnie.

## Méthode

Piquer obliquement 0,5–0,8 cun.

## Utilisation combinée

**Dian Kuang (folies dépressive et maniaque) et épilepsie** : combiner avec Fēnglóng (ST40), Shuǐgōu (GV26), Nèiguān (PC6), Fēngchí (GB20) et Zhōngwǎn (CV12).

**Céphalées temporales** : combiner avec Bǎihuì (GV20), Qiándǐng (GV21) et Tàichōng (LR3).

**Céphalées et douleur cervicale** : combiner avec Tiānzhù (BL10) et Kūnlún (BL60).

**Vertige** : combiner avec Fēngchí (GB20), Zhōngfēng (LR4) et Yángfǔ (GB38).

## (20) 百会 Bǎihuì (GV20)

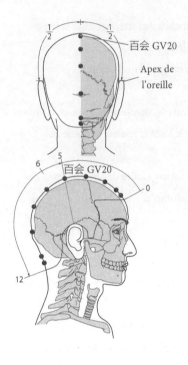

百会 GV20
Apex de l'oreille

百会 GV20

### Localisation

Sur la tête, supérieur à la ligne postérieure du cuir chevelu de 5 B-cun, sur la ligne médiane postérieure.

Note 1 : GV20 se trouve dans la dépression antérieure de 1 B-cun au point milieu de la ligne reliant les lignes chevelues antérieure et postérieure.

Note 2 : lorsque les oreilles sont repliées, GV20 se trouve au point médian de la ligne entre les apex auriculaires.

### Anatomie locale

**Vascularisation** : le réseau d'anastomoses de l'artère et de la veine temporales superficielles gauche et droite, et de l'artère et de la veine occipitales gauche et droite.

**Innervation** : la branche du grand nerf occipital.

### Action thérapeutique

Apaiser le Foie et éteindre le Vent, faire monter le Yang et tonifier le Qi, rafraîchir le Cœur et calmer le Shen-esprit.

### Utilisation connue

Dian Kuang (folies dépressive et maniaque), épilepsie, coma par apoplexie, opisthotonos, bourdonnements d'oreilles, palpitations, mauvaise mémoire, obstruction nasale, prolapsus anal, hystérie, prolapsus utérin, gastroptose, mal de tête, vertige, cri nocturne infantile et borborygme.

### Méthode

Piquer obliquement 0,5–1 cun.

### Utilisation combinée

**Prolapsus anal** : combiner avec Chángqiáng (GV1) et Guānyuán (CV4).

**Prolapsus utérin** : combiner avec Zǐgōng (EX-CA1), Guānyuán (CV4) et Cìliáo (BL32).

**Gastroptose** : combiner avec Zhōngwǎn (CV12) dans le côté gauche, Liángmén (ST21) dans le côté gauche, Qìhǎi (CV6) et Zúsānlǐ (ST36).

**Céphalées et vertige** : combiner avec Fēngchí (GB20) et Tàichōng (LR3).

**Acouphènes** : combiner avec Tīnggōng (SI19) et Xíngjiān (LR2).

**Insomnie** : combiner avec Shénmén (HT7) et Sìshéncōng (EX-HN1).

**Douleur occipitale** : combiner avec Zhìyīn (BL67) et Tiānzhù (BL10).

**Intoxication au monoxyde de carbone** : combiner avec Sìshéncōng (EX-HN1), Fēngchí (GB20) et Shàngxīng (GV23).

**Obstruction nasale** : combiner avec Yíngxiāng (LI20) et Fēngchí (GB20).

**Troubles mentaux et épilepsie** : combiner avec Nèiguān (PC6), Shuǐgōu (GV26), Fēngchí (GB20) et Shēnzhù (GV12).

**Annotation**

Point de Réunion-Croisement du Méridien Du (Vaisseau Gouverneur) et Méridien de la Vessie Tai Yang du pied.

# (21) 前顶 Qiándǐng (GV21)

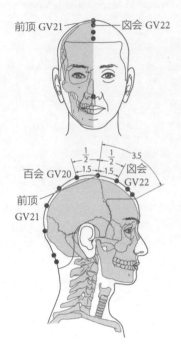

前顶 GV21 — 囟会 GV22

百会 GV20    囟会 GV22

前顶 GV21

## Localisation

Sur la tête, supérieur à la ligne antérieure du cuir chevelu, sur la ligne médiane antérieure.

Note : DGV1 se trouve au point médian de la ligne reliant GV20 et GV22.

## Anatomie locale

**Vascularisation** : le réseau d'anastomoses de l'artère et de la veine temporales superficielles gauche et droite.

**Innervation** : l'endroit de réunion de la branche du nerf frontal et de la branche du grand nerf occipital.

## Action thérapeutique

Diriger le Yang du Foie vers le bas, dégager la Chaleur du Cerveau et des yeux.

## Utilisation connue

Céphalées temporales, vertige, convulsion infantile, obstruction nasale, rhinorrhée et épilepsie.

## Méthode

Piquer obliquement vers l'arrière 0,5–0,8 cun.

## Utilisation combinée

**Rhinorrhée** : combiner avec Yíngxiāng (LI20) et Hégǔ (L14).

**Vertige** : combiner avec Tàiyáng (EX-HN5) et Tàichōng (LR3).

**Céphalées temporales** : combiner avec Sìshéncōng (EX-HN1) et Tàichōng (LR3).

# (22) 囟会 Xìnhuì (GV22)

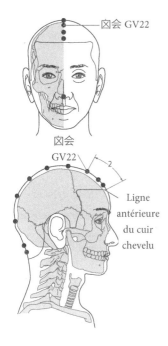

图会 GV22

图会
GV22

2

Ligne
antérieure
du cuir
chevelu

## Localisation

Sur la tête, supérieur à la ligne antérieure du
cuir chevelu, sur la ligne médiane antérieure.

**Anatomie locale**

**Vascularisation** : le réseau d'anastomoses de l'artère et de la
veine temporales superficielles, et de l'artère et de la veine
frontales.

**Innervation** : la branche du nerf frontal.

**Action thérapeutique**

Apaiser le Foie et éteindre le Vent, ouvrir les Orifices et
tranquilliser la frayeur.

**Utilisation connue**

Céphalées, vertige, apoplexie, perte de connaissance,
congestion nasale, épilepsie infantile, œdème facial,
insomnie et léthargie.

**Méthode**

Piquer obliquement 0,5–0,8 cun.

**Utilisation combinée**

**Paralysie olfactive** : combiner avec Yíngxiāng (LI20) et
Fēngchí (GB20).

**Épilepsie infantile** : combiner avec Shíxuān (EX-UE11),
Yìntáng (EX-HN3), Shàngxīng (GV23) et Bǎihuì (GV20).

**Céphalées** : combiner avec Yùzhěn (BL9), Bǎihuì (GV20)
et Tóuwéi (ST8).

**Anémie** : combiner avec Zhīgōu (TE6) et Xuèhǎi (SP10).

**Léthargie** : combiner avec Bǎihuì (GV20), Yìntáng (EX-
HN3) et Shàngxīng (GV23).

**Apoplexie et perte de connaissance** : combiner avec
Shuǐgōu (GV26).

**Œdème facial** : combiner avec Sìbái (ST2) et Fēngchí
(GB20).

# (23) 上星 Shàngxīng (GV23)

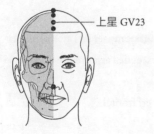

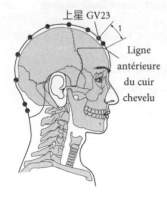

上星 GV23

Ligne antérieure du cuir chevelu

### Localisation

Sur la tête, supérieur à la ligne antérieure du cuir chevelu de 1 B-cun, sur la ligne médiane antérieure.

### Anatomie locale

**Vascularisation** : les branches des artères et des veines frontales et temporales superficielles.

**Innervation** : la branche du nerf frontal.

### Action thérapeutique

Rafraîchir la Chaleur du Foie, améliorer la vue, ouvrir les Orifices du nez, promouvoir le mouvement des articulations.

### Utilisation connue

Céphalées frontales, vertige, myopie, rhinorrhée, épistaxis, polype nasal, troubles maniacodépressifs, aphasie causée par apoplexie, artériosclérose cérébrale et apoplexie.

### Méthode

Piquer obliquement 0,5–0,8 cun.

### Utilisation combinée

**Céphalées** : combiner avec Bǎihuì (GV20) et Lièquē (LU7).

**Épistaxis** : combiner avec Fēngchí (GB20) et Cuánzhú (BL2).

**Rhinorrhée** : combiner avec Yíngxiāng (LI20) et Hégǔ (LI4).

**Douleur des yeux** : combiner avec Cuánzhú (BL2) et Tiānzhù (BL10).

**Thrombose cérébrale** : combiner avec Shuǐgōu (GV26), Nèiguān (PC6) et Fēngchí (GB20).

**Artériosclérose cérébrale** : combiner avec Shàngxīng (GV23), piquer de manière transfixiante en touchant Bǎihuì (GV20).

**Épistaxis et rhinorrhée** : combiner avec Yíngxiāng (LI20), Sùliáo (GV25) et Hégǔ (LI4).

**Dian Kuang (folies dépressive et maniaque)** : combiner avec Bǎihuì (GV20), Yìntáng (EX-HN3) et Nèiguān (PC6).

**Aphasie causée par apoplexie** : combiner avec Bǎihuì (GV20), Yìntáng (EX-HN3), Jīnjīn (EX-HN12) et Yùyè (EX-HN13).

## (24) 神庭 Shéntíng (GV24)

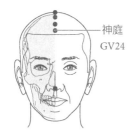

神庭
GV24

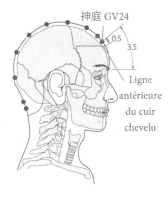

神庭 GV24

0.5
3.5

Ligne
antérieure
du cuir
chevelu

### Localisation

Sur la tête, supérieur à la ligne antérieure du
cuir chevelu de 0,5 B-cun, sur la ligne médiane
antérieure.

Note : lorsque la ligne antérieure du cuir
chevelu n'est pas apparente ou est modifiée,
GV24 est supérieur au point médian de la
ligne entre les extrémités médiales des sourcils
de 2,5 B-cun.

### Anatomie locale

**Vascularisation** : la branche de l'artère et de la veine
frontales.

**Innervation** : la branche du nerf frontal.

### Action thérapeutique

Rafraîchir le Cœur et calmer le Shen-esprit, apaiser le Foie et
tranquilliser la frayeur.

### Utilisation connue

Céphalées frontales, vertige, épilepsie, palpitations,
insomnie, conjonctivite, obstruction nasale, rhinorrhée et
psychose.

### Méthode

Piquer obliquement vers l'arrière 0,5–0,8 cun.

### Utilisation combinée

**Insomnie** : combiner avec Shénmén (HT7), Sānyīnjiāo
(SP6) et Bǎihuì (GV20).

**Céphalées** : combiner avec Lièquē (LU7), Bǎihuì (GV20)
et Tàichōng (LR3).

**Palpitations** : combiner avec Nèiguān (PC6) et Tōnglǐ
(HT5).

**Conjonctivite** : combiner avec Shàngxīng (GV23), Jīngmíng
(BL1), Qiándǐng (GV21) et Tàiyáng (EX-HN5).

**Obstruction nasale et rhinorrhée** : combiner avec
Cuánzhú (BL2) et Yíngxiāng (LI20).

### Annotation

Point de Réunion-Croisement du Méridien Du (Vaisseau
Gouverneur), Méridien de la Vessie Tai Yang du pied et
Méridien de l'Estomac Yang Ming du pied.

# (25) 素髎 Sùliáo (GV25)

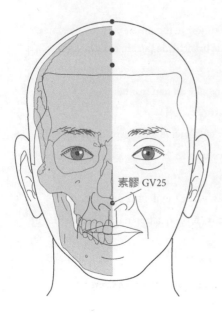

素髎 GV25

**Localisation**

Sur le visage, sur la pointe du nez.

**Anatomie locale**

**Vascularisation** : la branche latérale nasale de l'artère et de la veine faciales.

**Innervation** : la branche externe nasale du nerf ethmoïdal antérieur.

**Action thérapeutique**

Promouvoir la circulation du Qi pulmonaire, ouvrir les Orifices du nez, activer la circulation sanguine pour enlever la stase, réanimer un patient ayant perdu connaissance.

**Utilisation connue**

Obstruction nasale, rhinorrhée, épistaxis, infection du nez pyogénique, polype nasal, épilepsie, convulsion infantile, hypotension, rosacée, réanimation de noyade et séquelle d'intoxication au monoxyde de carbone.

**Méthode**

Piquer perpendiculairement 0,1–0,3 cun.

Piquer pour une légère saignée.

**Utilisation combinée**

**Épilepsie** : combiner avec Hégǔ (LI4) et Tàichōng (LR3) ou Shíxuān (EX-UE11).

**Polype nasal** : combiner avec Nèiyíngxiāng (EX-HN9) et Shàngxīng (GV23).

**Épistaxis** : combiner avec Yíngxiāng (LI20) et Fēngchí (GB20).

**Hypotension** : combiner avec Nèiguān (PC6) et Bǎihuì (GV20).

**Séquelle d'intoxication au monoxyde de carbone :** combiner avec Nèiguān (PC6) et Shàngxīng (GV23), piquer de manière transfixiante en touchant Bǎihuì (GV20).

**Réanimation de noyade** : Nèiguān (PC6) et Qìshě (ST11).

# (26) 水沟 Shuǐgōu (GV26)

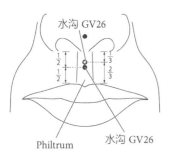

## Localisation

Sur le visage, au milieu du philtrum.
Remarque : localisation alternative pour
GV26 : à l'intersection du tiers supérieur et
des deux tiers inférieurs du philtrum.

## Anatomie locale

**Vascularisation** : l'artère et la veine supérieures labiales.

**Innervation** : la branche buccale du nerf facial et la branche du nerf sous-orbitaire.

## Action thérapeutique

Réanimer un patient ayant perdu connaissance et calmer le Shen-esprit, ouvrir les Orifices et réveiller l'esprit, dissiper le Vent et apaiser la douleur, rafraîchir la Chaleur pour dissoudre le Tan-mucosité-glaire.

## Utilisation connue

Syncope causée par apoplexie, Dian Kuang (folies dépressive et maniaque), épilepsie, convulsion infantile, coma, prolapsus du rectum, insolation, trismus, hystérie, paralysie faciale, aphasie, hypertension, gonflement du visage, diabète, obstruction nasale, rhinorrhée, entorse lombaire, spasme du muscle facial.
Ceci est un des points de secours.

## Méthode

Piquer obliquement vers le haut 0,3–0,5 cun, appliquer la méthode de piquer en picorant.

## Utilisation combinée

**Thrombose cérébrale et hémorragie cérébrale** : combiner avec Nèiguān (PC6), Sānyīnjiāo (SP6), Wěizhōng (BL40) et Jíquán (HT1).

**Épilepsie et prolapsus du rectum** : combiner avec Hégǔ (LI4) et Shíxuān (EX-UE11).

**Insolation** : combiner avec Hégǔ (LI4) et Shíxuān (EX-UE11).

**Hystérie** : combiner avec Nèiguān (PC6).

**Aphasie** : combiner avec Yǒngquán (KI1) et Tōnglǐ (HT5).

**Entorse lombaire** : combiner avec Wěizhōng (BL40).

**Gonflement du visage** : combiner avec Qiándǐng (GV21), Sìbái (ST2) et Jiěxī (ST41).

**Hypertension** : combiner avec Rényíng (ST9), Zúsānlǐ (ST36), Hégǔ (LI4) et Tàichōng (LR3).

## Annotation

Point de Réunion-Croisement du Méridien Du (Vaisseau Gouverneur), Méridien du Gros Intestin Yang Ming de la main et Méridien de l'Estomac Yang Ming du pied.

(27) 兌端 Duìduān (GV27)

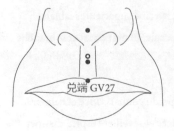

**Localisation**

Sur le visage, au milieu du tubercule de la lèvre supérieure.

**Anatomie locale**

**Vascularisation** : l'artère et la veine supérieures labiales.

**Innervation** : la branche buccale du nerf facial et la branche du nerf sous-orbitaire.

**Action thérapeutique**

Purger la Chaleur de l'Estomac, nourrir le Yin de l'Estomac, apaiser la douleur, calmer le Shen-esprit.

**Utilisation connue**

Dian Kuang (folies dépressive et maniaque), épilepsie, douleur dans les gencives, polype nasal, épistaxis, douleur dentaire.

**Méthode**

Piquer perpendiculairement 0,2–0,3 cun.

**Utilisation combinée**

**Polype nasal** : combiner avec Yíngxiāng (LI20) et Hégǔ (LI4).

**Douleur dentaire et douleur dans les gencives** : combiner avec Hégǔ (LI4), Jiáchē (ST6), Tàiyáng (EX-HN5) et Xiàguān (ST7).

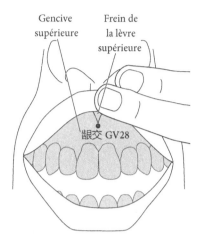

Gencive supérieure — Frein de la lèvre supérieure

龈交 GV28

## Localisation

Sur le visage, à l'intérieur de la lèvre supérieure, à la jonction du frein de la lèvre supérieure et de la gencive supérieure.

Note : en position assise avec la tête en extension et la lèvre supérieure relevée, GV28 se trouve à la jonction du frein de la lèvre supérieure et de la gencive supérieure.

## Anatomie locale

**Vascularisation** : l'artère et la veine supérieures labiales.

**Innervation** : la branche buccale du nerf facial et la branche du nerf sous-orbitaire.

## Action thérapeutique

Dégager le Poumon et ouvrir les Orifices, nettoyer la Chaleur et disperse le Feu, améliorer la vue et apaiser la douleur.

## Utilisation connue

Conjonctivite, rhinorrhée, gonflement et douleur des gencives, obstruction nasale, polype nasal.

## Méthode

Piquer obliquement vers le haut 0,1–0,2 cun ou faire saigner à l'aiguille triangulaire.

## Utilisation combinée

**Maladies nasales** : combiner avec Yíngxiāng (LI20), Fēngchí (GB20), Shàngxīng (GV23) et Hégǔ (LI4).

**Conjonctivite** : combiner avec Sìbái (ST2), Cuánzhú (BL2) et Tàichōng (LR3).

## Annotation

Point de Réunion-Croisement du Méridien Ren (Vaisseau Conception) et Méridien Du (Vaisseau Gouverneur).

# 14. Méridien Ren (Vaisseau Conception)(24 points)

Les points de ce méridien sont décrits de Huìyīn (CV1) à Chéngjiāng (CV24).

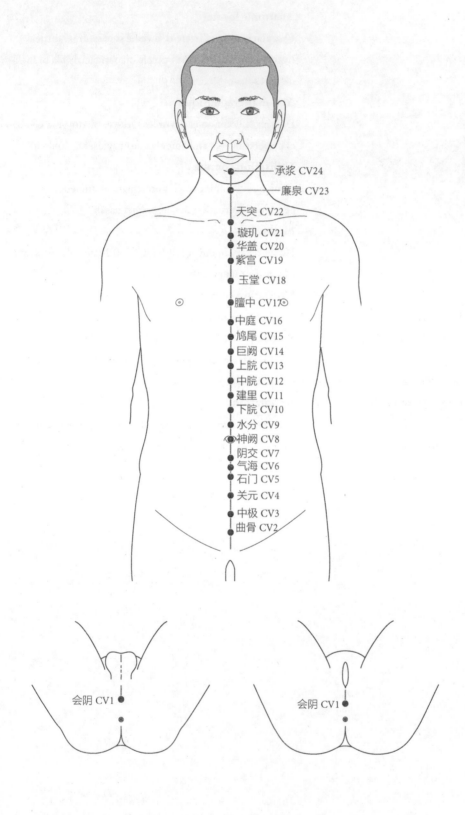

承浆 CV24
廉泉 CV23
天突 CV22
璇玑 CV21
华盖 CV20
紫宫 CV19
玉堂 CV18
膻中 CV17
中庭 CV16
鸠尾 CV15
巨阙 CV14
上脘 CV13
中脘 CV12
建里 CV11
下脘 CV10
水分 CV9
神阙 CV8
阴交 CV7
气海 CV6
石门 CV5
关元 CV4
中极 CV3
曲骨 CV2

会阴 CV1

会阴 CV1

# (1) 会阴 Huìyīn (CV1)

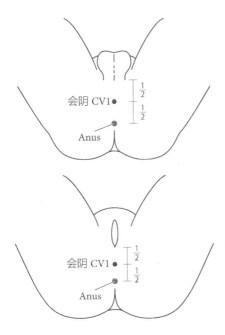

会阴 CV1 •

Anus

$\frac{1}{2}$
$\frac{1}{2}$

会阴 CV1 •

Anus

$\frac{1}{2}$
$\frac{1}{2}$

## Localisation

Dans la région périnéale, au point médian de la ligne reliant l'anus et le rebord postérieur du scrotum chez l'homme ou la commissure postérieure des grandes lèvres chez la femme. Note : CV1 se trouve à mi-chemin entre l'anus et l'organe génital, lorsque le sujet est en décubitus latéral ou dans une position genu-pectorale.

## Anatomie locale

**Vascularisation** : la branche de l'artère et de la veine périnéales superficielles.

**Innervation** : la branche du nerf périnéal.

## Action thérapeutique

Régulariser la menstruation et renforcer le Rein, rafraîchir la Chaleur et dissoudre l'Humidité.

## Utilisation connue

Prurit vulvaire, règles irrégulières, douleur et gonflement de l'anus, rétention urinaire, diarrhée, spermatorrhée, impuissance sexuelle, gonflement et démangeaisons des bourses, prolapsus de l'utérus, hémorroïde, Dian Kuang (folies dépressive et maniaque) et hernie.

## Méthode

Piquer perpendiculairement 0,5–0,8 cun.

## Utilisation combinée

**Hémorroïde** : combiner avec Chéngshān (BL57) et Wěizhōng (BL40).

**Prurit vulvaire, gonflement et démangeaisons de bourses** : combiner avec Lígōu (LR5) et Zhōngjí (CV3).

**Règles irrégulières** : combiner avec Guānyuán (CV4) et Sānyīnjiāo (SP6).

**Rétention urinaire** : combiner avec Zhōngjí (CV3) et Pángguāngshū (BL28).

**Spermatorrhée et impuissance sexuelle** : combiner avec Shènshū (BL23) et Guānyuán (CV4).

**Prolapsus de l'utérus** : combiner avec Bǎihuì (GV20).

**Diarrhée** : combiner avec Dàchángshū (BL25) et Tiānshū (ST25).

## Annotation

Point de Réunion-Croisement du Méridien Ren (Vaisseau Conception), Méridien Du (Vaisseau Gouverneur) et Méridien Chong (Pénétrant).

## (2) 曲骨 Qūgǔ (CV2)

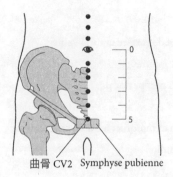

曲骨 CV2　Symphyse pubienne

### Localisation

Dans l'abdomen inférieur, supérieur à la symphyse pubienne, sur la ligne médiane antérieure.

### Anatomie locale

**Vascularisation** : les branches des artères épigastriques inférieures et obturatrices.

**Innervation** : la branche du nerf ilio-hypogastrique.

### Action thérapeutique

Réchauffer le Yang du Rein, régulariser la menstruation et arrêter les leucorrhées.

### Utilisation connue

Spermatorrhée, impuissance sexuelle, spermatorrhée, rétraction des organes génitaux, prostatite, énurésie, hernie, dysménorrhée, règles irrégulières, leucorrhée et inflammation pelvienne.

### Méthode

Piquer perpendiculairement 1–2 cun.

### Utilisation combinée

**Énurésie** : combiner avec Guīlái (ST29) et Sānyīnjiāo (SP6).

**Incontinence nocturne** : combiner avec Zhōngjí (CV3) et Chǐzé (LU5, moxibustion).

**Cystite** : combiner avec Sānyīnjiāo (SP6) et Pángguāngshū (BL28).

**Leucorrhée** : combiner avec Dàimài (GB26) et Sānyīnjiāo (SP6).

**Rétention urinaire** : combiner avec Guānyuán (CV4) et Guīlái (ST29).

**Spermatorrhée et impuissance sexuelle** : combiner avec Hòuxī (SI3) et Yīngǔ (KI10).

**Rétraction des organes génitaux** : combiner avec Huìyīn (CV1) et Tàichōng (LR3).

**Prostatite** : combiner avec Guīlái (ST29) et Zhìbiān (BL54) piquer de manière transfixiante en touchant Shuǐdào (ST28).

### Annotation

Point de Réunion-Croisement du Méridien Ren (Vaisseau Conception) et Méridien du Foie Jue Yin du pied.

## (3) 中极 Zhōngjí (CV3)

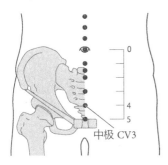

中极 CV3

### Localisation
Dans l'abdomen inférieur, inférieur au centre de l'ombilic de 4 B-cun, sur la ligne médiane antérieure.

### Anatomie locale
**Vascularisation** : les branches des artères et des veines épigastriques superficielle et inférieure.

**Innervations** : la branche du nerf ilio-hypogastrique.

### Action thérapeutique
Renforcer le Yuan Yang (Yang du Rein), régulariser la menstruation, bénéfique pour la Vessie, régulariser le Jiao inférieur.

### Utilisation connue
Spermatorrhée, énurésie, difficulté de la miction, polyurie, ténesme, douleurs au bas-ventre, orchite, prostatite, règles irrégulières, anémie, métrorragie et métrostaxis, leucorrhée, prurit vulvaire et prolapsus de l'utérus.

### Méthode
Piquer perpendiculairement 1–3 cun.

### Utilisation combinée
**Énurésie** : combiner avec Sānyīnjiāo (SP6) et Shènshū (BL23).

**Spermatorrhée** : combiner avec Guānyuán (CV4) et Shènshū (BL23).

**Énurésie nocturne** : combiner avec Guānyuán (CV4), Sānyīnjiāo (SP6) et Fùliū (KI7).

**Cystite** : combiner avec Tàichōng (LR3), Yīnlíngquán (SP9) et Pángguāngshū (BL28).

**Prostatite** : combiner avec Chángqiáng (GV1) et Sānyīnjiāo (SP6).

**Salpingite** : combiner avec Zhōngjí (CV3) et Sānyīnjiāo (SP6).

**Règles irrégulières** : combiner avec Zúsānlǐ (ST36), Sānyīnjiāo (SP6) et Dàdūn (LR1).

**Anémie et dysménorrhée** : combiner avec Sānyīnjiāo (SP6) et Xuèhǎi (SP10).

**Provoquer l'accouchement en utilisant l'acupuncture** : combiner avec Zhìyīn (BL67).

**Rétention de placenta** : combiner avec Hégǔ (LI4) et Sānyīnjiāo (SP6).

**Spasme de l'utérus** : combiner avec Shènshū (BL23) et Dàdūn (LR1).

**Annotation**

Point de Réunion-Croisement du Méridien Ren (Vaisseau Conception), Méridien de la Rate Tai Yin du pied, Méridien des Reins Shao Yin du pied et Méridien du Foie Jue Yin du pied.

Point Mu-antérieur du Méridien de la Vessie Tai Yang du pied.

## (4) 关元 Guānyuán (CV4)

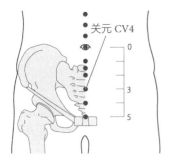

### Localisation

Dans l'abdomen inférieur, inférieur au centre de l'ombilic de 3 B-cun, sur la ligne médiane antérieure.

### Anatomie locale

**Vascularisation** : les branches des artères et des veines épigastriques superficielle et inférieure

**Innervation** : la branche médiane de la branche cutanée antérieure du 12ᵉ nerf intercostal.

### Action thérapeutique

Réchauffer le Rein et retenir le Jing-quintessence, tonifier le Qi et restaurer le Yang, réguler le Méridien Chong (Pénétrant) et le Méridien Ren (Vaisseau Conception), ajuster le Qi et harmoniser le sang.

### Utilisation connue

Spermatorrhée, impuissance sexuelle, salpingite, miction fréquente, énurésie, règles irrégulières, anémie, leucorrhée, métrorragie, métrostaxis, rétention des lochies, prolapsus de l'utérus, hémorragie post-partum, diarrhée, prolapsus anal, syndrome d'écroulement d'apoplexie, hypertension et dyspepsie infantile.

### Méthode

Piquer perpendiculairement 1–2,5 cun.

### Utilisation combinée

**Obstruction des trompes** : combiner avec Zǐgōng (EX-CA1) et Sānyīnjiāo (SP6)

**Douleurs suivant l'accouchement** : combiner avec Hégǔ (LI4) et Tàichōng (LR3).

**Saignement utérin** : combiner avec Yīnjiāo (CV7), Yīnlíngquán (SP9) et Sānyīnjiāo (SP6).

**Leucorrhée** : combiner avec Dàimài (GB26) et Sānyīnjiāo (SP6).

**Anémie** : combiner avec Guānyuánshū (BL26) et Sānyīnjiāo (SP6).

**Règles irrégulières** : combiner avec Xuèhǎi (SP10) et Sānyīnjiāo (SP6).

**Salpingite** : combiner avec Zǐgōng (EX-CA1), Xuèhǎi (SP10) et Sānyīnjiāo (SP6).

**Spermatorrhée et impuissance sexuelle** : combiner avec Sānyīnjiāo (SP6).

**Orchite** : combiner avec Tàichōng (LR3).

**Incontinence urinaire** : combiner avec Shènshū (BL23),

Fēiyáng (BL58) et Sānyīnjiāo (SP6).

**Énurésie** : combiner avec Cìliáo (BL32), Yīnlíngquán (SP9) et Sānyīnjiāo (SP6).

**Syndrome du cochon courant (névrose gastro-intestinale) et hernie** : combiner avec Rángǔ (KI2) et Dàdūn (LR1).

**Diarrhée** : combiner avec Guānyuánshū (BL26) et Tàixī (KI3).

**Vomissements et diarrhée** : combiner avec Tiānshū (ST25) et Jiūwěi (CV15).

**Ténesme causé par le passage de calculs urinaires** : combiner avec Qìhǎi (CV6) et Dàdūn (LR1).

**Prolapsus anal** : combiner avec Zhōngwǎn (CV12) et Chéngshān (BL57).

**Annotation**

Point de Réunion-Croisement du Méridien Ren (Vaisseau Conception), Méridien de la Rate Tai Yin du pied, Méridien des Reins Shao Yin du pied et Méridien du Foie Jue Yin du pied.

Point Mu-antérieur du Méridien de l'Intestin Grêle Tai Yang de la main.

## (5) 石门 Shímén (CV5)

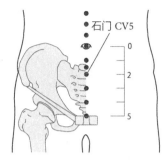

石门 CV5

0

2

5

### Localisation

Dans l'abdomen inférieur, inférieur au centre de l'ombilic de 2 B-cun, sur la ligne médiane antérieure.

### Anatomie locale

**Vascularisation** : les branches des artères et des veines épigastriques superficielle et inférieure.

**Innervation** : la branche cutanée antérieure du 11ᵉ nerf intercostal.

### Action thérapeutique

Régulariser la menstruation et arrêter les leucorrhées, réchauffer le Rein et renforcer le Yang.

### Utilisation connue

Métrorragie et métrostaxis, leucorrhée, anémie, hémorragie post-partum, hernie, douleur abdominale, diarrhée, dysurie, salpingite, œdème, ténesme, rétraction des organes génitaux et froid avec Vide du Yang du Rein.

### Méthode

Piquer perpendiculairement 1–2,5 cun.

### Utilisation combinée

**Douleur abdominale post-partum** : combiner avec Guānyuán (CV4), Sānyīnjiāo (SP6) et Tàichōng (LR3).

**Incontinence anale** : combiner avec Dàchángshū (BL25), Zhōngwǎn (CV12) et Zúsānlǐ (ST36).

**Métrorragie et métrostaxis** : combiner avec Zhàohǎi (KI6), Dàdūn (LR1), Wěiyáng (BL39), Dàzhōng (KI4), Xíngjiān (LR2), Wěizhōng (BL40) et Yánglíngquán (GB34).

**Maladies du système urinaire** : combiner avec Guānyuán (CV4), Sānjiāoshū (BL22) et Sānyīnjiāo (SP6).

**Œdème** : combiner avec Shuǐfēn (CV9) et Yīngǔ (KI10).

### Annotation

Point Mu-antérieur du Méridien du Triple Réchauffeur Shao Yang de la main.

## (6) 气海 Qìhǎi (CV6)

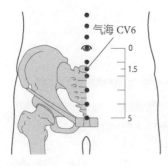

气海 CV6

0
1.5
5

### Localisation

Dans l'abdomen inférieur, inférieur au centre de l'ombilic de 1,5 B-cun, sur la ligne médiane antérieure.

### Anatomie locale

**Vascularisation** : les branches des artères et des veines épigastriques superficielle et inférieure.

**Innervation** : la branche cutanée antérieure du 11ᵉ nerf intercostal.

### Action thérapeutique

Faire monter le Yang et tonifier le Qi, nourrir le Rein et retenir le Jing-quintessence.

### Utilisation connue

Froid et douleur dans le bas-ventre, œdème, distension et masse dans l'abdomen, diarrhée, impuissance sexuelle, spermatorrhée, salpingite, dysurie, constipation, prolapsus anal, dysménorrhée, règles irrégulières, leucorrhée, prolapsus d'utérus, hémorragie post-partum, Vide du Qi et faiblesse des quatre membres, dyspnée et syndrome d'écroulement d'apoplexie.

### Méthode

Piquer perpendiculairement 1–3 cun.

### Utilisation combinée

**Leucorrhée** : combiner avec Zhōngjí (CV3), Dàimài (GB26), Tàichōng (LR3) et Wěizhōng (BL40).

**Leucorrhée avec décharge rougeâtre** : combiner avec Zhōngjí (CV3), Shènshū (BL23), Sānyīnjiāo (SP6) et Xíngjiān (LR2).

**Diarrhée** : combiner avec Tiānshū (ST25, moxibustion), Mìngmén (GV4) et Fùliū (KI7).

**Prolapsus de l'utérus** : combiner avec Bǎihuì (GV20), Zhōngwǎn (CV12) et Sānyīnjiāo (SP6).

**Gastroptose** : combiner avec Tiānshū (ST25, à gauche), Zhōngwǎn (CV12), Zúsānlǐ (ST36) et Nèiguān (PC6).

**Prolapsus anal** : combiner avec Chángqiáng (GV1) et Wěiyáng (BL39).

**Énurésie** : combiner avec Guīlái (ST29) et Zhōngjí (CV3).

**Énuresie nocturne** : combiner avec Zhìbiān (BL54) et Fēiyáng (BL58).

**Distension dans l'abdomen** : combiner avec Zhāngmén (LR13) et Yīnlíngquán (SP9).

**Vide du Qi et faiblesse des quatre membres** : combiner avec Zúsānlǐ (ST36), Mìngmén (GV4) et Shènshū (BL23).

**Masse dans l'abdomen** : combiner avec Fùjié (SP14) et Tàichōng (LR3).

## (7) 阴交 Yīnjiāo (CV7)

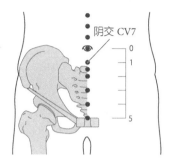

阴交 CV7

### Localisation

Dans l'abdomen inférieur, inférieur au centre de l'ombilic de 1 B-cun, sur la ligne médiane antérieure.

### Anatomie locale

**Vascularisation** : les branches des artères et des veines épigastriques superficielle et inférieure.

**Innervation** : la branche cutanée antérieure du 10e nerf intercostal.

### Action thérapeutique

Régulariser la menstruation, réchauffer le Jiao inférieur.

### Utilisation connue

Colique en dessous de l'ombilic, douleur et froid autour de l'ombilic, hernie, métrorragie et métrostaxis, leucorrhée, règles irrégulières, prurit vulvaire et hémorragie post-partum.

### Méthode

Piquer perpendiculairement 1–2 cun.

### Utilisation combinée

**Hémorragie post-partum** : combiner avec Sānyīnjiāo (SP6), Xuèhǎi (SP10) et Qìhǎi (CV6).

**Douleur autour de l'ombilic** : combiner avec Tiānshū (ST25) et Bǎichóngwō (EX-LE3).

**Prurit vulvaire** : combiner avec Lígōu (LR5), Qūgǔ (CV2) et Tàichōng (LR3).

**Hernie** : combiner avec Guīlái (ST29) et Qìhǎi (CV6).

**Maladies du système urogénital** : combiner avec Shènshū (BL23), Sānjiāoshū (BL22) et Sānyīnjiāo (SP6).

### Annotation

Point de Réunion-Croisement du Méridien Ren (Vaisseau Conception), Méridien des Reins Shao Yin du pied et Méridien Chong (Pénétrant).

## (8) 神阙 Shénquè (CV8)

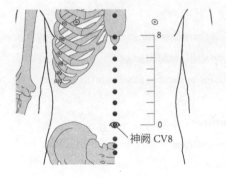

神阙 CV8

**Localisation**

Dans l'abdomen supérieur, au centre de l'ombilic.

**Anatomie locale**

**Vascularisation** : l'artère et la veine épigastriques inférieures.

**Innervation** : la branche cutanée antérieure du 10$^e$ nerf intercostal.

**Action thérapeutique**

Réchauffer le Yuan Yang (Yang du Rein), réanimer un patient ayant perdu connaissance et arrêter le Tuo-fuite (épuisement, tarissement), réguler le tractus digestif, enlever les accumulations alimentaires.

**Utilisation connue**

Syndrome d'écroulement d'apoplexie, distension abdominale, diarrhée, douleur abdominale, borborygme, prolapsus anal, ascaridiose, douleur et froid autour de l'ombilic.

**Méthode**

Puncture interdite. Utiliser la moxibustion au gingembre ou au sel pendant 10 à 20 minutes.

**Utilisation combinée**

**Syndrome d'écroulement d'apoplexie** : combiner avec Guānyuán (CV4) et Yŏngquán (KI1).

**Distension abdominale, diarrhée, douleur abdominale et borborygme** : combiner avec Zhāngmén (LR13) et Tiānshū (ST25).

**Ascaridiose** : combiner avec Bǎichóngwō (EX-LE3) et Yīnjiāo (CV7).

**Prolapsus anal** : combiner avec Bǎihuì (GV20) et Qìhǎi (CV6).

# (9) 水分 Shuǐfēn (CV9)

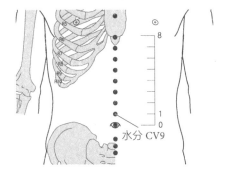

水分 CV9

## Localisation

Dans l'abdomen supérieur, supérieur au centre de l'ombilic de 1 B-cun, sur la ligne médiane antérieure.

## Anatomie locale

**Vascularisation** : l'artère et la veine épigastriques inférieures.

**Innervation** : les branches cutanées antérieures des 8ᵉ et 9ᵉ nerfs intercostaux.

## Action thérapeutique

Fortifier la Rate et l'Estomac, dissoudre l'Eau-Humidité.

## Utilisation connue

Borborygme, diarrhée, douleur abdominale, douleur autour de l'ombilic, œdème, rétention urinaire, œdème dans le visage et la tête, néphrite.

## Méthode

Piquer perpendiculairement 1–3 cun.

## Utilisation combinée

**Œdème** : combiner avec Shuǐdào (ST28), Yángchí (TE4) et Guānyuán (CV4).

**Péritonite tuberculeuse** : combiner avec Zhāngmén (LR13), Qūquán (LR8, aiguille chauffée par moxibustion) et Shàngjùxū (ST37).

**Néphrite** : combiner avec Guānyuán (CV4), Fùliū (KI7) et Shènshū (BL23).

**Ascite par cirrhose** : combiner avec Zhāngmén (LR13), Dàimài (GB26) et Qīmén (LR14).

**Ascite et œdème** : combiner avec Píshū (BL20), Fèishū (BL13), Zúsānlǐ (ST36), Sānjiāoshū (BL22) et Sānyīnjiāo (SP6).

**Rétention urinaire** : combiner avec Zhōngjí (CV3) et Fēiyáng (BL58).

## (10) 下脘 Xiàwǎn (CV10)

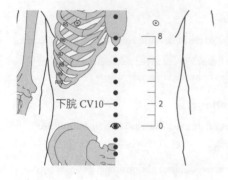

### Localisation

Dans l'abdomen supérieur, supérieur au centre de l'ombilic de 2 B-cun, sur la ligne médiane antérieure.

### Anatomie locale

**Vascularisation** : l'artère et la veine épigastriques inférieures.

**Innervation** : la branche cutanée antérieure du 8e nerf intercostal.

### Action thérapeutique

Fortifier la Rate et harmoniser l'Estomac, enlever les accumulations alimentaires.

### Utilisation connue

Épigastralgie, douleur abdominale, vomissements, distension abdominale, masse dans l'abdomen, indigestion, dysenterie, borborygme, Faiblesse de l'Estomac et de la Rate.

### Méthode

Piquer perpendiculairement 1–3 cun.

### Utilisation combinée

**Ulcère du tractus digestif** : combiner avec Liángqiū (ST34), Liángmén (ST21) et Wèishū (BL21).

**Épigastralgie** : combiner avec Zhōngwǎn (CV12), Nèiguān (PC6) et Zúsānlǐ (ST36).

**Masse dans l'abdomen** : combiner avec Dàhéng (SP15) et Fùjié (SP14).

**Indigestion** : combiner avec Píshū (BL20), Sānjiāoshū (BL22) et Guānyuán (CV4).

**Dysenterie** : combiner avec Tiānshū (ST25) et Qūchí (LI11).

### Annotation

Point de Réunion-Croisement du Méridien Ren (Vaisseau Conception) et Méridien des Reins Shao Yin du pied.

# (11) 建里 Jiànlǐ (CV11)

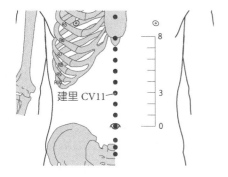

建里 CV11

## Localisation

Dans l'abdomen supérieur, supérieur au centre de l'ombilic de 3 B-cun, sur la ligne médiane antérieure.

## Anatomie locale

**Vascularisation** : les branches des artères épigastriques supérieures et inférieures.

**Innervation** : la branche cutanée antérieure du 8ᵉ nerf intercostal.

## Action thérapeutique

Fortifier la Rate et dissoudre l'Humidité, harmoniser l'Estomac et enlever les accumulations alimentaires.

## Utilisation connue

Épigastralgie, vomissements, distension abdominale, perte d'appétit, gastro-entérite, œdème, gastrite aigüe et chronique.

## Méthode

Piquer perpendiculairement 1–3 cun.

## Utilisation combinée

**Indigestion** : combiner avec Zúsānlǐ (ST36) et Tiānshū (ST25).

**Épigastralgie** : combiner avec Nèiguān (PC6) et Gōngsūn (SP4).

**Distension abdominale** : combiner avec Tiānshū (ST25) et Jīngmén (GB25).

**Œdème** : combiner avec Shuǐfēn (CV9) et Zúsānlǐ (ST36).

**Gastrite aigüe et chronique** : combiner avec Wèishū (BL21), Sānjiāoshū (BL22) et Zhōngwǎn (CV12).

# (12) 中脘 Zhōngwǎn (CV12)

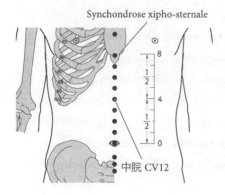

Synchondrose xipho-sternale

中脘 CV12

## Localisation

Dans l'abdomen supérieur, supérieur au centre
de l'ombilic de 4 B-cun, sur la ligne médiane
antérieure.

Note : CV12 se trouve au point médian de la
ligne reliant la jonction xipho-sternale et le
centre de l'ombilic.

## Anatomie locale

**Vascularisation** : l'artère et la veine épigastriques
supérieures.

**Innervation** : la branche cutanée antérieure du 8ᵉ nerf
intercostal.

## Action thérapeutique

Réguler le Zhong Jiao (Foyer Moyen), fortifier la Rate et
dissoudre l'Humidité, harmoniser l'Estomac pour abaisser le
reflux.

## Utilisation connue

Épigastralgie, distension abdominale, régurgitation acide,
indigestion, hoquet, vomissements, dysenterie, jaunisse,
malnutrition, gastrites chronique et aigüe, ulcère de
l'estomac, gastroptose, céphalées, anorexie, Dian Kuang
(folies dépressive et maniaque), épilepsie, maladie
tuberculeuse, hypertension, apoplexie, urticaire et insomnie.

## Méthode

Piquer perpendiculairement 1–3 cun.

## Utilisation combinée

**Spasme gastrique** : combiner avec Liángqiū (ST34),
Nèiguān (PC6) et Gōngsūn (SP4).

**Obstruction du pylore** : combiner avec Liángmén (ST21)
et Zúsānlǐ (ST36).

**Gastroptose** : combiner avec Qìhǎi (CV6), Zúsānlǐ (ST36),
Tiānshū (ST25, à gauche uniquement), Liángmén (ST21, à
gauche uniquement), et Bǎihuì (GV20).

**Gastrite aigüe** : combiner avec Nèiguān (PC6), Zúsānlǐ
(ST36) et Tiānshū (ST25).

**Indigestion** : combiner avec Gōngsūn (SP4) et Zúsānlǐ
(ST36).

**Obstruction intestinale** : combiner avec Tiānshū (ST25),
Qìhǎi (CV6) et Zúsānlǐ (ST36).

**Pancréatite aigüe** : combiner avec Dǎnshū (BL19) et
Zúsānlǐ (ST36).

**Cholécystites chronique et aigüe** : combiner avec Dǎnshū
(BL19) et Yánglíngquán (GB34).

**Appendicite aigüe** : combiner avec Tiānshū (ST25) et
Shàngjùxū (ST37).

**Hépatite chronique** : combiner avec Yánglíngquán (GB34), Dǎnshū (BL19) et Zhìyáng (GV9).

**Vomissements** : combiner avec Yìntáng (EX-HN3) et Nèiguān (PC6).

**Dysenterie** : combiner avec Zúsānlǐ (ST36) et Qūchí (LI11).

**Dian Kuang (folies dépressive et maniaque) et épilepsie** : combiner avec Jiūwěi (CV15) et Fēnglóng (ST40).

**Hypertension** : combiner avec Qūchí (LI11), Hégǔ (LI4) et Zúsānlǐ (ST36).

**Insomnie** : combiner avec Nèiguān (PC6), Fēnglóng (ST40) et Tiānshū (ST25).

**Annotation**

Point Mu-antérieur du Méridien de l'Estomac Yang Ming du pied. Un des huit points de Réunion (Point de Réunion des Organes Fu). Point de Réunion-Croisement du Méridien de l'Intestin Grêle Tai Yang de la main, du Méridien du Triple Réchauffeur Shao Yang de la main et du Méridien de l'Estomac Yang Ming du pied.

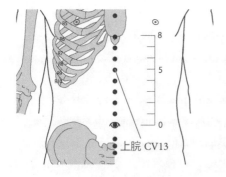

上脘 CV13

## Localisation

Dans l'abdomen supérieur, supérieur au centre de l'ombilic de 5 B-cun, sur la ligne médiane antérieure.

## Anatomie locale

**Vascularisation** : l'artère et la veine épigastriques supérieures.

**Innervation** : la branche cutanée antérieure du 7e nerf intercostal.

## Action thérapeutique

Disperser le Foie et calmer le Shen-esprit, abaisser le reflux et soulager les vomissements, fortifier la Rate et dissoudre l'Humidité.

## Utilisation connue

Distension du thorax, douleur du thorax, épigastralgie, régurgitation, hoquet, vomissements, diarrhée, amnésie, Dian Kuang (folies dépressive et maniaque) et épilepsie.

## Méthode

Piquer perpendiculairement 1–3 cun.

## Utilisation combinée

**Épigastralgie** : combiner avec Gōngsūn (SP4), Nèiguān (PC6) et Qīmén (LR14).

**Régurgitation** : combiner avec Nèiguān (PC6), Tiāntū (CV22) et Liánquán (CV23).

**Douleur cardiaque** : combiner avec Nèiguān (PC6) et Xīnshū (BL15).

**Amnésie** : combiner avec Fēngchí (GB20), Zhōngwǎn (CV12) et Bǎihuì (GV20).

**Dian Kuang (folies dépressive et maniaque) et épilepsie** : combiner avec Shàngwǎn (CV13), Zhōngwǎn (CV12), Xiàwǎn (CV10), Fēnglóng (ST40) et Sānyīnjiāo (SP6).

## Annotation

Point de Réunion-Croisement du Méridien Ren (Vaisseau Conception), Méridien de l'Estomac Yang Ming du pied et Méridien de l'Intestin Grêle Tai Yang de la main.

# (14) 巨阙 Jùquè (CV14)

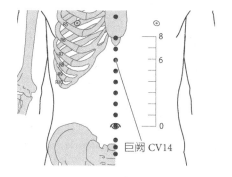

巨阙 CV14

## Localisation

Dans l'abdomen supérieur, supérieur au centre
de l'ombilic de 6 B-cun, sur la ligne médiane
antérieure.

### Anatomie locale

**Vascularisation** : l'artère et la veine épigastriques
supérieures.

**Innervation** : la branche cutanée antérieure du 7ᵉ nerf
intercostal.

### Action thérapeutique

Libérer les oppressions thoraciques et dissoudre le Tan-
mucosité-glaire, harmoniser l'Estomac et abaisser le reflux.

### Utilisation connue

Toux, douleur cardiaque, régurgitation acide, dysphagie,
hoquet, vomissements, gastro-entérite aigüe, névrose,
amnésie, Dian Kuang (folies dépressive et maniaque) et
épilepsie.

### Méthode

Piquer perpendiculairement 0,5–1 cun. Demander au
patient de lever les mains au-dessus de la tête lorsque la
piqûre est profonde.

### Utilisation combinée

**Dian Kuang (folies dépressive et maniaque)** : combiner
avec Zhōngwǎn (CV12), Fēnglóng (ST40), Tōnglǐ (HT5)
et Hòuxī (SI3).

**Schizophrénie** : combiner avec Fēngchí (GB20) et
Sìshéncōng (EX-HN1).

**Pleurésie** : combiner avec Fèishū (BL13), Lièquē (LU7) et
Chǐzé (LU5).

**Régurgitation acide** : combiner avec Zúsānlǐ (ST36) et
Nèitíng (ST44).

**Dysphagie** : combiner avec Tiāntū (CV22), Zhōngwǎn
(CV12) et Liánquán (CV23).

**Douleur cardiaque** : combiner avec Xīnshū (BL15) et Qūzé
(PC3).

**Toux et asthme** : combiner avec Fèishū (BL13), Géshū
(BL17) et Chǐzé (LU5).

### Annotation

Point Mu-antérieur du Méridien du Cœur Shao Yin de la
main.

# (15) 鳩尾 Jiūwěi (CV15)

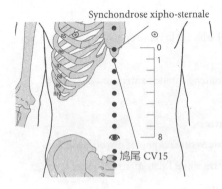

Synchondrose xipho-sternale

鳩尾 CV15

## Localisation

Dans l'abdomen supérieur, inférieur à la jonction xipho-sternale de 1 B-cun, sur la ligne médiane antérieure.

## Anatomie locale

**Vascularisation** : l'artère et la veine épigastriques supérieures.

**Innervation** : la branche cutanée antérieure du 7ᵉ nerf intercostal.

## Action thérapeutique

Libérer les oppressions thoraciques et dissoudre le Tan-mucosité-glaire, harmoniser l'Estomac et abaisser le reflux, nettoyer la Chaleur et éteindre le Vent.

## Utilisation connue

Douleur dans la poitrine et le cœur, toux, épigastralgie, régurgitation, Dian Kuang (folies dépressive et maniaque), épilepsie, neurasthénie, palpitations, migraine et asthme.

## Méthode

Piquer obliquement vers le bas 0,5–1 cun.

## Utilisation combinée

**Épilepsie** : combiner avec Hòuxī (SI3), Yǒngquán (KI1), Xīnshū (BL15), Yángjiāo (GB35), Zúsānlǐ (ST36) et Tàichōng (LR3).

**Dian Kuang (folies dépressive et maniaque)** : combiner avec Shénmén (HT7), Nèiguān (PC6) et Fēnglóng (ST40).

**Douleur dans la poitrine et le cœur** : combiner avec Nèiguān (PC6), Xīnshū (BL15) et Dànzhōng (CV17).

**Épigastralgie** : combiner avec Zhōngwǎn (CV12) et Zúsānlǐ (ST36).

**Palpitations** : combiner avec Nèiguān (PC6), Shénmén (HT7) et Dàlíng (PC7).

**Céphalées** : combiner avec Fēngchí (GB20), Hégǔ (LI4) et Tàichōng (LR3).

**Asthme** : combiner avec Tiāntū (CV22), Chǐzé (LU5) et Kǒngzuì (LU6).

## Annotation

Point Luo-Communication du Méridien Ren (Vaisseau Conception).

## (16) 中庭 Zhōngtíng (CV16)

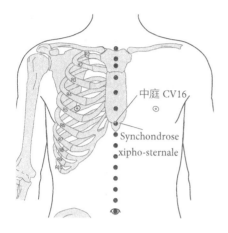

中庭 CV16

Synchondrose
xipho-sternale

### Localisation

Dans la région thoracique antérieure, au
centre de la jonction xipho-sternale, sur la
ligne médiane antérieure.

### Anatomie locale

**Vascularisation** : les branches perforantes antérieures de
l'artère et de la veine mammaires internes.

**Innervation** : la branche cutanée antérieure du 6ᵉ nerf
intercostal.

### Action thérapeutique

Libérer les oppressions thoraciques, abaisser le reflux,
régulariser le Qi.

### Utilisation connue

Distension du thorax et des hypocondres, dysphagie,
vomissements, et vomissements infantiles de lait.

### Méthode

Piquer obliquement vers le bas sous la peau 0,3–0,5 cun.

### Utilisation combinée

**Distension du thorax et des hypocondres** : combiner avec
Zhīgōu (TE6) et Tiānchí (PC1).

**Dysphagie et vomissements** : combiner avec Tiāntū
(CV22), Zhōngwǎn (CV12), Wèishū (BL21) et Píshū
(BL20).

**Vomissements infantiles de lait** : utiliser uniquement en
moxibustion.

## (17) 膻中 Dànzhōng (CV17)

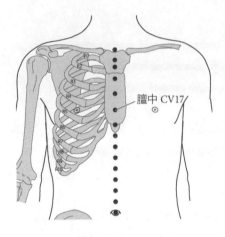

膻中 CV17

### Localisation

Dans la région thoracique antérieure, au même niveau que le quatrième espace intercostal, sur la ligne médiane antérieure.

### Anatomie locale

**Vascularisation** : les branches perforantes antérieures de l'artère et de la veine mammaires internes.

**Innervation** : la branche cutanée antérieure du 4ᵉ nerf intercostal.

### Action thérapeutique

Régulariser la circulation du Qiji (action du Qi), dégager le Poumon et abaisser le reflux, libérer les oppressions thoraciques et dissoudre le Tan-mucosité-glaire.

### Utilisation connue

Dyspnée, toux, oppression thoracique, essoufflement, dysphagie, angine de poitrine, douleur cardiaque, asthme bronchique et hypogalactie post-partum.

### Méthode

Piquer obliquement vers le bas 0,5–1 cun, ou en direction du Rǔgēn (ST18).

### Utilisation combinée

**Hypogalactie post-partum** : combiner avec Shàozé (SI1) et Zhōngwǎn (CV12).

**Angine de poitrine** : combiner avec Xīmén (PC4) et Nèiguān (PC6).

**Pleurésie** : combiner avec Nèiguān (PC6), Chǐzé (LU5) et Zhīgōu (TE6).

**Asthme bronchique** : combiner avec Lièquē (LU7) et Fēnglóng (ST40).

**Asthme** : combiner avec Qìhǎi (CV6) et Shènshū (BL23).

**Oppression thoracique** : combiner avec Juéyīnshū (BL14) et Qīmén (LR14).

**Dysphagie** : combiner avec Tiāntū (CV22) et Jiūwěi (CV15).

### Annotation

Un des huit points de Réunion (Point de Réunion du Qi).

## (18) 玉堂 Yùtáng (CV18)

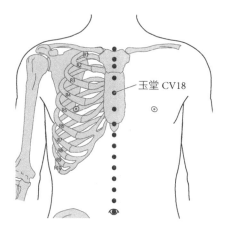

玉堂 CV18

### Localisation

Dans la région thoracique antérieure, au même niveau que le troisième espace intercostal, sur la ligne médiane antérieure.

### Anatomie locale

**Vascularisation** : les branches perforantes antérieures de l'artère et de la veine mammaires internes.

**Innervation** : la branche cutanée antérieure du 3ᵉ nerf intercostal.

### Action thérapeutique

Libérer les oppressions thoraciques et apaiser la toux, bénéfique à la gorge.

### Utilisation connue

Toux, asthme, douleur cardiaque, inflammation de la gorge, obstruction de la gorge, vomissement et flegme excessif en raison de Froid.

### Méthode

Piquer obliquement vers le bas 0,3–0,5 cun.

### Utilisation combinée

**Asthme bronchique** : combiner avec Fèishū (BL13) et Kǒngzuì (LU6).

**Infection des voies respiratoires supérieures** : combiner avec Fèishū (BL13) et Chǐzé (LU5).

**Toux** : combiner avec Lièquē (LU7) et Fèishū (BL13).

**Inflammation et obstruction de la gorge** : combiner avec Liánquán (CV23) et Yìfēng (TE17).

## (19) 紫宫 Zǐgōng (CV19)

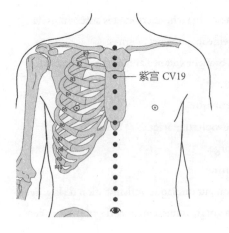

紫宫 CV19

### Localisation

Dans la région thoracique antérieure, au même niveau que le second espace intercostal, sur la ligne médiane antérieure.

**Anatomie locale**

**Vascularisation** : les branches perforantes antérieures de l'artère et de la veine mammaires internes.

**Innervation** : la branche cutanée antérieure du 2ᵉ nerf intercostal.

**Action thérapeutique**

Libérer les oppressions thoraciques et apaiser la toux, bénéfique à la gorge.

**Utilisation connue**

Toux, asthme, douleur cardiaque, inflammation de la gorge, obstruction de gorge et vomissements.

**Méthode**

Piquer obliquement vers le bas 0,3–0,5 cun.

**Utilisation combinée**

**Asthme bronchique** : combiner avec Fèishū (BL13) et Kǒngzuì (LU6).

**Infection des voies respiratoires supérieures** : combiner avec Fèishū (BL13) et Chǐzé (LU5).

**Toux** : combiner avec Lièquē (LU7) et Fèishū (BL13).

**Inflammation et obstruction de la gorge** : combiner avec Liánquán (CV23) et Yìfēng (TE17).

# (20) 华盖 Huágài (CV20)

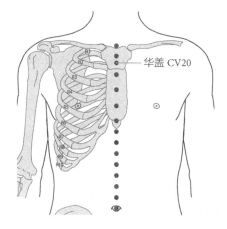

华盖 CV20

## Localisation

Dans la région thoracique antérieure, au même niveau que le premier espace intercostal, sur la ligne médiane antérieure.

## Anatomie locale

**Vascularisation** : les branches perforantes antérieures de l'artère et de la veine mammaires internes.

**Innervation** : la branche cutanée antérieure du 1er nerf intercostal.

## Action thérapeutique

Dégager le Poumon et apaiser la toux, libérer les oppressions thoraciques et calmer le diaphragme.

## Utilisation connue

Dyspnée, toux, distension et douleur du thorax et des hypocondres.

## Méthode

Piquer obliquement vers le bas 0,3–0,5 cun.

## Utilisation combinée

**Asthme** : combiner avec Fèishū (BL13), Dànzhōng (CV17) et Lièquē (LU7).

**Distension et douleur du thorax et des hypocondres** : combiner avec Dànzhōng (CV17) et Qīmén (LR14).

## (21) 璇玑 Xuánjī (CV21)

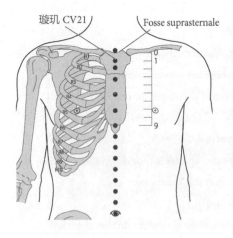

璇玑 CV21

Fosse suprasternale

### Localisation

Dans la région thoracique antérieure, inférieur à la fosse suprasternale de 1 B-cun, sur la ligne médiane antérieure.

Note : CV21 est inférieur à CV22 de 1 B-cun.

### Anatomie locale

**Vascularisation** : les branches perforantes antérieures de l'artère et de la veine mammaires internes.

**Innervation** : la branche antérieure du nerf supraclaviculaire et la branche cutanée antérieure du 1er nerf intercostal.

### Action thérapeutique

Libérer les oppressions thoraciques et apaiser la toux, bénéfique à la gorge.

### Utilisation connue

Toux, asthme, gonflement et douleur dans la gorge, dysphagie et régurgitation.

### Méthode

Piquer obliquement vers le bas 0,3–0,5 cun.

### Utilisation combinée

**Asthme** : combiner avec Fèishū (BL13), Dànzhōng (CV17), Shūfǔ (KI27), Rǔgēn (ST18) et Qìhǎi (CV6).

**Dysphagie** : combiner avec Zhōngwǎn (CV12) et Géshū (BL17).

**Sensation d'une boule dans la gorge** : combiner avec Nèiguān (PC6), Shénmén (HT7) et Shàngwǎn (CV13).

**Gonflement et douleur dans la gorge** : combiner avec Liánquán (CV23) et Tiānróng (SI17).

# (22) 天突 Tiāntū (CV22)

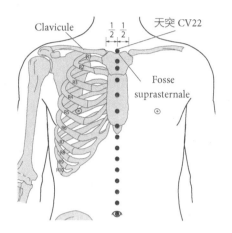

Clavicule — 天突 CV22

Fosse suprasternale

## Localisation

Dans la région antérieure du cou, dans le centre de la fosse suprasternale, sur la ligne médiane antérieure.

Note : CV22 se trouve dans la dépression à mi-chemin entre les deux extrémités médiales de chaque clavicule.

## Anatomie locale

**Vascularisation** : en superficie, l'arc des jugulaires, la branche de l'artère thyroïdienne inférieure ; en profondeur, la trachée ; à la face postérieure sternale, la veine innominée et l'arc de l'aorte.

**Innervation** : la branche antérieure du nerf supraclaviculaire.

## Action thérapeutique

Dégager le Poumon et apaiser la toux, abaisser le reflux et dissoudre le Tan-mucosité-glaire, bénéfique à la gorge.

## Utilisation connue

Toux, asthme, gonflement et douleur dans la gorge, enrouement soudain de la voix, sensation d'une boule dans la gorge, spasme de diaphragme, goitre, vomissements, bronchite et inflammation de la gorge.

## Méthode

Piquer obliquement vers l'aspect postérieur du sternum 1–2 cun.

## Utilisation combinée

**Bronchite** : combiner avec Chǐzé (LU5) et Fèishū (BL13).

**Asthme** : combiner avec Dàzhuī (GV14) et Fèishū (BL13).

**Spasme du diaphragme** : combiner avec Nèiguān (PC6), Jiūwěi (CV15) et Shuǐgōu (GV26).

**Vomissements nerveux** : combiner avec Nèiguān (PC6), Yìntáng (EX-HN3) et Zúsānlǐ (ST36).

**Paralysie pseudo-bulbaire** : combiner avec Fēngchí (GB20), Liánquán (CV23) et Yìfēng (TE17).

**Toux et dyspnée** : combiner avec Huágài (CV20), Dànzhōng (CV17) et Kǒngzuì (LU6).

**Sensation d'une boule dans la gorge** : combiner avec Zhàohǎi (KI6), Lièquē (LU7) et Tàichōng (LR3).

**Asthme bronchique infantile** : combiner avec Jīnsuō (GV8), Fèishū (BL13) et Gānshū (BL18).

## Annotation

Point de Réunion-Croisement du Méridien Ren (Vaisseau Conception) et Méridien Yin Wei.

## (23) 廉泉 Liánquán (CV23)

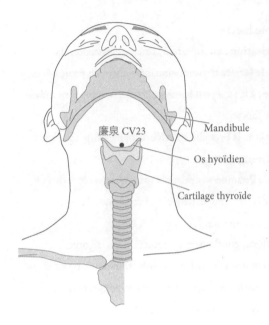

廉泉 CV23
Mandibule
Os hyoïdien
Cartilage thyroïde

### Localisation

Dans la région antérieure du cou, supérieur au rebord supérieur du cartilage thyroïde, dans la dépression supérieure à l'os hyoïdien, sur la ligne médiane antérieure.

Note : lorsque la tête est en extension légère, le tubercule hyoïdien peut être palpé entre la mandibule et le cartilage thyroïde.

### Anatomie locale

**Vascularisation** : la veine jugulaire antérieure.

**Innervation** : la branche du nerf cutané cervical, le nerf hypoglosse et la branche du nerf glosso-pharyngien.

### Action thérapeutique

Purger le Feu, dissoudre le Tan-mucosité-glaire, ouvrir les Orifices et bénéfique à la gorge.

### Utilisation connue

Gonflement et douleur sous la langue, salivation avec la langue flasque, rigidité de la langue par apoplexie, enrouement soudain de voix, amygdalite, difficulté à avaler et paralysie du muscle de la langue.

### Méthode

Piquer vers la racine de la langue 1–2 cun.

### Utilisation combinée

**Paralysie pseudo-bulbaire** : combiner avec Fēngchí (GB20) et Yìfēng (TE17).

**Aphonie** : combiner avec Shuǐgōu (GV26) et Nèiguān (PC6).

**Paralysie du nerf hypoglosse** : combiner avec Fēngchí (GB20), Jīnjīn (EX-HN12) et Yùyè (EX-HN13).

**Chorée** : combiner avec Fēngchí (GB20), Jíquán (HT1) et Huántiào (GB30).

**Rigidité de la langue par apoplexie** : combiner avec Fēngchí (GB20), Fēngfǔ (GV16) et Sìshéncōng (EX-HN1).

**Enrouement soudain de voix** : combiner avec Dàzhù (BL11), Fēngmén (BL12) et Chǐzé (LU5).

**Amygdalite** : combiner avec Yújì (LU10), Hégǔ (LI4) et Tiānróng (SI17).

### Annotation

Point de Réunion-Croisement du Méridien Ren (Vaisseau Conception) et Méridien Yin Wei.

(24) 承浆 Chéngjiāng (CV24)

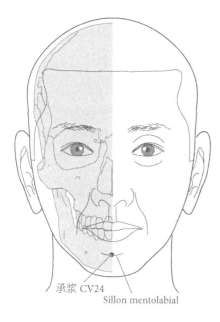

承浆 CV24
Sillon mentolabial

### Localisation

Sur le visage, dans la dépression au centre du sillon mentolabial.

### Anatomie locale

**Vascularisation** : les branches de l'artère et de la veine labiales inférieures.

**Innervation** : une branche du nerf facial.

### Action thérapeutique

Disperser le Vent, désobstruer les branches collatérales Luo et dissoudre les enflures.

### Utilisation connue

Paralysie faciale, enflure de la face, enflement des gencives, douleur dentaire, sialorrhée, Dian Kuang (folie dépressive et maniaque) et démence.

### Méthode

Piquer obliquement vers le haut 0,3–0,5 cun.

### Utilisation combinée

**Paralysie faciale** : combiner avec Chéngjiāng (CV24, piquer de manière transfixiante en touchant Dìcāng (ST4)).

**Douleur dentaire** : combiner avec Hégǔ (LI4) et Jiáchē (ST6).

**Salivation** : combiner avec Liánquán (CV23).

**Enflure de la face** : combiner avec Shàngxīng (GV23), Bǎihuì (GV20) et Yìntáng (EX-HN3).

**Dian Kuang (folie dépressive et maniaque) et démence** : combiner avec Shàngxīng (GV23), Bǎihuì (GV20) et Yìntáng (EX-HN3).

### Annotation

Point de Réunion-Croisement du Méridien Ren (Vaisseau Conception) et Méridien de l'Estomac Yang Ming du pied.

# 15. Points extraordinaires hors méridiens

## (1) Points sur la tête et le visage

### 1) 四神聪 Sìshéncōng (EX-HN1)

Fig. 24

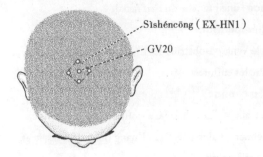

**Localisation**

Sur le vertex, ces quatre points sont respectivement situés à 1 cun en avant, en arrière, à gauche et à droite de Baihui (GV20) (Fig. 24).

**Anatomie locale**

**Vascularisation** : les branches pariétales de l'artère et de la veine temporales superficielles, l'artère et la veine occipitales. Le réseau d'anastomoses de l'artère et de la veine sus-orbitaires.

**Innervation** : les branches du grand nerf occipital, du nerf auriculo-temporal et du nerf sus-orbitaire.

**Utilisation connue**

Céphalées, vertige, insomnie, maladie mentale, convulsion clonique, épilepsie, opisthotonos, hémiplégie, apoplexie.

**Méthode**

Piquer obliquement 0,3–0,5 cun.

### 2) 当阳 Dāngyáng (EX-HN2)

Fig. 25

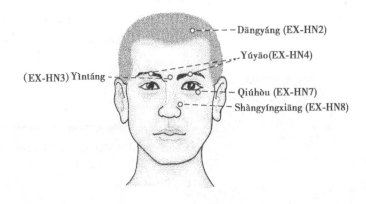

**Localisation**

Sur le front, au-dessus de la pupille, à 1 cun au-dessus de la ligne du cuir chevelu antérieure (Fig. 25).

**Anatomie locale**

**Vascularisation** : artère et veine frontales.

**Innervation** : branche latérale externe du nerf frontal.

**Utilisation connue**

Céphalée, mauvaise vision, vertige, épilepsie.

**Méthode**

Piquer horizontalement 0,3–0,5 cun.

3) 印堂 Yìntáng (EX-HN3)

Fig. 25

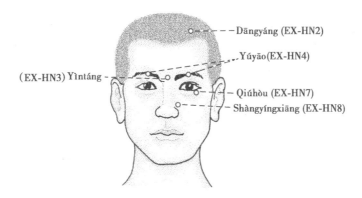

(EX-HN3) Yìntáng -
— — — Dāngyáng (EX-HN2)
... Yúyāo (EX-HN4)
— Qiúhòu (EX-HN7)
— Shàngyíngxiāng (EX-HN8)

**Localisation**

Sur le front, au milieu des extrémités médiales des deux sourcils (Fig. 25).

**Anatomie locale**

**Vascularisation** : branches de l'artère et de la veine frontales internes.

**Innervation** : nerf sus-orbitaire et branche du nerf facial.

**Utilisation connue**

Céphalées, vertige, insomnie, épistaxis, sinusite, hypertension, convulsion infantile, vomissement nerveux.

**Méthode**

Piquer obliquement 0,3–0,5 cun.

4) 鱼腰 Yúyāo (EX-HN4)

Fig. 25

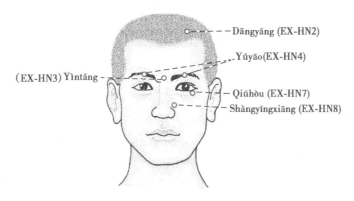

(EX-HN3) Yìntáng -
— — — Dāngyáng (EX-HN2)
Yúyāo (EX-HN4)
— Qiúhòu (EX-HN7)
— Shàngyíngxiāng (EX-HN8)

**Localisation**

Sur le front, au milieu du sourcil, directement au-dessus de la pupille (Fig. 25).

**Anatomie locale**

**Vascularisation** : branches externes de l'artère et de la veine frontales.

**Innervation** : nerf sus-orbitaire et branche du nerf facial.

**Utilisation connue**

Blépharospasme, douleur de l'arcade sourcilière, paralysie faciale, névralgie du trijumeau, myopie.

**Méthode**

Piquer de manière oblique, médialement ou latéralement, sous la peau de 0,3–0,5 cun.

## 5) 太阳 Tàiyáng (EX-HN5)

Fig. 26

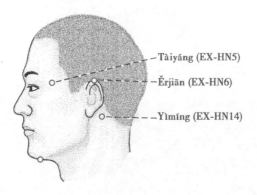

Tàiyáng (EX-HN5)
Ěrjiān (EX-HN6)
Yìmíng (EX-HN14)

**Localisation**

Dans une dépression située à 1 cun en arrière du milieu de l'extrémité latérale du sourcil et du canthus externe (Fig.26).

**Anatomie locale**

**Vascularisation** : l'artère et la veine temporales superficielles.

**Innervation** : les 2ᵉ et 3ᵉ branches du nerf trijumeau, branche temporale du nerf facial.

**Utilisation connue**

Paralysie faciale, névralgie du trijumeau, migraine, étourdissements, mauvaise vision.

**Méthode**

Piquer obliquement du haut vers le bas de 0,5–1 cun.

## 6) 耳尖 Ěrjiān (EX-HN6)

Fig. 26

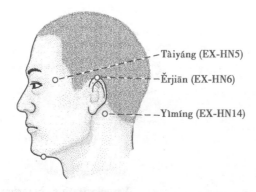

Tàiyáng (EX-HN5)
Ěrjiān (EX-HN6)
Yìmíng (EX-HN14)

**Localisation**

Au-dessus du pavillon. Plier l'oreille vers l'avant, à la pointe de la partie supérieure du pavillon (Fig. 26).

**Anatomie locale**

**Vascularisation** : branches auriculaires antérieures de l'artère et de la veine temporales superficielles, branches auriculaires postérieures de l'artère et de la veine auriculaires postérieures.

**Innervation** : branche auriculaire antérieure du nerf auriculo-temporal, branche auriculaire postérieure du petit nerf occipital, branche auriculaire du nerf facial.

**Utilisation connue**

Maux de gorge, pharyngite, trachome, cataracte, conjonctivite et migraine.

**Méthode**

Piquer pour une légère saignée.

7) 球后 Qiúhòu (EX-HN7)

Fig. 27

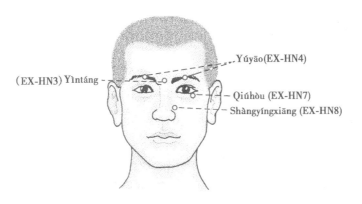

(EX-HN3) Yìntáng

Yúyāo (EX-HN4)

Qiúhòu (EX-HN7)

Shàngyíngxiāng (EX-HN8)

**Localisation**

Sur le visage, au quart latéral et trois quarts médiaux du rebord orbitaire inférieur (Fig. 27).

**Anatomie locale**

**Vascularisation** : branches pariétales de l'artère et de la veine temporales superficielles, l'artère et la veine occipitales, réseau de l'anastomose de l'artère et de la veine sus-orbitaires.

**Innervation** : branches du grand nerf occipital, du nerf auriculotemporal et du nerf sus-orbitaire.

**Utilisation connue**

Glaucome, cataracte, vertige, nystagmus, névrite optique, atrophie du nerf optique, hémianopsie, strabisme, vision floue.

**Méthode**

Le patient a les yeux fermés et doit garder les globes oculaires immobiles. Appuyer légèrement d'un pouce afin de stabiliser le globe oculaire et insérer avec l'autre main perpendiculairement l'aiguille au rebord orbitaire inférieur de 1–1,5 cun.

Appliquer très délicatement la méthode des mouvements de retirer et d'enfoncer l'aiguille, retirer l'aiguille lorsque le patient ressent une distension autour du point. Rotations et moxibustion interdites.

8) 上迎香 Shàngyíngxiāng (EX-HN8)

Fig. 28

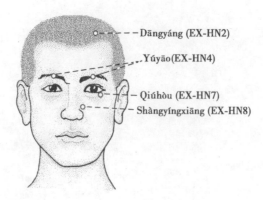

Dāngyáng (EX-HN2)

Yúyāo (EX-HN4)

Qiúhòu (EX-HN7)

Shàngyíngxiāng (EX-HN8)

**Localisation**

Sur le visage, à l'union de la pommade des ailes du nez et le cornet, proche du bout supérieur du sillon naso-labial (Fig. 28).

**Anatomie locale**

**Vascularisation** : branche de l'artère suborbitale, l'artère et la veine faciales.

**Innervation** : branche buccinatrice du nerf facial, nerf suborbital de la 2ᵉ branche du nerf trijumeau.

**Utilisation connue**

Rhinite aigüe et chronique, épistaxis, paralysie faciale, névralgie du trijumeau.

**Méthode**

Piquer obliquement en direction médio-occipitale de 0,3–0,5 cun.

9) 内迎香 Nèiyíngxiāng (EX-HN9)

Fig. 29

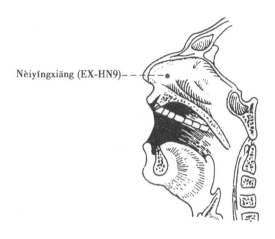

Nèiyíngxiāng (EX-HN9)

**Localisation**

Sur le visage, sur la face médiale de la narine, sur la membrane muqueuse à l'union de la pommade des ailes et le cornet (Fig. 29).

**Utilisation connue**

Polype nasal, infection pyogène du nez.

**Méthode**

Piquer rapidement sans retenir l'aiguille.

10) 聚泉 Jùquán (EX-HN10)

Fig. 30

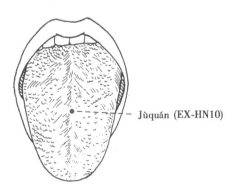

Jùquán (EX-HN10)

**Localisation**

Dans la cavité buccale, au centre de la ligne médiane de la face inférieure de la langue (Fig. 30).

**Utilisation connue**

Atrophie musculaire de la langue, sécheresse de la bouche et de la langue.

**Méthode**

Piquer rapidement pour une légère saignée.

11) 海泉 Hǎiquán (EX-HN11)

Fig. 31

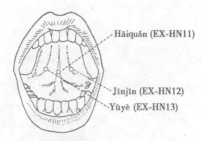

**Localisation**

Dans la cavité buccale, au milieu du frein de la langue. (Fig. 31)

**Utilisation connue**

Rigidité de la langue et déficience motrice de la langue.

**Méthode**

Piquer pour une légère saignée.

12) 金津 Jīnjīn (EX-HN12) et 13) 玉液 Yùyè (EX-HN13)

Fig. 31

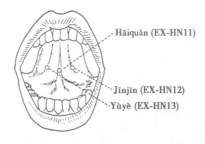

**Localisation**

Lorsque la langue est pointée vers le haut, les deux points se situent sur les veines sublinguales. Jīnjīn (EX-HN12) à gauche et Yùyè (EX-HN13) à droite (Fig. 31).

**Anatomie locale**

**Vascularisation** : veine sublinguale.

**Innervation** : nerf hypoglosse, nerf gustatif.

**Utilisation connue**

Atrophie musculaire de la langue, aphasie due à la raideur de la langue, ulcères buccaux, troubles de l'élocution et amygdalite.

**Méthode**

Faire saigner à l'aiguille triangulaire.

14) 翳明 Yìmíng (EX-HN14)

Fig. 26

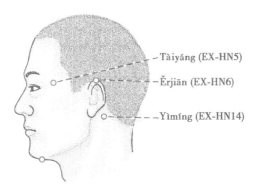

— Tàiyáng (EX-HN5)

—Ěrjiān (EX-HN6)

— Yìmíng (EX-HN14)

**Localisation**

Sur la nuque, à 1 cun en arrière de Yìfēng (TE17) (Fig. 26).

**Anatomie locale**

**Vascularisation** : artère auriculaire postérieure, artère carotide externe superficielle.

**Innervation** : grand nerf auriculaire ; plus en profondeur, tronc du nerf facial.

**Utilisation connue**

Otite moyenne, acouphènes, surdité, dysphagie.

**Méthode**

Piquer perpendiculairement 1–1,5 cun.

15) 颈百劳 Jǐngbǎiláo (EX-HN15)

Fig. 32

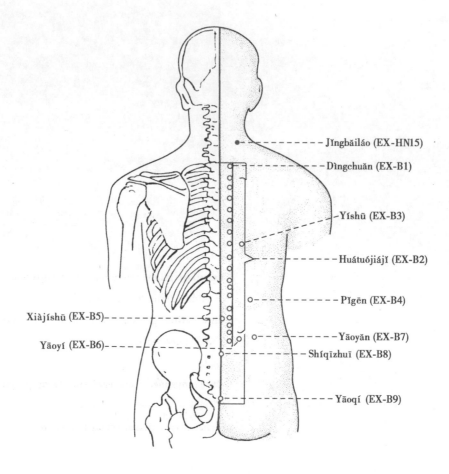

Jǐngbǎiláo (EX-HN15)
Dìngchuǎn (EX-B1)
Yíshū (EX-B3)
Huátuójiájǐ (EX-B2)
Pǐgēn (EX-B4)
Yāoyǎn (EX-B7)
Shíqīzhuī (EX-B8)
Yāoqí (EX-B9)
Xiàjíshū (EX-B5)
Yāoyí (EX-B6)

**Localisation**

2 cun au-dessus de Dazhui (GV 14), 1 cun
latéralement à la ligne médiane postérieure
(Fig. 32).

**Anatomie locale**

**Vascularisation** : branche de la veine et artère occipitales

**Innervation** : nerf cutané latéral de la branche postérieure
du nerf rachidien Th1.

**Utilisation connue**

Maladies vertébrales cervicales, raideur du cou et du dos,
torticolis et céphalée occipitale.

**Méthode**

Piquer perpendiculairement 0,5–1 cun.

## (2) Points sur la poitrine et l'abdomen

子宫 Zǐgōng (EX-CA1)

Fig. 33

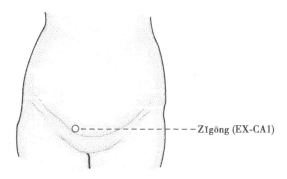

Zīgōng (EX-CA1)

**Localisation**

Sur le bas ventre, 4 cun au-dessous du centre de l'ombilic et 3 cun latéralement à Zhōngjí (CV3)(Fig. 33).

**Anatomie locale**

**Vascularisation** : artère et veine épigastriques superficielles.

**Innervation** : nerf ilio-hypogastrique.

**Utilisation connue**

Prolapsus utérin, fibromes utérins, stérilité, règles irrégulières, salpingite.

**Méthode**

Piquer perpendiculairement 1–2,5 cun

## (3) Points sur le lombaire et le dos

### 1) 定喘 Dìngchuǎn (EX-B1)

Fig. 32

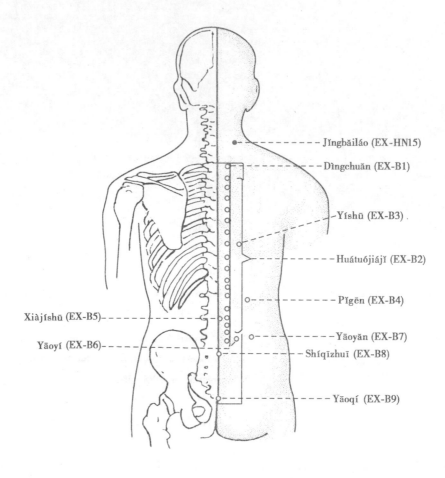

**Localisation**

Sur le dos, à 0,5 cun sous l'apophyse épineuse de la 7ᵉ vertèbre cervicale, latéral à la ligne médiane postérieure de 0,5 cun. (Fig. 32)

**Anatomie locale**

**Vascularisation** : branches des artères cervicales transverses et profondes.

**Innervation** : branches postérieures des 7ᵉ et 8ᵉ nerfs cervicaux.

**Utilisation connue**

Toux, asthme, dyspnée, polypnée.

**Méthode**

Piquer perpendiculairement ou en direction de Dàzhuī (GV14) de 0,5–1 cun.

2) 夹脊 Jiájī (EX-B2)

Fig. 32

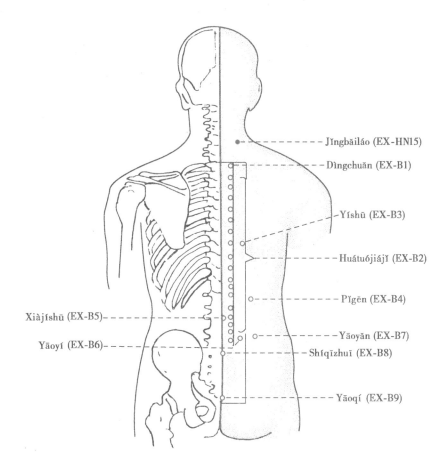

Jǐngbǎiláo (EX-HN15)

Dìngchuǎn (EX-B1)

Yíshū (EX-B3)

Huátuójiájǐ (EX-B2)

Pǐgēn (EX-B4)

Xiàjíshū (EX-B5)

Yāoyí (EX-B6)

Yāoyǎn (EX-B7)

Shíqīzhuī (EX-B8)

Yāoqí (EX-B9)

**Localisation**

Sur le bas du dos, aux deux côtés des vertèbres Th1 à L5, situés latéralement à la ligne médiane postérieure de 0,5 cun. Il y a 17 points par côté (Fig. 32).

**Utilisation connue**

Toux, dyspnée, maladies du système digestif, troubles du système nerveux, maladies chroniques des Organes Zang-Fu, polyarthrite rhumatoïde, spondylarthrite proliférante.

**Méthode**

Piquer perpendiculairement 0,5–1 cun.

3) 胃脘下俞 Wèiwǎnxiàshū (EX-B3)

**Localisation**

Sur le dos, au niveau du rebord inférieur de
l'apophyse épineuse Th8, latéral à la ligne
médiane postérieure de 1,5 cun. (Fig. 32)

**Anatomie locale**

**Vascularisation** : branches médianes des ramifications
postérieures de l'artère et de la veine intercostales.

**Innervation** : branches cutanées médianes des ramifications
postérieures du 8ᵉ nerf dorsal.

**Utilisation connue**

Pancréatite, hépatite, dyspepsie et diabète.

**Méthode**

Piquer obliquement 0,5 à 1 cun.

4) 痞根 Pǐgēn (EX-B4)

Fig. 32

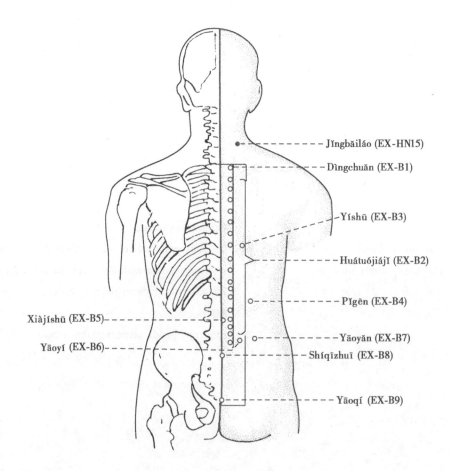

Jǐngbǎiláo (EX-HN15)

Dìngchuǎn (EX-B1)

Yíshū (EX-B3)

Huátuójiájǐ (EX-B2)

Pǐgēn (EX-B4)

Xiàjíshū (EX-B5)

Yāoyí (EX-B6)

Yāoyǎn (EX-B7)

Shíqīzhuī (EX-B8)

Yāoqí (EX-B9)

**Localisation**

Dans la région lombaire, au niveau du rebord
inférieur de l'apophyse épineuse L1, latéral

**Anatomie locale**

**Vascularisation** : branches dorsales de la 1ʳᵉ artère et 1ʳᵉ
veine lombaires.

à la ligne médiane postérieure de 3,5 cun (Fig. 32).

**Innervation** : branche externe de la ramification postérieure du 12e nerf thoracique ; en profondeur, branche postérieure du 1er nerf lombaire.

**Utilisation connue**

Masse dans l'abdomen, lombalgie.

**Méthode**

Piquer perpendiculairement 0,5–1 cun.

5) 下极俞 Xiàjíshū (EX-B5)

Fig. 32

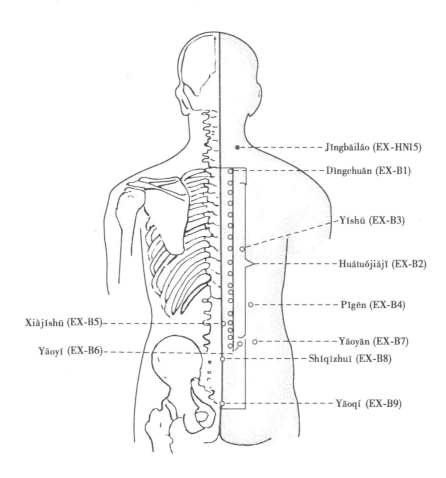

Jǐngbǎiláo (EX-HN15)

Dìngchuǎn (EX-B1)

Yíshū (EX-B3)

Huátuójiájǐ (EX-B2)

Pīgēn (EX-B4)

Xiàjíshū (EX-B5)

Yāoyí (EX-B6)

Yāoyǎn (EX-B7)

Shíqīzhuī (EX-B8)

Yāoqí (EX-B9)

**Localisation**

Dans la région lombaire, sur la ligne médiane postérieure, au-dessous du processus piquant de la troisième vertèbre lombaire (Fig. 32).

**Anatomie locale**

**Vascularisation** : branche postérieure de l'artère lombaire, plexus veineux sous-cutané interspinal.

**Innervation** : branche latérale moyenne et branche postérieure du nerf lombaire.

**Utilisation connue**

Incontinences urinaire et fécale, atrophie des membres inférieurs, règles irrégulières.

**Méthode**

Piquer perpendiculairement 0.5–1 cun.

6) 腰宜 Yāoyí (EX-B6)

Fig. 32

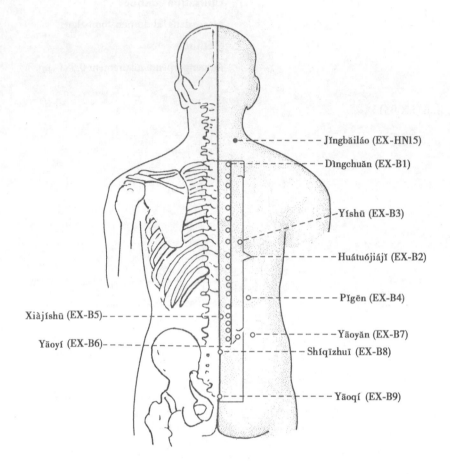

Jǐngbǎiláo (EX-HN15)

Dìngchuān (EX-B1)

Yìshū (EX-B3)

Huátuójiájǐ (EX-B2)

Pǐgēn (EX-B4)

Xiàjíshū (EX-B5)

Yāoyí (EX-B6)

Yāoyǎn (EX-B7)

Shíqīzhuī (EX-B8)

Yāoqí (EX-B9)

**Localisation**

Dans la région lombaire, au niveau du rebord inférieur de l'apophyse épineuse L4, latéral à la ligne médiane postérieure de 3 cun (Fig. 32).

**Anatomie locale**

**Vascularisation** : branches dorsales des 4$^e$ artère et veine lombaires.

**Innervation** : branche postérieure du 4$^e$ nerf lombaire ; en profondeur, nerf du plexus lombaire.

**Utilisation connue**

Néphrite, prostatite, sciatique.

**Méthode**

Piquer perpendiculairement 1–2 cun.

7) 腰眼 Yāoyǎn (EX-B7)

Fig. 32

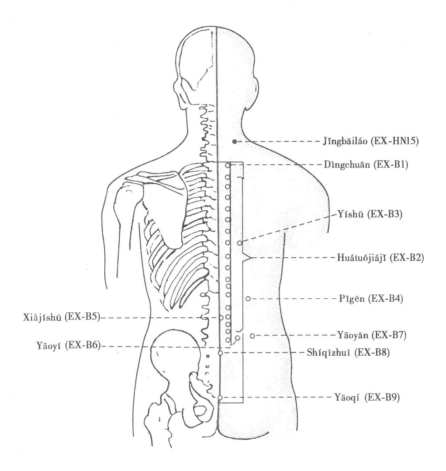

Jĭngbǎiláo (EX-HN15)

Dìngchuǎn (EX-B1)

Yìshū (EX-B3)

Huátuójiájĭ (EX-B2)

Pĭgēn (EX-B4)

Xiàjĭshū (EX-B5)

Yāoyí (EX-B6)

Yāoyǎn (EX-B7)

Shíqīzhuī (EX-B8)

Yāoqí (EX-B9)

**Localisation**

Dans la région lombaire, au niveau du rebord inférieur de l'apophyse épineuse L4, latéral à la ligne médiane postérieure de 3,5 cun (Fig. 32).

**Anatomie locale**

**Vascularisation** : branches dorsales des 4ᵉ artère et veine lombaires.

**Innervation** : branche postérieure du 4ᵉ nerf lombaire ; en profondeur, nerf du plexus lombaire.

**Utilisation connue**

Douleur sacro-iliaque, paraplégie des membres inférieurs et raideur et douleur dans le bas du dos.

**Méthode**

Piquer perpendiculairement 1–2 cun.

8) 十七椎 Shíqīzhuī (EX-B8)

Fig. 32

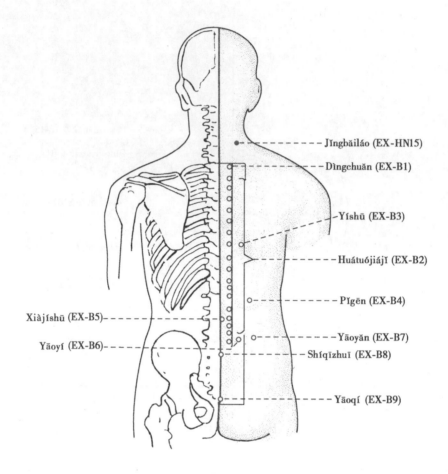

Jīngbǎiláo (EX-HN15)
Dìngchuǎn (EX-B1)
Yíshū (EX-B3)
Huátuójiájǐ (EX-B2)
Pígēn (EX-B4)
Xiàjíshū (EX-B5)
Yāoyí (EX-B6)
Yāoyǎn (EX-B7)
Shíqīzhuī (EX-B8)
Yāoqí (EX-B9)

## Localisation

Dans la région lombaire, sur la ligne médiane
postérieure, sous l'apophyse épineuse L5
(Fig. 32).

## Anatomie locale

**Vascularisation** : branche postérieure de l'artère lombaire,
plexus veineux.

**Innervation** : branche interne de la ramification postérieure
du nerf lombaire.

## Utilisation connue

Lombalgie et changement de la position du fœtus.

## Méthode

Piquer perpendiculairement 0,5–1 cun.

9) 腰奇 Yāoqí (EX-B9)

Fig. 32

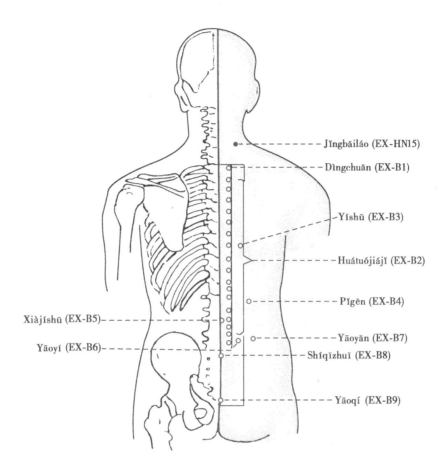

Jǐngbǎiláo (EX-HN15)

Dìngchuǎn (EX-B1)

Yíshū (EX-B3)

Huátuójiájǐ (EX-B2)

Pǐgēn (EX-B4)

Yāoyǎn (EX-B7)

Shíqīzhuī (EX-B8)

Yāoqí (EX-B9)

Xiàjíshū (EX-B5)

Yāoyí (EX-B6)

**Localisation**

Dans la région sacrée, au-dessus de l'extrémité du coccyx de 2 cun, dans la dépression entre les cornes sacrées (Fig. 32).

**Anatomie locale**

**Vascularisation** : branches des ramifications postérieures des 2ᵉ et 3ᵉ artères et veines sacrées.

**Innervation** : branches des ramifications postérieures des 2ᵉ et 3ᵉ nerfs sacrés.

**Utilisation connue**

Hémorroïdes, hématochezie et incontinence urinaire.

**Méthode**

Piquer obliquement 0,3–0,5 cun.

479

## (4) Points sur les membres supérieurs

1) 肘尖 Zhŏujiān (EX-UE1)

Fig. 34

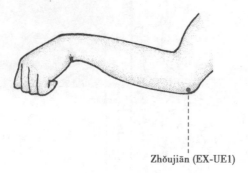

Zhŏujiān (EX-UE1)

**Localisation**

Sur la partie postérieure du coude, à l'extrémité de l'olécrâne lorsque le coude est en flexion (Fig. 34).

**Anatomie locale**

**Vascularisation** : réseau de l'anastomose périarticulaire du coude.

**Innervation** : nerf cutané médial du bras.

**Utilisation connue**

Écrouelles, furoncle, enflure d'un bouton.

**Méthode**

Piquer superficiellement ou utiliser la moxibustion.

2) 二白 Èrbái (EX-UE2)

Fig. 35

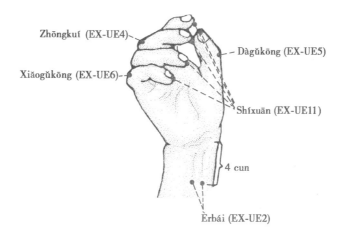

Zhōngkuí (EX-UE4)
Xiǎogǔkōng (EX-UE6)
Dàgǔkōng (EX-UE5)
Shíxuān (EX-UE11)
4 cun
Èrbái (EX-UE2)

**Localisation**

À la face palmaire de l'avant-bras, 4 cun au-dessus du pli du poignet, sur les deux côtés du tendon du m. fléchisseur radial du carpe. Un à gauche, un à droite, pour un total de deux points (Fig. 35).

**Anatomie locale**

**Vascularisation** : artère et veine médianes de l'avant-bras.

**Innervation** : nerf cutané médial du bras et nerf interosseux antérieur de l'avant-bras.

**Utilisation connue**

Hémorroïdes, prolapsus anal, névralgie de l'avant-bras.

**Méthode**

Piquer perpendiculairement 0,5–1 cun.

3) 中泉 Zhōngquán (EX-UE3)

Fig. 36

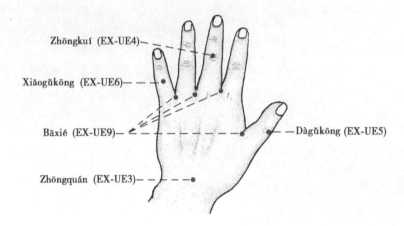

Zhōngkuí (EX-UE4)—

Xiǎogǔkōng (EX-UE6)—

Bāxié (EX-UE9)—

Dàgǔkōng (EX-UE5)

Zhōngquán (EX-UE3)—

### Localisation

Sur le pli dorsal du poignet, dans la dépression du côté radial du tendon du m. extenseur des doigts (Fig. 36).

### Anatomie locale

**Vascularisation** : branche de l'artère dorsale du poignet, réseau veineux dorsal de la main.

**Innervation** : branche superficielle du nerf radial.

### Utilisation connue

Oppression thoracique, gastralgie, cataracte et douleur de l'articulation du poignet.

### Méthode

Piquer perpendiculairement 0,3–0,5 cun.

4) 中魁 Zhōngkuí (EX-UE4)

Fig. 35

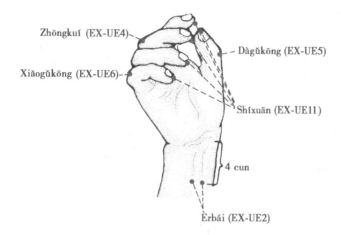

Zhōngkuí (EX-UE4)

Xiǎogǔkōng (EX-UE6)

Dàgǔkōng (EX-UE5)

Shíxuān (EX-UE11)

4 cun

Èrbái (EX-UE2)

Fig. 36

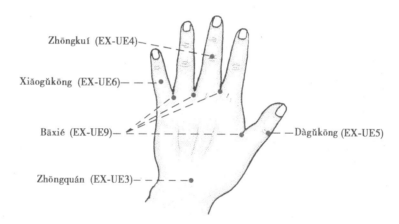

Zhōngkuí (EX-UE4)

Xiǎogǔkōng (EX-UE6)

Bāxié (EX-UE9)

Dàgǔkōng (EX-UE5)

Zhōngquán (EX-UE3)

## Localisation

Sur le dos de la main, au centre de l'articulation
interphalangienne proximale du majeur
(Fig. 35, 36).

## Anatomie locale

**Vascularisation** : artère digitale dorsale.

**Innervation** : nerf digital dorsal.

## Utilisation connue

Douleur dentaire, éructations, douleur gastrique, perte
d'appétit, épistaxis, métrorragie.

## Méthode

Piquer superficiellement 0,2–0,3 cun ou utiliser la
moxibustion.

5) 大骨空 Dàgǔkōng (EX-UE5)

Fig. 35

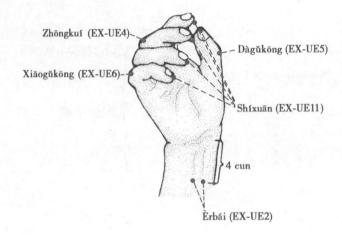

Zhōngkuí (EX-UE4)
Xiǎogǔkōng (EX-UE6)
Dàgǔkōng (EX-UE5)
Shíxuān (EX-UE11)
4 cun
Èrbái (EX-UE2)

Fig. 36

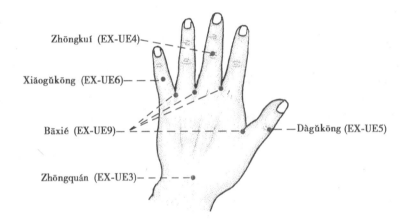

Zhōngkuí (EX-UE4)
Xiǎogǔkōng (EX-UE6)
Bāxié (EX-UE9)
Dàgǔkōng (EX-UE5)
Zhōngquán (EX-UE3)

**Localisation**

Sur la face dorsale du pouce, au centre de
l'articulation interphalangienne proximale
(Fig. 35, 36).

**Utilisation connue**

Maladies oculaires.

**Méthode**

Piquer perpendiculairement 0,2–0,3 cun ou utiliser la
moxibustion.

6) 小骨空 Xiǎogǔkōng (EX-UE6)

Fig. 35

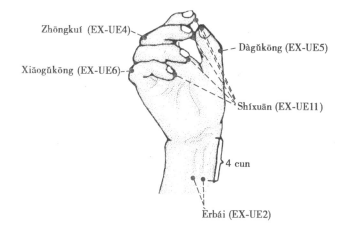

Zhōngkuí (EX-UE4)
Dàgǔkōng (EX-UE5)
Xiǎogǔkōng (EX-UE6)
Shíxuān (EX-UE11)
4 cun
Èrbái (EX-UE2)

Fig. 36

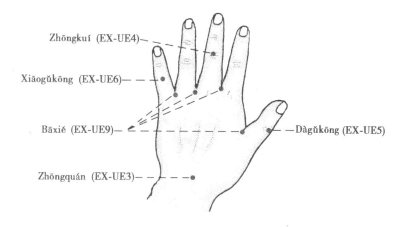

Zhōngkuí (EX-UE4)
Xiǎogǔkōng (EX-UE6)
Bāxié (EX-UE9)
Dàgǔkōng (EX-UE5)
Zhōngquán (EX-UE3)

**Localisation**

Sur la face dorsale de l'auriculaire, au centre de l'articulation interphalangienne proximale (Fig. 35, 36).

**Utilisation connue**

Maladies oculaires.

**Méthode**

Piquer perpendiculairement 0,2–0,3 cun ou utiliser la moxibustion.

7) 腰痛点 Yāotòngdiǎn (EX-UE7)

Fig. 37

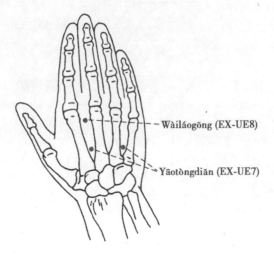

— Wàiláogōng (EX-UE8)

→ Yāotòngdiǎn (EX-UE7)

**Localisation**

Il y a deux points sur le dos de chaque main, pour un total de quatre points pour les deux mains. L'un est situé entre le 2ᵉ et le 3ᵉ os métacarpien et l'autre entre le 4ᵉ et le 5ᵉ os métacarpien. Ils se trouvent à équidistance du pli transverse dorsal du poignet et de l'articulation métacarpo-phalangienne (Fig. 37).

**Anatomie locale**

**Vascularisation** : réseau veineux dorsal de la main, branches des artères interosseuses superficielles.

**Innervation** : branches dorsales du nerf radial et du nerf cubital.

**Utilisation connue**

Entorse lombaire aigüe.

**Méthode**

Piquer perpendiculairement 0,5 cun. Pendant la manipulation de l'aiguille, demander au patient d'essayer de faire de faibles rotations au niveau lombaire.

8) 外劳宫 Wàiláogōng (EX-UE8)

Fig. 37

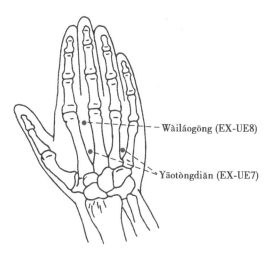

Wàiláogōng (EX-UE8)

Yāotòngdiǎn (EX-UE7)

**Localisation**

Sur le dos de la main, entre le 2ᵉ et le 3ᵉ
os métacarpien, postérieur à l'articulation
métacarpo-phalangienne de 0,5 cun (Fig. 37).

**Anatomie locale**

**Vascularisation** : artères digitales palmaires communes.

**Innervation** : nerfs palmaires communs du nerf médian de
l'index.

**Utilisation connue**

Douleur dentaire, saignements de la gencive, épistaxis et
conjonctivites.

**Méthode**

Piquer perpendiculairement 0,2–0,3 cun.

9) 八邪 Bāxié (EX-UE9)

Fig. 36

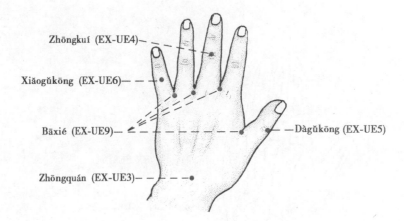

Zhōngkuí (EX-UE4)—

Xiǎogǔkōng (EX-UE6)—

Bāxié (EX-UE9)—                    —Dàgǔkōng (EX-UE5)

Zhōngquán (EX-UE3)—

**Localisation**

Sur le dos de la main, au centre de la
commissure des 4 espaces interdigitaux. Il y a
en tout 8 points sur les deux mains (Fig. 36).

**Utilisation connue**

Céphalée, douleur dentaire, morsures de serpent, arthrite,
gonflement et rougeur dans le dos de la main, mouvement
difficile des doigts, atrophie et spasme de la main.

**Méthode**

Piquer perpendiculairement 0,3–0,5 cun.

10) 四缝 Sìfèng (EX-UE10)

Fig. 38

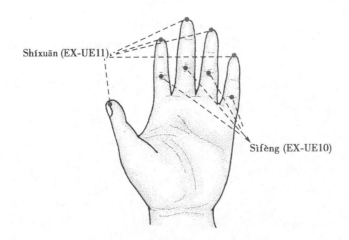

Shíxuān (EX-UE11)—

Sìfèng (EX-UE10)

**Localisation**

Sur la face palmaire des doigts, dans les
plis des articulations interphalangiennes
proximales des doigts II à V. Il y a en tout 8
points sur les deux mains (Fig. 38).

**Utilisation connue**

Indigestion infantile, coqueluche.

**Méthode**

Piquer avec l'aiguille triangulaire et faire sortir une faible
quantité de liquide visqueux transparent.

11) 十宣 Shíxuān (EX-UE11)

Fig. 35

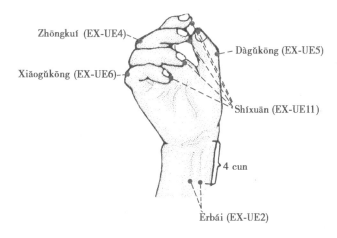

Zhōngkuí (EX-UE4)

Xiǎogǔkōng (EX-UE6)

Dàgǔkōng (EX-UE5)

Shíxuān (EX-UE11)

4 cun

Èrbái (EX-UE2)

Fig. 38

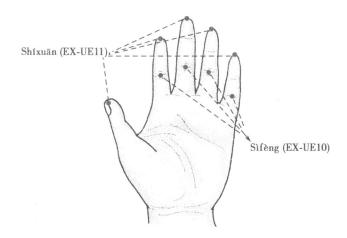

Shíxuān (EX-UE11)

Sìfèng (EX-UE10)

## Localisation

Aux extrémités des dix doigts, à environ 0,1 cun au-delà de l'ongle. Il y a en tout 10 points sur les deux mains (Fig. 35, 38).

## Anatomie locale

**Vascularisation** : réseau artériel et veineux formé par les artères et les veines digitales.

**Innervation** : nerfs collatéraux palmaires et nerfs périphériques médian, ulnaire et radial.

### Utilisation connue

Perte de connaissance, épilepsie, insolation, douleur et enflure de la gorge et du pharynx.

### Méthode

Piquer pour une légère saignée.

## (5) Points sur les membres inférieurs

1) 髋骨 Kuāngǔ (EX-LE1)

Fig. 39

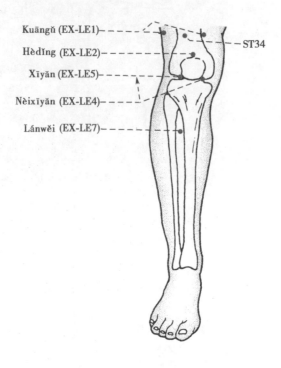

Kuāngǔ (EX-LE1)
Hèdǐng (EX-LE2)
Xīyǎn (EX-LE5)
Nèixīyǎn (EX-LE4)
Lánwěi (EX-LE7)
ST34

**Localisation**

Sur la face antérieure de la cuisse. Il y a un
point médial de 1,5 cun à Liángqiū (ST34) et
un point latéral de 1,5 cun (Fig. 39).

**Anatomie locale**

**Vascularisation** : branche descendante de l'artère
circonflexe fémorale latérale.

**Innervation** : nerf cutané fémoral antérieur, branche
musculaire du nerf fémoral.

**Utilisation connue**

Flexion et extension difficile de l'articulation du genou,
enflure de l'articulation du genou, déficience motrice des
membres inférieurs.

**Méthode**

Piquer perpendiculairement 1–1,5 cun.

2) 鹤顶 Hèdǐng (EX-LE2)

Fig. 39

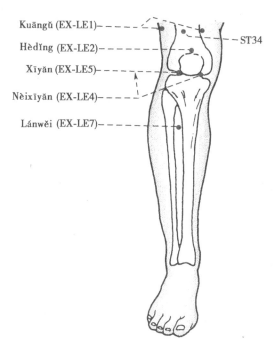

Kuāngǔ (EX-LE1)
Hèdǐng (EX-LE2)
Xīyǎn (EX-LE5)
Nèixīyǎn (EX-LE4)
Lánwěi (EX-LE7)
ST34

**Localisation**

Au-dessus du genou, dans la dépression du rebord supérieur du centre de la base de la rotule (Fig. 39).

**Anatomie locale**

**Vascularisation** : réseau artériel périarticulaire du genou.

**Innervation** : branche cutanée antérieure et faisceau musculaire du nerf crural.

**Utilisation connue**

Douleur du genou, faiblesse et paralysie des membres inférieurs.

**Méthode**

Piquer obliquement 0,5–1 cun.

3) 百虫窝 Bǎichóngwō (EX-LE3)

Fig. 40

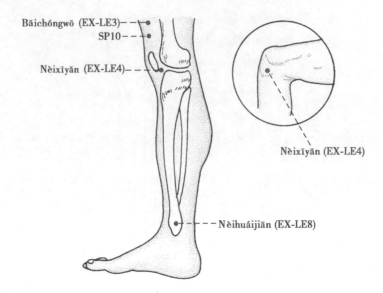

Bǎichóngwō (EX-LE3)
SP10
Nèixīyǎn (EX-LE4)
Nèixīyǎn (EX-LE4)
Nèihuáijiān (EX-LE8)

**Localisation**

Sur la face médiale de la cuisse lorsque le genou est fléchi, 3 cun au-dessus du coin supérieur médian de la rotule, à 1 cun au-dessus de Xuèhǎi (SP10) (Fig. 40).

**Anatomie locale**

**Vascularisation** : branches musculaires de l'artère et de la veine fémorale.

**Innervation** : branche cutanée antérieure du nerf crural ; en profondeur, faisceau musculaire du nerf fémoral.

**Utilisation connue**

Parasites intestinaux, eczéma, urticaire.

**Méthode**

Piquer perpendiculairement 1–2 cun.

4) 内膝眼 Nèixīyǎn (EX-LE4)

Fig. 39

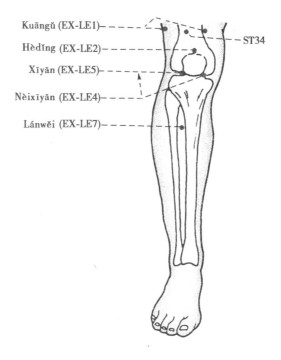

Kuāngǔ (EX-LE1)

Hèdǐng (EX-LE2)

Xīyǎn (EX-LE5)

Nèixīyǎn (EX-LE4)

Lánwěi (EX-LE7)

ST34

Fig. 40

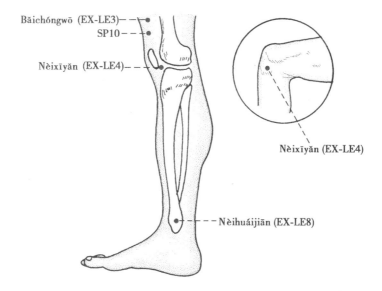

Bǎichóngwō (EX-LE3)

SP10

Nèixīyǎn (EX-LE4)

Nèixīyǎn (EX-LE4)

Nèihuáijiān (EX-LE8)

**Localisation**

Dans la dépression sur le rebord médial du ligament patellaire lorsque le genou est fléchi (Fig. 39, 40).

**Anatomie locale**

**Vascularisation** : réseau artériel et veineux périarticulaires du genou.

**Innervation** : nerf saphène, branche du nerf fémoro-cutané ; en profondeur, branche du nerf sciatique poplité.

**Utilisation connue**

Douleur du genou, douleur et enflure du membre inférieur, béribéri et paralysie.

**Méthode**

Piquer obliquement 1–1,5 cun ou utiliser la moxibustion.

5) 膝眼 Xīyǎn (EX-LE5)

Fig. 39

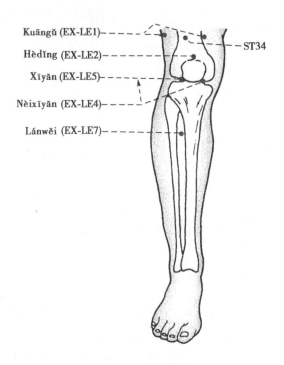

Kuāngǔ (EX-LE1)
Hèdǐng (EX-LE2)
Xīyǎn (EX-LE5)
Nèixīyǎn (EX-LE4)
Lánwěi (EX-LE7)
ST34

**Localisation**

Dans les dépressions aux deux côtés du ligament patellaire lorsque le genou est fléchi. Le point médial et le point latéral sont respectivement appelés Nèixīyǎn (EX-LE4) et Wàixīyǎn (Fig. 39).

**Utilisation connue**

Douleur de l'articulation du genou, douleur et faiblesse des pieds et genoux, béribéri.

**Méthode**

Piquer obliquement 1–1,5 cun ou utiliser la moxibustion.

6) 胆囊 Dǎnnáng (EX-LE6)

Fig. 41

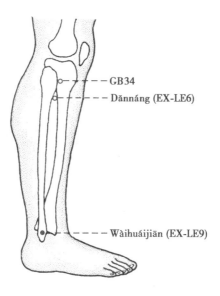

GB34
Dǎnnáng (EX-LE6)

Wàihuáijiān (EX-LE9)

**Localisation**

Sur la face latérale du mollet, 2 cun en dessous
de la dépression antéro-inférieure à la tête de
la fibula (Yánglíngquán, GB34)(Fig. 41).

**Anatomie locale**

**Vascularisation** : branches de l'artère et de la veine tibiales
antérieures.

**Innervation** : nerfs fibulaires superficiel et profond.

**Utilisation connue**

Cholécystites aigüe et chronique, lithiase biliaire, ascaridiose
des voies biliaires.

**Méthode**

Piquer perpendiculairement 1–2 cun.

7) 阑尾 Lánwěi (EX-LE7)

Fig. 39

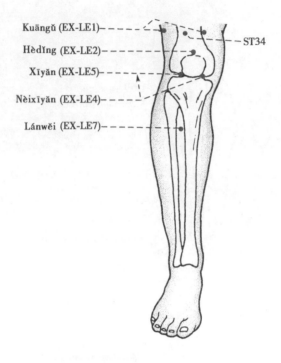

Kuāngǔ (EX-LE1)
Hèdǐng (EX-LE2)
Xīyǎn (EX-LE5)
Nèixīyǎn (EX-LE4)
Lánwěi (EX-LE7)
ST34

**Localisation**

Sur la face latérale du mollet, à 5 cun en dessous de Dúbí (ST35), latéral au rebord antérieur du tibia d'une largeur du doigt (Fig. 39).

**Anatomie locale**

**Vascularisation** : artère et veine tibiales antérieures.

**Innervation** : nerf accessoire saphène externe, nerf fibulaire profond.

**Utilisation connue**

Appendicites aiguë et chronique, indigestion, paralysie du membre inférieur.

**Méthode**

Piquer perpendiculairement 1–2 cun.

8) 内踝尖 Nèihuáijiān (EX-LE8)

Fig. 40

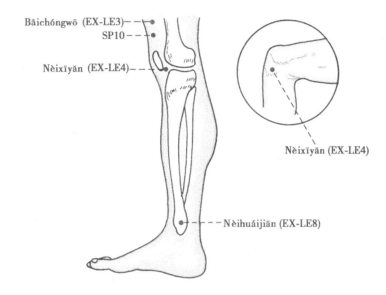

Bǎichóngwō (EX-LE3)—
SP10—
Nèixīyǎn (EX-LE4)—
Nèixīyǎn (EX-LE4)
Nèihuáijiān (EX-LE8)

**Localisation**

Sur la face médiale du pied, au sommet de la malléole médiale (Fig. 40).

**Utilisation connue**

Douleur dentaire, amygdalite, spasme des muscles jumeaux de la jambe.

**Méthode**

Utiliser uniquement la moxibustion. L'acupuncture est interdite.

9) 外踝尖 Wàihuáijiān (EX-LE9)

Fig. 41

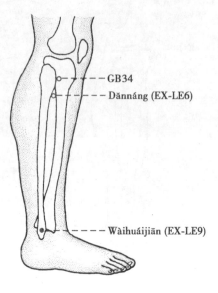

GB34
Dǎnnáng (EX-LE6)
Wàihuáijiān (EX-LE9)

**Localisation**

Sur la face latérale du pied, au sommet de la
malléole externe (Fig. 41).

**Utilisation connue**

Douleur dentaire, béribéri.

**Méthode**

Piquer pour une légère saignée.

10) 八风 Bāfēng (EX-LE10)

Fig. 42

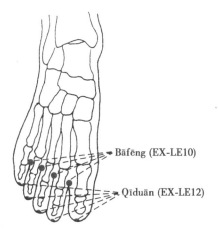

Bāfēng (EX-LE10)

Qīduān (EX-LE12)

**Localisation**

Sur le dos du pied, dans les dépressions en
arrière des commissures entre les orteils. Il y a
en tout 8 points sur les deux pieds (Fig. 42).

**Utilisation connue**

Béribéri, morsure de serpent, rougeur et enflure du dos du
pied, engourdissement des orteils, paralysie des membres
inférieurs, céphalée, douleur dentaire.

**Méthode**

Piquer perpendiculairement 0,3–0,5 cun.

11) 独阴 Dúyīn (EX-LE11)

Fig. 43

Dúyīn (EX-LE11)

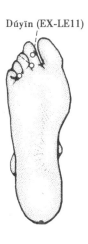

**Localisation**

Sur la face plantaire du second orteil, au centre
de l'articulation interphalangienne distale
(Fig. 43).

**Utilisation connue**

Hernie, rétention placentaire, règles irrégulières.

**Méthode**

Piquer perpendiculairement 0,2–0,3 cun ou utiliser la
moxibustion.

12) 气端 Qìduān (EX-LE12)

Fig. 42

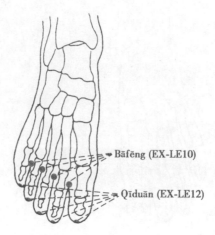

Bāfēng (EX-LE10)

Qīduān (EX-LE12)

**Localisation**

Aux extrémités des orteils, à 0,1 cun du rebord de l'ongle. Il y a en tout 10 points pour les deux pieds (Fig. 42).

**Utilisation connue**

Transpiration continue causée par une maladie fébrile, perte de connaissance, insolation.

**Méthode**

Piquer pour une légère saignée.

# Partie B
# Techniques d'acupuncture et
# de moxibustion

L'acupuncture et la moxibustion constituent deux thérapeutiques différentes. L'acupuncture consiste à piquer, percuter ou faire saigner certaines parties bien définies du revêtement cutané en utilisant des aiguilles à formes différentes dans un but thérapeutique. Les aiguilles couramment utilisées en clinique sont les aiguilles fines, l'aiguille dermique (appelée également Marteau fleur de prunier) et les aiguilles triangulaires. La moxibustion consiste à réchauffer, à l'aide d'un cône, d'un bâtonnet de moxa ou bien d'une petite boîte contenant de l'armoise, certains endroits du corps afin de traiter les maladies. Même si l'acupuncture et la moxibustion diffèrent par le matériel utilisé ainsi que la technique d'exécution, elles appartiennent toutes les deux aux thérapies externes. Elles parviennent à un but thérapeutique en régularisant le Qi et le sang, en harmonisant l'énergie nourricière et l'énergie défensive via les points d'acupuncture : ceux-ci, malgré leur emplacement à la surface du corps, sont attachés aux méridiens assurant les connexions entre la surface et les Zang-Fu (Organes-Entrailles) enfouis à l'intérieur du corps. C'est pourquoi ces deux thérapeutiques arrivent à renforcer le Qi vital, à expulser le Qi pervers et permettent d'apporter des résultats curatifs. L'acupuncture et la moxibustion sont souvent associées en pratique clinique, ces deux techniques sont liées et connues sous le nom de «*Zhenjiu*» (acupuncture et moxibustion) en chinois.

Ce chapitre sera consacré à la présentation des techniques d'acupuncture, des différents types de moxibustion, des prescriptions d'acupuncture et des traitements en fonction de l'identification des syndromes, ce travail est toujours orienté par les théories concernant les méridiens, les collatéraux et celles de Zang-Fu (Organes-Entrailles).

Chapitre

# 03

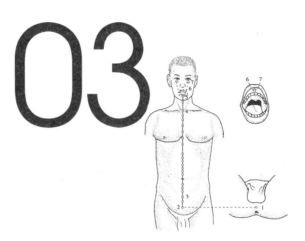

## Techniques d'acupuncture

# SECTION I

## Aiguilles

Comme tout équipement ou instrument médicaux, les aiguilles utilisées en acupuncture ont subi un processus de développement et se sont améliorées au fur et à mesure des progrès réalisés sur le plan économique et social. Depuis l'âge de Bronze, les aiguilles en métal sont utilisées à la place des poinçons de pierre *Bianshi*. Dans le livre *Pivot Miraculeux, Aiguilles (Líng Shū*, chapitre *Guān zhēn*), il est noté : «*Les neuf types d'aiguilles sont différents en taille et en forme, ils ont chacun leurs propres fonctions et indications.*» Ces neuf types d'aiguilles anciennes se présentent sous forme et taille différentes. On y trouve par exemple un petit bâton à tête ronde destinée aux techniques de massage et un petit bistouri pour faire des incisions.

Selon la procédure du développement des aiguilles lithiques en aiguilles métalliques, nous pensons que les neuf types d'aiguilles anciennes étaient à l'origine en pierre tandis que les aiguilles fines utilisées aujourd'hui sont une variation améliorée de ces neuf différentes aiguilles anciennes.

## 1. Neuf types d'anciennes aiguilles (Fig. 44)

## 2. Aiguilles modernes les plus utilisées aujourd'hui

**Aiguille fine** : L'aiguille fine est le principal instrument clinique dont l'application est la plus étendue parmi tous les outils au service de l'acupuncture. Ayant connu un processus évolutif assez long, l'aiguille fine d'aujourd'hui diffère des anciennes en termes de matériau, de format et de technologie de fabrication. La longueur et le diamètre se rapportent au corps de l'aiguille : les longueurs existent en 0,5 cun (13 mm), 1 cun (25 mm), 1,5 cun (40 mm), 2 cun (50 mm), 2,5 cun (60 mm), 3 cun (75 mm), 3,5 cun (90 mm), 4 cun (100 mm), 5 cun (100 mm) et même plus long ; le diamètre se trouve en no. 26 (0,45 mm), no. 28 (0,38 mm), no. 30 (0,32 mm), no. 32 (0,26 mm) et no. 34 (0,22 mm) etc. Avec un corps fin, cylindrique et lisse et une pointe comme une aiguille de sapin, l'aiguille est dans la plupart des cas en alliage ou en acier inoxydable.

**Une aiguille fine se compose de 5 parties (Fig. 45) :**

**Queue** : le bout supérieur du manchon.
**Manchon** : la partie enroulée avec filigrane en cuivre ou en acier inoxydable.
**Racine** : la partie entre le corps et le manchon.
**Corps** : la partie entre le manchon et la pointe.
**Pointe** : la partie pointue de l'aiguille.

Fig. 44    Neuf types d'anciennes aiguilles

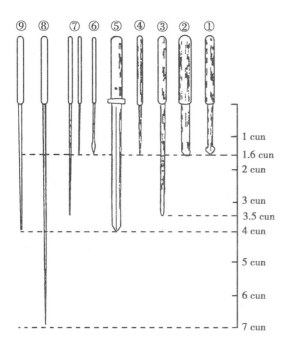

④ **Aiguille tranchante (*fengzhen*)** : c'est l'aiguille primitive qui a évolué en aiguille triangulaire d'aujourd'hui. Longue de 1,6 cun, elle porte un corps cylindrique et la pointe aiguë en forme d'un tranchant triangulaire. Elle s'utilise pour faire la saignée dans le traitement des abcès ou d'enflures dus à la chaleur toxique ou aux syndromes Bi chroniques.

⑤ **Aiguille en forme d'épée (*pizhen*)** : longue de 4 cun, son corps et sa pointe se présentent en deux tranchants sous forme d'épée. Elle sert à drainer ou évacuer du pus dans les cas d'abcès ou de furoncle.

⑥ **Aiguille à tête ronde et pointue (*yuanlizhen*)** : longue de 1,6 cun avec une pointe ronde, tranchante et un corps large, elle s'utilise dans les cas aigus de furoncles ou des crises de syndromes Bi.

⑦ **Aiguille fine (*haozhen*)** : longue de 3,6 cun avec le corps fin et souple et la pointe pointue, elle est utilisée dans les cas de douleurs ou de syndromes Bi. Les aiguilles modernes de différents formats largement utilisées aujourd'hui en clinique sont fabriquées selon sa morphologie.

⑧ **Aiguille longue (*changzhen*)** : longue de 7 cun, avec un corps relativement mince et une pointe pointue, elle est utilisée pour traiter le syndrome chronique de Bi.

⑨ **Grande aiguille (*dazhen*)** : longue de 4 cun, elle possède une pointe arrondie et s'utilise dans le traitement des maladies articulaires avec accumulation d'eau.

① **Aiguille avec une pointe en flèche (*chanzhen*)** : longue de 1,6 cun avec la pointe en forme de flèche, elle s'utilise pour faire une piqûre superficielle dans le traitement des maladies dues à une attaque superficielle des facteurs pathogènes.

② **Aiguille à pointe ovale (*yuanzhen*)** : longue de 1,6 cun avec une tête de forme ovale, elle s'utilise comme un outil de massage dans le traitement des maladies dans lesquelles les tissus musculaires sont atteints.

③ **Aiguille (*dizhen*)** : longue de 3,5 cun avec une tête émoussée et le corps gros, elle sert à appuyer l'endroit atteint pour traiter les maladies des lésions des vaisseaux sanguins.

Fig. 45    Aiguille Fine

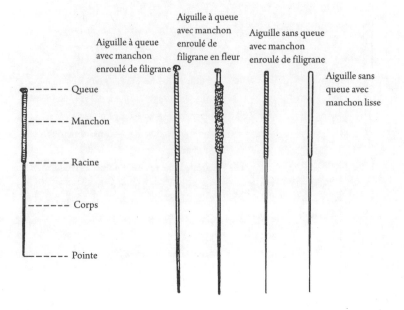

Aiguille à queue avec manchon enroulé de filigrane

Aiguille à queue avec manchon enroulé de filigrane en fleur

Aiguille sans queue avec manchon enroulé de filigrane

Aiguille sans queue avec manchon lisse

Queue

Manchon

Racine

Corps

Pointe

- ❖ **Aiguille triangulaire :** L'aiguille triangulaire est surtout utilisée pour faire la saignée. Elle est en acier inoxydable et son origine provient de l'ancienne aiguille tranchante (*fengzhen*). Longue de 2-3 cun avec un manchon cylindrique et la pointe aiguë, ce type d'aiguille est utilisé en vue de traiter les maladies fébriles, le syndrome maniaque, les vomissements, les diarrhées aiguës, enflure et douleur de la gorge et la stase de sang. (Fig. 46)

- ❖ **Aiguille dermique (aiguille fleur de prunier, aiguille de sept étoiles) :** Il s'agit d'une aiguille servant à faire des percussions superficielles sur une certaine zone cutanée, cette opération permet de régulariser les viscères, d'harmoniser le Qi et le sang, de débloquer les méridiens et de dissiper la stase de sang. Cette technique est originaire de «Mao Ci–piqûre superficielle», d'où son surnom «aiguille réservée aux enfants». Avec sa tête coiffée d'aiguilles (ressemblant à une cosse de graine de lotus), elle est connue également sous le nom «aiguille ou marteau fleur de prunier (composée de 5 aiguilles)», ou «aiguille de sept étoiles (composée de 7 aiguilles)». (Fig. 46)

- ❖ **Aiguille intradermique (aiguille à demeure) :** C'est une petite aiguille enfouie au niveau de la peau. Elle est originaire de la technique classique «Ban Ci–demi-piqûre». Elle est en acier inoxydable et se présente sous forme d'un grain de blé ou d'une punaise. Celle-ci s'insère perpendiculairement dans la peau ; celle-là se pique transversalement en sous-cutanée, il convient de les fixer avec un sparadrap (un patch) durant la pose des aiguilles. (Fig. 47)

Fig. 46    Aiguille triangulaire et aiguille dermique

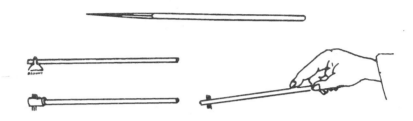

Fig. 47    Aiguilles à demeure

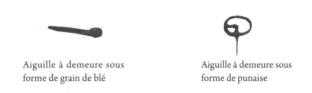

Aiguille à demeure sous
forme de grain de blé

Aiguille à demeure sous
forme de punaise

# SECTION II

Techniques d'acupuncture avec l'aiguille fine

## 1. Entraînement d'acupuncture et choix des aiguilles

### (1) Entraînement d'acupuncture

S'exercer aux techniques d'acupuncture est la base pour obtenir une bonne maîtrise de l'acupuncture. Comme les aiguilles sont fines et flexibles et sans entraînement avec les techniques d'acupuncture, il serait difficile d'insérer et de manipuler ces aiguilles pour tonifier ou disperser avec aisance. Ainsi, un entraînement est nécessaire afin d'obtenir une force suffisante aux doigts et de maîtriser les techniques de manipulation d'aiguille. Pour ce faire, il est recommandé de pratiquer un exercice sur des feuilles de papier pliées. Voici la méthode de fabrication : plier des feuilles de papier mou et fin en un petit paquet de dimension 5 × 8 × 2 cm, puis l'attacher avec une ficelle. Pour s'exercer, tenir le paquet avec la main gauche et l'aiguille avec la main droite, avec les trois premiers doigts : insérer l'aiguille dans le paquet et la sortir en la tournant dans les deux sens et essayer de percer complètement le paquet. Pour commencer, prendre une aiguille courte et grosse ; après avoir fait des progrès, travailler avec une aiguille fine et longue. Avec le temps, on peut travailler sur des paquets plus épais. Le praticien pourra piquer sur le corps humain seulement quand il saura tourner, enfoncer et retirer l'aiguille avec aisance. (Fig. 48).

Fig. 48    Entraînement sur le paquet de papier

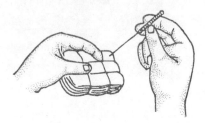

Pour s'entraîner aux différentes techniques d'acupuncture, il est recommandé de faire des répétitions sur une boule d'ouate enveloppée de tissu. (Fig. 49)

Fig. 49    Entraînement sur une boule d'ouate

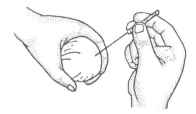

## (2) Sélection des aiguilles

Avant de piquer, il convient de faire une sélection des aiguilles. Le corps de l'aiguille doit être rectiligne, lisse, flexible et ferme. Il faut exclure les aiguilles rouillées ou tordues afin d'éviter que l'aiguille se casse lors de la manipulation. La pointe de l'aiguille ne doit pas être trop pointue, ce qui risquerait d'occasionner une douleur ou un saignement sous-cutané durant la piqûre, le retrait ou même la rotation de l'aiguille. Le manchon de l'aiguille doit être enroulé fermement par un fil métallique, sinon, il sera difficile de réaliser correctement les mouvements de rotation de l'aiguille. Pour piquer les points proches des organes importants, comme les points Fēngfǔ (GV16), Yǎmén (GV15), Jīngmíng (BL1) et Qiúhòu (EX-HN7), il est extrêmement important de sélectionner les bonnes aiguilles afin d'éviter tout accident éventuel ou d'occasionner une douleur au patient.

## 2. Sélection de postures

Avant d'implanter les aiguilles, il faut installer le patient dans une posture adéquate selon les points choisis. La posture doit être agréable pour le patient et faciliter les manipulations des aiguilles de l'acupuncteur. Il convient d'adopter la position du patient selon les particularités des emplacements des points, ceci est très important afin de localiser précisément les points. Dans la mesure du possible, le décubitus est la position la plus conseillée pour éviter le mal d'aiguille, en particulier pour les patients faibles ou âgés ou encore ceux qui viennent consulter pour la première fois. En fonction de l'emplacement des points à piquer, le patient peut prendre les positions suivantes : décubitus dorsal, décubitus ventral, décubitus latéral et position assise. (Tableau 3)

*Tableau 3    Postures des patients*

| | **Postures** | **Conseillées aux points situés à** |
|---|---|---|
| Décubitus | Dorsal | Tête, face, thorax, abdomen, faces antérieure, interne et externe des membres inférieurs |
| | Latéral | Thorax, abdomen, face latérale du membre inférieur, face temporale, oreille et joue |
| | Ventral | Région occipitale, nuque, dos, lombes, sacrum et face postérieure des membres inférieurs |
| Assises | Coude fléchi avec la paume vers le thorax | Face latérale des membres supérieurs |
| | Coude fléchi avec la paume vers le bas | Dos de la main, face latérale des bras |
| | Coude étendu avec la paume vers le haut | Face interne des membres supérieurs |
| | Coude fléchi avec la paume vers le haut | Paume et face interne du bras |
| | Avec la tête penchée et posée sur les bras | Tête, face, épaules et nuque |
| | Avec le dos appuyé au dossier d'une chaise | Tête, nuque et dos |
| | Avec la tête penchée et posée latéralement sur les bras | Tête et face latérale du cou |

## 3. Localisation des points et désinfection

### (1) Localisation des points

Avant le traitement par l'acupuncture, le praticien doit localiser les points selon les «mesures proportionnelles», les «mesures digitales» et les «repères anatomiques». Il est possible pour les débutants de presser avec l'ongle du pouce gauche pour laisser une marque sur la peau. Ceci n'est pas nécessaire pour les praticiens expérimentés, toutefois, il est toujours recommandé de palper ou masser avec la main les saillies, les proéminences ou dépressions osseuses ou musculaires afin de localiser précisément les points à piquer. Par exemple, pour le point Dàchángshū (BL25), il convient de localiser d'abord la crête iliaque ; pour piquer le point Yánglíngquán (GB34), il faut trouver la tête du péroné ; pour repérer les points Zhāngmén (LV13) et Jīngmén (VB25), il faut localiser l'extrémité libre de la 11e et de la 12e côte. Si les points ne sont pas localisés précisément, les effets thérapeutiques seront touchés.

## (2) Stérilisation/Désinfection

La stérilisation/désinfection est effectuée à 3 niveaux : sur les aiguilles, sur les mains du praticien et localement sur la peau du patient.

1) L'équipement des aiguilles

La technique pour stériliser les aiguilles est exposée ci-dessous (*CNT-clean needle technique*).

### PROTECTION DES PATIENTS, DES PRATICIENS ET DU PERSONNEL

Le contact sang à sang est le moyen le plus direct pour la transmission du VHB et du VIH. Quand du sang infecté entre dans le système sanguin d'une autre personne, le risque de contracter les virus est extrêmement élevé. Dans les établissements de soins et de santé, les risques d'infections par l'exposition aux sangs contaminés sont plus élevés pour le VHB et le VIH. Le mode de transmission le plus typique est l'exposition percutanée effectuée avec des instruments contaminés (la plupart sont des piqûres d'aiguilles) ou par contact entre du sang contaminé avec une lésion cutanée au niveau de la peau. Les risques, en revanche, sont extrêmement bas si des précautions universelles sont suivies. Ces précautions universelles sont définies par le CDCP (*CDCP HIV/AIDS Update, www.cdc.gov, Novembre 2001*), incluant l'utilisation des gants, des masques, des blouses, des lunettes de protection et des techniques de prévention appropriées pour le matériel d'hygiène spécifique.

### PROTOCOLES CNT

Il a été déterminé que l'exposition professionnelle aux pathogènes d'origine sanguine pose un risque significatif pour le personnel de soins et de santé. Cette exposition peut être vraiment réduite, voire éliminée par le biais de bonnes habitudes lors du travail, par la protection individuelle, par une bonne formation, par la vaccination, par l'étiquetage et par la surveillance médicale. C'est pour cela que, deux agences fédérales ont établi des normes qui s'appliquent pour tous les praticiens médicaux, y compris les acupuncteurs licenciés. Le CDCP a mis en place des procédures qui sont suivies scrupuleusement contre les expositions de pathogènes d'origine sanguine par les professionnels, dans les établissements de soins et de santé aux États-Unis. Ces procédures, connues comme «Précautions Universelles» OSHA (*Pour des copies des normes de OSHA : OSHA Publications, U.S. Departement of Labor/OSHA, PO Box 37535, Washington, D.C.20013,202/693-1888*), ont codifié les normes du CDCP dans des recommandations qui s'appliquent à tout professionnel de soins et de santé, le NAF a utilisé ces lignes directrices et recommandations en plus des procédures normalisées visant les injections de la communauté médicale, et des avis de la part de la communauté d'acupuncture, afin de développer et d'améliorer les protocoles de la CNT. Il est important de rappeler que la demande d'application CNT dans un établissement clinique est un processus réfléchi basé sur la compréhension des principes plutôt que sur l'apprentissage par cœur des lignes directrices.

### PRINCIPES FONDAMENTAUX DE LA CNT

La technique pour stériliser les aiguilles regroupe les éléments fondamentaux suivants :

❖ Toujours se laver les mains entre deux patients.

❖ Toujours utiliser des aiguilles stériles.

❖ Toujours veiller à un environnement propre.

❖ Toujours se laver les mains avant d'introduire l'aiguille si les mains ont été contaminées.

❖ Toujours jeter immédiatement les aiguilles utilisées.

Mise à part l'évidente nécessité d'utiliser des aiguilles stériles, les agences publiques de soins et de santé ont identifié le lavage des mains comme étant l'action préventive la plus simple et la plus importante contre les infections croisées. Les mains doivent être lavées avec du savon sous l'eau courante immédiatement après avoir quitté chaque patient et juste avant d'introduire une aiguille, si l'une des mains a été contaminée par des actions telles qu'arranger les vêtements du patient, répondre au téléphone ou se toucher les cheveux, etc.

### UNE STÉRILISATION RÉUSSIE

Se débarrasser de toutes les boules de coton et de tampons alcoolisés après utilisation, les placer immédiatement dans un sac en papier doublé de plastique fait pour cette cause. Ces matériaux ne doivent pas être placés dans un environnement propre après utilisation et ne doivent pas être déposés n'importe où mis à part le sac à déchets, lequel doit être fermé rigoureusement après la dernière utilisation.

Placer les aiguilles utilisées dans un conteneur pour objet tranchant. Fermer minutieusement le couvercle.

Se laver les mains immédiatement après avoir retiré les aiguilles et avant de toucher autre chose.

Emballer les équipements correctement en les plaçant dans le conteneur pour objet tranchant et les déchets dans un autre sac.

Se laver les mains après avoir disposé le conteneur pour objet tranchant et le sac à déchets.

### CHOISIR LA MÉTHODE DE STÉRILISATION ET LES ÉQUIPEMENTS LES PLUS CONVENABLES

Dans un établissement clinique, la stérilisation par l'oxyde d'éthylène est peu utilisée, en revanche cette stérilisation est très souvent utilisée pour stériliser les équipements jetables préemballés. De plus, les praticiens doivent absolument regarder les autres méthodes de stérilisation pour les équipements réutilisables.

Beaucoup d'experts considèrent l'autoclave comme la méthode choisie de stérilisation pour les aiguilles d'acupuncture. D'après le CDCP, la chaleur sèche, l'oxyde d'éthylène et les sporicides chimiques sont aussi des méthodes acceptables. Néanmoins, les sporicides chimiques sont utilisés principalement pour la première stérilisation des désinfectants, des antiseptiques et des équipements non autoclavables. L'eau bouillante ne stérilise pas, tremper dans l'alcool non plus.

### L'autoclave

L'autoclave crée de la chaleur humide sous la forme de vapeur d'eau saturée sous pression. La soudaine chute de pression à la fin du cycle détruit la paroi cellulaire des spores résistantes et c'est une partie essentielle du processus de stérilisation. Si l'autoclave ne s'aère pas et ne baisse pas de pression automatiquement, l'action doit être faite manuellement.

Il est crucial que le bain de vapeur pressurisé, fourni par l'autoclave, soit maintenu à 250 degrés Fahrenheit (121 degrés Celsius), 15 lbf/in$^2$ (psi) pour 30 minutes. La pression doit être libérée rapidement à la fin du cycle de stérilisation.

Une juste préparation de l'autoclave est essentielle, si le matériel a été placé en masse, le contact avec la vapeur ne sera peut-être pas suffisant. Des emballages qui ont été spécialement conçus pour l'autoclave doivent être utilisés, dès lors qu'ils peuvent laisser passer la vapeur. Les emballages doivent être fermés et avoir un espace entre eux. Les conteneurs en verre ou en métal doivent être aérés pendant la stérilisation, pour s'assurer du contact de la vapeur avec les aiguilles. Les couvercles doivent être stérilisés, mais ne doivent pas être placés sur le conteneur jusqu'à la fin du cycle de stérilisation. Ces emballages contenant les aiguilles de chaque patient doivent être scellés et étiquetés avant la stérilisation.

L'autoclave a été conçu pour soumettre les équipements au bain de vapeur à haute pression. Si les équipements sont submergés dans l'eau chauffée sous pression, la stérilisation n'est pas accomplie. L'air résiduel, qui crée une fausse lecture sur la jauge, est vidé hors de l'autoclave pour éviter de perturber la stérilisation.

Tout le matériel d'autoclave doit être stérilisé avec des bandes et étiquettes autoclaves sur lesquelles est notée la date du matériel autoclave. Les sacs en papier doivent être fermés avec une bande indicatrice si l'emballage ne possède pas une empreinte indicatrice. Une partie de la bande va changer de couleur après l'autoclave, montrant que l'emballage a été passé par le stérilisateur. Cependant, il n'est pas garanti que le contenu soit stérile. Si la bande ne change pas de couleur, le matériel doit être considéré comme non stérile et doit être restérilisé.

### La stérilisation à chaleur sèche

Les stérilisateurs à chaleur sèche créent de l'air chaud sans pression à vapeur. De plus, ils demandent plus de temps pour la stérilisation. Deux heures d'exposition à 338 degrés Fahrenheit sont considérées comme un temps et une température sûrs pour la stérilisation à chaleur sèche. Quant à la stérilisation par autoclave, il est important de laisser un espace entre les emballages, de cette manière l'air qui est chaud et sec peut avoir un contact suffisant avec les instruments.

## LA PROCÉDURE DE DOUBLE STÉRILISATION

Une stérilisation réussie pour les aiguilles et autres équipements est de pouvoir s'assurer que lors de l'introduction d'une aiguille dans la peau, celle-ci soit stérile. Les équipements doivent être aussi préparés, lavés, emballés et stockés de sorte à conserver la stérilité et manipulés avec précaution durant le traitement pour éviter les contaminations.

Les aiguilles et autres équipements qui sont réutilisables doivent être lavés. Le lavage est la suppression physique des matières organiques. Le lavage en soi n'élimine pas les agents pathogènes, mais est nécessaire avant la stérilisation, parce que les matières organiques comme le sang ou autres tissus corporels peuvent créer une barrière qui empêche la désinfection ou la stérilisation des équipements.

Dès le contact avec les équipements utilisés ou même contaminés, et afin d'éviter tout risque d'infection pour le praticien ou le personnel, les protocoles fondamentaux de double stérilisation sont recommandés. Les aiguilles utilisées ou autres équipements contaminés doivent recevoir une stérilisation préliminaire immédiatement après utilisation. Cela doit être fait sans nettoyage préalable ou contact de n'importe quelle manière.

## LES PROCÉDURES INACCEPTABLES POUR LA STÉRILISATION

L'alcool N'EST PAS un agent de stérilisation efficace et ne doit pas être utilisé dans le but d'une stérilisation. Cela ne veut pas pourtant dire que l'alcool n'est pas approprié pour d'autres fonctions importantes dans une clinique d'acupuncture. C'est un produit de choix pour nettoyer la peau.

Les fours à pression ne sont pas conçus avec assez de précision en température, en chaleur et en pression afin d'assurer la stérilisation. Ils n'ont également pas d'évacuation à air automatique et ne sont pas conçus pour empêcher le matériel d'acupuncture d'être submergé par l'eau. C'est pour cela qu'ils ne sont pas acceptés pour la stérilisation dans les établissements de soins et de santé.

## RÉCAPITULATIF

Tous les instruments qui sont susceptibles de pénétrer la peau doivent être stériles.

La stérilisation préliminaire avec un désinfectant chimique se fait sans toucher avec des mains nues des équipements qui ont été contaminés, telles que des aiguilles, des ventouses ou des marteaux fleur de prunier après qu'ils aient été retirés du patient et susceptibles d'avoir été contaminés par son sang.

Vérifier le bon état des aiguilles et des autres équipements pour s'assurer qu'ils ne soient pas tordus ou ne possèdent pas de déformation, de corrosion ou d'autres signes d'usure.

Réemballer pour la restérilisation dans l'emballage qui est conçu afin de protéger les aiguilles et les autres équipements contre les contaminations pendant le stockage et l'utilisation. Les marquer avec la date et le numéro de chargement.

L'aire de l'entrepôt doit être maintenue de manière propre et sèche et doit être lavée régulièrement selon une simple routine.

2) Les mains du praticien

Les praticiens doivent se laver les mains avant le traitement et ensuite se désinfecter les doigts avec des tampons alcoolisés.

3) La partie locale de la peau du patient

La partie locale de la peau du patient doit être désinfectée avec de l'alcool à 75 %. Si la peau est trop sale ou saigne, il est requis de désinfecter premièrement avec de l'iode puis de procéder ensuite à la désinfection avec de l'alcool à 75 %.

# 4. Insertion de l'aiguille

L'insertion de l'aiguille est la technique de base dans l'acupuncture : si l'insertion est effectuée de manière inappropriée, elle peut causer des douleurs sévères ou même un mal d'aiguille et affecter les résultats curatifs du traitement, d'où l'importance de la maîtrise des techniques de l'acupuncture. L'insertion de l'aiguille doit être rapide pour provoquer le moins de douleur possible chez le patient.

Il existe deux manières d'insertion : insertion avec une seule main et celle avec deux mains.

**L'insertion avec une seule main** consiste à piquer d'un seul mouvement sec l'aiguille dans la peau en tenant la partie du corps de l'aiguille proche de la pointe avec les deux premiers doigts de la main droite sans tourner l'aiguille, lâcher le corps de l'aiguille et tourner celle-ci pour l'enfoncer à la profondeur voulue en tenant le manchon, on pourra passer alors à la technique de tonification ou de dispersion. Cette technique doit être utilisée correctement ; sinon, cela peut non seulement causer de la douleur, mais aussi plier l'aiguille.

**L'insertion avec deux mains** est très employée en clinique. Ceci exige une coordination des deux mains et une exactitude du geste : tenir le manchon de l'aiguille avec les trois premiers doigts de la main droite comme si on tenait une plume, la main droite est désignée par «la main qui pique» ; alors que la main gauche qui sert à appuyer l'endroit du point à piquer est appelée la «main assistante». Ces deux manières d'insertion de l'aiguille seront expliquées ci-dessous.

## (1) Insertion avec le pouce, l'index et le majeur

Enfoncer l'aiguille en tenant son manchon avec le pouce, l'index et le majeur, une légère rotation pourra être rajoutée pour faciliter l'insertion rapide, la main gauche joue un rôle assistant en appuyant sur la peau. (Fig. 50)

Fig. 50     Insertion avec le pouce, l'index et le majeur

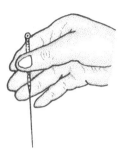

## (2) Insertion soutenue par la main assistante

La main assistante apporte de l'aide à la puncture pour les trois aspects suivants : fixer la peau du point à piquer pour assurer une piqûre précise ; faciliter l'insertion d'une aiguille longue de manière à ne pas plier l'aiguille et éviter une douleur lors de la piqûre. Ceci se voit dans les quatre manières d'insertion de l'aiguille présentées ci-dessous.

Il existe quatre techniques d'insertion soutenue par la main assistante :

1) Insertion avec pression de l'ongle
C'est la méthode la plus utilisée en clinique : appuyer le point choisi avec l'ongle du pouce (ou de l'index) de la main gauche, insérer l'aiguille avec la main droite dans le point au ras de l'ongle. Cette méthode convient surtout aux aiguilles courtes. (Fig. 51)

Fig. 51     Insertion avec pression de l'ongle

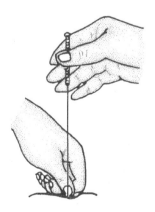

## 2) Insertion en tenant l'aiguille avec les deux mains

Maintenir la partie inférieure du corps de l'aiguille entre le pouce et l'index gauches afin de fixer l'aiguille sur l'endroit à piquer, la main droite tenant le manchon de l'aiguille à la verticale. D'un seul geste, enfoncer l'aiguille avec les deux mains en même temps, cette méthode convient aux aiguilles longues. (Fig. 52)

Fig. 52    Insertion en tenant l'aiguille avec les deux mains

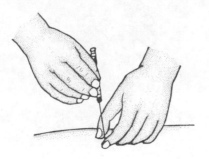

## 3) Insertion avec étalement de la peau

Étaler la peau au niveau du point choisi pour faciliter l'insertion de l'aiguille et insérer rapidement l'aiguille avec la main droite. Cette technique est recommandée quand les points sont situés dans une zone où la peau est relâchée ou plissée, comme le ventre par exemple. (Fig. 53)

Fig. 53    Insertion avec étalement de la peau

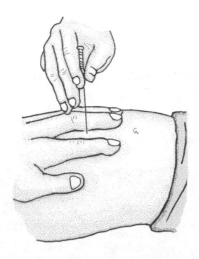

## 4) Insertion avec pincement de la peau

Pincer la peau entre le pouce et l'index de la main gauche pour obtenir un bourrelet au niveau du point à piquer et planter l'aiguille dessus. Cette méthode convient aux endroits peu musclés, p. ex. la face. (Fig. 54)

Fig. 54    Insertion avec pincement de la peau

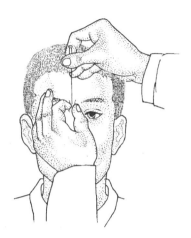

## 5. Angle et profondeur de l'insertion

Pour obtenir un meilleur résultat clinique, il faut accorder une importance à l'angle et à la profondeur de l'insertion de l'aiguille.

### (1) Angle d'insertion

L'angle de la puncture varie en fonction de l'emplacement anatomique du point et de l'objectif thérapeutique. Par exemple, piquer le point Yìfēng (SJ17) avec un angle différent ou vers une direction différente permet de traiter des pathologies différentes : si l'aiguille est insérée vers le conduit auditif externe, elle sert à traiter l'acouphène, la surdité, le vertige auditif et d'autres problèmes d'oreille ; alors que piquer le point vers la mandibule peut traiter les pathologies thyroïdiennes ou pharyngiennes. Parallèlement, pour le point Zhìbiān (BL54), la puncture oblique vers l'angle inférieur du sacrum est adoptée dans le traitement des maladies urinaires et anales ; tandis que la puncture perpendiculaire ou la puncture oblique vers le membre inférieur est conseillée pour traiter une douleur sacro-iliaque ou une sciatalgie.

D'une manière générale, la puncture oblique est conseillée aux points situés au niveau du thorax et du dos, parce que la puncture perpendiculaire profonde risque de causer un pneumothorax. Il importe de diriger l'aiguille vers le menton lors de la piqûre du point Fēngfŭ (GV16) et du point Yămén (GV15), si l'aiguille est insérée perpendiculairement ou vers le haut, elle peut facilement perforer le bulbe rachidien à travers le trou occipital et menacer la vie du patient. Une précaution particulière doit être accordée à l'angle et à la direction de l'aiguille, ce qui garantit les effets thérapeutiques et évite également d'éventuels accidents.

Cliniquement trois angles de puncture sont adoptés : (Fig. 55)

Fig. 55    Angle d'insertion

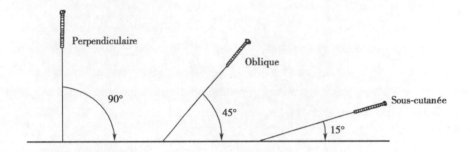

1) Piqûre perpendiculaire :

L'aiguille est insérée dans la peau, formant un angle de 90° avec la surface cutanée. Cette méthode convient à la plupart des points situés dans la région où les muscles sont épais, tels que les quatre membres, la région lombaire et le ventre. C'est seulement dans cette direction de piqûre que l'on peut procéder aux techniques de tonification ou de dispersion avec les mouvements de va-et-vient, ou en suivant le rythme respiratoire du patient, ou bien avec les techniques «mettre le feu sur la montagne» ou «faire pénétrer la fraîcheur dans le ciel».

2) Piqûre oblique :

L'insertion se fait suivant un angle de 45°, elle s'applique surtout aux points situés au contact des os, tels que Yánglǎo (SI6) et Lièquē (LU7), ou aux points situés au thorax et au dos. Les points à la face tels que Tàiyáng (EX-HN5), Dàyíng (ST5) et Yángbái (GB14) piqués en tonification ou dispersion selon le sens de la circulation énergétique dans le méridien, la puncture oblique est recommandée.

3) Piqûre horizontale (sous-cutanée) :

L'aiguille est plantée superficiellement formant un angle de 15-20°. Cette méthode est conseillée aux points situés aux endroits où les muscles sont très minces, comme les points à la tête et à la face : Shéntíng (GV24), Bǎihuì (GV20) et Dìcāng (ST4). L'insertion transversale de l'aiguille est également utilisée dans la puncture transfixiante, comme p. ex. dans les cas : piquer Jiáchē (ST6) vers Dìcāng (ST4), Sìbái (ST4) vers Yíngxiāng (LI 20), Tàiyáng (EX-HN5) vers Xiàguān (ST6), Yángbái (GB14) vers Tóngzǐliáo (GB1), etc.

## (2) Profondeur de la puncture

La profondeur de puncture de chaque point est décrite en détail dans le chapitre des points d'acupuncture. En clinique, il importe d'envisager de nombreux facteurs englobant la constitution physique, l'âge, l'état actuel pathologique, le trajet du méridien, l'anatomie régionale ainsi que la saison avant de déterminer la profondeur de puncture. Dans le livre *Pivot miraculeux, Aiguilles* (*Líng Shū*, chapitre *Guān Zhēn*), il est écrit : «*Si on pique profondément dans une maladie où l'attaque de la perversité est superficielle, les muscles internes seront lésés… tandis que la puncture superficielle appliquée dans une maladie à lésion profonde ne saura pas expulser la perversité».* En pratique clinique, si la puncture est trop profonde dans un cas auquel une insertion superficielle suffit, le malade pourrait présenter des palpitations, un souffle court et une fatigue générale, voire des conséquences plus graves. Dans le cas contraire, une puncture superficielle dans un cas qui nécessite une piqûre profonde, le traitement n'apportera pas de résultats attendus. Par exemple, la profondeur de puncture du point Huántiào (GB30) est prévue à 3-5 cun, si on pique seulement 1 cun, il n'y aura pas la sensation de puncture. Par conséquent, le traitement ne pourra pas marcher. Ainsi la profondeur de piqûre doit être déterminée judicieusement pour faire venir le Qi et obtenir un bon résultat clinique.

## 1) Constitution physique :

Dans le livre *Pivot Miraculeux, Normal, Anormal, Obèse et maigre* (*Líng Shū*, chapitre *Nì Shùn Féi Shòu*), il est noté : *«Chez un patient à constitution physique fort, le Qi et le sang sont abondants et la peau ferme. Au cas où les Qi pervers envahissent cet organisme, une insertion profonde et le maintien des aiguilles doivent être appliqués. Alors que pour un patient maigre chez qui la peau est mince et sans éclat... le sang est clair et le Qi n'est pas solide, il a alors tendance à subir un effondrement du Qi et une lésion de sang, il vaut mieux piquer superficiellement sans la pose des aiguilles.»* Cette citation montre que l'organisme humain diffère d'un patient à l'autre, et présente un état différent sur le plan du Qi et du sang, c'est pourquoi l'insertion de l'aiguille doit s'adapter à chaque malade. Pour ceux ayant un terrain fort, la puncture profonde est conseillée et vice versa.

## 2) Âge :

Dans le livre *Pivot Miraculeux, Normal, Anormal, Obèse et maigre* (*Líng Shū*, chapitre *Nì Shùn Féi Shòu*), il est noté : *«Chez les enfants qui ont les muscles minces fragiles et le Qi et le sang en faiblesse, il convient d'effectuer une puncture peu profonde sans laisser les aiguilles en place, deux séances par jour.»* Cette citation montre que la puncture superficielle convient aux enfants qui ont les Zang-Fu (Organes-Entrailles) délicats. Cette piqûre moins profonde est également conseillée aux patients âgés qui présentent une faiblesse de Qi et de sang à cause de leur âge.

## 3) État de la maladie :

Dans le livre *Pivot Miraculeux, Du début à la fin* (*Líng Shū*, chapitre *Zhōng Shǐ*), il est noté : *«La puncture profonde est appliquée quand le pouls est plein afin d'expulser le Qi pervers tandis que la piqûre superficielle est conseillée lorsque le pouls est vide, ceci est pour protéger le Qi vital contre une fuite.»* Dans le chapitre du même ouvrage *Pivot miraculeux, Racine et nœud* (*Líng Shū*, chapitre *Gēn Jié*), il est écrit : *«Quand le Qi est féroce et fort, on préfère piquer superficiellement avec de petites aiguilles ; cependant, quand le Qi n'est pas libre, il vaut mieux appliquer une puncture profonde avec de grandes aiguilles.»* Ce paragraphe veut dire que le Qi est souvent féroce et solide dans les syndromes de chaleur, tandis que le Qi est souvent gêné dans les syndromes froids. Par conséquent, la piqûre superficielle est conseillée pour traiter les syndromes de chaleurs ainsi que les cas vides ; tandis que la puncture profonde est recommandée dans les syndromes de froids et de plénitude. Dans le *Pivot miraculeux, Du début à la fin* (*Líng Shū*, chapitre *Zhōng Shǐ*), il est noté : *«Lorsque le problème se trouve à l'intérieur, il s'agit d'un syndrome Yin ; quand la douleur ne* s'atténue pas à la palpation, c'est également un syndrome Yin ; quand le problème touche le bas du corps, il s'agit d'un syndrome Yin. Dans tous ces cas-là, la puncture profonde est recommandée. Au cas où la maladie touche le haut du corps, ce sera un syndrome Yang, le symptôme démangeaison est aussi considéré comme Yang, pour lesquels il faudrait adopter une puncture superficielle.» Ce paragraphe montre que nous devons localiser le niveau d'envahissement ainsi que la nature de la maladie pour déterminer correctement la profondeur de puncture avant de procéder au travail.

Dans le livre *Pivot Miraculeux, Du début à la fin* (*Líng Shū*, chapitre *Zhōng Shǐ*), il est écrit : «*Dans les pathologies chroniques, le Qi pervers envahit profondément le corps ; dans ce cas-là, la piqûre profonde doit être adoptée avec une longue pose d'aiguilles.*» Cette citation montre que la profondeur de puncture varie selon la chronicité et la nature de la pathologie à traiter. Quand la maladie est aiguë, l'envahissement de la perversité est peu profond et la maladie n'est pas grave, une piqûre superficielle suffit ; alors que dans un cas chronique, lorsque la perversité a envahi profondément et le Qi vital n'est pas affaibli, la puncture profonde doit être appliquée de manière à disperser l'énergie perverse. Par contre, si le Qi et le sang sont tous déficients dans une pathologie chronique, la puncture profonde n'est plus adéquate.

### 4) Trajets des méridiens :

Vu que les trajets des méridiens et les points d'acupuncture ne se trouvent pas tous au même niveau en profondeur, la profondeur d'insertion de l'aiguille varie selon le point. Par exemple, les trajets des méridiens circulent relativement profondément aux régions telles que coudes, bras, lombes, fesses, cuisses et genoux, il est possible de piquer profondément les points situés dans ces zones citées. Évidemment, la puncture doit être superficielle pour les points situés aux trajets plutôt moins profonds parcourant la tête, la face et les extrémités des membres.

### 5) Anatomie locale :

Su cas où les vaisseaux sanguins ou les organes importants se situent en dessous des points à piquer, la puncture profonde est interdite, comme p. ex. le point Jùquè (CV14) et Jiūwěi (CV15) se trouvant au-dessus du lobe gauche du foie ; une piqûre trop profonde risque de toucher le foie et causer une hémorragie interne. Le point Jiānjǐng (GB21) est un autre exemple, la puncture profonde sur le point peut toucher le poumon et entraîner un pneumothorax. Nous devons faire attention lors de la puncture du point Rényíng (ST9) qui se trouve sur l'aorte, il est possible de causer une hémorragie interne par une piqûre profonde sur ce point. Si l'hématome est gros, celui-ci risque de comprimer la trachée, pouvant entraîner une dyspnée et une asphyxie.

### 6) Saison :

L'organisme humain est susceptible d'être influencé par les facteurs climatiques. Les anciens docteurs pratiquaient une profondeur de puncture selon le changement climatique et l'évolution saisonnière. Dans le livre *Pivot Miraculeux, Du début à la fin* (*Líng Shū*, chapitre *Zhōng Shǐ*), il est noté : «*Au printemps, le Qi vital se trouve aux cheveux ; en été, il flotte à la peau ; en automne, il s'enfonce aux muscles et en hiver il se cache aux tendons et aux os. Par conséquent, la puncture doit s'ajuster en fonction de la saison.*» Le livre *Classique des 81 Difficultés* (*Nàn Jīng*) déclare que : «*Au printemps et en été, l'énergie dans la nature flotte, donc l'énergie vitale de l'organisme humain va aussi à la surface du corps, c'est pourquoi la puncture superficielle est adoptée ; en automne et en hiver, l'énergie dans la nature a tendance à descendre, pareillement, le Qi vital s'enfonce relativement à l'intérieur du corps, la puncture profonde s'applique.»* Ces concepts portent une valeur de référence pour les praticiens cliniques.

## 6. Manipulation de l'aiguille et l'arrivée de la sensation de puncture De Qi

La manipulation de l'aiguille s'effectue après l'introduction de l'aiguille dans la peau. On peut procéder aux techniques : «retirer-enfoncer» (appelée aussi «va-et-vient») ainsi que la rotation pour procurer la sensation de puncture (appelée De Qi en chinois), ressentie au niveau de la région piquée par le malade et l'acupuncteur.

Il est reconnu par les médecins de différentes époques que l'arrivée de cette sensation est nécessaire pour obtenir le succès de l'acupuncture. Les notes dans le premier chapitre du livre *Pivot miraculeux, Neuf aiguilles et douze Points Yuan-Sources (Líng Shū, chapitre Jiŭ Zhēn Shí Èr Yuán)* disent à ce propos : *«L'acupuncture ne marche réellement que quand la sensation de puncture se produit.»* Un autre chapitre dit : *«Si la sensation ne vient pas, peu importe le nombre de punctures ; si elle vient, on peut enlever les aiguilles.»* *«L'arrivée de la sensation conditionne l'efficacité du traitement. Les résultats curatifs se présentent rapidement comme le vent dispersant les nuages, ils sont clairs comme le ciel pur.»* Toujours dans le livre *Pivot Miraculeux, Explications sur les aiguilles (Líng Shū, chapitre Xiăo Zhēn Jiĕ)*, il est noté : *«Quand la sensation de puncture arrive, le praticien doit rester concentré dans son travail.»* Dans le livre *Pivot miraculeux, Du Début à la Fin (Líng Shū, chapitre Zhōng Shĭ)*, il est écrit qu'on peut s'arrêter qu'au moment de l'arrivée de la sensation. Dr DOU Hanqing indique dans son ouvrage *Livre des Signes Profonds (Biāo Yōu Fù)* : *«Si la sensation vient rapidement, les effets thérapeutiques se voient aussi vite ; si le De Qi survient lentement, les résultats curatifs sont peu satisfaisants.»* Toutes ces notes classiques montrent qu'il existe un lien entre la sensation de puncture et l'efficacité du traitement. Cependant aujourd'hui, tous les praticiens ne sont pas conscients de l'importance du De Qi. Tout nombreux que soient les points choisis, mais le De Qi est négligé, les résultats thérapeutiques seront peu satisfaisants. Bref, la sensation de puncture est d'une importance primordiale en clinique.

### (1) Signification du Qi du méridien

Dans le livre *Questions Simples, Discussion sur la séparation et l'intégration du Qi Vital et du Qi Pervers (Sù Wèn, chapitre Lí Hé Zhēn Xíe Lùn)*, il est dit : *«Le Qi véritable est le Qi du méridien.»* Dans le *Pivot miraculeux, Puncture du Qi Vital et du Qi Pervers (Líng Shū, chapitre Cì Jíe Zhēn Xíe)*, il est noté : *«Le Qi véritable vient de la nature et s'associe avec le Qi essentiel de la nourriture pour nourrir le corps.»* Nous avons compris avec ces citations que le Qi circulant dans les méridiens constitue le Qi véritable. Il est composé de deux éléments : le Qi inné et le Qi acquis, celui-ci est constitué par le Qi nourricier et le Qi défensif transformés à partir du Qi provenant de la nourriture et de l'eau. Ainsi nous constatons deux significations du Qi du méridien : la force primaire du méridien, soit la force motrice congénitale et la fonction manifestée par la circulation permanente du Qi nourricier et du Qi défensif circulant respectivement dans et en dehors des méridiens.

La sensation de puncture est une réponse aux stimulations d'acupuncture exercées aux points piqués via les différentes techniques puncturales : «enfoncer-retirer» (ou «va-et-vient») et la rotation de l'aiguille. Puisque le procédé opératoire appliqué et la stimulation apportée sont différents, l'acupuncture est capable de promouvoir ou inhiber les fonctions du Qi dans les méridiens, ceci permet de donner un résultat tonifiant le Qi vital ou dispersant le Qi pervers, c'est-à-dire faire une tonification en cas de vide et une dispersion en cas de plénitude.

## (2) Signes de l'arrivée de la sensation de puncture De Qi

La sensation de puncture peut être ressentie à la fois par l'acupuncteur et par le patient. Le *Livre des Signes Profonds* (*Biāo Yōu Fù*) décrit : «*Léger, lisse et lent, la sensation n'est pas encore là ; pesant, âpre et resserré, la sensation est présente.*» et encore : «*Lorsque le De Qi arrive, on dirait un poisson qui plonge et qui flotte après avoir mordu à l'appât. Si la sensation ne vient pas, c'est comme les abysses d'un endroit vide et mélancolique*». En d'autres mots, à l'arrivée du De Qi dans la pratique clinique, l'acupuncteur peut sentir une sorte d'aspiration, une sorte de tension ou de tiraillement au bout de l'aiguille. Sinon, l'aiguille s'enfonce comme dans du vide. De la part du patient, il éprouve des sensations d'endolorissement, de gonflement, de lourdeur et d'engourdissement. Par ailleurs, les petites trémulations musculaires ou les tics des membres durant la stimulation de l'aiguille sont également considérés comme les signes du De Qi.

Les anciens docteurs peuvent prévoir la gravité ainsi que le pronostic de la maladie d'après les caractéristiques de la sensation de puncture, comme la description dans le livre *Pivot Miraculeux, Du début à la fin* (*Líng Shū*, chapitre *Zhōng Shǐ*) : «*Après l'insertion de l'aiguille, si l'acupuncteur ressent très vite une sorte de pincement ou d'effondrement et qu'il est difficile à tourner l'aiguille, cela signifie que le patient présente un cas de plénitude ; si la sensation vient doucement et lentement, ceci indique que l'arrivée du Qi vital et que la maladie n'est pas grave.*»

## (3) Les facteurs qui affectent l'arrivée de Qi

La présence du De Qi ainsi que la rapidité de sa présence dépendent directement de la condition physique et de l'état du Yin-Yang de l'organisme. A ce sujet, le *Pivot Miraculeux, Manipulation de l'aiguille* (*Líng Shū*, chapitre *Xíng Zhēn*) porte des explications détaillées : sur un terrain avec la prédominance du Yang, qui se présente souvent chez les personnes hypersensibles, le De Qi est très rapide : il survient aussitôt que l'aiguille est insérée.

Chez les patients en bonne santé marquée par un équilibre de Yin-Yang, la sensation de puncture n'est ni trop rapide ni trop lente, elle vient juste après l'introduction de l'aiguille. La prédominance du Yin se voit chez les personnes ayant une constitution physique faible, chez eux la sensation ne se produit qu'au bout d'une longue manipulation ou dans le pire cas, elle ne survient pratiquement pas, ou encore elle n'arrive qu'après le retrait de l'aiguille.

En outre, les facteurs tels que la localisation imprécise, le manque d'adresse dans la puncture, la direction d'insertion incorrecte influencent tous l'arrivée de la sensation. Le livre *Pivot Miraculeux, Du Début à la fin* (*Líng Shū*, chapitre *Zhōng Shǐ*) décrit : «*Durant la manipulation de l'aiguille, le praticien doit porter son attention à suivre la sensation de puncture et la réaction du patient sans être influencé par d'autres bruits.*» Dans la manipulation des aiguilles, la recommandation suivante du *Livre des Signes Profonds* (*Biāo Yōu Fù*) est à retenir : «*Ne pas regarder en dehors de l'aiguille, la tenir comme on tient un tigre. Aucune pensée à l'intérieur de soi. Traiter le patient comme une personne importante.*» Donc durant le traitement, le praticien doit être tout appliqué et concentré dans son travail : ressentir l'arrivée de la sensation, bien examiner la région piquée et la mobilité des membres, poser des questions au patient sur ses réactions. Quels que soient le nombre d'aiguilles et la région à traiter, l'arrivée de la sensation est primordiale à tous les points, on ne peut arrêter la manipulation qu'après l'arrivée de la sensation. Seule cette manière d'opérer peut apporter de bons résultats cliniques.

Au cas où le point piqué serait mal localisé ou que la direction ou la profondeur de puncture ne serait pas idéale, le praticien doit s'ajuster afin d'assurer cette sensation. Si celle-ci tarde à venir à cause de la déficience du Qi des méridiens ou de la faiblesse du patient suite à une maladie chronique, on peut procéder au massage le long du méridien avec les doigts, soit la «méthode de massage du méridien». Ceci consiste à masser doucement en haut et en bas du point piqué, sur le méridien portant ce point tout en faisant la technique de va-et-vient ou la rotation dans le but de mobiliser l'énergie. Au lieu d'appliquer cette technique, il est possible de laisser l'aiguille sur place et d'attendre la sensation et procéder au bout d'un moment à la rotation de l'aiguille, ce processus est connu comme «attente de la sensation de puncture». Au cas où le Qi ne vient toujours pas après ces deux démarches, il convient d'appliquer les techniques tonifiant le Qi.

### (4) Manipulation favorisant la sensation De Qi

1) **Va-et-vient** : quand l'aiguille est insérée dans la profondeur voulue, répéter des mouvements de va-et-vient qui consistent à retirer et enfoncer l'aiguille, veiller à ce que l'aiguille aille et revienne toute droite. Cette manipulation ne doit s'effectuer que lorsque la profondeur atteinte par l'aiguille est suffisante. La force des doigts doit être uniforme et l'amplitude des mouvements ne doit pas être trop grande.

2) **Rotation** : l'aiguille ayant atteint la profondeur désirée, tourner l'aiguille en avant et en arrière de façon répétitive avec une amplitude de 180° à 360°. Il est important de ne jamais la tourner dans un seul sens, car des fibres musculaires pourraient s'entortiller autour du corps

de l'aiguille et provoquer une douleur au patient.

3) **Chiquenaude** : la méthode consiste à donner des chiquenaudes avec ses doigts sur la queue de l'aiguille. Cette stimulation arrive à faire vibrer légèrement le corps de l'aiguille afin de promouvoir l'arrivée de la sensation. Elle s'applique aux malades dont le Qi tarde à venir.

4) **Grattage** : la méthode consiste à gratter le manchon de l'aiguille : tenir le bout inférieur du corps de l'aiguille avec la main gauche, poser le pouce droit au sommet de la queue de l'aiguille pour la fixer, et puis gratter le manchon de bas en haut avec l'ongle de l'index ou du majeur de la main droite. Cette technique sert à faire répandre le Qi.

5) **Agitation** (ou *remuement*) : cette méthode consiste à remuer le manchon de l'aiguille pour faire des mouvements circulaires. Quand l'aiguille est insérée perpendiculairement, cette agitation aide à renforcer la sensation De Qi ; quand l'aiguille est implantée obliquement, tourner l'aiguille permet d'orienter la sensation dans le sens souhaité. Le livre *Dialogue en Acupuncture* (*Zhēn Jiǔ Wèn Duì*) précise que cette manière d'agitation favorise la circulation du Qi.

6) **Envol** : cette technique est notée dans le livre *Entrée à la Médecine* (*Yī Xué Rù Mén*) comme suivant: «tourner trois fois l'aiguille avec le pouce et l'index et puis séparer les deux doigts comme un oiseau qui déploie ses ailes pour s'envoler». Procéder ainsi plusieurs fois de suite. Cette technique permet de renforcer la sensation De Qi.

7) **Vibration** : la méthode consiste à retirer et enfoncer l'aiguille très rapidement avec une faible amplitude en tenant le manchon, comme si la main tremblait. La manipulation permet de renforcer la sensation De Qi.

Les deux premières techniques sont considérées comme deux manipulations fondamentales que tout acupuncteur doit maîtriser ; alors que les cinq autres manipulations constituent les techniques auxiliaires favorisant la sensation de puncture, on pourrait les appliquer alternativement en clinique.

## (5) Cause de l'arrivée du Qi

Les anciens docteurs ne faisaient pas seulement attention à l'arrivée du Qi, mais aussi recherchaient sa cause. Yang Jizhou indique dans ses annotations sur le *Livre des Signes Profonds* (*Biāo Yōu Fù*) que l'importance de l'acupuncture est d'obtenir l'arrivée du Qi et de réajuster l'esprit. Cela montre qu'il existe une relation entre l'arrivée du Qi et la condition mentale de la personne. *Le Pivot Miraculeux, Neuf aiguilles et douze points Yuan-Sources* (*Líng Shū*, chapitre *Jiǔ Zhēn Shí Èr Yuán*) indique que les points d'acupuncture sont le lieu où l'esprit passe, entre et émerge. Mais qu'est donc l'essence de «l'esprit» ? Comment cela est-il produit ? Quelle est la relation entre l'esprit et l'arrivée du Qi ? Selon les sciences modernes de la neurologie, de l'anatomie, et de la physiologie, nous pouvons émettre les hypothèses et explications suivantes :

1) **Relation entre l'arrivée du Qi et des récepteurs sensoriels :** en dessous de chaque point d'acupuncture se trouvent de nombreux récepteurs sensoriels qui sont répartis dans différentes couches de tissu. Quand le point est piqué, une stimulation physique des aiguilles transforme l'impulsion nerveuse instantanément. L'impulsion est ensuite conduite vers le cerveau par des nerfs sensoriels et cause des sensations d'endolorissement, d'engourdissement, de lourdeur, de distension, etc. C'est pour cette raison que les patients perçoivent les sensations de puncture. Pendant une manipulation de l'aiguille, il a été constaté que quand les couches de périoste et de fascia sont stimulées, les patients disent ressentir un endolorissement ; quand les muscles et les tendons sont stimulés, ils ressentent une sorte de distension et de lourdeur ; quand les nerfs sont stimulés, ils perçoivent une sorte d'engourdissement ; quand les vaisseaux sanguins sont touchés, la douleur se produit. Donc nous pouvons observer que quand les différents points sont piqués et les différents récepteurs sont stimulés, le patient peut ressentir différentes sensations.

2) **Les sensations de tiraillement et de tension sous l'aiguille :** quand le Qi arrive, le praticien peut ressentir une sorte de tiraillement et de tension sous l'aiguille. C'est à cause de la contraction musculaire de cette zone. Certaines personnes l'ont prouvé par comparaison électromyographique avant et après la piqûre.

3) **La relation entre l'arrivée du Qi et le système nerveux :** certains scientifiques ont fait beaucoup d'expérience pour observer la relation entre l'arrivée du Qi et le système nerveux. Pendant un instant, ils ont bloqué les muscles et les nerfs avec de la procaïne, et ont découvert que la sensation du Qi ne se produisait plus. Pour un patient complètement paralysé au niveau des membres inférieurs à cause d'une paraplégie, peu importe le niveau de stimulation et peu importe le point qui est piqué, cela ne crée aucune sensation du Qi. Pour un patient anesthésié au niveau lombaire, quand le médicament d'anesthésie est injecté dans le canal rachidien, la sensation du Qi reçue par le patient en premier au niveau des membres inférieurs peut mettre des minutes à parvenir et parfois elle arrive même à disparaître. Tous ces faits montrent que la sensation des aiguilles De Qi, étroitement liée avec le système nerveux, se propage en suivant un trajet de transmission similaire avec celui de la perception de douleur ; tandis que le maintien et le renforcement du Qi sont en rapport avec la conduction de sensation qui circule profondément dans les muscles.

## (6) L'essence et la signification de l'arrivée du Qi

Quand le système nerveux fonctionne normalement, la puncture des points peut exciter certains récepteurs et faire en sorte qu'il y ait des sensations objectives, comme l'endolorissement, l'engourdissement, la lourdeur et la distension. Pendant ce temps le processus peut aussi causer une série de réactions physiques, telle qu'une contraction musculaire locale, ces réactions peuvent accentuer la sensation de l'aiguille et maintenir la sensation du Qi à un certain niveau.

Cette sensation du Qi peut réguler toutes sortes de fonctions dans le corps et sert à soigner les maladies.

D'après les observations cliniques, nous avons remarqué que piquer Tiáokǒu (ST38) peut traiter des douleurs de l'épaule ; piquer Wěizhōng (BL40) ou Yāotòngdiǎn (EX-UE7) peut traiter de sérieuses entorses lombaires ; le traitement selon le principe **Xíng Nǎo Kāi Qiào** (rafraîchir le cerveau et déboucher les orifices, XNKQ) peut traiter des paralysies apoplectiques ; piquer Zúsānlǐ (ST36) peut traiter des douleurs abdominales, etc. Tous ces points d'acupuncture peuvent produire de remarquables résultats curatifs. Mais ces résultats peuvent être obtenus à condition de la présence du De Qi. Quand nous exerçons les méthodes de tonification et de dispersion, telle que «mettre le feu sur la montagne» et «pénétrer la fraîcheur du ciel», nous devons avoir l'arrivée du Qi si nous voulons obtenir la sensation de fraîcheur ou de chaleur qui est requise. D'autres phénomènes comme la propagation du Qi le long du méridien et l'anesthésie par acupuncture sont aussi directement en rapport avec l'arrivée du Qi. Donc pendant le traitement d'acupuncture et les recherches expérimentales, peu importe quelle technique d'aiguille est utilisée, quels points sont choisis et quelle méthode de tonification ou de dispersion est appliquée, l'arrivée du Qi est primordiale. C'est de là que les résultats de l'acupuncture peuvent régler l'organisme. Une ancienne vérité dit : «*En acupuncture, il est essentiel d'avoir l'arrivée du Qi pour assurer les résultats curatifs.*» cela montre à quel point il est important d'avoir l'arrivée du Qi.

## 7. Pose et retrait de l'aiguille

### (1) La pose de l'aiguille

Après l'insertion de l'aiguille à une profondeur convenable, elle est laissée sur place pour renforcer les effets du traitement. La nécessité et la durée de la pose de l'aiguille dépendent de la maladie à traiter. La nécessité ou le temps de la pose va dépendre de la maladie traitée. Il est mentionné dans le livre *Pivot Miraculeux, Du début à la fin* (*Líng Shū*, chapitre *Zhōng Shǐ*) que pour les maladies chroniques, le Qi pathogène est profond et demande une piqûre profonde et une plus longue pose de l'aiguille. Cela montre que la durée de la pose de l'aiguille est variable selon les différentes tendances des maladies et les différentes gravités de la situation, de la chronicité et de la gravité de la maladie. Dans le *Pivot Miraculeux– Techniques de puncture* (*Líng Shū*, chapitre *Guān Zhēn*), il est dit : «*Vu que les méridiens se trouvent profondément dans le corps, ils ne peuvent être aperçus*», c'est de là que le maintien des aiguilles est requis pour en avoir une bonne sensation.

Généralement, pour un traitement d'une maladie ordinaire, les aiguilles peuvent être retirées dès l'arrivée du Qi. Afin de renforcer la stimulation des aiguilles, les manipulations telles que la rotation, les mouvements de va-et-vient (enfoncer-retirer) doivent être exécutés toutes les 5 à

10 minutes pendant le maintien des aiguilles, particulièrement quand l'arrivée du Qi est lente et quand le patient a des symptômes de déficience, de froid, de spasme ou de douleur.

Les maladies qui nécessitent une longue pose des aiguilles peuvent être traitées deux fois par jour. Le livre *Pivot Miraculeux, Du début à la fin* (*Líng Shū*, chapitre *Zhōng Shǐ*) indique que les méridiens de la Rate et de l'Estomac sont en charge du Jiao moyen, ces deux viscères gouvernent la digestion et l'absorption des nutriments. Ils produisent la quintessence à partir des aliments et constituent les sources pour soutenir et nourrir les cinq Zang-organes et les six Fu-entrailles. Donc les points de ces deux méridiens peuvent être piqués deux fois tous les jours. En clinique, pour les patients hospitalisés qui ont des problèmes de Rate, d'Estomac, d'Intestins, il est favorable de laisser les aiguilles pour un long moment et d'effectuer les traitements deux fois par jour. Une autre méthode est de piquer rapidement sans laisser les aiguilles sur place. C'est habituellement fait pour les enfants et les patients qui ne peuvent pas supporter une longue pose des aiguilles. Cette technique de puncture est aussi utilisée pour les symptômes de plénitude et de chaleur dans le but de créer un saignement. Certains points sont habituellement piqués à cet effet comme Liánquán (CV23), Dàzhuī (GV14), Huántiào (GB30) et Wěizhōng (BL40).

## (2) Le retrait de l'aiguille

Les aiguilles peuvent être retirées à la fin des manipulations de tonification ou de dispersion après avoir laissé le temps approprié au maintien des aiguilles. Durant le retrait des aiguilles, le pouce et l'index gauches exercent une pression locale sur la peau pendant que le pouce et l'index droits tiennent l'aiguille et la soulèvent avec une légère rotation. Quand l'aiguille est retirée, les doigts doivent appuyer sur le trou laissé par la puncture avec une boule de coton pour éviter un saignement. Il est important que le praticien connaisse la méthode de tonification et de dispersion réalisée par l'ouverture ou la fermeture du trou après le retrait de l'aiguille. La méthode de tonification consiste à appuyer sur le trou rapidement dès que l'aiguille est retirée afin d'empêcher le Qi de s'échapper. La méthode de dispersion consiste à tourner l'aiguille durant le retrait de celle-ci en la sortant lentement sans appuyer sur le trou afin de faire partir le Qi pervers.

# SECTION III

Gestion des accidents d'acupuncture

## 1. Mal d'aiguille

### (1) Manifestions

Pendant ou même avant le traitement d'acupuncture, le patient peut devenir pâle, avoir une transpiration abondante, ressentir des palpitations, éprouver des vertiges et même vomir, les membres sont froids, le pouls est fin, rapide ou profond. Il peut y avoir encore une soudaine chute de pression artérielle. Dans des cas sévères, on peut noter une confusion mentale, un évanouissement, une cyanose des lèvres et des ongles, une incontinence urinaire ou fécale.

### (2) Causes

Le patient est trop stressé pendant la piqûre ou a une constitution délicate due à des maladies chroniques ou à une diarrhée chronique. Le patient peut aussi être trop fatigué ou a peut-être faim. Le mal d'aiguille survient en général lors du premier traitement. Par ailleurs, si la manipulation de l'acupuncteur est trop forte et dépasse la tolérance du patient, cela peut aussi causer un mal d'aiguille. Parfois, si l'environnement de la clinique est trop humide, trop chaud ou trop froid, ou s'il y a des stimulants imprévus et pernicieux, le patient peut également souffrir du mal d'aiguille.

### (3) Gestion

Arrêter immédiatement de piquer et retirer toutes les aiguilles. Allonger le patient dans une position avec la tête plus basse que le niveau des pieds. Dans des situations peu sévères, le patient peut reprendre conscience après un petit moment ou après avoir bu de l'eau. Dans des cas sévères, l'acupuncteur peut appuyer sur Rénzhōng (GV26) et Hégǔ (LI4) ou faire de la moxibustion sur des points comme Bǎihuì (GV20), Zúsānlǐ (ST36) et Qihai (CV6), etc. Si la circulation sanguine est déficiente, une injection de médicament sera faite pour augmenter la pression artérielle afin de favoriser la respiration. Lorsque le patient aura repris connaissance, il aura besoin d'être alité pendant un moment et se reposer avant de se lever.

## 2. Blocage d'aiguille

### (1) Manifestations

Après l'insertion de l'aiguille, pendant la rotation, le soulèvement et la poussée de l'aiguille, l'acupuncteur perçoit une sensation très tendue, lourde et rude au niveau de l'aiguille et il devient difficile d'en effectuer la rotation et le retrait.

### (2) Causes

Une aiguille peut se coincer quand le praticien n'utilise pas assez de force durant sa manipulation ou quand il tourne l'aiguille avec une amplitude trop importante ou dans une seule direction. Dans ces situations, les fibres musculaires s'entortillent autour de l'aiguille, ce qui la bloque. Si le patient bouge durant le traitement, l'aiguille peut être aussi coincée entre les tendons ou les os, elle est alors bloquée.

### (3) Gestion

Si l'aiguille coincée est causée par une rotation faite dans une seule direction, le praticien peut tourner l'aiguille dans la direction opposée afin de détendre le muscle et de retirer l'aiguille. Si l'aiguille coincée est due à un mouvement du patient, l'acupuncteur peut réajuster le patient dans sa position initiale et retirer l'aiguille doucement. Si l'aiguille coincée est due à la contraction des fibres musculaires ou à un spasme musculaire, le praticien peut insérer une ou deux aiguilles près de la première insertion et appuyer sur cette région du haut vers le bas suivant le trajet du méridien afin de diffuser le Qi et le Sang et de détendre le spasme. Il peut ensuite appuyer avec le pouce et l'index gauches et tourner puis retirer l'aiguille avec le pouce et l'index droits.

## 3. Aiguille tordue

### (1) Manifestations

Il est difficile de tourner et de retirer l'aiguille quand celle-ci est tordue. Tourner une aiguille tordue se révèle très douloureux pour le patient.

### (2) Causes

Si le patient bouge après l'insertion de l'aiguille ou durant l'insertion ou la manipulation, cela peut causer la torsion de l'aiguille. Si la manipulation de l'aiguille par le praticien est trop forte, cela peut aussi causer un spasme musculaire et causer la torsion de l'aiguille. La torsion se produit sur la partie tenue de l'aiguille ou sur le corps de l'aiguille au-dessus de la peau.

### (3) Gestion

Si l'aiguille est légèrement tordue, le praticien peut retirer l'aiguille en suivant l'angle de l'aiguille sans effectuer de rotation. Si l'aiguille est gravement tordue, le praticien peut secouer légèrement l'aiguille et ensuite la retirer en suivant l'angle. Si l'aiguille tordue est due à un changement de posture, le patient doit revenir dans sa position initiale. S'il y a plus d'un angle de torsion de l'aiguille, il appartient de la retirer en suivant un angle après l'autre sans agir trop rapidement ou brusquement. Sinon le praticien peut parfois causer la rupture de l'aiguille.

## 4. Aiguille rompue (Fracture d'aiguille)

### (1) Manifestations

Une aiguille se rompt quand une partie de l'aiguille reste coincée dans le corps lors de son retrait. Le patient ressent une très forte douleur pendant les mouvements.

### (2) Causes

Habituellement, cela est causé par la rouille de la partie tenue de l'aiguille ou du corps de l'aiguille. C'est pour cela qu'il est très important de faire attention à bien examiner les aiguilles avant le traitement. Cela peut aussi être dû à une manipulation trop forte, à un mouvement du patient pendant le traitement ou à un spasme musculaire. Parfois, le praticien oublie de retirer une aiguille et celle-ci se brise lorsque le patient s'habille.

### (3) Gestion

Le praticien et le patient doivent tous les deux rester calmes et le patient doit arrêter de bouger pour éviter que l'aiguille rompue se déplace dans le corps. Si la partie de l'aiguille rompue est exposée, le praticien peut presser la peau localement avec le pouce et l'index gauches pour permettre une plus grande exposition de l'aiguille rompue pour ensuite la retirer à l'aide d'une pince. Si la partie de l'aiguille cassée est enfoncée profondément dans le corps, une opération immédiate s'impose.

## 5. Hématome

### (1) Manifestations

Il y a une enflure sur l'aire qui est piquée après avoir retiré l'aiguille et la peau est meurtrie.

## (2) Causes

L'aiguille a perforé un vaisseau sanguin pendant le traitement d'acupuncture. Le patient est peut-être aussi amené à saigner à cause d'une constitution fragile, par exemple si le patient souffre de maladies telles que l'hémophilie ou la thrombopénie.

## (3) Gestion

Pour les cas légers, il faut juste presser et masser la partie locale doucement pour disperser l'hématome. Pour des cas sévères, il faut non seulement presser et masser la partie locale, mais des compresses froides sont requises pour arrêter l'hémorragie. 12h après le traitement, des compresses chaudes sont recommandées pour favoriser la dispersion de l'hématome.

# 6. Pneumothorax

## (1) Manifestations

Après la piqûre, le patient éprouve soudainement une difficulté à respirer et souffre d'une oppression au niveau du torse qui s'accompagne parfois de douleur, de palpitations, d'hémoptysie, d'un teint pâle et d'une transpiration abondante. Dans des cas sévères, il y a une dyspnée.

## (2) Causes

La plupart sont dues à des piqûres trop profondes au niveau du haut du dos qui ont atteint les plèvres et les poumons. Parfois, quand on pique Jiānjǐng (GB21) et Jíquán (HT1) trop profondément ou dans une mauvaise direction, l'aiguille peut aller dans la cage thoracique et causer aussi un pneumothorax.

## (3) Gestion

Faire une radiographie par rayons X immédiatement pour déterminer la taille du pneumothorax. Les premiers soins doivent être pratiqués dans l'urgence. Pour des cas peu sévères, laisser le patient se reposer sur un lit ou piquer Nèiguān (PC6) pour dégager le thorax et réguler le Qi. Des médicaments de type tranquillisants ou analgésiques peuvent être pris pour calmer et arrêter la douleur. Dans des cas sévères, une intubation trachéale doit être ajoutée.

# 7. Autres accidents

D'autres accidents peuvent survenir lors du traitement et nous devons aussi y prêter attention, comme l'hémorragie ou la perforation des organes internes. Quand un organe interne est piqué par une aiguille d'acupuncture, il y a habituellement juste un petit saignement. Si l'aiguille pique la paroi de l'estomac, ou des vaisseaux sanguins des intestins, le patient peut avoir des douleurs gastriques ou abdominales. Le praticien doit suivre et observer avec attention tout changement de la condition du patient. Si la condition du patient est peu grave, nous pouvons donner au patient des médicaments qui relâchent le spasme et arrêtent la douleur. Si le praticien pique Yămén (GV15) et Fēngfǔ (GV16) trop profondément, une dyspnée peut alors apparaître, une prise d'oxygène par inhalation doit être faite et des médicaments pour stimuler la respiration doivent être aussi administrés. L'acupuncture peut aussi causer le tétanos et la gangrène, mais en pratique cela apparaît rarement. Toutefois, si cela arrive, la condition peut devenir très grave, car il y a un faible pronostic. Il nous appartient de diagnostiquer ces cas au plus tôt possibles et de pouvoir nous en occuper correctement. L'insertion des aiguilles à travers les habits est strictement interdite. Une attention à la stérilisation des aiguilles et à la condition de la peau du patient permet d'éviter ces deux types d'accidents.

Parfois, le patient ressent de la douleur, de l'engourdissement, de la distension et parfois même de la souffrance au niveau de l'aire piquée après le retrait des aiguilles. Cela est défini comme étant la sensation post-piqûre. Habituellement, cela disparaît automatiquement quelques heures après le traitement. Si cela persiste encore un ou deux jours après le traitement et affecte les fonctions des membres, nous pouvons piquer les points adjacents sur le méridien, ou appliquer une compresse chaude ou masser la partie locale pour soulager les sensations post-piqûres.

# SECTION IV

## Techniques de tonification et de dispersion

Les techniques de tonification et celles de dispersion sont déterminées selon les principes thérapeutiques différents. Dans le livre *Pivot Miraculeux, Méridiens* (*Líng Shū*, chapitre *Jīng Mài*), il est noté : «*La dispersion s'applique aux syndromes de plénitude ; alors que la tonification, aux syndromes de vide ; la puncture rapide est recommandée pour les syndromes de chaleur ; une longue pose d'aiguilles convient aux syndromes froids, par ailleurs la moxibustion s'adapte aux syndromes d'effondrement du Qi.*» Dans le même ouvrage, le chapitre *Neuf types d'aiguilles et douze points Yuan-Source* (*Líng Shū*, chapitre *Jiǔ Zhēn Shí Èr Yuán*) indique : «*La technique puncturale constitue la meilleure approche pour régulariser le vide et la plénitude.*» Un autre livre *Prescriptions de Mille Or* (*Qiān Jīn Fāng*) précise : «*Appliquer la tonification et la dispersion est le premier concept de l'acupuncture.*» Ainsi nous pouvons voir que les techniques de tonification et de dispersion occupent une place importante dans l'acupuncture.

La manipulation de l'aiguille qui permet d'activer le Qi vital du corps et d'améliorer l'hypofonctionnement physiologique est appelée tonification, celle qui vise à éliminer les facteurs pervers et modérer l'hyperfonctionnement physiologique est considérée comme dispersion. Dans la pratique clinique, il importe de connaître le mécanisme et la signification de ces procédés et de les exécuter correctement. Les principales manipulations appliquées à la tonification et à la dispersion sont abordées ci-dessous :

# 1. Techniques de base

### (1) Tonification ou dispersion selon les mouvements de rotation de l'aiguille

Une tonification ou dispersion est obtenue d'après l'amplitude et la force choisies durant les mouvements de rotation de l'aiguille. Le principe général est le suivant : quand le pouce maintenant l'aiguille tourne en avant avec force et recule doucement, c'est une tonification et le contraire est une dispersion. En ce qui concerne les points des douze méridiens réguliers, prenons comme repère (ou axe) le méridien Du Mai et le méridien Ren Mai situés respectivement sur la ligne médiane postérieure et sur la ligne médiane antérieure du corps humain :

*Technique de Tonification* : dans les mouvements de rotation de l'aiguille, le pouce avance avec force et recule doucement et naturellement, pour les points situés du côté gauche du corps, c'est une sorte de rotation dans le sens des aiguilles d'une montre ou un mouvement centripète ; tandis que pour les points localisés du côté droit du corps, il s'agit d'une sorte de rotation dans le sens inverse des aiguilles d'une montre ou d'un mouvement centrifuge.

*Technique de Dispersion* : le pouce recule avec force et avance doucement, c'est comme une rotation dans le sens inverse des aiguilles d'une montre du côté gauche et dans le sens des aiguilles d'une montre du côté droit du corps, soit une rotation centrifuge pour les deux côtés du corps. En ce qui concerne les points situés sur le Ren Mai et le Du Mai, une rotation de faible amplitude et à grande fréquence correspond à une tonification, et le contraire est une dispersion : une rotation de grande amplitude et à faible fréquence.

Une recherche basée sur des expérimentations cliniques a été effectuée à ce sujet dans le but de prouver que «la rotation avec peu de force et à une amplitude réduite arrive à tonifier et que la rotation avec force et à une grande amplitude disperse». En voici le résultat : la tonification se produit seulement quand l'amplitude de rotation se trouve inférieure à 90 degrés et que la fréquence excède 120 fois par minute ; pour atteindre le but dispersant, l'amplitude de rotation doit s'élever à plus de 180 degrés et la fréquence de rotation doit rester entre 50-60 fois par minute.

Cliniquement, nous avons constaté que ces techniques rotatives dépendent encore du temps accordé au point piqué et la durée de chaque séance du traitement. Ceci résulte d'une vingtaine d'années de nos expériences cliniques.

## (2) Tonification ou dispersion avec les mouvements de va-et-vient

Une tonification ou dispersion est effectuée selon l'amplitude et la vitesse des mouvements de retirer et d'enfoncer l'aiguille. Pour tonifier, après l'insertion de l'aiguille et l'arrivée de la sensation De Qi, enfoncer fort et retirer doucement à une amplitude faible et une fréquence réduite, ceci se fait progressivement du niveau superficiel au niveau profond. Contrairement, pour disperser, toujours après l'insertion de l'aiguille et l'obtention du De Qi, enfoncer doucement et retirer fort, ceci se fait progressivement du niveau profond au niveau superficiel.

## (3) Tonification ou dispersion selon la vitesse d'enfoncement ou du retrait de l'aiguille

Dans ce procédé de tonification, insérer rapidement l'aiguille dans la peau, puis enfoncer doucement et progressivement à la profondeur voulue, ceci dans le but de renforcer le Qi vital. Dans le procédé s'agissant d'une dispersion, enfoncer rapidement l'aiguille à la profondeur voulue, puis la retirer doucement afin de ramener le Qi pervers enfoui dans le corps vers la surface pour l'évacuer.

## (4) Tonification ou dispersion selon l'orientation de l'aiguille

Dans ce procédé, la technique de tonification consiste à diriger la pointe de l'aiguille dans le sens de circulation du Qi dans le méridien lors de la puncture d'un point; alors que la technique de dispersion vise à piquer le point dans le sens contraire de circulation du Qi dans le méridien.

## (5) Tonification ou dispersion selon la respiration du patient

Pour tonifier, il faut insérer l'aiguille au moment de l'expiration du patient et retirer l'aiguille lors de son inspiration; au contraire, pour disperser, il convient d'insérer l'aiguille lors de l'inspiration et de retirer l'aiguille lors de son expiration. Ceci, parce qu'agir en suivant le courant énergétique est considéré comme tonification, tandis qu'agir contre le courant énergétique est considéré comme dispersion. L'air entre dans la cage thoracique avec l'inspiration, si l'on introduit l'aiguille à ce moment-là, celle-ci doit résister au mouvement de l'énergie; lorsque l'air sort du thorax avec l'expiration et que la cage thoracique se contracte, retirer l'aiguille à ce moment-là, l'énergie a tendance à sortir avec l'aiguille, ceci est considéré comme une réduction du Qi en excès, en d'autres mots, le Qi pervers est évacué. Durant l'expiration, la cage thoracique se contracte et l'énergie sort, l'aiguille insérée à ce moment-là arrive à introduire du Qi donc, à tonifier un état de vide, ceci est considéré comme un acte tonifiant. Au moment de l'inspiration, le thorax se remplit d'air, l'aiguille se retire pour mieux garder le Qi véritable, ce qui correspond à une tonification.

### (6) Tonification ou dispersion selon le trou d'acupuncture fermé ou ouvert

L'effet tonifiant ou dispersant se réalise selon le geste effectué au niveau du trou laissé par la puncture après le retrait de l'aiguille. Pour une tonification, on retire l'aiguille rapidement, puis on ferme tout de suite le trou d'acupuncture par une pression du doigt de manière que l'énergie du corps ne s'échappe pas. Au contraire, pour une dispersion, on retire l'aiguille en la remuant pour agrandir le trou et on laisse le trou ouvert après le retrait de l'aiguille afin d'évacuer le Qi pervers, ce qui constitue une dispersion.

Ce procédé peut être combiné avec les manipulations précédentes pour avoir des techniques de tonification-dispersion composées, par ex., ce procédé est utilisé dans les techniques «mettre le feu à la montagne» et «faire pénétrer la fraîcheur dans le ciel».

### (7) Tonification ou dispersion selon le nombre de fois de mouvements de va-et-vient et de rotation de l'aiguille (méthode chiffrée de 9 ou de 6)

Ce procédé est basé selon le nombre de fois de stimulations de l'aiguille, 9 ou 6 fois.

Les chiffres impairs sont considérés Yang et les chiffres pairs, Yin. Donc, 9 est Yang et 6 est Yin. Pour tonifier, il faut stimuler l'aiguille (rotation ou va-et-vient) 9 fois, 18 fois ou 27 fois... ; alors que pour disperser, il faut stimuler 6 fois, 12 fois, ou encore 18 fois ou 36 fois, ainsi de suite.

### (8) Stimulation neutre (tonification-dispersion moyenne)

Après l'insertion de l'aiguille, enfoncer, retirer ou tourner l'aiguille d'une manière équilibrée. Après l'arrivée de la sensation du De Qi, on peut laisser l'aiguille sur place ou la retirer tout de suite. Cette manipulation uniforme s'applique aux syndromes ni en vide ni en excès ou aux syndromes vide plénitude entremêlés. Par ex, un patient souffrant d'une douleur articulaire, il s'agit d'un cas de plénitude, mais le malade est physiquement en déficience générale.

### (9) Puncture au point sensible

À cause d'une douleur intense occasionnée par une contusion ou une entorse traumatique, les mouvements physiques sont souvent limités. Il convient de choisir un point douloureux le plus évident dans la posture la plus gênante et stimuler ce point douloureux en faisant un mouvement de becquetage (mouvements de va-et-vient) dans une profondeur de 0,3 cun, cependant, demander au patient de mobiliser le membre (ou zone) malade. Quand la douleur s'améliore, on peut retirer l'aiguille. Par exemple, un cas de lumbago aigu causant une douleur vive intense, avec lésion du grand psoas, les mouvements lombaires sont limités, le malade peut se pencher en avant de seulement 40 degrés. Dans ce cas-là, on pourrait piquer un point douloureux sur cette posture penchée limite du patient, et pendant la stimulation du point, le malade doit faire des mouvements lombaires avec inclinaison en avant ; on arrête la stimulation et retire l'aiguille quand le patient arrive à 90 degrés et que la douleur diminue.

## 2. Techniques composées

### (1) «Allumer le feu sur la montagne (réchauffement-tonification)» et «faire pénétrer la fraîcheur dans le ciel (rafraîchissement-dispersion)»

La méthode de tonification «*allumer le feu sur la montagne*» s'applique aux syndromes de nature vide-froid. L'opération est composée de trois étapes qui s'effectuent dans trois couches : le tiers supérieur de la profondeur voulue de l'aiguille nommée «ciel» (niveau superficiel), le tiers moyen nommé «homme» (niveau moyen) et le tiers inférieur appelé «terre» (niveau inférieur). En voici le processus : insérer l'aiguille dans la couche du Ciel, après l'arrivée de la sensation de Qi, l'enfoncer fort et la retirer doucement 9 fois. Puis, enfoncer l'aiguille dans la couche Homme, répéter la même opération de va-et-vient 9 fois et ensuite procéder au même travail dans la couche Terre. Cette opération globale aux trois niveaux est considérée comme un enchaînement (ou un degré). Au moment du retrait de l'aiguille, il importe de sortir l'aiguille d'un seul geste et de fermer le trou d'acupuncture pour éviter une fuite de l'énergie. Ce processus du travail de l'aiguille est décrit comme «progression (enfoncement de l'aiguille) lente en trois étapes et recul en une fois». Il s'agit d'une manipulation purement tonifiante associant plusieurs procédés : procédé selon la vitesse de l'enfoncement et du retrait de l'aiguille, procédé au rythme de la respiration du patient, méthode chiffrée de 9 et la méthode de fermeture du trou laissée par l'acupuncture. La plupart des malades perçoivent une sensation de chaleur dans la zone locale de puncture après le premier enchaînement de la manipulation, au cas où la chaleur ne se produit pas, on pourrait faire un deuxième enchaînement voire même un troisième. Si la sensation de chaleur ne se présente toujours pas, il ne faut pas la rechercher obligatoirement, ceci dépend encore de la particularité du terrain de chaque patient.

Le processus de la technique «*faire pénétrer la fraîcheur dans le ciel*» est une manipulation dispersante s'adaptant aux syndromes de nature plénitude-chaleur, son opération est juste le contraire de la technique de réchauffement présentée ci-dessus : enfoncer l'aiguille d'un seul geste jusqu'à la profondeur voulue au niveau Terre, procéder ensuite à la technique dispersante avec des mouvements de va-et-vient, soit enfoncer doucement et retirer fort, 6 fois ; après cela, répéter la même opération dans la couche Homme et dans la couche Ciel, 6 fois également dans chaque couche. Voilà un enchaînement de stimulation : un mouvement d'enfoncement et un recul en trois étapes. Lors du retrait de l'aiguille, il faut laisser le trou d'acupuncture ouvert en vue de laisser partir l'énergie perverse. Considérée comme une méthode complexe purement dispersante, elle comporte plusieurs techniques dispersantes simples : technique selon la vitesse d'insertion et du retrait de l'aiguille, selon les mouvements de va-et-vient, la méthode chiffrée de 6 et celle de laisser le trou ouvert. À l'issue de cette opération, la plupart des patients perçoivent une sorte de fraîcheur au niveau de la zone piquée.

Ayant l'action de renforcer l'énergie primaire des méridiens et des viscères, la technique de réchauffement «allumer le feu sur la montagne» est destinée à traiter les affections de nature vide-froid ; alors que la méthode de rafraîchissement «faire pénétrer la fraîcheur dans le ciel» a pour action d'éliminer ou de disperser l'énergie perverse et l'excès de Yang, elle est donc indiquée dans le traitement des syndromes de Chaleur-plénitude. Par conséquent, pour traiter par exemple une douleur causée par le froid de l'estomac, il convient de piquer le point Zhōngwǎn (CV12) avec la technique de réchauffer la montagne en vue de provoquer une chaleur à l'épigastre, celle-ci pourrait atténuer la douleur gastrique. Dans le cas d'une conjonctivite aiguë marquée par des rougeurs, enflures, douleurs et sensation chaude locale aux conjonctives et aux paupières, il est possible de pratiquer la technique «faire pénétrer la fraîcheur dans le ciel» au point Zhōngfēng (LV4). Cette manipulation pourrait provoquer une fraîcheur non seulement à la malléole, mais aussi aux yeux, les symptômes pourront alors s'atténuer et la maladie sera guérie.

### (2) Méthodes dites «Yin caché dans le Yang» et «Yang caché dans le Yin»

Constituée par des techniques de tonification effectuées dans la couche superficielle suivie de techniques de dispersion réalisées dans la couche profonde, la méthode dite «Yin caché dans le Yang» est une approche complexe associant les techniques simples basées sur la vitesse d'insertion ou du retrait de l'aiguille, les mouvements de va-et-vient et des chiffres 9 Yang et 6 Yin. Lors de la puncture, enfoncer l'aiguille dans la moitié supérieure de la profondeur voulue et procéder à la technique tonifiante par les mouvements de va-et-vient et par la technique chiffrée de 9 Yang. Dès la perception d'une légère sensation de chaleur, enfoncer l'aiguille davantage jusqu'à atteindre la profondeur voulue et effectuer la technique de dispersion par les mouvements de va-et-vient et par la technique chiffrée de 6 Yin. Retirer l'aiguille dès la perception d'une sensation de fraîcheur. Cette méthode est recommandée pour traiter les «syndromes de froid avant la chaleur» et les «syndromes de vide mélangés de plénitude».

Constituée par des techniques de dispersion effectuées dans la couche profonde suivies de techniques de tonification exécutées dans la couche superficielle, la méthode dite «Yang caché dans le Yin» est une approche complexe associant les techniques simples basées sur la vitesse d'insertion ou du retrait de l'aiguille, les mouvements de va-et-vient et des chiffres 9 Yang et 6 Yin. Lors de la puncture, introduire l'aiguille à la profondeur voulue et procéder à la technique dispersante par les mouvements de va-et-vient et par la technique chiffrée de 6 Yin. Dès que le patient perçoit une légère sensation de fraîcheur, retirer l'aiguille jusqu'à atteindre la moitié de la profondeur totale, procéder à la technique tonifiante et à la technique chiffrée de 9 Yang. Retirer complètement l'aiguille au moment où une sensation de chaleur se produit. Cette méthode est recommandée pour traiter les «syndromes de chaleur avant le froid» et les «syndromes de plénitude mélangés de vide».

Examinons un cas d'infection de la voie urinaire suite à un alitement chronique dû à une maladie paraplégique (syndrome Wei) : tous les jours, le patient présente des frissons de type froid suivis d'une fièvre élevée. Ceci est considéré comme un «syndrome vide mélangé de plénitude», il convient alors de piquer les points Qūchí (LI11), Hégǔ (LI4), Zhōngjí (CV3) et Sānyīnjiāo (SP6) avec la méthode «Yin caché dans le Yang». Examinons un autre cas : un patient atteint d'arthrite rhumatismale (syndrome Bi) présente fièvre et transpiration, quand la fièvre est passée, il a une douleur articulaire généralisée plus une crainte du froid et du vent, il est obligé de porter des vêtements chauds. Il s'agit d'un «syndrome de plénitude mélangé de vide» et d'un «syndrome de chaleur avant le froid», alors la méthode «Yang caché dans le Yin» est conseillée.

### (3) Technique dite du «combat entre le dragon et le tigre»

Il s'agit d'une approche complexe comportant la méthode de rotation et la méthode chiffrée de 9 ou de 6. Quand les points à stimuler se trouvent sur les 3 méridiens Yang de la main, les 3 méridiens Yin du pied ou le Ren Mai, faire la rotation tonifiante de l'aiguille vers la gauche 9 fois, cette opération est appelée «dragon». Aussitôt après, manipuler l'aiguille par les mouvements de rotation à droite 6 fois, cette manipulation dispersante est baptisée «tigre». Pour les points situés sur les 3 méridiens Yin de la main, les 3 méridiens Yang du pied et le Du Mai, stimuler l'aiguille d'une manière dispersante par les mouvements de rotation vers la droite 6 fois, aussitôt après, tourner vers la gauche 9 fois pour tonifier. Répéter la technique du «dragon» et celle du «tigre» de façon alternative, d'où le nom «combat entre le dragon et le tigre». Cette méthode permet de régulariser le Ying Qi-nourricier et le Wei Qi-défensif et de désobstruer les méridiens, elle est efficace pour calmer la douleur.

### (4) Technique dite du «dragon vert remuant sa queue»

Cette méthode est composée par la technique «agitation (remuement)» de l'aiguille et la méthode chiffrée de 9 ou de 6. En voici la procédure : après l'introduction de l'aiguille et l'arrivée de la sensation de puncture De Qi, diriger la pointe de l'aiguille vers la région malade en tenant entre le pouce et l'index de la main droite le manchon de l'aiguille de manière que celle-ci forme un angle de 45 degrés avec la peau. Remuer l'aiguille doucement 9, 18 ou 27 fois à gauche et à droite sans faire la rotation ni de mouvements de va-et-vient et puis laisser l'aiguille en place. Cette manœuvre permet d'orienter la circulation de l'énergie vers la zone malade afin de renforcer le résultat thérapeutique.

### (5) Technique dite du «tigre blanc remuant sa tête»

Cette méthode est composée de 3 techniques : «remuement» de l'aiguille, massage le long du méridien et la technique chiffrée de 9 ou de 6. Après l'introduction et l'aiguille et l'obtention de la sensation De Qi, tenir entre le pouce et l'index de la main droite le manchon de l'aiguille et remuer celle-ci à gauche et à droite 6, 12 ou 18 fois à une vitesse un peu plus rapide que dans la méthode «Le dragon vert remuant sa queue». Si la sensation de l'énergie se dirige vers le haut du trajet du méridien, appuyer en dessous du point piqué de manière à accentuer cette circulation de l'énergie vers le haut ; par contre, si l'énergie circule plutôt dans le sens contraire, il convient d'appuyer au-dessus du point piqué en vue de faire propager l'énergie du méridien vers le bas. À la fin de la pose de l'aiguille, retirer l'aiguille en la remuant. Cette manipulation permet de calmer le spasme musculaire et la douleur en favorisant la circulation énergétique.

### (6) Tonification par une sensation de chaleur et dispersion par une sensation de fraîcheur

Il s'agit de deux méthodes simplifiées dérivées respectivement des méthodes «allumer le feu sur la montagne» et «faire pénétrer la fraîcheur dans le ciel» abordées ci-dessus. Elles sont composées de plusieurs techniques de tonification ou de dispersion simples basées sur les mouvements de va-et-vient, de rotation et celles exécutées au rythme de la respiration du patient.

Pour tonifier, après l'obtention du De Qi, enfoncer l'aiguille dans une profondeur de 0,2-0,3 cun, tourner l'aiguille (le pouce avançant) dans le sens des aiguilles d'une montre 3-5 fois, ceci se fait au moment de l'expiration du patient. Répéter cette opération 2-3 fois, le patient doit ressentir une sorte de chaleur sous l'aiguille ou au niveau de la zone piquée. Si cette sensation ne se produit pas, il est possible de gratter le manchon de l'aiguille de haut en bas avec l'index ou de répéter cette manœuvre de l'aiguille. Ceci correspond à une tonification par une sensation de chaleur.

Pour disperser, la manipulation est le contraire de la précédente : après l'arrivée de la sensation de puncture, soulever l'aiguille de 0,2-0,3 cun, tourner l'aiguille (le pouce reculant) dans le sens inverse des aiguilles d'une montre 3-5 fois, le patient doit inspirer pendant cette manipulation de l'aiguille. À la suite de ce travail, une sensation de fraîcheur doit se produire au niveau de la zone de l'aiguille implantée. Sinon, il est possible de renouveler la manœuvre.

Il est noté que 60 à 70 % des patients peuvent ressentir la chaleur ou la fraîcheur et que la chaleur se produit plus facilement que la fraîcheur. Un entraînement sur les techniques manipulatoires de l'aiguille permet d'obtenir l'habileté manuelle, ceci favorise la production des sensations de chaleur et de fraîcheur. Les indications de ces deux méthodes sont identiques respectivement à celles des méthodes «allumer le feu sur la montagne» et «faire pénétrer la fraîcheur dans le ciel».

# SECTION V

## Les précautions en acupuncture

### 1. «Les douze précautions» mentionnées dans le Classique Interne (Nei Jing)

Dans le livre *Classique Interne de l'Empereur Jaune, Du début à la fin (Nèi Jīng*, chapitre *Zhōng Shǐ*), les précautions en acupuncture sont mentionnées de telle manière : *«Ne pas piquer les personnes qui viennent d'avoir un rapport sexuel et ne pas avoir de rapports sexuels après un traitement d'acupuncture. Ne pas piquer les personnes qui sont sous influence de l'alcool et ne pas boire d'alcool après une séance d'acupuncture. Ne pas piquer les personnes qui sont énervées et ne pas s'énerver après une séance d'acupuncture; ne pas piquer les personnes qui sont fatiguées et ne pas trop se fatiguer après une séance d'acupuncture; ne pas piquer les personnes qui ont fait des excès de table et ne pas manger immédiatement après une séance d'acupuncture; ne pas piquer les personnes qui ont soif et ne pas boire immédiatement après une séance d'acupuncture; pour les patients qui ont extrêmement peur, calmer leur esprit avant de piquer, si le patient est venu en utilisant un moyen de transport, lui demander de se reposer un peu dans un lit puis pratiquer l'acupuncture (cette durée est aussi longue qu'un dîner); si le patient est venu à pied, lui demander de se reposer dans une position assise (cette durée correspond à une marche de 5 kilomètres)»*.

Dans ces 12 situations, le pouls est irrégulier et le Qi se disperse, le Yin et le Yang sont en disharmonie, le Ying-Qi nutritif et le Wei-Qi défensif ne circulent pas normalement. Si le praticien exerce une acupuncture pendant ces moments, cela peut causer le changement du pathogène type Yang en Yin ou le changement du pathogène type Yin en Yang, ce qui aboutira à une maladie non seulement du Yin, mais aussi du Yang aggravant ainsi la situation. C'est pourquoi, dans ces situations, le praticien doit d'abord demander au patient de se reposer, attendre que son esprit se calme et que la circulation sanguine et du Qi deviennent régulière puis ensuite procéder au traitement d'acupuncture.

### 2. Les points et emplacements interdits

Pendant un traitement d'acupuncture, il faut non seulement connaître la profondeur de piqûre de chaque point, mais aussi faire attention à l'emplacement des organes internes et des vaisseaux. Dans le livre *Questions Simples, Discussion sur les punctures interdites (Sù Wèn*, chapitre *Cì Jìn Lùn*), il est dit: *«Nous devons faire attention aux aires importantes des organes internes»*. Dans ce chapitre, il est aussi indiqué les symptômes et les conséquences d'une mauvaise pratique comme: *«Quand le cœur est piqué, le patient peut mourir en une journée, le symptôme avant la mort sera le soupir. Si le foie est piqué, le patient peut mourir en cinq jours, le symptôme avant la mort sera une parole anormale. Si les reins sont piqués, le patient peut mourir en six jours, le symptôme avant la mort sera l'éternuement. Si les poumons sont piqués, le patient peut mourir en trois jours, le symptôme avant la mort sera la toux. Si la rate est piquée, le patient peut mourir en dix jours, le symptôme avant la mort sera une difficulté à avaler. Si la vésicule biliaire est piquée, le patient peut mourir en un jour et demi, le symptôme avant la mort sera l'aphasie...»* Quand les vaisseaux sont piqués, il est dit : *«quand les vaisseaux de grosse et moyenne taille du dos sont piqués, le patient peut mourir d'hémorragie... quand des vaisseaux de taille moyenne sous la langue sont piqués trop profondément, le patient peut souffrir d'aphasie à cause d'une grosse hémorragie... quand les vaisseaux de taille moyenne de la région inguinale sont piqués, il peut y avoir un hématome qui ressemble à une souris... quand les vaisseaux de taille grosse et moyenne de la cuisse sont piqués, le patient peut mourir d'hémorragie...»* D'autres zones importantes comme *«Quand les vaisseaux de taille moyenne sur le visage sont piqués, le patient peut perdre la vue, quand la zone rachidienne est piquée, le patient peut mourir sur-le-champ...»* tous ces extraits indiquent que lors d'une piqûre des zones importantes, il importe de faire très attention pour éviter les insertions trop profondes ou de percer les vaisseaux importants, particulièrement ceux du torse et de l'abdomen. Dans l'ouvrage *Questions Simples, Discussion sur l'acupuncture selon les saisons (Sù Wèn, chapitre Zhěn Yào Jīng Zhōng Lùn)*, il est dit : *«quand on pique les points sur le torse et l'abdomen, nous devons éviter la puncture des cinq organes-Zang».* Dans des cas de mauvaises pratiques, le patient peut devenir paralysé, avoir un arrière penché, souffrir d'aphasie, devenir aveugle ou sourd, avoir des saignements continus et peut même mourir dans des cas graves.

Il est interdit de piquer certains points, comme le dit *Classique Interne de l'Empereur Jaune (Nèi Jīng)*, comme les points-Shu dorsaux des cinq organes-Zang. Il est plus convenable d'y faire de la moxibustion, mais pas de l'acupuncture. Mais après de longues années selon les pratiques cliniques, il a été prouvé que ces points ne sont pas strictement interdits pour la piqûre. Dans le livre *Pivot Miraculeux, Texte précieux comme le jade (Líng Shū, Yù Bǎn)*, il est dit : *«Shǒuwǔlǐ (LI13) est une zone clé des méridiens et de la moelle, si la méthode de dispersion est appliquée, le Qi congénital sera dépourvu et le Qi des organes-Zang sera épuisé.»* Ainsi le patient peut mourir. Dans *Questions Simples, Discussion sur les points de Qi (Sù Wèn chapitre Qì Xuè Lùn)*, il est aussi dit que Shǒuwǔlǐ (LI13) ne peut pas être piqué.

De plus, nous devons porter attention aux conditions suivantes :
Les points se situant sur le vertex ne peuvent être piqués pour les enfants dont les fontanelles ne sont pas refermées.
L'acupuncture ne peut être exercée sur des personnes qui ont des tendances à avoir des saignements spontanés ou qui souffrent d'hémorragie après une blessure.
L'acupuncture ne peut être faite sur les zones d'infection, d'ulcère, de cicatrice ou de tumeur.
Si le patient qui a une rétention urinaire est piqué avec des points en bas de l'abdomen, nous devons faire attention à la profondeur et à l'angle de l'insertion de l'aiguille pour éviter les accidents.
Pour les femmes enceintes de 3 mois, une acupuncture est déconseillée au niveau du bas de l'abdomen. Si la grossesse excède 3 mois, les points de la région de l'abdomen et des lombaires ne

peuvent être piqués. Sānyīnjiāo (SP6), Hégǔ (LI4), et Zhìyīn (BL67) ne peuvent être piqués sur les femmes enceintes, car ils favorisent la circulation sanguine et suppriment les stases sanguines. Il est recommandé pour une femme de ne pas recevoir une acupuncture pendant la période de menstruation, sauf si cela est fait pour réguler les règles.

# SECTION VI
## Les autres techniques de piqûre

## 1. Aiguille Triangulaire

L'aiguille triangulaire est développée à partir de l'ancienne aiguille tranchante. Sa longueur est de 2 à 3 cun. La partie tenue de l'aiguille est cylindrique, la partie tranchante du corps de l'aiguille est en forme de triangle ; donc il y a trois parties tranchantes.

L'aiguille triangulaire est principalement utilisée pour piquer les vaisseaux et causer des saignements. Ainsi cela peut être appliqué pour traiter les maladies qui ont pour origine des obstructions dans les vaisseaux Luo avec des stases de sang. Cela peut favoriser la circulation sanguine, supprimer les stases, soulager les inflammations, arrêter la douleur, réduire les plénitudes et éliminer les accumulations.

### (1) Les points piqués

Cette aiguille est recommandée pour piquer les vaisseaux. Le praticien tient l'aiguille avec la main droite, la pointe est dirigée vers la zone de traitement. L'aiguille est insérée rapidement à environ 0,5-1 Fen (1/10 Cun) de profondeur puis est retirée rapidement pour créer le saignement. Il est inutile de presser le trou afin de laisser le sang sortir en toute liberté. Le praticien peut presser la zone locale pour accélérer le saignement. Ne presser le trou avec une boule de coton que lorsque le saignement est terminé. Par exemple, le saignement de Wěizhōng (BL40) peut être fait pour des douleurs causées par des stases sanguines au niveau de la taille provenant d'un traumatisme ; le saignement de Shàoshāng (LU11) peut être fait pour des maux de gorge ; Qūzé (PC3) et Wěizhōng (BL40) peuvent être piqués contre les vomissements et les diarrhées causées par des inflammations aiguës gastro-intestinales ; Tàiyáng (EX-HN5) ou l'apex des oreilles peuvent être piqués pour des conjonctivites aiguës ; Shíxuān (EX-UE11) peut être piqué pour des insolations ou des coups de vent ; Sìfèng (EX-UE10) peut être piqué pour des dyspepsies infantiles ; les zones locales peuvent être piquées pour un Syndrome Bi de chaleur avec rougeur et des articulations enflées.

### (2) La méthode de dispersion avec la piqûre

C'est une méthode qui est principalement utilisée pour des furoncles à anthrax staphylocciques, des érysipèles, etc. le praticien pique plusieurs points autour de la zone malade ou rouge et enflée pour créer un saignement. Cette méthode peut supprimer les enflures et arrêter la douleur. Par exemple, pour des ulcères chroniques, nous pouvons piquer la zone ulcérique et ses alentours pour éliminer les stases de sang et favoriser la génération de nouveaux tissus.

### (3) La piqûre

Cette méthode est particulièrement recommandée pour les folliculites multiples et hémorroïdes. Pendant l'opération, le praticien pince la partie locale de peau avec la main gauche, et pique la peau à 0,5 cun de profondeur avec l'aiguille triangulaire pour créer un saignement. S'il n'y a pas de saignement, il presse la partie piquée jusqu'à ce que le saignement arrive. Pour des acnés graves, en particulier pour de multiples folliculites au niveau du cou, trouver les taches rouges sur les deux côtés des vertèbres, et ensuite piquer ces taches avec l'aiguille triangulaire pour créer un saignement.

### (4) Piqûre compacte

Piquer une petite zone plusieurs fois pour créer des saignements légers. C'est habituellement appliqué pour traiter des points sensibles de blessures aiguës ou chroniques des tissus mous.

### (5) Précautions

Pendant la percée de la peau, la manipulation doit être délicate et peu profonde. Le saignement ne doit pas être démesuré. Pour les patients ayant des constitutions délicates, les femmes enceintes, ou qui ont une tendance à saigner, les piqûres locales et les piqûres ne sont pas recommandées.

## 2. Marteau (aiguille) fleur de prunier

L'usage du marteau fleur de prunier, aussi connu sous le nom d'aiguille aux sept étoiles, est développé à partir de la piqûre superficielle de la peau. Il est très pratiqué sur les femmes, les enfants et les patients qui ont peur de la douleur. Il est principalement utilisé pour traiter des maux de tête, des vertiges, l'insomnie, des maladies gastro-intestinales, des dérèglements gynécologiques et des problèmes de peau.

### (1) Méthode

Tenir le bout de la tige du marteau fleur de prunier et taper avec la pointe sur la peau en utilisant la force du poignet. La force de frappe est déterminée selon la constitution solide ou faible du patient et la gravité de la maladie. La percussion douce ne doit pas créer de saignement ; lors d'une forte frappe, il peut y avoir un léger saignement. La zone tapée est déterminée selon les conditions de la maladie, le point d'acupuncture en rapport avec la maladie ou la zone indiquée pour traiter ces maladies spécifiques.

Quand on traite les problèmes des organes internes, premièrement taper régulièrement sur le trajet interne du méridien de la vessie situé sur le dos, du haut vers le bas en effectuant 3 passages. Après avoir tapé régulièrement, se focaliser sur l'aire correspondant à l'organe malade. Par exemple, si la maladie est localisée dans le système respiratoire, nous devons accentuer la frappe sur la zone située entre Th1 et Th7. Pour des problèmes nerveux et psychologiques, les zones aux alentours de Th3 à Th2 et de la tête doivent être traitées. Pour des problèmes relatifs au système digestif, se concentrer sur la zone de Th7 à L5. Pour des problèmes du système urinaire et de reproduction, frapper la zone aux alentours de L2 au sacrum. Pour des problèmes de peau ou des muscles, la frappe régulière peut être négligée et des frappes locales ou des frappes sur la zone le long du méridien atteint sont requises.

### (2) Précautions

Les pointes du marteau fleur de prunier ne peuvent être trop aiguisées, et une grappe de marteaux doit être uniforme. Si les pointes du marteau sont trop acérées, ou la grappe du marteau n'est pas uniforme, cela peut causer des douleurs ou des saignements durant la frappe.

La longueur de la partie tenue en main doit être de même longueur qu'une baguette. Il ne sera pas facile de l'utiliser si elle est trop longue ou trop courte. Pendant la frappe, utiliser la force du poignet. L'angle entre la pointe de l'aiguille et la peau doit être de 90 degrés. Si l'angle est plus petit, cela peut causer de fortes douleurs et le patient peut refuser de continuer le traitement.

## 3. Acupression

La pression d'acupuncture est laissée à l'initiative du praticien qui presse ou masse le point d'acupuncture pour avoir des résultats thérapeutiques. Cette méthode convient pour des personnes âgées, les femmes et les enfants, qui ont peur de l'acupuncture. Ou peut être appliquée dans des situations d'urgence, quand il n'y a pas d'aiguille sous la main.

### (1) Méthodes

Le pouce et l'index sont des doigts habituellement utilisés pour l'acupression. Le bout du doigt presse le point d'acupuncture d'abord doucement puis y ajouter peu à peu de la force. Le praticien peut aussi masser et presser le point en haut, en bas, à gauche et à droite, pour créer des sensations d'endolorissement, d'engourdissement, de la lourdeur et de la distension.

La force et le temps de pression doivent être ajustés selon les différentes maladies.

Ne pas donner une force soudaine ou presser un point avec les ongles du doigt pour éviter les inconforts.

# 4. Aiguille enflammée

L'aiguille enflammée est une aiguille particulièrement épaisse. Tout d'abord elle est brûlée sur une lampe alcoolisée et ensuite insérée dans la peau. Le corps d'une aiguille enflammée est épais et long de 3 à 4 cun. Cette méthode convient pour des traitements de syndromes Bi de froid et des désordres externes comme les furoncles à anthrax staphylocciques, des scrofules et des abcès du sein.

## (1) Méthodes

Tenir l'aiguille avec la main droite, brûler la partie avant du corps de l'aiguille sur une lampe alcoolisée. Étirer la peau locale du patient entre le pouce et l'index gauches et insérer l'aiguille rapidement dans la peau puis sortir l'aiguille instantanément. Si l'aiguille est utilisée pour l'évacuation du pus, l'aiguille doit être plus épaisse. Si elle est utilisée pour disperser de graves gonflements du type Yin, l'aiguille doit être plus fine.

## (2) Précautions

Le praticien doit piquer la zone précise et éviter de piquer les vaisseaux, les tendons, et les os. La piqûre doit être très rapide. L'aiguille est retirée juste après le contact avec la zone pathogène.

Chapitre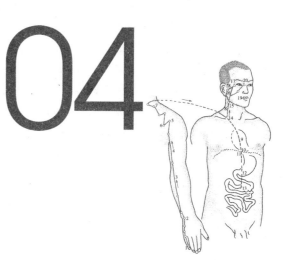

# 04

## Moxibustion

La thérapie par la moxibustion consiste à chauffer ou cautériser certains points d'acupuncture ou des zones du corps humain avec la chaleur produite par des matériaux combustibles. Basée sur les théories de méridiens et de vaisseaux collatéraux, cette opération permet de rééquilibrer les fonctions physiologiques de l'organisme dans un but préventif ou curatif.

La moxibustion est en rapport étroit avec la thérapeutique de l'acupuncture. Il est écrit dans le livre *Pivot miraculeux, Capacité d'acupuncture* (*Líng Shū*, chapitre *Guān Néng*) : «*Quand la maladie ne se guérit pas avec l'acupuncture, on peut la traiter avec la moxibustion.*» D'une manière générale, les trois thérapeutiques de l'acupuncture, la moxibustion et la pharmacopée chinoise possèdent chacune leurs propres indications et limites. La moxibustion est complémentaire aux deux autres thérapies dans le traitement des cas pour lesquels l'acupuncture et la pharmacopée s'avèrent insuffisantes. Par ailleurs, la moxibustion est très utilisée pour le maintien de la santé et le bien-être. Pendant la dynastie des Ming, le docteur LI Ting précisait dans son ouvrage *Introduction à la Médecine* (Yī Xué Rù Mén) que la moxibustion est conseillée dans les cas pour lesquels l'acupuncture et la pharmacopée ne marchent pas. Actuellement, la moxibustion constitue une partie indispensable de la médecine traditionnelle chinoise.

# SECTION I
## Matériel utilisé dans la moxibustion

### 1. Amadou d'armoise

L'armoise est la matière utilisée dans la thérapeutique de moxibustion. Cette plante est chaude en nature, aromatique et combustible. Utilisée comme matière de la moxibustion, elle a la propriété de réchauffer et dégager les méridiens, de chasser le froid-humidité, de renforcer le Yang et d'arrêter le collapsus. La poudre à moxa est confectionnée avec des feuilles sèches de moxa moulues en poudre fine, après avoir éliminé le résidu grossier. L'amadou d'armoise doit être conservé pendant une période avant d'être employé en clinique. On estime que plus la poudre est vieille, plus elle est efficace. Durant la période de conservation, le matériau doit être exposé au soleil ardent régulièrement et rester sec pour éviter les insectes et la moisissure.

### 2. Moxa cône

On peut façonner le cône de moxa avec la poudre d'armoise fine et vieille, une fois en combustion, ce cône a l'avantage de rester compact tout en donnant une chaleur douce et ne s'éteint pas. Voici la méthode de préparation du cône : poser un peu de poudre de moxa sur la table, tourner et tortiller avec le pouce, l'index et le majeur pour qu'il prenne la forme d'un cône. Il existe trois dimensions : le petit est grand comme un grain de blé ; le moyen est comme la moitié d'un noyau de datte et le grand est comme le bout du pouce.

### 3. Bâtonnet de moxa

On peut façonner les bâtonnets de moxa comme un cigare en enroulant la poudre de moxa serrée dans un morceau de papier mou et solide et en collant les bouts. Ce genre de bâtonnet de moxa est long de 6-8 cun (15-20 cm) avec un diamètre de 1,5 cm.

Il est possible de rajouter des produits de pharmacopée chinoise moulus en poudre fine pour en faire des bâtonnets de moxa médicamenteux, en voici une formule : Rougui (écorce de cannelle), Ganjiang (gingembre sec), Dingxiang (*Flos Caryophylli*), Duhuo (*Radix angelicae pubescentis*), Xixin (*Herba Asari*), Baizhi (*Radix Angelicae Dahuricae*), Xionghuang (*Realgar*), Cangzhu (*Rhizoma atractylodis*), Moyao (*Resinamyrrhae*), Ruxiang (*Oblibanum*), Chuanjiao (*Pericarpium Zanthoxyli*), etc.

# SECTION II

## Techniques de moxibustion

### 1. Moxibustion avec les cônes

Il existe deux variantes pour ce procédé : moxa avec cicatrice et moxa sans cicatrice. Le premier laisse une cicatrice indélébile suite à une suppuration, c'est pour cette raison que le moxa sans cicatrice est davantage pratiqué en clinique aujourd'hui. Nous allons les expliquer en détail comme suit :

#### (1) Moxibustion directe

##### 1) Avec cicatrice

Avant la moxibustion, enduire le point à cautériser avec du jus d'ail ou de la vaseline de façon que le cône de moxa colle facilement à la peau. Placer un petit cône de moxa (taille comme un grain de blé) directement sur la peau humidifiée et allumer le cône, une fois complètement brûlé, on nettoie le point de cendre pour en mettre un deuxième jusqu'à brûler tous les cônes prévus. Au moment où le patient perçoit la douleur à cause de la chaleur, on peut tapoter autour du moxa avec les doigts pour détourner l'attention du patient de la brûlure. Si la douleur est insupportable, il faut changer de cône. Il se forme des phlyctènes et pustules qui cicatrisent souvent au bout d'une semaine. Cette technique apporte des résultats pour les maladies telles que l'asthme, la tuberculose pulmonaire et les scrofules. (Fig. 56)

Fig. 56    Moxibustion directe

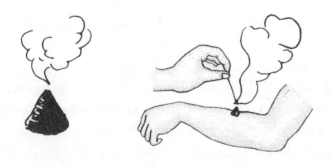

2) Sans cicatrice

Humecter le point de la même manière comme dans le procédé présenté ci-dessus et poser un cône de moxa sur le point à chauffer et l'allumer, quand la moitié ou deux tiers du cône sont brûlés et que le patient ressent la brûlure, enlever le cône pour en mettre un autre. On peut répéter cette opération jusqu'à l'apparition de rougeur ou de congestion. Cette méthode ne cause ni phlyctène, ni suppuration et ni cicatrice. Elle est donc indiquée dans le traitement des maladies chroniques de «vide-froid» comme l'asthme, les diarrhées et les dyspepsies.

## (2) Moxibustion indirecte

Cette méthode consiste à poser le cône de moxa sur un intermédiaire, le moxa cône est gardé dessus jusqu'à ce que la peau locale est devenue rouge.

### 1) Moxibustion au gingembre

Couper une tranche de gingembre d'environ 5-7 mm d'épaisseur percée de petits trous et la mettre sur le point à chauffer. Poser un cône de moxa sur le gingembre et l'enflammer. Quand le patient perçoit la sensation de brûlure, il faut l'enlever et en mettre un autre. Continuer jusqu'à ce que la peau devienne rouge et moite. Avec la nature chaude de gingembre, cette méthode est indiquée dans les syndromes froid-vide, tels que : vomissement et diarrhées de type froid, syndrome Bi dû au vent-froid avec douleur articulaire et faiblesse de membres.

### 2) Moxibustion à l'ail

L'opération est identique à la technique précédente en utilisant l'ail à la place du gingembre. Ce procédé est indiqué dans la tuberculose pulmonaire, la scrofule et l'abcès en phase initiale, son action permet de diminuer les enflures, de calmer la douleur, d'évacuer les toxines et de dissiper la masse.

### 3) Moxibustion sur disque d'aconit

Avec de la poudre d'aconit mélangé avec de l'alcool, on peut faire des disques grands comme des pièces de monnaie et percés de petits trous. Poser un disque sur l'endroit à chauffer et y déposer le cône de moxa. Comme l'aconit de nature chaude et piquante peut réchauffer le Yang et chasser le froid, cette technique de moxibustion est indiquée dans les cas froids et vides.

### 4) Moxibustion au sel

Remplir le nombril avec du sel fin, placer un cône de moxa et l'allumer, quand le patient perçoit la chaleur, l'enlever pour en mettre un autre. Ayant l'action de sauver le Yang et de corriger le collapsus, cette technique est indiquée dans les syndromes Yin des maladies d'origine du froid pervers, vomissements et diarrhées graves dus au choléra, le syndrome type Tuo-collapsus des AVC. Il faut alors appliquer de grands cônes à maintes reprises jusqu'au retour du Yang.

### 5) Moxibustion avec ciboule

Piler le blanc de la ciboule en pâte et la mettre sur la peau de la région à traiter, poser un cône de moxa dessus. La technique est indiquée dans les cas de hernie, rétention urinaire après l'accouchement et douleur épigastrique ou abdominale.

## 2. Moxibustion avec bâtonnets de moxa

La moxibustion est réalisée à l'aide d'un bâtonnet de moxa, deux techniques sont utilisées en clinique : moxibustion douce et celle de becquetage.

### (1) Moxibustion douce

Allumer un bout du bâtonnet et le maintenir près de l'endroit à traiter pour le réchauffer pendant 5-10 minutes généralement jusqu'à ce que la peau devienne rouge, le patient sent alors une chaleur douce. (Fig. 57)

Fig. 57    Moxibustion douce

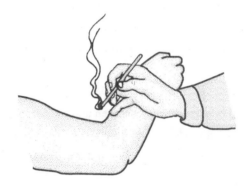

### (2) Moxibustion de becquetage

Allumer un bout du bâtonnet de moxa, rapprocher régulièrement le bout allumé de l'endroit à traiter comme un moineau qui becquète des grains de céréales, en prenant garde de ne pas brûler la peau. On peut déplacer le bâtonnet de gauche à droite ou répéter un mouvement circulaire près de la région à traiter. (Fig. 58)

## 3. Aiguille chauffée

C'est une méthode associant la moxibustion et l'acupuncture : après l'arrivée de la sensation de puncture De Qi (et éventuellement après avoir effectué la tonification ou dispersion) durant la pose de l'aiguille, on enveloppe le bout supérieur du manchon de l'aiguille avec un petit morceau d'armoise ou de bâtonnet de moxa et on le fait brûler. La chaleur produite se propage profondément grâce à l'aiguille plantée dans la zone à traiter. Ce procédé s'applique aux syndromes Bi arthralgie causée par le froid-humidité, les cas de paralysie ou syndrome-Wei d'atrophie musculaire ainsi que de nombreuses pathologies viscérales. (Fig. 59)

Fig. 58    Moxibustion de becquetage

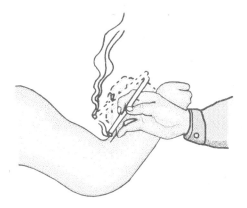

Fig. 59    Aiguille chauffée

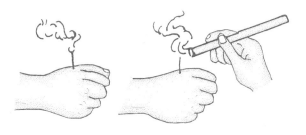

## 4. Moxibustion à l'aide d'une boîte

Il s'agit d'une boîte métallique avec le fond percé de dizaines de petits trous, elle porte, dans son intérieur, une boîte plus petite percée de dizaines de petits trous également, on y met de l'amadou d'armoise et l'allume. La boîte est posée sur le point ou la zone à chauffer avec une couche de gaze entre la peau et la boite. La méthode peut régulariser la circulation du Qi et du sang, réchauffer le foyer moyen et disperser le froid pervers. Ce genre de boîte existe aussi en bois.

# SECTION III

## Principes de la moxibustion

1. Grâce à son action de réchauffer, de débloquer les méridiens et d'activer le Yang Qi, la moxibustion est recommandée dans les syndromes avec un excès de froid marqués par les symptômes : membres froids, aversion pour le froid, douleur abdominale, selles pâteuses, fatigue et paresse de parole, douleur articulaire aggravée par l'humidité-froid.

2. La thérapeutique est également appliquée pour traiter les cas dus au vide du Qi et du sang avec les symptômes : fatigue et paresse de parole, ongles et lèvres pâles dans la mesure où elle arrive à harmoniser le Ying-nourricier et le Qi-défensif afin d'activer et de tonifier le fonctionnement viscéral.

3. Elle s'applique encore aux syndromes vides de Qi voire même l'effondrement du Qi, causant une ptose viscérale ou un prolapsus anal ou utérin : la moxibustion peut corriger la chute du Qi et le faire remonter.

4. Dans le cas de collapsus considéré comme un épuisement de Yang ou de Yin, la moxibustion parvient à restaurer le Yang pour sauver le patient.

# SECTION IV

## Précautions de la moxibustion

1. La moxibustion est déconseillée dans les cas suivants : fièvre élevée, vide de Yin avec pouls rapide.

2. La moxibustion ne s'applique pas aux zones de la face, de la tête, ni aux points situés sur les muqueuses.

3. La moxibustion ne sera jamais appliquée sur la région abdominale et sacro-lombaire de la femme enceinte.

4. La moxibustion ne se fait pas aux points situés à proximité de vaisseaux sanguins importants comme : Jīngmíng (BL1), Sīzhúkōng (TE23), Tóngzǐliáo (GB1), Rényíng (ST9) et Jīngqú (LU8).

5. Au cas où des phlyctènes se forment en raison de la chaleur, il faut prendre garde de ne pas les casser : elles se résorbent toutes seules. On peut transpercer les grosses phlyctènes avec une aiguille, évacuer le liquide et protéger la plaie au moyen d'une application médicamenteuse.

6. Proposer une posture appropriée au patient avant le traitement par moxibustion, car il est déconseillé de bouger durant le traitement de peur de brûlure.

7. Ne pas utiliser une moxibustion trop forte chez les patients hyposensitifs afin d'éviter les brûlures.

8. Il faut faire attention à ne pas brûler la literie ni les habits des patients et éteindre le bâtonnet de moxa après de traitement.

Chapitre 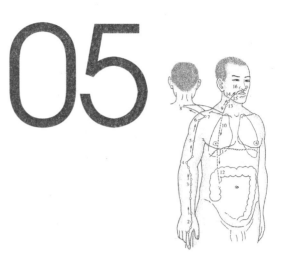 **05**

Prescription en acupuncture

La prescription en acupuncture se base selon la différenciation de syndromes, la constitution des patients, les signes, les symptômes et l'emplacement des pathologies, etc. Les points sont choisis selon les indications et les fonctions de points d'acupuncture et des méridiens.

En clinique, choisir un grand nombre de points ne garantit pas toujours de meilleurs résultats thérapeutiques. Il y a beaucoup de traitements cliniques qui ont réalisé des résultats efficaces en choisissant peu des points, mais des points précis et appropriés pour traiter la maladie concernée. Par exemple, lors d'un cas de céphalée, il n'y avait pas de résultat avec un traitement de 20 à 30 aiguilles sur la tête et les membres. Ensuite, un résultat thérapeutique positif a été obtenu en puncturant uniquement 2 à 3 points d'acupuncture choisis selon une différenciation de syndromes correcte. Cela montre que les bons résultats ne dépendent pas de la sélection d'un grand nombre de points, mais plutôt sur la sélection des points corrects. La méthode principale pour garantir des résultats curatifs positifs est de réaliser une différenciation précise de syndrome et choisir la combinaison correcte de points avec leurs manipulations appropriées. En clinique, nous devrions adopter le principe de choisir moins de points, mais des points plus précis afin de réduire la souffrance des patients et d'améliorer les résultats thérapeutiques.

# SECTION I

## Principe de l'acupuncture

En médecine traditionnelle chinoise, les maladies se différencient en Plénitude (Excès) ou Vide, en Chaud ou Froid et les invasions pathogéniques en profondes ou superficielles. Les traitements d'acupuncture sont prescrits selon les principes des «Quatre Méthodes Diagnostiques» et des «Huit Principes» ainsi que des principes uniques dans les traitements d'acupuncture et de la moxibustion. Pour l'acupuncture, le traitement doit «tonifier en cas de Syndrome Vide, disperser en cas de Syndrome Plénitude, garder l'aiguille plus longtemps pour les syndromes du Froid, utiliser une insertion rapide de l'aiguille pour traiter les syndromes du Chaud et saigner pour une stase de Sang». Pour la moxibustion, le traitement doit «chauffer par la moxibustion en cas de Froid, tonifier par la moxibustion en cas de Vide, utiliser la moxibustion pendant plus longtemps en cas d'effondrement du Qi.»

## 1. Tonifier en cas de Vide

Cette méthode s'applique à un patient à constitution faible, avec des maladies chroniques (telles que diarrhée chronique, dysenterie, hémiplégie ou atrophie musculaire) et a pour but de rétablir une fonction normale des Organes Zang-Fu et des méridiens à l'aide de méthodes de renforcement.

## 2. Disperser en cas de Syndrome Plénitude

Le Syndrome Plénitude est un excès du pervers en réaction au combat entre le Zhengqi (Qi Vital) et le Xieqi (Qi Pervers) ou d'une stagnation du Qi et du Sang, etc. Il faut appliquer la Dispersion pour expulser le Xieqi (Qi Pervers) lorsqu'il s'agit d'un Syndrome Plénitude.

## 3. Garder l'aiguille plus longtemps pour les syndromes du Froid

Cette méthode se réfère au fait de garder l'aiguille insérée pour une durée plus longue en cas de déficience de Yang, d'excès de Froid ou d'invasion du Vent-Froid dans les méridiens, par exemple en cas de dyspepsie par Vide-Froid dans l'Estomac et les intestins ou de syndrome Bi par Froid et Humidité. Pour ces situations, il est plutôt difficile d'obtenir l'arrivée de Qi et le fait de garder les aiguilles peut promouvoir le Qi et activer le Yang Qi pour disperser le Froid.

## 4. Utiliser une insertion rapide de l'aiguille pour traiter les syndromes du Chaud

Cette méthode se réfère à l'insertion superficielle et le retrait rapide de l'aiguille. Elle est utilisée dans le traitement de l'invasion des pathogènes du Chaud dans la partie superficielle du corps, par exemple en cas de fièvre par invasion de Vent-Froid, lorsque les pores sont fermés et le Wei Qi (Qi défensif) ne peut être dispersé, ce qui résulte en une fièvre. Cette méthode peut aider à disperser les pathogènes du Chaud.

## 5. Saigner pour la stase de Sang

Cette méthode est utilisée pour les problèmes causés par l'obstruction des collatéraux ou par l'invasion de pathogènes dans le réseau sanguin, par exemple en cas de lombalgie traumatique, érysipèle ou syncope par invasion de turbidité et de Chaleur pathogène. Dans ces cas, la méthode de saignée légère est utilisée localement sur les collatéraux des zones atteintes et sur les douze points Jing-Émergence afin de lever la stase du Sang, soulager la douleur, éliminer la Chaleur toxique.

## 6. Réchauffer par la moxibustion en cas de Froid

Cette méthode consiste à utiliser la moxibustion afin de rechauffer et de réguler les méridiens et collatéraux pour promouvoir le Yang Qi et enlever le Froid. Elle est utilisée pour les cas de membres froids, aversion au froid, douleur abdominale, syndrome Bi-Froid, etc.

## 7. Tonifier par la moxibustion en cas de Vide

Cette méthode consiste à utiliser la moxibustion afin de traiter les déficiences de Qi et de Sang qui se manifestent par un souffle court, une fatigue, des lèvres pâles, etc., réguler le Ying Qi (Qi nutritif) et fortifier les Organes Zang-Fu. Cependant, la moxibustion ne peut pas être utilisée pour traiter la Chaleur interne par déficience de Yin car elle consommera le Yin et aggravera la situation.

## 8. Utiliser la moxibustion prolongée en cas d'effondrement du Qi

Cette méthode consiste à utiliser la moxibustion pour relever le Qi qui s'effondre afin de traiter les affections telles que les prolapsus recto-anal et utérin causés par la déficience du Qi qui ne parvient pas à se consolider. Par exemple, un effondrement du Yang Qi se manifestera avec une forte transpiration, des membres froids, un pouls faible et un souffle court et peut être traité par moxibustion avec les grands cônes de moxa sur une durée prolongée afin de restaurer le Yang Qi.

# SECTION II

## Méthodes de Tonification et de Dispersion dans l'acupuncture

L'utilisation de l'acupuncture requiert la connaissance des méthodes de Tonification et de Dispersion ainsi que la maîtrise de leurs manipulations. Les détails de ces méthodes ont été discutés dans de nombreux chapitres du *Classique Interne de l'Empereur Jaune (Huáng Dì Nèi Jīng)* et possèdent une signification importante en clinique.

### 1. Importance de la Tonification et de la Dispersion

Selon les théories de la médecine traditionnelle chinoise, c'est le déséquilibre entre le Yin et le Yang qui provoque les maladies. Ce déséquilibre se manifeste principalement à travers les syndromes de type Vide ou de type Plénitude. Le syndrome Vide se réfère à un manque de Qi vital, tandis que le syndrome Plénitude à un excès de Qi pervers. Afin de régler ces situations dysharmoniques, les médecins antiques ont conclu le principe de la «Tonification du Vide et Dispersion de la Plénitude».

Dans le livre *Pivot Miraculeux, Neuf aiguilles et Douze Points Yuang-Source (Líng Shū,* chapitre *Jiŭ Zhēn Shí Èr Yuán),* il est dit que *«l'application des aiguilles permet de tonifier en cas de Syndrome Vide et disperser en cas de Syndrome Plénitude.»* Les médecins antiques ont ainsi non seulement utilisé des herbes médicinales, mais également les aiguilles pour réguler le Vide et la Plénitude, en particulier à travers les techniques de Tonification et de Dispersion.

Dans le livre *Pivot Miraculeux, Explication de la petite aiguille (Líng Shū,* chapitre *Xiăo Zhēn Jiě)* explique que *«si un médecin ne connaît pas les techniques de Tonification-Dispersion, il n'y aura pas d'effets curatifs; même si les aiguilles sont insérées. Les techniques de Tonification-Dispersion régulent le Qi et enlèvent les maladies.»* Ces déclarations montrent que les médecins antiques parvenaient déjà à renforcer le Qi vital et à enlever le Qi pervers à l'aide de manipulations d'acupuncture afin de rétablir un équilibre entre le Yin et le Yang.

### 2. Principes d'application des techniques de Tonification et Dispersion

L'acupuncture est différente des herbes médicinales. Les herbes telles que le Dàhuáng (Base et Rhizoma) et le Mángxiāo (*Natril sulfas*) peuvent uniquement causer une Dispersion et ne peuvent pas produire de Tonification, tandis que d'autres herbes telles que le Rénshēn (Ginseng) et le Huángqí (*Radix astragali*) ne peuvent, au contraire, que Tonifier. L'acupuncture est bien différente, par exemple, Hégŭ (LI4) peut promouvoir la transpiration, mais peut aussi la réduire.

Zúsānlǐ (ST36) peut non seulement promouvoir, mais peut aussi inhiber le péristaltisme intestinal. L'application des techniques se trouve dans la différenciation des syndromes.

Le chapitre *Discussion de la distension* (*Zhàng Lùn*) du *Pivot Miraculeux* (*Líng Shū*) dit que *«lorsque la technique de Dispersion ou de Tonification correcte est utilisée, les résultats sont très évidents»*.

1) La distinction des syndromes (Bian Zheng) selon les huit principes (huit règles, Ba Gang)
Pour obtenir des résultats thérapeutiques positifs à l'aide de la Tonification et la Dispersion, il faut commencer par différencier les maladies à l'aide des «huit principes» de Yin et Yang, Biao-extérieur et Li-intérieur, Froid et Chaud, Vide et Plénitude.
Le *Pivot Miraculeux*, chapitre *Racine et Nœud* indique la Tonification pour le Vide et la Dispersion pour la Plénitude. Si le principe est contredit, par exemple en dispersant un cas de Vide, la situation clinique du patient sera détériorée. En clinique, il est très important de différencier correctement le Vide de la Plénitude afin d'utiliser un traitement correct de Tonification ou de Dispersion.

En addition aux principes évoqués précédemment, il y a également d'autres éléments à considérer. En général, les méthodes dispersantes sont utilisées pour les syndromes du Chaud tandis que les méthodes tonifiantes pour les syndromes du Froid, étant donné que les éléments Chauds sont souvent excessifs alors que les éléments Froids sont plutôt déficients. Dans Le livre *Pivot Miraculeux*, *Fonction des organes* (*Líng Shū*, chapitre *Guān Néng*), il est dit que «lorsque le Froid excessif est à l'extérieur, il est possible de garder les aiguilles pendant une durée plus longue et utiliser une méthode de Tonification; lorsqu'il va vers l'intérieur, il faut poncturer le point He-Rassemblement-Entrée afin de réduire le Qi pathogène.» De ce passage, nous pouvons remarquer la différence de traitement selon la localisation des pathogènes dans le corps.

2) Différenciation sur la qualité du pouls
Il est également possible de se baser sur les signes du pouls pour établir un diagnostic différentiel. La prise du pouls est une base importante dans la différenciation de la maladie. Dans Le livre *Pivot Miraculeux*, *Neuf aiguilles et douze points Yuan-Source* (*Líng Shū*, chapitre *Jiǔ Zhēn Shí Èr Yuán*), il est dit que *«lors de l'application de l'acupuncture, nous devons d'abord sentir le pouls et comprendre la nature de Qi, établir si le Qi est déficient ou excessif, puis donner un traitement approprié.»* Dans le livre *Pivot Miraculeux*, *Du début à le fin* (*Líng Shū*, chapitre *Zhōng Shǐ*), il est dit que *«la sensation des pulsations sur Cùnkǒu (pouls radial) et sur Rényíng (pouls carotidien) nous permet de connaître la nature excessive ou déficiente du Yin et du Yang.»* Ces déclarations indiquent que nous pouvons connaître la nature réelle du Yin et du Yang en lisant la variation du pouls, afin de fournir un traitement approprié. Les médecins anciens ont également conclu que différents syndromes se manifestent par différents types de pouls.

Par exemple, un pouls excessif reflète généralement un syndrome de Plénitude et une méthode de Dispersion devrait être utilisée. Au contraire, un pouls déficient indique généralement une condition de Vide et requiert une méthode de Tonification.

# SECTION III
## Principes fondamentaux de la prescription de points d'acupuncture

Il y a trois méthodes de sélectionner des points d'acupuncture.

### 1. Sélection de points locaux ou avoisinants

Cette méthode consiste à choisir des points dans la région affectée. Par exemple, choisir Shàngxīng (GV23) pour le mal de tête frontal, Zhōngwǎn (CV12) et Liángmén (ST21) pour la douleur d'estomac ou choisir Tiānshū (ST25) et Qìhǎi (CV6) pour la diarrhée.

### 2. Sélection de points le long du trajet du méridien

Cette méthode consiste à choisir des points le long du méridien affecté, en se basant sur le principe de la Théorie de Méridiens et Collatéraux. Par exemple, une toux causée par la Chaleur du Poumon est une maladie qui affecte le méridien du Poumon et Lièquē (LU7) peut être sélectionné. Une épistaxis appartient aux maladies du méridien de l'Estomac et Jùliáo (ST3) peut être sélectionné.

### 3. Sélection de points sur d'autres méridiens

Cette méthode consiste à choisir des points sur des méridiens autres que le méridien affecté, mais en rapport avec ce dernier. Ces points sont généralement choisis sur les méridiens à rapport externe-interne. Par exemple, Tàixī (KI3) du méridien du Rein peut être choisi pour l'énurésie par Vide de la Vessie. Gōngsūn (SP4) du Méridien de la Rate du Tai Yin du pied peut être sélectionné pour le mal de ventre, qui appartient aux maladies du méridien de l'Estomac.

Cette méthode peut également sélectionner des points en fonction du point de Réunion-Croisement, tels que Guānyuán (CV4) et Yǐnbái (SP1) qui peuvent être sélectionnés pour un saignement utérin dysfonctionnel, appartenant aux affections du Méridien Ren (Vaisseau Conception) parce que ces deux points sont les points de Réunion-Croisement du Méridien Ren (Vaisseau Conception) et des trois Méridiens Yin du pied.

Ces méthodes peuvent être appliquées séparément ou en combinaison.

De plus, il y a également d'autres méthodes pour choisir des points dans un traitement d'acupuncture. Il y a la méthode de sélection de points dans la partie supérieure du corps pour traiter une maladie située dans la partie inférieure du corps ou vice versa, la méthode de sélection de points sur le côté gauche du corps pour traiter une maladie située sur le côté droit du corps et vice versa ou encore la méthode de sélection selon l'expérience clinique. Cependant, quelle que soit la méthode utilisée, elle doit être combinée avec la différenciation basée sur les théories des Organes Zang-Fu et des Méridiens et Collatéraux.

# SECTION IV
## Application de points spécifiques

## 1. Application des points Yuan-Source et des points Luo-Communication

### (1) Points Yuan-Source

Les points Yuan-Source sont les lieux où séjourne le Yuan Qi des Organes Zang-Fu. Les points Yuan-Source sont intimement liés aux Trois Réchauffeurs surnommés «ambassadeurs du Yuan Qi». Les Trois Réchauffeurs distribuent le Yuan Qi, qui est originaire d'entre les deux Reins, aux différentes parties du corps, harmonisent l'intérieur et l'extérieur de l'organisme et influencent directement sa fonction Qi Hua (transformation et metamorphose du Qi). Les points Yuan jouent un rôle important dans la physiologie des Zang-Fu et le livre *Pivot Miraculeux* (*Líng Shū*) dit, à propos de leurs indications : «*Les 12 points Yuan-Source sont indiqués pour les affections des Zang-Fu.*» Les points Yuan-Source ont une grande importance dans le diagnostic et le traitement des maladies.

Par exemple, une sensibilité peut être trouvée à Tàiyuān (LU9), qui est le point Yuan-Source du méridien du Poumon, lorsqu'il y a une affection des poumons. Ainsi, Tàiyuān (LU9) est généralement sélectionné pour les affections pulmonaires. Une sensibilité peut aussi être trouvé à Tàichōng (LR3), point Yuan-Source du Méridien du Foie Jue Yin du pied. Ainsi, Tàichōng (LR3) est habituellement choisi pour les affections du Foie.

Chacun des douze méridiens a un point de Yuan-Source. Les points Yuan-Source sont principalement situés autour des articulations du poignet et de la cheville. Pour 6 méridiens Yang, le point Yuan-Source se situe derrière le point Shu-Déversement, pour les 6 méridiens Yin, le point Yuan-Source coïncide avec le point Shu-Déversement.

## (2) Points Luo-Communication

Les points Luo-Communication sont généralement situés aux points de communication entre méridiens externe-interne (Biao-Li) et jouent un rôle dans la communication des deux méridiens. Leur fonction thérapeutique principale est de traiter les affections en rapport avec les relations externe-interne ainsi que les maladies chroniques.

Ainsi, les points Luo-Communication peuvent être utilisés pour traiter les problèmes des méridiens externe-interne qui ont des pathogènes profondément logés ou une invasion superficielle de pathogènes.

Par exemple, la Rate et l'Estomac sont des viscères reliés par une relation externe-interne (Biao-Li), et Gōngsūn (SP4) est le point Luo-Communication du Méridien de la Rate Tai Yin du pied. Par conséquent, il est possible de puncturer ce point pour traiter non seulement les problèmes du Méridien de la Rate Tai Yin du pied, mais aussi ceux du Méridien de l'Estomac Yang Ming du pied.

Dans le chapitre *Jīng Mài* (*Méridiens*) du *Pivot Miraculeux* (*Líng Shū*), il est dit que «les syndromes Plénitude dus à l'écoulement reflux du Qi dans les vaisseaux sanguins peuvent être traités en saignant les points Luo-Communication.» Selon le même chapitre, le syndrome de Plénitude dû à l'écoulement inverse de Qi dans les collatéraux peut être traité par une légère saignée des points Luo-Communication. L'indication des quinze points de Luo-Communication sont :

1) Points Luo-Communication du Collatéral Tai Yin de la main—Lièquē (LU7)—utilisé comme méthode de dispersion pour la chaleur dans la paume.
2) Points Luo-Communication du Collatéral Shao Yin de la main—Tōnglǐ (HT5)—utilisé comme méthode de dispersion pour la distension dans la poitrine et le diaphragme.
3) Points Luo-Communication du Collatéral Jue Yin de la main—Nèiguān (PC6)—utilisé comme méthode de dispersion pour la douleur cardiaque.
4) Points Luo-Communication du Collatéral Tai Yang de la main—Zhīzhèng (SI7)—utilisé comme méthode de dispersion pour l'articulation du coude flasque et atrophique.
5) Points Luo-Communication du Collatéral Yang Ming de la main—Piānlì (LI6)—utilisé

comme méthode de dispersion pour les maux de dents et la surdité.

6) Points Luo-Communication du Collatéral Shao Yang de la main—Wàiguān (TE5)— utilisé comme méthode de dispersion pour le spasme du coude.

7) Points Luo-Communication du Collatéral Tai Yang du pied—Fēiyáng (BL58)—utilisé comme méthode de dispersion pour la congestion nasale et le mal de dos.

8) Points Luo-Communication du Collatéral Yang Ming du pied—Fēnglóng (ST40)—utilisé comme méthode de dispersion pour la schizophrénie maniaco-dépressive.

9) Points Luo-Communication du Collatéral Shao Yang du pied—Guāngmíng (GB37)—utilisé comme méthode de dispersion pour les membres froids en raison de l'écoulement inverse du Qi.

10) Points Luo-Communication du Collatéral Tai Yin du pied—Gōngsūn (SP4)—utilisé comme méthode de dispersion pour la douleur sévère dans les intestins.

11) Points Luo-Communication du Collatéral Shao Yin du pied—Dàzhōng (KI4)—utilisé comme méthode de dispersion en cas de rétention urinaire.

12) Points Luo-Communication du Collatéral Jue Yin du pied—Lígōu (LR5)—utilisé comme méthode de dispersion en cas de gonflement testiculaire et hernie.

13) Points Luo-Communication du Collatéral du Méridien Ren—Jiūwěi (CV15)—utilisé comme méthode de dispersion en cas de douleur abdominale sévère.

14) Points Luo-Communication du Collatéral du Méridien Du—Chángqiáng (GV1)—utilisé comme méthode de dispersion pour la rigidité de la colonne vertébrale.

15) Points Luo-Communication du Collatéral Majeur de la Rate—Dàbāo (SP21)—utilisé comme méthode de dispersion pour la douleur dans tout le corps.

### (3) Utilisation des points Yuan-Source et Luo-Communication

En clinique, les points Yuan-Source et les points Luo-Communication peuvent être utilisés ensemble ou séparément. Lorsqu'ils sont utilisés ensemble, la méthode est appelée «méthode de coopération hôte-invité» ou «méthode de coopération Yuan-Source et Luo-Communication». (Tableau 4)

Par exemple, si la maladie affecte d'abord le Méridien des Poumons Tai Yin de la main, Tàiyuān (LU9), le point Yuan-Source du Méridien des Poumons Tai Yin de la main, devient le point hôte, tandis que Piānlì (LI6), le point Luo-Communication du Méridien du Gros Intestin Yang Ming de la main devient le point invité. Au contraire, si la maladie touche d'abord le Méridien du Gros Intestin Yang Ming de la main, c'est Hégǔ (LI4), le point Yuan-Source du Méridien du Gros Intestin Yang Ming de la main qui deviendra le point hôte, tandis que Lièquē (LU7), le point Yuan-Source du méridien des Poumons deviendra le point invité.

En outre, nous pouvons également sélectionner les points Yuan-Source ou les points Luo-Communication sans restriction à la définition de la combinaison hôte-invité des points. Par exemple, si la maladie affecte le Méridien Li-interne, le point Luo-Communication du méridien Biao-externe peut être choisi pour le traitement, et vice versa.

*Tableau 4   Utilisation des points Yuan-Source et Luo-Communication*

| Point hôte | Point invité | Points Yuan-Source | Points Luo-Communication | Utilisation connue |
|---|---|---|---|---|
| Poumons | Gros Intestin | Tàiyuān (LU9) | Piānlì (LI6) | Bronchite, laryngite, essoufflement, flegme abondant, transpiration, chaleur dans la paume, douleur dans le côté médial de l'épaule, douleur thoracique |
| Gros Intestin | Poumons | Hégǔ (LI4) | Lièquē (LU7) | Gingivite, mal de dents, oreillons, laryngite, soif, ictère, décharge nasale, douleur dans la face antérieure de l'épaule |
| Rate | Estomac | Tàibái (SP3) | Fēnglóng (ST40) | Langue raide, douleur abdominale, vomissements, lourdeur et la faiblesse du corps, constipation, ictère, douleur dans le côté médial des membres inférieurs, paludisme |
| Estomac | Rate | Chōngyáng (ST42) | Gōngsūn (SP4) | Épistaxis, paralysie de Bell, névrose, paludisme, distension abdominale, douleur dans la face antérieure de membres inférieurs |
| Cœur | Intestin Grêle | Shénmén (HT7) | Zhīzhèng (SI7) | Angine de poitrine, soif, tachycardie, teinture jaune dans les yeux, douleur dans le côté ulnaire des membres supérieurs |
| Intestin Grêle | Cœur | Wàngǔ (SI4) | Tōnglǐ (HT5) | Gonflement et douleur dans la mandibule, douleur à l'épaule, douleur au cou, surdité, douleur dans la bordure postérieure des membres supérieurs |
| Reins | Vessie | Tàixī (KI3) | Fēiyáng (BL58) | Névrose, fatigue, perte d'appétit, mauvaise vue, douleur dans le bas du dos, faiblesse dans les membres inférieurs, teint foncé |
| Vessie | Reins | Jīnggǔ (BL64) | Dàzhōng (KI4) | Douleur oculaire, douleur au cou, douleur dans le bas du dos et des membres, épilepsie, schizophrénie, opisthotonos, névralgie supra-orbitaire, épistaxis, prolapsus anal, hémorroïdes, paludisme |
| Triple Réchauffeur | Maître du Cœur | Yángchí (TE4) | Nèiguān (PC6) | Surdité, laryngite, conjonctivite, douleur à l'épaule et au dos, douleur rachidienne, constipation, rétention urinaire, énurésie |
| Maître du Cœur | Triple Réchauffeur | Dàlíng (PC7) | Wàiguān (TE5) | Spasmes et douleurs dans l'avant-bras et doigts, douleur hypochondrale, palpitations, agitation, douleur thoracique, chaleur dans la paume, rire continu et excessif, sensation d'euphorie |
| Foie | Vésicule Biliaire | Tàichōng (LR3) | Guāngmíng (GB37) | Orchite, hernie, lombalgie, oppression thoracique, vomissements, douleurs abdominales, diarrhée, rétention urinaire, énurésie |
| Vésicule Biliaire | Foie | Qiūxū (GB40) | Lígōu (LR5) | Douleurs hypochondrales, maux de tête, douleurs oculaires, tuberculose, hyperplasie thyroïdienne, paludisme |

## 2. Utilisation des points Shu-postérieurs et Mu-antérieurs

### (1) Points Shu-postérieurs

Il y a douze paires de points Shu-postérieurs situés sur le Méridien de la Vessie Tai Yang du pied sur le dos. Ce sont des points où le Qi du méridien transfère et infuse. L'emplacement des points Shu-postérieurs est étroitement lié à leur Organe Zang-Fu correspondant, de sorte que ces points peuvent traiter les maladies de leur organe connexe.

## (2) Points Mu-antérieurs

Les points Mu-antérieurs sont répartis sur le torse et l'abdomen. C'est à ces points que le Qi d'un méridien s'accumule et se propage. L'emplacement du point Mu-antérieur est également proche de leur Organe Zang-Fu correspondant, de sorte que ces points peuvent traiter les maladies de leur organe connexe.

## (3) Sélection des points Shu-postérieurs et Mu-antérieurs

Chaque Organe Zang-Fu a ses propres points Shu-postérieurs et Mu-antérieurs. Donc, si un organe est malade, nous pouvons sélectionner les deux points en même temps. Cette méthode est appelée la combinaison des points Shu-postérieur et Mu-antérieur.

Par exemple, pour traiter les maux d'estomac, nous pouvons choisir Wèishū (BL21) et Zhōngwăn (CV12) et pour les problèmes de la vessie, nous pouvons sélectionner Pángguāngshū (BL28) et Zhōngjí (CV3). (Tableau 5)

La combinaison des points Shu-postérieurs et Mu-antérieurs peut non seulement traiter les maladies des Organes Zang-fu, mais peut aussi traiter d'autres problèmes liés à ces organes selon la Théorie des Organes Zang-Fu en médecine traditionnelle chinoise. Par exemple, il est dit que «le Foie s'ouvre aux yeux», ce qui permet à Gānshū (BL18) de traiter les problèmes oculaires. Un autre exemple, il est dit que «le Rein s'ouvre aux oreilles», ce qui permet ainsi à Shènshū (BL23) de traiter la surdité du type Vide du Rein.

Selon les discussions dans certains classiques anciens comme *Classique des 81 Difficultés* (*Nàn Jīng*), *Recueil précieux d'Acupuncture-Moxibustion* (*Zhēn Jiŭ Jù Yīng*), et *Techniques de l'Acupuncture de Li Dongyuan* (*Dōng Yuán Zhēn Fă*), la loi thérapeutique des points Shu-postérieurs et Mu-antérieurs est que les points Shu-postérieurs traitent principalement les maladies des Organes Zang et que les points Mu-antérieurs traitent principalement les maladies des Entrailles Fu. La douleur aigüe est généralement traitée en poncturant les points Shu-postérieurs et les troubles chroniques sont généralement traités en poncturant les points Mu-antérieurs. Les points Shu-postérieurs sont habituellement utilisés en cas de syndrome Plénitude et les points Mu-antérieurs en cas de syndrome Vide.

De plus, les points Shu-postérieurs et points Mu-antérieurs sont étroitement liés à la pathologie de leur viscère correspondant. Par conséquent, lorsqu'un organe est malade, des manifestations telles qu'une sensibilité ou nodule se produisent souvent sur ces points. Ce phénomène est important pour effectuer un diagnostic.

*Tableau 5   Indication des points Shu-postérieurs et des points Mu-antérieurs*

| | Points Shu-postérieurs | Points Mu-antérieurs | |
|---|---|---|---|
| Poumons | Fèishū (BL13) | Zhōngfǔ (LU1) | Troubles des voies respiratoires : toux, dyspnée, oppression thoracique |
| Maître du Cœur | Juéyīnshū (BL14) | Dànzhōng (CV17) | Troubles du système cardiovasculaire : douleur à la poitrine, palpitations |
| Cœur | Xīnshū (BL15) | Jùquè (CV14) | Troubles cardiaque et gastrique : palpitation, névrose, douleur d'estomac |
| Foie | Gānshū (BL18) | Qīmén (LR14) | Troubles du Foie et de l'Estomac : douleur hypochondrale, vomissements, régurgitation acide |
| Vésicule Biliaire | Dǎnshū (BL19) | Rìyuè (GB24) | Troubles du Foie et de la Vésicule Biliaire : douleur hypochondrale, jaunisse |
| Rate | Píshū (BL20) | Zhāngmén (LR13) | Troubles du Foie et de la Rate : splénomégalie et hépatomegalie, distension abdominale, douleur abdominale, dyspepsie |
| Estomac | Wèishū (BL21) | Zhōngwǎn (CV12) | Troubles de l'Estomac : douleur d'estomac, distension de l'épigastre, dyspepsie |
| Triple Réchauffeur | Sānjiāoshū (BL22) | Shímén (CV5) | Troubles du métabolisme de l'eau : œdème, transpiration abdominale, diarrhée |
| Reins | Shènshū (BL23) | Jīngmén (GB25) | Troubles des systèmes rénal et reproducteur : lombalgie, éjaculation précoce |
| Gros Intestin | Dàchángshū (BL25) | Tiānshū (ST25) | Troubles du côlon : constipation, diarrhée et douleur abdominale |
| Intestin Grêle | Xiǎochángshū (BL27) | Guānyuán (CV4) | Troubles de l'intestin grêle, de la vessie et du système reproducteur : colique intestinale, hernie, énurésie, rétention urinaire, émission séminale |
| Vessie | Pángguāngshū (BL28) | Zhōngjí (CV3) | Troubles des systèmes urinaire et reproducteur : énurésie, rétention urinaire, émission séminale, menstruations irrégulières, inflammation des voies urinaires |

## 3. Utilisation des huit points de Réunion et points Xi-Fissure

### (1) Huit points de Réunion

Les huit points de Réunion représentent les points où l'essence des Organes Zang-Fu, du Qi, du Sang, des Tendons, des Méridiens, des Os et de la Moelle du corps entier se concentre.

Dans le livre *Classique des 81 Difficultés (Nàn Jīng)*, il est dit que «*lorsqu'il y a de la Chaleur interne, sélectionnez le point de Réunion.*»

À l'origine, les huit points de Réunion ont surtout été utilisés pour les maladies fébriles. Cependant, à l'heure actuelle, tous les troubles viscéraux, du Qi, du Sang, des Tendons, des Méridiens, des Os et de la Moelle du corps entier peuvent être traités par ces huit points de Réunion en clinique. Par exemple, nous pouvons sélectionner Géshū (BL17) pour les problèmes de Sang et Dànzhōng (CV17) pour les troubles de Qi.

### (2) Points Xi-Fissure

Chacun des douze Méridiens Principaux possède un point Xi, tout comme les Méridiens Yin Wei, Yang Wei, Yin Qiao et Yang Qiao, soit un total de seize points Xi. Les points Xi traitent principalement des affections aigües ou persistantes des régions ou des Zang-Fu reliés au méridien en question, par exemple Kǒngzuì (LU6) pour l'hémoptysie et Xīmén (PC4) pour l'angine de poitrine.

### (3) Combinaison des huit points de Réunion et points Xi-Fissure

En clinique, ces deux groupes de points sont généralement utilisés ensemble, par exemple Kǒngzuì (LU6) et Dànzhōng (CV17) sont utilisés ensemble pour traiter la dyspnée ; Kǒngzuì (LU6) et Géshū (BL17) peuvent traiter la toux avec hémoptysie ; Liángqiū (ST34) et Zhōngwǎn (CV12) peuvent traiter la douleur gastrique aigüe.

## 4. Application des points He-Rassemblement-Entrée inférieurs

Les points He-Rassemblement-Entrée inférieurs sont au nombre de six et traitent les affections des six Entrailles Fu. Ils se situent sur les trois Méridiens Yang du pied, où conflue le Qi des six Entrailles Fu et des trois Méridiens Yang de la main et du pied.

Dans le livre *Pivot Miraculeux* (*Líng Shū*, chapitre *Xié Qì Zàng Fǔ Bìng Xíng Piān*) indique que «*les points He-Rassemblement-Entrée peuvent être utilisés pour traiter les affections des Entrailles Fu.*» En clinique, un point He-Rassemblement-Entrée inférieur peut être choisi selon l'Entraille Fu atteinte. Par exemple, Zúsānlǐ (ST36) peut être utilisé pour les douleurs d'estomac, puisque ce point est non seulement un point dans le Méridien de l'Estomac Yang Ming du pied, mais aussi son point He-Rassemblement-Entrée inférieur. Shàngjùxū (ST37) est prescrit pour les abcès intestinaux, car celui-ci se trouve non seulement sur le méridien de l'Estomac, mais est aussi le point He-Rassemblement-Entrée inférieur du méridien du Gros Intestin.

## 5. Utilisation des cinq points Shu

(1) Cinq points Shu (Cinq points spéciaux des douze Méridiens Principaux)
Les Cinq points Shu sont les points Jing-Émergence, Ying-Écoulement, Shu-Déversement, Jing-Circulation et He-Rassemblement-Entrée. Ces cinq points spécifiques se trouvent entre les doigts et les coudes, ou entre les orteils et les genoux, le long des douze Méridiens Principaux. Chacun des cinq points peut être classé sous un des cinq éléments, voir les tableaux 8 et 9.

❖ **Points Jing-Émergence (*Puit*) :** ces points sont généralement situés dans les régions des mains et des pieds qui sont les emplacements dans lesquels le Qi des méridiens commence à apparaître et à se manifester.

❖ **Points Ying-Écoulement (*Jaillissement*)** : ces points sont localisés dans les régions antérieures aux paumes et aux doigts des mains ou des orteils des pieds. Ils sont les lieux où le Qi commence à prendre de l'importance.

❖ **Points Shu-Déversement (*Ruisseau*)** : ces points se situent généralement dans les régions postérieures des paumes et des doigts des mains ou des orteils des pieds. Ils sont les lieux où le courant du Qi commence à devenir important.

❖ **Points Jing-Circulation (*Rivière*)** : ces points sont situés généralement dans les régions proximales aux poignées et aux chevilles. Ils sont les lieux où le Qi coule abondamment.

❖ **Points He-Rassemblement-Entrée (*Mer*)** : ces points sont localisés aux alentours des coudes et des genoux. Ils sont les lieux où le Qi du méridien rencontrant les Organes Zang et Entrailles Fu est le plus puissant.

## (2) Application des Cinq points Shu

Les Cinq points Shu sont les points où le Qi des douze Méridiens Principaux et des quinze Collatéraux passe. Ces points peuvent être utilisés pour traiter les troubles des Organes Zang-Fu, des méridiens et aussi collatéraux. (Tableau 6, Tableau 7)

Les Cinq points Shu peuvent être sélectionnés en fonction des saisons. Au printemps et en été, le Yang Qi de la nature flotte vers le haut et par conséquent, le Yang Qi du corps humain se trouve également dans la partie superficielle. À ce moment, une puncture superficielle devrait être effectuée sur les points Jing-Émergence et Ying-Écoulement, car ils sont situés sur des zones musculaires minces. En hiver et en automne, le Yang Qi de la nature a tendance à couler vers le bas et le Yang Qi du corps humain va aussi plus en profondeur. À ce moment, une puncture profonde devrait être réalisée sur les points Jing-Circulation et He-Rassemblement-Entrée, puisqu'ils sont situés sur une région musculaire plus épaisse.

Concernant leurs fonctions, le point Jing-Émergence est indiqué pour les sensations de réplétion et d'embarras gastrique ; le point Ying-Écoulement, pour les syndromes de Chaleur ; le point Shu-Déversement, pour la lourdeur articulaire et corporelle ; le point Jing-Circulation, pour la toux et l'essoufflement, la fièvre ainsi que les signes de Chaleur au syndrome Biao ; tandis que le point He-Rassemblement-Entrée est indiqué pour les affections d'Entrailles : diarrhées et flux inversé du Qi.

La sélection des Cinq points Shu peut être faite selon leur relation avec les Cinq Éléments. Cette méthode est utilisée selon deux principes.

Le premier principe est la relation d'engendrement qui existe entre les Cinq Éléments.
Par exemple, l'essoufflement et la transpiration abondante de type Vide peuvent être traités en renforçant Tàiyuān (LU9), le point Shu-Déversement du méridien du Poumon. En effet, Tàiyuān (LU9) est de nature Terre et la terre peut générer le Métal car la Terre est considérée comme la

«mère» du Métal. Ainsi, tonifier l'élément mère permet de traiter le syndrome Vide.

Le deuxième principe est la relation de neutralisation entre les Cinq Éléments. Par exemple, la toux et l'oppression thoracique de type Plénitude peuvent être traitées en dispersant Chǐzé (LU5), le point He-Rassemblement-Entrée du méridien du Poumon. Le méridien du Poumon est de nature Métal et le point Chǐzé (LU5) est de nature Eau. L'Eau est considérée comme le «fils» du Métal car le métal permet de générer l'élément Eau. Ainsi, disperser l'élément fils permet de traiter le syndrome Plénitude.

Tableau 6    Points Cinq Shu des Méridiens Yin

| Points Cinq Shu | | Jing-Émergence (Bois) | Ying-Écoulement (Feu) | Shu-Déversement (Terre) | Jing-Circulation (Métal) | He-Rassemblement-Entrée (Eau) |
|---|---|---|---|---|---|---|
| Trois Méridiens Yin de la main | Poumons | Shàoshāng (LU11) | Yúji (LU10) | Tàiyuān (LU9) | Jīngqú (LU8) | Chǐzé (LU5) |
| | Maître du Cœur | Zhōngchōng (PC9) | Láogōng (PC8) | Dàlíng (PC7) | Jiānshǐ (PC5) | Qūzé (PC3) |
| | Cœur | Shàochōng (HT9) | Shàofǔ (HT8) | Shénmén (HT7) | Língdào (HT4) | Shàohǎi (HT3) |
| Trois Méridiens Yin du Pied | Rate | Yǐnbái (SP1) | Dàdū (SP2) | Tàibái (SP3) | Shāngqiū (SP5) | Yīnlíngquán (SP9) |
| | Foie | Dàdūn (LR1) | Xíngjiān (LR2) | Tàichōng (LR3) | Zhōngfēng (LR4) | Qūquán (LR8) |
| | Reins | Yǒngquán (KI1) | Rángǔ (KI2) | Tàixī (KI3) | Fùliū (KI7) | Yīngǔ (KI10) |

Tableau 7    Points Cinq Shu des Méridiens Yang

| Points Cinq Shu | | Jing-Émergence (Métal) | Ying-Écoulement (Eau) | Shu-Déversement (Bois) | Jing-Circulation (Feu) | He-Rassemblement-Entrée (Terre) |
|---|---|---|---|---|---|---|
| Trois Méridiens Yang de la main | Gros Intestin | Shāngyáng (LI1) | Èrjiān (LI2) | Sānjiān (LI3) | Yángxī (LI5) | Qūchí (LI11) |
| | Triple Réchauffeur | Guānchōng (TE1) | Yèmén (TE2) | Zhōngzhǔ (TE3) | Zhīgōu (TE6) | Tiānjǐng (TE10) |
| | Intestin Grêle | Shàozé (SI1) | Qiángǔ (SI2) | Hòuxī (SI3) | Yánggǔ (SI5) | Xiǎohǎi (SI8) |
| Trois Méridiens Yang du Pied | Estomac | Lìduì (ST45) | Nèitíng (ST44) | Xiàngǔ (ST43) | Jiěxī (ST41) | Zúsānlǐ (ST36) |
| | Vésicule Biliaire | Zúqiàoyīn (GB44) | Xiáxī (GB43) | Zúlínqì (GB41) | Yángfǔ (GB38) | Yánglíngquán (GB34) |
| | Vessie | Zhìyīn (BL67) | Zútōnggǔ (BL66) | Shùgǔ (BL65) | Kūnlún (BL60) | Wěizhōng (BL40) |

## 6. Application des points de Réunion-Croisement des huit Méridiens Extraordinaires

Les points de Réunion-Croisement des huit Méridiens Extraordinaires sont les points où se croisent et se réunissent les Méridiens Principaux et les Méridiens Extraordinaires. Leurs indications sont établies en fonction des indications des huit Méridiens Extraordinaires. (Tableau 8)

Par exemple, les manifestations du Méridien Pénétrant sont un flux de Qi inversé et une diarrhée aigüe et les manifestations du Méridien Yin Wei est la douleur cardiaque. Donc, pour une douleur dans l'épigastre et l'abdomen, une perte d'appétit ou une distension abdominale, nous pouvons choisir Nèiguān (PC6) et Gōngsūn (SP4), car Gōngsūn (SP4) est le point de Réunion-Croisement du Méridien Pénétrant et Nèiguān (PC6) est le point de Réunion-Croisement du Méridien Yin Wei.

Les manifestations du Méridien Dai (Ceinture) sont la distension abdominale ainsi que la douleur et la sensation de froid dans la région lombaire, et les manifestations du Méridien Yang Wei sont l'aversion au froid et l'état fébrile. Ainsi, pour des symptômes comme le vertige, la distension abdominale, les pertes vaginales anormales, les frissons et la fièvre, nous pouvons choisir Zúlínqì (GB41) et Wàiguān (TE5), car Zúlínqì (GB41) est le point de Réunion-Croisement du Méridien Dai (Ceinture) et Wàiguān (TE5) est le point de Réunion-Croisement du Méridien Yang Wei.

Les manifestations du Méridien Du sont la raideur de la colonne vertébrale et l'opisthotonos, et les manifestations du Méridien Yang Qiao sont la flaccidité des muscles médiaux et la spasticité des muscles latéraux. Ainsi, pour des symptômes comme la convulsion, le spasme musculaire et le pied valgus, nous pouvons choisir Hòuxī (SI3) et Shēnmài (BL62), car Hòuxī (SI3) est le point de Réunion-Croisement du Méridien Du et Shēnmài (BL62) est le point de Réunion-Croisement du Méridien Yang Qiao.

*Tableau 8    Points de Réunion-Croisement des huit Méridiens Extraordinaires*

| Méridiens Extraordinaires | Points de Croisement-Réunion | Manifestations |
|---|---|---|
| Méridien Chong (Pénétrant) | Gōngsūn (SP4) | Douleur dans l'épigastre et l'abdomen, perte d'appétit, distension abdominale |
| Méridien Yin Wei | Nèiguān (PC6) | |
| Méridien Dai (Ceinture) | Zúlínqì (GB41) | Vertiges, distension abdominale, pertes vaginales anormales, frissons et fièvre alternatifs |
| Méridien Yang Wei | Wàiguān (TE5) | |
| Mériden Du | Hòuxī (SI3) | Convulsion, spasme, pied valgus, rigidité de la colonne vertébrale et convulsion |
| Méridien Yang Qiao | Shēnmài (BL62) | |
| Méridien Ren | Lièquē (LU7) | Problèmes gynécologiques, hernie, diabète, masses abdominales de la femme |
| Méridien Yin Qiao | Zhàohǎi (KI6) | |

# 7. Application des points de Réunion-Croisement

Les points de Réunion-Croisement sont les points traversés par au moins deux méridiens. Ils sont utilisés pour traiter les affections des méridiens aux quels ils appartiennent respectivement; par ailleurs, ils agissent sur les pathologies des méridiens qui les traversent. (Tableau 9, Tableau 10)

Par exemple, Sānyīnjiāo (SP6) se trouve sur le Méridien de la Rate Tai Yin du pied et c'est un point de Réunion-Croisement pour les Méridiens de la Rate Tai Yin du pied, du Foie Jue Yin du pied et des Reins Shao Yin du pied. Par conséquent, en plus de traiter les symptômes liés à la Rate, il peut également traiter les problèmes de Foie et du Rein.

*Tableau 9    Points de Réunion-Croisement des Méridiens Yin*

| Méridiens / Points | CV | SP | LU | LR | PC | KI | HT | Yin Wei | Yin Qiao | Chong | Réunion-Croisement avec d'autres méridiens |
|---|---|---|---|---|---|---|---|---|---|---|---|
| Chéngjiāng (CV24) | | | | | | | | | | | Du, Yang Ming de la main et du pied |
| Liánquán (CV23) | | | | | | | | × | | | |
| Tiāntū (CV22) | | | | | | | | × | | | |
| Shàngwǎn (CV13) | | | | | | | | | | | Yang Ming du pied, Tai Yin de la main. |
| Zhōngwǎn (CV12) | | | | | | | | | | | Tai Yang de la main, Shao Yang de la main, Yang Ming du Pied |
| Xiàwǎn (CV10) | | × | | | | | | | | | |
| Yīnjiāo (CV7) | | | | | | | | | | × | |
| Guānyuán (CV4) | | × | | × | | × | | | | | |
| Zhōngjí (CV3) | | × | | × | | × | | | | | |
| Qūgǔ (CV2) | | | | × | | | | | | | |
| Huìyīn (CV1) | | | | | | | | | | × | |
| Sānyīnjiāo (SP6) | | | | × | | × | | | | | |
| Chōngmén (SP12) | | | | × | | | | | | | |
| Fǔshè (SP13) | | | | × | | | | × | | | |

| Méridiens Points | CV | SP | LU | LR | PC | KI | HT | Yin Wei | Yin Qiao | Chong | Réunion-Croisement avec d'autres méridiens |
|---|---|---|---|---|---|---|---|---|---|---|---|
| Dàhéng (SP15) | | | | | | | | × | | | |
| Fù'āi (SP16) | | | | | | | | × | | | |
| Zhōngfǔ (LU1) | | × | | | | | | | | | |
| Zhāngmén (LR13) | | | | | | | | | | | Shao Yang du pied |
| Qīmén (LR14) | | × | | | | | | × | | | |
| Tiānchí (PC1) | | | | | | | | | | | Shao Yang du pied |
| Hénggǔ (KI11) | | | | | | | | | | × | |
| Dàhè (KI12) | | | | | | | | | | × | |
| Qìxué (KI13) | | | | | | | | | | × | |
| Dàzhōng (KI4) | | | | | | | | | | × | |
| Zhōngzhù (KI15) | | | | | | | | | | × | |
| Huāngshū (KI16) | | | | | | | | | | × | |
| Shāngqū (KI17) | | | | | | | | | | × | |
| Shíguān (KI18) | | | | | | | | | | × | |
| Yīndū (KI19) | | | | | | | | | | × | |
| Fùtōnggǔ (KI20) | | | | | | | | | | × | |
| Yōumén (KI21) | | | | | | | | | | × | |
| Zhàohǎi (KI6) | | | | | | | | | × | | |
| Jiāoxìn (KI8) | | | | | | | | | × | | |
| Zhùbīn (KI9) | | | | | | | | × | | | |

*Tableau 10    Points de Réunion-Croisement des Méridiens Yang*

| Méridiens / Points | GV | BL | SI | GB | TE | ST | LI | Yang Wei | Yang Qiao | Dai | Réunion-Croisement avec d'autres méridiens |
|---|---|---|---|---|---|---|---|---|---|---|---|
| Shéntíng (GV24) | | × | | | | × | | | | | |
| Shuǐgōu (GV26) | | | | | | × | × | | | | |
| Bǎihuì (GV20) | | × | | | | | | | | | |
| Nǎohù (GV17) | | × | | | | | | | | | |
| Fēngfǔ (GV16) | | | | | | | | × | | | |
| Yǎmén (GV15) | | | | | | | | × | | | |
| Dàzhuī (GV14) | | × | | × | × | | | | | | |
| Táodào (GV13) | | × | | | | | | | | | |
| Chángqiáng (GV1) | | | | | | | | | | | Shao Yin du pied |
| Jīngmíng (BL1) | | | × | | | × | | | | | |
| Dàzhù (BL11) | | | × | | | | | | | | |
| Fēngmén (BL12) | × | | | | | | | | | | |
| Fùfēn (BL41) | | | × | | | | | | | | |
| Fūyáng (BL59) | | | | | | | | | × | | |
| Shēnmài (BL62) | | | | | | | | | × | | |
| Púcān (BL61) | | | | | | | | | × | | |
| Jīnmén (BL63) | | | | | | | | × | | | |
| Nàoshū (SI10) | | | | | | | | × | × | | |
| Bǐngfēng (SI12) | | | | × | × | | × | | | | |
| Quánliáo (SI18) | | | | | × | | | | | | |
| Tīnggōng (SI19) | | | | × | × | | | | | | |

| Méridiens / Points | GV | BL | SI | GB | TE | ST | LI | Yang Wei | Yang Qiao | Dai | Réunion-Croisement avec d'autres méridiens |
|---|---|---|---|---|---|---|---|---|---|---|---|
| Tóngzǐliáo (GB1) | | | × | | × | | | | | | |
| Shàngguān (GB3) | | | | | × | × | | | | | |
| Hànyàn (GB4) | | | | | × | × | | | | | |
| Xuánlí (GB6) | | | | | × | × | | | | | |
| Qūbìn (GB7) | | × | | | | | | | | | |
| Shuàigǔ (GB8) | | × | | | | | | | | | |
| Fúbái (GB10) | | × | | | | | | | | | |
| Tóuqiàoyīn (GB11) | | × | | | | | | | | | |
| Wángǔ (GB12) | | × | | | | | | | | | |
| Běnshén (GB13) | | | | | | | | × | | | |
| Yángbái (GB14) | | | | | | | | × | | | |
| Zúlínqì (GB41) | | × | | | | | | × | | | |
| Mùchuāng (GB16) | | | | | | | | × | | | |
| Zhèngyíng (GB17) | | | | | | | | × | | | |
| Chénglíng (GB18) | | | | | | | | × | | | |
| Nǎokōng (GB19) | | | | | | | | × | | | |
| Fēngchí (GB20) | | | | | | | | × | | | |
| Jiānjǐng (GB21) | | | | | × | | | × | | | |
| Rìyuè (GB24) | | | | | | | | | | | Taï Yin du pied, Yang Wei |
| Huántiào (GB30) | | × | | | | | | | | | |
| Dàimài (GB26) | | | | | | | | | | × | |
| Wǔshū (GB27) | | | | | | | | | | × | |

| Points / Méridiens | GV | BL | SI | GB | TE | ST | LI | Yang Wei | Yang Qiao | Dai | Réunion-Croisement avec d'autres méridiens |
|---|---|---|---|---|---|---|---|---|---|---|---|
| Wéidào (GB28) | | | | | | | | | | × | |
| Jūliáo (GB29) | | | | | | | | | × | | |
| Yángjiāo (GB35) | | | | | | | | × | | | |
| Tiānliáo (TE15) | | | | | | | | × | | | |
| Yìfēng (TE17) | | | | × | | | | | | | |
| Jiǎosūn (TE20) | | | | × | | | × | | | | |
| Ěrhéliáo (TE22) | | | × | × | | | | | | | |
| Chéngqì (ST1) | | | | | | | | | × | | Ren |
| Jùliáo (ST3) | | | | | | | | | × | | |
| Dìcāng (ST4) | | | | | | | × | | × | | |
| Xiàguān (ST7) | | | | × | | | × | | | | |
| Tóuwéi (ST8) | | | | | | | | × | | | |
| Qìchōng (ST30) | | | | | | | | | | | Méridien Chong (point de départ) |
| Bìnào (LI14) | | | | | | | | | | | Yang Ming de la main |
| Jiānyú (LI15) | | | | | | | | | × | | |
| Jùgǔ (LI16) | | | | | | | | | × | | |
| Yíngxiāng (LI20) | | | | | | × | | | | | |

# SECTION V

## Utilisation des Points Extraordinaires et Points Ashi

### 1. Utilisation des Points Extraordinaires

L'utilisation des Points Extraordinaires implique deux aspects. D'abord, ils traitent les problèmes dans la région. Par exemple, Tàiyáng (EX-HN5) traite la céphalée temporale et Xīyǎn (EX-LE5) les douleurs au genou. Deuxièmement, ils traitent les problèmes des zones distales. Par exemple, Èrbái (EX-UE2) traite les hémorroïdes avec saignement et Shíxuān (EX-UE11) est utilisé dans les premiers secours. Bien que les Points Extraordinaires ne soient pas inclus dans le système des quatorze méridiens, ces points se trouvent dans les régions où sont distribués les méridiens et collatéraux, afin de leur permettre de fonctionner à l'aide du système des Méridiens et des Collatéraux pour réguler le Qi.

### 2. Utilisation des Points Ashi

Les Points Ashi sont principalement utilisés pour traiter la douleur. Ils complètent le contenu des points des quatorze méridiens et les Points Extraordinaires. Pendant le traitement, le praticien peut sélectionner des points sensibles locaux en tant que Point Ashi pour y effectuer un geste d'acupuncture afin d'arrêter la douleur et de soulager l'enflure. Les Points Ashi n'ont pas de localisation fixe et se trouvent hors des points des quatorze méridiens et des Points Extraordinaires, mais leur fonction dépend toujours du système des Méridiens et Collatéraux afin de réguler le Qi.

# Partie C
# Acupuncture Auriculaire

En 1993, la Chine a élaboré et promulgué le Standard National de la République Populaire de Chine GB/T13734-1992 «Nomenclature et localisation des points d'acupuncture auriculaire». Selon cette norme, le contenu de cette partie a été révisé en version française.

Chapitre **06**

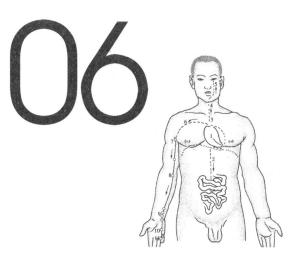

Acupuncture auriculaire

L'auriculothérapie remonte à l'antiquité chinoise. Dans cette thérapie, l'oreille est considérée comme le réceptacle et le lieu de passage de nombreux méridiens, elle est aussi une projection des différentes parties du corps et des organes selon la théorie holographique, on pourrait observer ou détecter sur le pavillon de l'oreille les dérèglements de l'organisme et obtenir une action thérapeutique en stimulant les points auriculaires.

L'oreille possède une connexion interne avec chaque partie de l'organisme par des nerfs, des vaisseaux sanguins et un réseau lymphatique. Le livre *Pivot Miraculeux* (*Líng Shū*, chapitre *Jīng Mài*) décrit la relation entre l'oreille et les douze Méridiens Principaux :

❖ Le Méridien du Gros Intestin Yang Ming de la main passe à travers le front de l'oreille.

❖ Le Méridien de l'Estomac Yang Ming du pied va à la partie supérieure de l'oreille.

❖ Une branche du Méridien de l'Intestin Grêle Tai Yang de la main entre à l'oreille.

❖ Le Méridien du Triple Réchauffeur Shao Yang de la main apparaît à la partie arrière supérieure de l'oreille et sa branche entre dans l'oreille.

❖ Le Méridien de la Vésicule Biliaire Shao Yang du pied passe à travers l'arrière de l'oreille et sa branche va à la partie antérieure de l'oreille.

Ainsi, les trois Méridiens Yang de la main et les trois Méridiens Yang du pied connectent avec l'oreille et étant donné que les méridiens Yang communiquent avec les méridiens Yin, il est possible de dire que tous les douze méridiens sont connectés avec l'oreille. Nous pouvons ainsi utiliser cette relation dans le traitement de maladies différentes dans la clinique.

La pratique et l'expérience montrent que quand les gens tombent malades, il y a quelques points sensibles correspondants qui peuvent apparaître sur l'oreille. À la puncture, ces points sensibles peuvent traiter des maladies. Cette thérapie est connue comme l'acupuncture auriculaire et a de larges indications. Cela peut obtenir des résultats satisfaisants d'un délai raisonnable avec peu d'effets secondaires. Il est facile à pratiquer, non difficile à apprendre, et traite un large éventail de maladies.

# 1. Terminologie anatomique de la surface auriculaire

**Hélix :** le bord proéminent du pavillon de l'oreille.

**Racine de l'hélix :** le bord transversal proéminent de l'hélix qui avance dans la cavité auriculaire.

**Tubercule de l'hélix :** le petit tubercule au côté postéro-supérieur de l'hélix.

**Queue de l'hélix :** la partie inférieure de l'hélix, à la jonction de l'hélix et du lobule.

**Anthélix :** le bord saillant antérieur et parallèle à l'hélix, constitué par le corps, la racine supérieure et la racine inférieure.

**Partie principale de l'anthélix :** la partie verticale de l'anthélix.

**Racine supérieure de l'anthélix :** la branche supérieure de l'anthélix.

**Racine inférieure de l'anthélix :** la branche inférieure de l'anthélix.

**Fossette triangulaire :** la dépression triangulaire entre les deux racines de l'anthélix.

**Scapha :** la dépression courbée étroite entre l'hélix et l'anthélix.

**Tragus :** un volet petit, courbé devant le pavillon auriculaire.

**Échancrure supratragique :** la dépression entre l'hélix et la frontière supérieure du tragus.

**Antitragus :** le petit tubercule à la partie supérieure du tragus et en face du tragus.

**Échancrure intertragique :** la dépression entre le tragus et l'antitragus.

**Échancrure d'anthélix-antitragus :** la dépression entre l'anthélix et l'antitragus.

**Lobe de l'oreille :** la partie la plus basse de l'oreille où il n'y a aucun cartilage.

**Conque auriculaire :** le creux entouré par l'antitragus, le corps de l'anthélix et la racine supérieure de l'anthélix.

**Petite conque :** la partie supérieure de la conque auriculaire située au-dessus de la racine de l'hélix.

**Grande conque :** la partie inférieure de la conque auriculaire située au-dessous de la racine de l'hélix.

**Méat auditif externe :** l'orifice dans la conque auriculaire derrière le tragus.

**Racine supérieure auriculaire :** l'endroit où le bord supérieur du pavillon de l'oreille se joint au cuir chevelu.

**Racine inférieure auriculaire :** l'endroit où le pavillon de l'oreille s'insère sur le visage. (Fig. 60)

Fig. 60    Terminologie Anatomique de la Surface Auriculaire

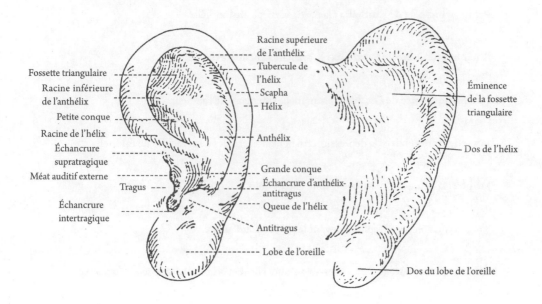

## 2. Distribution des points auriculaires

### (1) Points auriculaires

Lorsque les gens tombent malades, des manifestations peuvent apparaître sur l'oreille (par exemple une sensibilité à la pression, un changement de résistance électrique, de couleur ou encore de forme). Ces régions représentent les points d'acupuncture auriculaire et seront piquées lors du traitement.

### (2) Distribution des points auriculaires

Dans l'acupuncture auriculaire, l'oreille est vue comme un fœtus à l'envers dans l'utérus, avec la tête vers le bas et les jambes vers le haut. Les points situés sur le lobe sont en rapport à la région faciale, ceux sur le scapha aux membres supérieurs, ceux sur l'anthélix et ses deux racines au tronc ainsi qu'aux membres inférieurs et ceux dans les grande et petite conques aux organes internes. (Fig. 61, 62, 63)

Fig. 61    Distribution des points auriculaires (face antérieure)

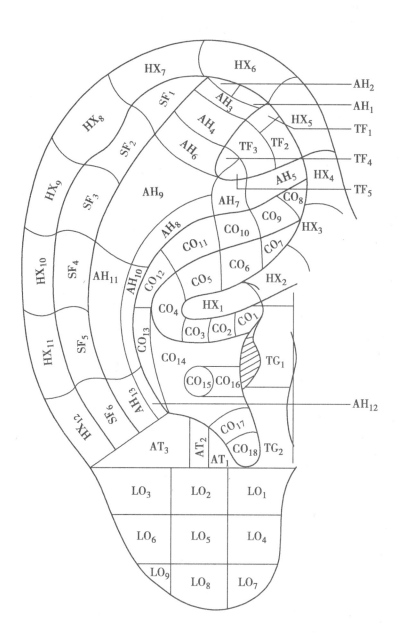

Fig. 62    Distribution des points auriculaires (face postérieure)

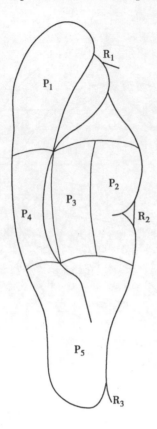

Fig. 63    Distribution des points auriculaires (région interne)

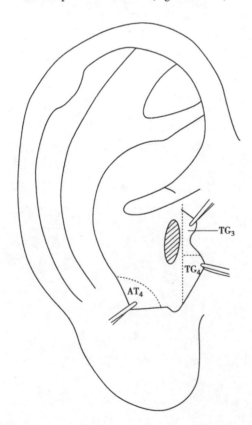

La répartition des points auriculaires est comme suit :

1) **Hélix et racine de l'hélix (HX)** : Centre de l'oreille ($HX_1$), Rectum ($HX_2$), Urètre ($HX_3$), Organes Génitaux Externes ($HX_4$), Anus ($HX_5$), Apex de l'Oreille ($HX_{6,7i}$), Tubercule ($HX_8$), Hélix 1 ($HX_9$), Hélix 2 ($HX_{10}$), Hélix 3 ($HX_{11}$), Hélix 4 ($HX_{12}$).

2) **Scapha (SF)** : Doigt ($SF_1$), Poignet ($SF_2$), Fēngxī ($SF_{1,2i}$), Coude ($SF_3$), Épaule ($SF_{4,5}$), Clavicule ($SF_6$).

3) **Anthélix (AH)** : Talon ($AH_1$), Orteil ($AH_2$), Cheville ($AH_3$), Genou ($AH_4$), Hanche ($AH_5$), Sympathique ($AH_{6i}$), Nerf Sciatique ($AH_6$), Fessier ($AH_7$), Abdomen ($AH_8$), Vertèbres Lombo-sacrées ($AH_9$), Thorax ($AH_{10}$), Vertèbres Thoraciques ($AH_{11}$), Cou ($AH_{12}$), Vertèbres Cervicales ($AH_{13}$).

4) **Fosse Triangulaire (TF)** : Fosse Triangulaire Supérieure ($TF_1$), Organes Génitaux Internes ($TF_2$), Fosse Triangulaire Moyenne ($TF_3$), Shémén ($TF_4$), Bassin ($TF_5$).

5) **Tragus (TG)** : Tragus Supérieur ($TG_1$), Tragus Inférieur ($TG_2$), Oreille Externe ($TG_{1u}$), Apex du Tragus ($TG_{1p}$), Nez Externe ($TG_{1,2i}$), Glande Surrénale ($TG_{2p}$), Pharynx et Larynx ($TG_3$), Nez Interne ($TG_4$), Antérieur du Tubercule de l'Intertragus ($TG_{2i}$).

6) **Antitragus (AT)** : Tête Antérieure ($AT_1$), Postérieur du Tubercule de l'Intertragus ($AT_{1i}$), Tempe ($AT_2$), Occiput ($AT_3$), Sous-cortex ($AT_4$), Apex de l'Antitragus ($AT_{1,2,4i}$), Rebord Central ($AT_{2,3,4i}$), Tronc Cérébral ($AT_{3,4i}$).

7) **Conques (CO)** : Bouche ($CO_1$), Œsophage ($CO_2$), Cardia ($CO_3$), Estomac ($CO_4$), Duodénum ($CO_5$), Intestin Grêle ($CO_6$), Gros Intestin ($CO_7$), Appendicite ($CO_{6,7i}$), Angle de la conque supérieure ($CO_8$), Vessie ($CO_9$), Reins ($CO_{10}$), Urètres ($CO_{9,10i}$), Pancréas et Vésicule Biliaire ($CO_{11}$), Foie ($CO_{12}$), Centre des Conques Supérieures ($CO_{6,10i}$), Rate ($CO_{13}$), Cœur ($CO_{14}$), Trachée ($CO_{15}$), Poumons ($CO_{16}$), Triple Réchauffeur ($CO_{17}$), Endocrine ($CO_{18}$).

8) **Lobule de l'oreille (LO)** : Dent ($LO_1$), Langue ($LO_2$), Mâchoire ($LO_3$), Lobe Antérieur de l'Oreille ($LO_4$), Œil ($LO_5$), Oreille Interne ($LO_6$), Joue ($LO_{5,6i}$), Amygdale ($LO_{7,8,9}$).

9) **Dos du pavillon de l'oreille (P)** : Cœur Post-Auriculaire ($P_1$), Poumons Post-auriculaire ($P_2$), Rates Post-auriculaire ($P_3$), Foie Post-Auriculaire ($P_4$), Reins Post-Auriculaire ($P_5$), Sillon Post-Auriculaire (PS).

10) **Racine auriculaire (R)** : Racine Supérieure de l'Oreille ($R_1$), Racine Vague de l'oreille ($R_2$), Racine Inférieure de l'Oreille ($R_3$).

## 3. Méthode de recherche des points auriculaires

Trouver les points sensibles corrects est l'élément clé pour pouvoir fournir des effets thérapeutiques avec le traitement d'acupuncture auriculaire. Ainsi, il est important de les examiner attentivement. Généralement, nous appliquons des aiguilles de détection ou des dispositifs d'examen afin de détecter les réactions des points auriculaires et ces derniers sont souvent en rapport étroit avec des organes atteints. Ces dispositifs sont très courants dans le traitement auriculaire pour les enfants ou les patients comateux. Étant donné que l'acupuncture auriculaire se base sur une approche holistique, les points auriculaires seront d'une sensibilité proportionnelle à la gravité de la maladie de la partie du corps concernée.

### (1) Méthode de douleur à la pression

Cette méthode commune est utilisée pour détecter les zones sensibles près des points auriculaires susceptibles de réagir à la pression, à l'aide d'une aiguille de détection ou de la poignée d'une aiguille. Le point le plus sensible est le point de réaction (aussi appelée le point sensible). Lorsque l'on stimule ce point, le patient peut montrer des signes de froncement de sourcils, de clignement des yeux, de haussement d'épaule ou d'autres expressions de douleur. Si le patient ne possède pas de point sensible, masser l'oreille deux à trois fois avant de réappliquer les dispositifs de détection.

### (2) Méthode de conduction efficace

En utilisant un détecteur de points auriculaires, chercher les points de conduction efficace dotés d'une faible résistance électrique. L'appareil émet un son au contact d'un point de réaction.

### (3) Inspection de l'oreille à l'œil nu

Les points de réaction de l'oreille peuvent présenter des signes de déformation, de changement de couleur, des points rouges, bruns ou noirs, voire des ampoules et d'autres anomalies.

## 4. Indications de l'acupuncture auriculaire

### (1) But thérapeutique

La thérapie auriculaire possède une large portée d'indications et son rôle principal est analgésique. En effet, elle possède des résultats curatifs remarquables pour les troubles douloureux, tels que les douleurs post-traumatiques (entorse, fracture, torticolis, etc.), postopératoires, inflammatoires (angine, laryngite, phlébite, arthrite rhumatismale), neurogènes (céphalées, névralgie du trijumeau, sciatique). Elle peut aussi traiter des troubles du système immunitaire, des troubles endocriniens ainsi que du système urogénital.

### (2) But préventif

L'acupuncture auriculaire peut avoir un effet de prévention pour certaines maladies. Par exemple, il est possible de piquer le point de la Glande Parotide et le point Endocrinien en période épidémique d'oreillon. Pour le mal des transports, il est également possible de piquer en avance les points Shénmén ($TF_4$) et de l'Occiput ($AT_3$).

### (3) But diagnostique

En se fiant aux réactions des points auriculaires pour des maladies, il est possible d'utiliser ces points à un but diagnostique. Par exemple, le diagnostic de l'appendicite peut être fait en combinant les symptômes cliniques et l'apparition d'un point sensible au niveau de la région de l'Appendice. Actuellement, l'acupuncture auriculaire peut être utilisée dans le diagnostic de l'hépatite, de la tuberculose pulmonaire et de l'intoxication pendant la grossesse. Elle possède également une certaine utilité dans la différenciation des douleurs abdominales aigües.

### (4) But anesthésiant

L'acupuncture auriculaire peut être utilisée comme un type d'anesthésie par acupuncture lors d'opérations chirurgicales.

## 5. Contre-indications et précautions de l'acupuncture auriculaire

L'acupuncture auriculaire est une thérapie relativement sûre et ne comporte généralement pas de contre-indications. Cependant, les points suivants sont à faire attention :

1. Affections cardiaques sévères : utilisation non conseillée, ne pas appliquer des stimuli trop forts.
2. Maladies chroniques sévères, anémie sévère, hémophilie : la puncture par aiguille n'est pas recommandée, l'utilisation des graines auriculaires est préconisée.
3. Femmes enceintes : l'acupuncture n'est pas recommandée pour les femmes enceintes de 40 jours à 3 mois. En cas de nécessité du traitement après 5 mois, la stimulation légère est conseillée mais les points des Organes Génitaux Internes, de l'Abdomen ainsi que le point Endocrinien doivent être évités. La puncture est d'autant plus contre-indiquée pour les femmes avec un antécédent d'avortement.
4. Lorsque l'oreille présente des signes d'ulcération, d'eczéma ou d'autres lésions, la puncture par aiguille est momentanément déconseillée. Les points de l'Oreille Externe, de la Glande Surrénale et de l'Apex de l'Oreille peuvent être piqués pour une légère saignée afin de traiter les symptômes dermatologiques locaux.
5. Une stérilisation stricte devrait être appliquée afin d'éviter toute infection.
6. Après enfouissement de l'aiguille, demander au patient de masser les points 2 à 3 fois par jour afin de stimuler l'effet thérapeutique.

7. Le lieu d'enfouissement de l'aiguille doit éviter le contact avec l'eau et ne doit pas être gardé pendant une période trop prolongée en été.

## 6. Localisations et utilisations connues des points auriculaires

### (1) Centre de l'oreille (HX₁)

**Noms alternatifs :** diaphragme, point névrose, point plexus nerveux.
**Localisation :** dans la base de l'hélix, dans la région 1 de l'hélix.
**Utilisation connue :** hoquet, rougeole, prurit cutané, énurésie (enfant), hémoptysie.

### (2) Rectum (HX₂)

**Noms alternatifs :** segment bas du rectum.
**Localisation :** en dehors de l'hélix latéral, sur la face supéro-antérieure de la base de l'hélix, région 2 de l'hélix.
**Utilisation connue :** constipation, diarrhée, prolapsus du rectum, hémorroïde, fissure anale.

### (3) Urètre (HX₃)

**Localisation :** dans la région 3 de l'hélix.
**Utilisation connue :** fréquence et urgence ou douleur de lors de la miction, rétention urinaire, urétrite, énurésie.

### (4) Organes génitaux externes (HX₄)

**Localisation :** en dessous de la base inférieure de l'anthélix, dans la région 4 de l'hélix.
**Utilisation connue :** orchite, épididymites, prurit de la vulve, vaginites, cervicites, problèmes sexuels.

### (5) Anus (HX₅)

**Noms alternatifs :** Point des Hémorroïdes.
**Localisation :** dans l'hélix, devant la Fosse triangulaire, dans la région 5 de l'hélix.
**Utilisation connue :** hémorroïde, fissure anale, ténesme, proctoptose.

### (6) Apex de l'Oreille (HX₆, ₇ᵢ)

**Noms alternatifs :** EX-TN, Apex Auriculaire, Tonsille Palatine I.
**Localisation :** sur l'apex du pavillon de l'oreille, à la jointure des régions 6 et 7 de l'hélix.
**Utilisation connue :** fièvre, conjonctivite aigüe d'hypertension, symptôme de douleur, insomnie, neurasthénie.

### (7) Tubercule (HX$_8$)

**Noms alternatifs :** Foie Yang I, Foie Yang II, branche mastoïdienne du plexus cervical superficiel.

**Localisation :** dans le tubercule de l'hélix, dans la région 8 de l'hélix.

**Utilisation connue :** vertige, céphalée, hypertension, angiospasme cérébral, syndrome post-commotion cérébrale.

### (8) Hélix 1 (HX$_9$)

**Noms alternatifs :** tonsille palatine II.

**Localisation :** partie de l'hélix inférieure au tubercule de l'hélix, la région 9 de l'hélix.

**Utilisation connue :** amygdalite aigüe, infection des voies respiratoires supérieures, fièvre, hypertension.

### (9) Hélix 2 (HX$_{10}$)

**Localisation :** dans la région 10 de l'hélix.

**Utilisation connue :** amygdalite aigüe, infection des voies respiratoires supérieures, fièvre, hypertension.

### (10) Hélix 3 (HX$_{11}$)

**Localisation :** dans la région 11 de l'hélix.

**Utilisation connue :** amygdalite aigüe, infection des voies respiratoires supérieures, fièvre, hypertension.

### (11) Hélix 4 (HX$_{12}$)

**Localisation :** dans la région 12 de l'hélix.

**Utilisation connue :** amygdalite aigüe, infection des voies respiratoires supérieures, fièvre, hypertension.

### (12) Doigt (SF$_1$)

**Noms alternatifs :** appendice.

**Localisation :** dans la région 1 du scapha de l'hélix.

**Utilisation connue :** panaris, douleur et paralysie de doigt.

### (13) Poignet (SF$_2$)

**Localisation :** en dessous du secteur du doigt, dans la région 2 du scapha de l'hélix.

Utilisation connue : douleur, paralysie du poignet, mal d'estomac, dermatites allergiques.

## (14) Fēngxī (SF$_{1,2i}$)

Noms alternatifs : courant d'air, zone allergique, zone eczéma, zone tubérale.
Localisation : devant le tubercule de l'hélix, entre le secteur du doigt et le secteur du poignet, à la jointure des secteurs 1 et 2 du scapha de l'hélix.
Utilisation connue : urticaire, prurit cutané, eczéma, rhinites allergiques, asthme bronchique.

## (15) Coude (SF$_3$)

Noms alternatifs : point d'induction hypnotique.
Localisation : sous le secteur du poignet, dans la région 3 de SF.
Utilisation connue : épicondylite latérale de l'humérus, douleur et engourdissement du coude.

## (16) Épaule (SF$_{4,5}$)

Noms alternatifs : appendice II.
Localisation : dans les régions 4 et 5 de SF.
Utilisation connue : périarthrites scapulohumérales, douleur et engourdissement de l'épaule, raideur du cou, lithiase biliaire.

## (17) Clavicule (SF$_6$)

Noms alternatifs : appendice III, point néphrite.
Localisation : sous le secteur de l'épaule, c.-à-d. dans la région SF6.
Utilisation connue : périarthrite scapulo-humérale, douleur dans l'épaule, rigidité du cou, rhumatisme.

## (18) Talon (AH$_1$)

Localisation : dans la face antéro-supérieure à la base supérieure de l'anthélix, c.-à-d. dans la région 1 de l'anthélix.
Utilisation connue : douleur au talon.

## (19) Orteil (AH$_2$)

Localisation : dans la face supéro-postérieure de la base supérieure de l'anthélix, sous l'apex de l'oreille, c.-à-d. dans la région 2 (AH2) de l'anthélix.
Utilisation connue : panaris, douleur à l'orteil et partie métatarse.

## (20) Cheville (AH$_3$)

**Noms alternatifs :** articulation de la cheville.

**Localisation :** sous le secteur de l'orteil, c.-à-d. dans la région 3 (AH3) de l'anthélix.

**Utilisation connue :** entorse de la cheville.

## (21) Genou (AH$_4$)

**Noms alternatifs :** articulation du genou.

**Localisation :** au milieu du 1/3 de la base supérieure de l'anthélix, c.-à-d. dans la région 4 de l'anthélix.

**Utilisation connue :** Inflammation et douleur au genou.

## (22) Hanche (AH$_5$)

**Noms alternatifs :** articulation de la hanche.

**Localisation :** sous le 1/3 à la base supérieure de l'anthélix, c.-à-d. dans la région 5 de l'anthélix.

**Utilisation connue :** douleur à la hanche, sciatique.

## (23) Nerf Sciatique (AH$_6$)

**Localisation :** aux 2/3 antérieurs à la base inférieure de l'anthélix, c.-à-d. dans la région 6 de l'anthélix.

**Utilisation connue :** sciatique.

## (24) Sympathique (AH$_{6i}$)

**Localisation :** à la jonction du bord inférieur de la base de l'anthélix et de la frontière intérieure de l'hélix, c.-à-d. à la fin antérieure de la région 6 de l'anthélix.

**Utilisation connue :** spasmes gastro-entériques, angine de poitrine, colique biliaire, colique rénale, trouble fonctionnel du nerf végétatif.

## (25) Fessier (AH$_7$)

**Localisation :** au 1/3 postérieur de la base inférieure de l'anthélix, c.-à-d. dans la région 7 de l'anthélix.

**Utilisation connue :** sciatique, douleur à la taille et dans les extrémités inférieures.

## (26) Abdomen (AH$_8$)

**Localisation :** au 2/3 supérieur de la partie principale antérieure de l'anthélix, c.-à-d. dans la région 8 de l'anthélix.

**Utilisation connue :** distension et douleur abdominale, diarrhée et entorse lombaire aigües.

## (27) Vertèbres Lombo-sacrées (AH$_9$)

**Localisation :** derrière le secteur abdominal, c.-à-d. dans la région 9 de l'anthélix.
**Utilisation connue :** lombaire, douleur sacrale.

## (28) Thorax (AH$_{10}$)

**Localisation :** aux 3/5 supérieurs de la partie antérieure du corps de l'anthélix, c.-à-d. dans la région 10 de l'anthélix.
**Utilisation connue :** douleur dans la région hypochondrale, manque d'air, mastite, névralgie intercostale.

## (29) Vertèbres Thoraciques (AH$_{11}$)

**Localisation :** dans la face postérieure du thorax, c.-à-d. dans la région 11 de l'anthélix.
**Utilisation connue :** mastite, lactation postnatale insuffisante

## (30) Cou (AH$_{12}$)

**Localisation :** au 1/5 sous la partie antérieure du corps de l'anthélix, c.-à-d. dans la région 12 de l'anthélix.
**Utilisation connue :** rigidité du cou, douleur dans le cou, étourdissement et acouphène.

## (31) Vertèbres Cervicales (AH$_{13}$)

**Localisation :** postérieur au secteur cervical, c.-à-d. dans la région 13 de l'anthélix.
**Utilisation connue :** cou raide, rigidité et douleur dans la nuque, étourdissement et acouphène.

## (32) Fosse Triangulaire Supérieur (TF$_1$)

**Noms alternatifs :** point de l'Hypertension Artérielle.
**Localisation :** sous le 1/3 antérieur de la Fosse Triangulaire, c.-à-d. dans la région 1 de la Fosse Triangulaire.
**Utilisation connue :** hypertension.

## (33) Organes Génitaux Internes (TF$_2$)

**Noms alternatifs :** Utérus, Jīnggōng, Tiānguǐ.
**Localisation :** sous le 1/3 antérieur de la Fosse Triangulaire, c.-à-d. dans la région 2 de la Fosse Triangulaire.

**Utilisation connue :** dysménorrhée, menstruation irrégulière, leucorrhée, saignement utérin dysfonctionnel, émission nocturne, éjaculation précoce, impuissance, prostatite, hyperplasie de la prostate.

## (34) Fosse Triangulaire Moyenne (TF₃)

**Noms alternatifs :** point de l'Asthme, de l'Hépatite, de la Constipation, de la Respiration.
**Localisation :** au 1/3 moyen de la Fosse triangulaire, c.-à-d. dans la région 3 de la fosse triangulaire.
**Utilisation connue :** asthme bronchique.

## (35) Shénmén (TF₄)

**Noms alternatifs :** point anesthésique souvent utilisé en acupuncture auriculaire, Shénxué, Yīnjiāo.
**Localisation :** au-dessus du 1/3 postérieur de la Fosse Triangulaire, c.-à-d. dans la région 4 de la fosse triangulaire.
**Utilisation connue :** insomnie, sommeil dérangé par de nombreux rêves, symptômes douloureux, syndrome d'abstinence.

## (36) Bassin (TF₅)

**Noms alternatifs :** point des Lombalgies.
**Localisation :** sous le 1/3 postérieur de la Fosse Triangulaire, c.-à-d. dans la région 5 de Fosse Triangulaire.
**Utilisation connue :** inflammation pelvienne, annexite, menstruation irrégulière.

## (37) Tragus Supérieur (TG₁)

**Noms alternatifs :** point de la Soif.
**Localisation :** à la moitié supérieure de la surface latérale du tragus, c.-à-d. dans la région 1 du tragus.
**Utilisation connue :** otite moyenne, strabisme, diabète.

## (38) Tragus Inférieur (TG₂)

**Nom alternatif :** point de la Faim.
**Localisation :** à la moitié inférieure de la surface latérale du tragus, c.-à-d. dans la région 2 du tragus.
**Utilisation connue :** obésité, hyperthyroïdisme, diarrhée.

## (39) Oreille Externe ($TG_{1u}$)

**Nom alternatif :** Oreille.

**Localisation :** dans la face antérieure du tubercule supratragus, près de l'hélix, c.-à-d. à la frontière supérieure de la région 1 de l'hélix.

**Utilisation connue :** inflammation du canal auditif externe, otite moyenne, acouphène.

## (40) Apex du Tragus ($TG_{1p}$)

**Nom alternatif :** sommet de la Perle.

**Localisation :** sur le bord supérieur de l'apex, à la frontière du tragus, c.-à-d. à la frontière postérieure du secteur 1 du tragus.

**Utilisation connue :** fièvre, douleur dentaire.

## (41) Nez Externe ($TG_{1, 2i}$)

**Nom alternatif :** curage nasal et oculaire.

**Localisation :** dans la partie moyenne de la face latérale du tragus, c.-à-d. entre les régions 1 et 2 du tragus.

**Utilisation connue :** rhinite, furoncle nasal, obésité simple.

## (42) Glande Surrénale ($TG_{2p}$)

**Localisation :** à l'apex de la frontière inférieure du tragus, c.-à-d. à la frontière postérieure de la région 2 du tragus.

**Utilisation connue :** hypotension, arthrite rhumatismale, oreillon, malaria, intoxication par streptomycine avec sensation de vertige, prurit cutané, maladies allergiques.

## (43) Pharynx et Larynx ($TG_3$)

**Localisation :** à la moitié supérieure de la face médiale du tragus, c.-à-d. dans la région 2 du tragus.

**Utilisation connue :** enrouement, névrose pharyngée, amygdalite.

## (44) Nez Interne ($TG_4$)

**Localisation :** sous la face médiale du tragus, c.-à-d. dans la région 4 du tragus.

**Utilisation connue :** sinusite paranasale, épistaxis.

## (45) Antérieur du Tubercule de l'Intertragus ($TG_{2i}$)

**Noms alternatifs :** Œil I, Glaucome.

Localisation : dans la partie inférieure du tragus, devant le tubercule de l'intertragus, c.-à-d. sous la frontière de la région 2 du tragus.

Utilisation connue : amétropie, glaucome.

## (46) Tête Antérieure (AT$_1$)

Localisation : dans la partie antérieure de la face latérale de l'antitragus, c.-à-d. dans la région 1 de l'antitragus.

Utilisation connue : céphalée, vertige, insomnie, sommeil dérangé par des rêves, sinusite frontale.

## (47) Postérieur du Tubercule de l'Intertragus (AT$_{1i}$)

Localisation : postérieur au tubercule de l'intertragus, dans la partie antéro-inférieure de l'antitragus, c.-à-d. sous la frontière de la région 1 de l'antitragus.

Utilisation connue : amétropie, inflammation oculaire externe.

## (48) Tempe (AT$_2$)

Noms alternatifs : Soleil.

Localisation : partie moyenne de la face latérale de l'antitragus, c.-à-d. dans la région 2 de l'antitragus.

Utilisation connue : céphalée, vertige, sommeil dérangé par des rêves.

## (49) Occiput (AT$_3$)

Localisation : postérieur à la face latérale de l'antitragus, c.-à-d. dans la région 3 de l'antitragus.

Utilisation connue : céphalée, vertige, asthme, épilepsie, neurasthénie, maladie de Ménière, vertige causé par intoxication à la streptomycine, mal des transports.

## (50) Sous-cortex (AT$_4$)

Noms alternatifs : ovaires, testicules, point d'excitation.

Localisation : dans la face médiale de l'antitragus, c.-à-d. dans la région 4 de l'antitragus.

Utilisation connue : symptômes douloureux de paludisme, pseudo myopie, neurasthénie.

## (51) Apex de l'Antitragus (AT$_{1, 2, 4i}$)

Noms alternatifs : point anti-asthme, glande parotide, hypothalamus.

Localisation : à l'apex du bord de l'antitragus, c.-à-d. l'endroit où se joignent les régions 1, 2 et 4 de l'antitragus.

Utilisation connue : asthme bronchique, bronchite, oreillons, prurit cutané, orchite, épididymites, hypertension.

## (52) Rebord Central ($AT_{2, 3, 4i}$)

**Localisation :** supérieur à la bordure de l'antitragus, au point médian entre l'apex de l'antitragus et le tubercule de l'hélix, c.-à-d. dans les régions 2, 3 et 4 de l'antitragus.
**Utilisation connue :** vertige, céphalée, épilepsie, neurasthénie, énurésie, vertige, oligophrénie, nanisme, acromégalie.

## (53) Tronc Cérébral ($AT_{3, 4i}$)

**Localisation :** dans le tubercule de l'hélix, c.-à-d. entre les régions 3 et 4 de l'antitragus.
**Utilisation connue :** maladie de Ménière, énurésie, épilepsie, schizophrénie, névrose, basse fièvre, dermatite allergique, céphalée.

## (54) Bouche ($CO_1$)

**Localisation :** au 1/3 antérieur sous la base de l'hélix c.-à-d. dans la région 1 des conques.
**Utilisation connue :** paralysie faciale, stomatite, cholécystites, lithiase biliaire, syndrome d'abstinence.

## (55) Œsophage ($CO_2$)

**Localisation :** au milieu du 1/3 de la face inférieure de la base de l'hélix, c.-à-d. dans la région 2 des conques.
**Utilisation connue :** œsophagite, spasme de l'œsophage, hystérie.

## (56) Cardia ($CO_3$)

**Localisation :** au 1/3 postérieur de la face inférieure de la base de l'hélix, c.-à-d. dans la région 3 des conques.
**Utilisation connue :** spasme cardiaque, vomissement nerveux, mal au ventre, anorexie.

## (57) Estomac ($CO_4$)

**Localisation :** à l'endroit où se termine la base de l'hélix, c.-à-d. dans la région 4 des conques.
**Utilisation connue :** spasme gastrique, gastrite, ulcère gastrique, dyspepsie, insomnie, douleur aux dents, obésité, hystérie, épilepsie, psychose.

## (58) Duodénum ($CO_5$)

**Localisation :** au 1/3 postérieur, entre la base de l'hélix, une partie de l'hélix et le segment AB, c.-à-d. dans la région 5 des conques.

**Utilisation connue :** ulcère duodénal, cholécystites, cholélithiase.

## (59) Intestin Grêle ($CO_6$)

**Localisation :** au milieu 1/3, entre la base de l'hélix, une partie de l'hélix et le segment AB, c.-à-d. dans la région 6 des conques.

**Utilisation connue :** indigestion, douleur abdominale, tachycardie, arythmie.

## (60) Gros Intestin ($CO_7$)

**Localisation :** au 1/3 antérieur, entre la base de l'hélix, une partie de l'hélix et le segment AB, c.-à-d. dans la région 7 des conques.

**Utilisation connue :** diarrhée, constipation, toux, acné.

## (61) Appendicite ($CO_{6,7i}$)

**Localisation :** entre les secteurs de l'intestin grêle et du gros intestin, c.-à-d. à la jointure des régions 6 et 7 des conques.

**Utilisation connue :** appendicite simple, diarrhée.

## (62) Angle de la conque supérieure ($CO_8$)

**Noms alternatifs :** prostate.
**Localisation :** sur la face antérieure de la partie la plus inférieure de la base de l'anthélix, c.-à-d. dans la région 8 des conques.
**Utilisation connue :** prostatite, urétrite.

## (63) Vessie ($CO_9$)

**Localisation :** partie moyenne inférieure de la base inférieure de l'anthélix, c.-à-d. dans la région 9 des conques.
**Utilisation connue :** cystite, énurésie, rétention urinaire, lombalgie, sciatique.

## (64) Reins ($CO_{10}$)

**Localisation :** subordonné à la partie postérieure de la base inférieure de l'anthélix, c.-à-d. dans la région 10 des conques.
**Utilisation connue :** douleur lombaire, acouphène, neurasthénie, pyélonéphrite, asthme bronchique, énurésie, menstruation irrégulière, émission nocturne, éjaculation précoce.

## (65) Urètres (CO$_{9, 10i}$)

**Localisation :** entre la région des reins et de la vessie, c.-à-d. à la jointure des régions 9 et 10 des conques.

**Utilisation connue :** urétérolithiase, crampes de calculs rénaux et urétéraux.

## (66) Pancréas et Vésicule Biliaire (CO$_{11}$)

**Localisation :** postéro-supérieur aux conques-cavités, c.-à-d. dans la région 11 des conques.

**Utilisation connue :** cholécystites, lithiase biliaire, ascaridiase biliaire, migraine, zona d'herpès, otites moyennes, acouphène, hypoacousie, pancréatite aigüe, diabète.

## (67) Foie (CO$_{12}$)

**Localisation :** postéro-inférieur aux conques-cavités, c.-à-d. dans la région 12 des conques.

**Utilisation connue :** douleur hypochondrale, vertige, tension prémenstruelle, menstruation irrégulière, syndrome de ménopause, hypertension, pseudo myopie, glaucome simple.

## (68) Centre des Conques Supérieures (CO$_{6, 10i}$)

**Noms alternatifs :** centre et contour de l'ombilic, point ascite, point de l'enivrement, anti-péritoine, post-péritoine.

**Localisation :** entre les secteurs de l'intestin grêle et des reins, c.-à-d. à la jointure des régions 6 et 10 des conques.

**Utilisation connue :** diarrhée, distension abdominale, ascaris biliaire, oreillon.

## (69) Rate (CO$_{13}$)

**Localisation :** en dessous du segment BD, postéro-supérieur aux cavités-conques, c.-à-d. dans la région 13 des conques.

**Utilisation connue :** distension abdominale, diarrhée, constipation, anorexie, saignement utérin dysfonctionnel, leucorrhée, myodystrophie progressive, obésité.

## (70) Cœur (CO$_{14}$)

**Localisation :** dans la dépression centrale des cavités-conques, c.-à-d. dans la région 15 des conques.

**Utilisation connue :** tachycardie, arythmie, angine de poitrine, artérite de Takayasu, névrose, hystérie, aphte.

## (71) Trachée ($CO_{15}$)

**Localisation** : entre le secteur du cœur et le foramen acoustique externe, c.-à-d. dans la région 16 des conques.

**Utilisation connue** : bronchite, asthme bronchique.

## (72) Poumons ($CO_{16}$)

**Localisation** : autour du secteur du cœur et de la trachée, c.-à-d. dans la région 14 des conques.

**Utilisation connue** : toux, manque d'air, enrouement, acné, prurit cutané, urticaire, condylome plat, constipation, syndrome d'abstinence.

## (73) Triple Réchauffeur ($CO_{17}$)

**Localisation** : postéro-inférieur au foramen acoustique externe, entre le secteur des poumons et le secteur endocrinien, c.-à-d. dans la région 17 des conques.

**Utilisation connue** : constipation, distension abdominale, douleur dans la face latérale des extrémités supérieures, obésité.

## (74) Endocrine ($CO_{18}$)

**Localisation** : dans le tubercule de l'intertragus, dans la partie antéro-inférieure des cavités-conques, c.-à-d. dans la région 18 des conques.

**Utilisation connue** : dysménorrhée, menstruation irrégulière, syndrome climatérique, acné, hyperthyroïdisme, œdème, hypopituitarisme, maladies allergiques, dermatose, arthrite, etc.

## (75) Dent ($LO_1$)

**Localisation** : sur la partie antéro-supérieure de la face antérieure du lobe de l'oreille, c.-à-d. dans la région 1 du lobe de l'oreille.

**Utilisation connue** : douleur dentaire, parodontite, hypotension.

## (76) Langue ($LO_2$)

**Localisation** : à la mi-partie supérieure de la face antérieure du lobe de l'oreille, c.-à-d. dans la région 2 du lobe de l'oreille.

**Utilisation connue** : glossites, stomatite.

## (77) Mâchoire ($LO_3$)

**Localisation** : dans la partie postéro-supérieure de la face antérieure du lobe de l'oreille, c.-à-d. dans la région 3 du lobe de l'oreille.

**Utilisation connue :** douleur dentaire, problème fonctionnel de l'articulation temporo-mandibulaire.

## (78) Lobe Antérieur de l'Oreille (LO₄)

**Noms alternatifs :** point des Névroses.
**Localisation :** à la portion centrale antérieure de la face antérieure du lobe de l'oreille, c.-à-d. dans la région 4 du lobe de l'oreille.
**Utilisation connue :** névrosisme, douleur dentaire.

## (79) Œil (LO₅)

**Localisation :** au centre de la face antérieure du lobe de l'oreille, c.-à-d. dans la région 5 du lobe de l'oreille.
**Utilisation connue :** conjonctivite aigüe, ophtalmie, douleur glaucomateuse, pseudo myopie.

## (80) Oreille Interne (LO₆)

**Noms alternatifs :** région des Joues.
**Localisation :** postérieur à la portion centrale de la face antérieure du lobe de l'oreille, c.-à-d. dans la région 6 du lobe de l'oreille.
**Utilisation connue :** maladie de Ménière, acouphène, hypoacousie.

## (81) Joue (LO₅, ₆ᵢ)

**Localisation :** devant le lobe de l'oreille, entre la région de l'œil et la région interne de l'oreille, c.-à-d. à la jointure des régions 5 et 6 du lobe de l'oreille.
**Utilisation connue :** névralgie faciale, acné, verrue plate, oreillons.

## (82) Amygdale (LO₇, ₈, ₉)

**Localisation :** dans la partie inférieure de la face antérieure du lobe de l'oreille, c.-à-d. dans les régions 7, 8 et 9 du lobe de l'oreille.
**Utilisation connue :** amygdalite, laryngopharyngite.

## (83) Cœur Post-Auriculaire (P₁)

**Localisation :** dans la partie supérieure du post pavillonnaire, c.-à-d. dans la région 1 post-auriculaire.
**Utilisation connue :** palpitation, insomnie, sommeil dérangé par des rêves, céphalée, hypertension, furoncle.

### (84) Poumons Post-auriculaire ($P_2$)

**Localisation :** sur la partie supérieure post pavillonnaire, c.-à-d. dans la région 2 post-auriculaire.
**Utilisation connue :** toux, prurit cutané.

### (85) Rate Post-auriculaire ($P_3$)

**Localisation :** au centre de la partie latérale post-pavillonnaire, c.-à-d. dans la région 3 post-auriculaire.
**Utilisation connue :** gastralgie, indigestion, anorexie.

### (86) Foie Post-Auriculaire ($P_4$)

**Localisation :** zone centrale post-pavillonnaire, c.-à-d. dans la région 4 de post-auriculaire.
**Utilisation connue :** cholécystite, lithiase biliaire, douleur dans la région hypochondrale.

### (87) Reins Post-Auriculaire ($P_5$)

**Localisation :** dans la partie inférieure post-pavillonnaire, c.-à-d. dans la région 5 post-auriculaire.
**Utilisation connue :** vertige, céphalée, névrosisme, menstruation irrégulière.

### (88) Sillon Post-Auriculaire (PS)

**Localisation :** dans le sillon de l'anthélix et dans les parties supérieure et inférieure du sillon inférieur de la racine de l'anthélix.
**Utilisation connue :** hypertension, prurit cutané.

### (89) Racine Supérieure de l'Oreille ($R_1$)

**Localisation :** au sommet de la racine de l'oreille.
**Utilisation connue :** épistaxis, céphalée, asthme bronchique, myélites, paralysie.

### (90) Racine Vague de l'Oreille ($R_2$)

**Localisation :** à la racine de l'oreille, à la base de l'hélix.
**Utilisation connue :** cholécystite, lithiase biliaire, ascaridiose biliaire, douleur abdominale, diarrhée, tachycardie.

### (91) Racine Inférieure de l'Oreille ($R_3$)

**Localisation :** le point se trouve sur la partie la plus basse de la racine de l'oreille.

**Utilisation connue :** hypotension, douleur abdominale, céphalée, asthme bronchique, myodystrophie progressive (paralysante).

## 7. Règle de sélection des points

1) **Sélection selon la localisation des maladies :** par exemple, choisir le point Estomac ($CO_4$) pour un mal de ventre et le point Vertèbres Lombo-sacrées ($AH_9$) pour une douleur du bas du dos.

2) **Sélection selon la relation des Organes Zang-Fu :** par exemple, choisir le point Poumons ($CO_{16}$) pour les affections dermatologiques («le Poumon régit la peau») et le point Reins ($CO_{10}$) pour des troubles de l'oreille («le Rein s'ouvre aux oreilles»).

3) **Sélection selon le mécanisme des maladies :** par exemple, choisir le point Endocrine ($CO_{18}$) pour la dysménorrhée et le point Sous-cortex ($AT_4$) pour la névrose.

4) **Sélection selon l'expérience clinique :** par exemple, choisir le point Fosse Triangulaire Supérieur ($TF_1$) pour l'hypertension artérielle, le point Shénmén ($TF_4$) pour l'insomnie et le point Apex de l'Antitragus ($AT_{1, 2, 4i}$) pour l'asthme.

## 8. Points généralement choisis pour les maladies de systèmes différents

1) **Affections du système digestif :** Sympathique ($AH_{6i}$), Shénmén ($TF_4$), Estomac ($CO_4$), Gros Intestin ($CO_7$), Intestin Grêle ($CO_6$), Foie ($CO_{12}$), Pancréas et Vésicule Biliaire ($CO_{11}$), Rate ($CO_{13}$) et Abdomen ($AH_8$).

2) **Affections du système respiratoire :** Shénmén ($TF_4$), Sympathique ($AH_{6i}$), Apex de l'Antitragus ($AT_{1, 2, 4i}$), Fēngxī ($SF_{1, 2i}$), Poumons ($CO_{16}$), Thorax ($AH_{10}$), Occiput ($AT_3$) et Glande Surrénale ($TG_{2p}$).

3) **Affections du système cardio-vasculaire :** Sympathique ($AH_{6i}$), Shénmén ($TF_4$), Cœur ($CO_{14}$), Intestin Grêle ($CO_6$), Glande Surrénale ($TG_{2p}$), Foie ($CO_{12}$), Fosse Triangulaire Supérieur ($TF_1$) et Reins ($CO_{10}$).

4) **Affections du système nerveux :** Cœur ($CO_{14}$), Reins ($CO_{10}$), Poumons ($CO_{16}$), Occiput ($AT_3$), Front, Estomac ($CO_4$), Shénmén ($TF_4$), Sous-cortex ($AT_4$) et Apex de l'Oreille ($HX_{6, 7i}$).

5) **Affections du système génito-urinaire :** Vessie, Reins ($CO_{10}$), Urètres ($CO_{9, 10i}$), Sympathique ($AH_{6i}$), Shénmén ($TF_4$), Endocrine ($CO_{18}$)., Glande Surrénale ($TG_{2p}$), Organes

génitaux externes ($HX_4$) et Organes Génitaux Internes ($TF_2$).

6) **Affections du système endocrinien :** Vessie ($CO_9$), Reins ($CO_{10}$), Urètres ($CO_{9,\,10i}$), Shénmén ($TF_4$), Sympathique ($AH_{6i}$), Endocrine ($CO_{18}$).

7) **Affections du système musculosquelettique :** Glande Surrénale ($TG_{2p}$), Sous-cortex ($AT_4$), Shénmén ($TF_4$), Occiput ($AT_3$), Reins ($CO_{10}$) et Endocrine ($CO_{18}$).

8) **Affections gynécologiques :** Reins ($CO_{10}$), Endocrine ($CO_{18}$), Shénmén ($TF_4$), Sous-cortex ($AT_4$), Occiput ($AT_3$) et Endocrine ($CO_{18}$).

9) **Affections ORL :** Œil ($LO_5$), Oreille Interne ($LO_6$), Nez Externe ($TG_{1,\,2i}$), Trachée ($CO_{15}$), Reins ($CO_{10}$), Occiput ($AT_3$), Endocrine ($CO_{18}$), Glande Surrénale ($TG_{2p}$), Apex du Tragus ($TG_{1p}$), Poumon et Shénmén ($TF_4$).

10) **Affections buccales :** Bouche ($CO_1$), Langue ($LO_2$), Occiput ($AT_3$), Mâchoire ($LO_3$).

11) **Affections dermatologiques :** Endocrine ($CO_{18}$), Fēngxī ($SF_{1,\,2i}$), Poumons ($CO_{16}$), Occiput ($AT_3$), Shénmén ($TF_4$), Glande Surrénale ($TG_{2p}$).

12) **Fièvre :** Apex de l'Oreille ($HX_{6,\,7i}$), Apex du Tragus ($TG_{1p}$), Glande Surrénale ($TG2p$), piquant pour faire une légère saignée sur les points Hélix 1 ($HX_9$), Hélix 2 ($HX_{10}$), Hélix 3 ($HX_{11}$) et Hélix 4 ($HX_{12}$).

13) **Premiers secours :**
**Anti-choc :** Glande Surrénale ($TG_{2p}$), Occiput ($AT_3$), Cœur ($CO_{14}$) et Sous-cortex ($AT_4$).
**Antalgique :** Shénmén ($TF_4$), Sous-cortex ($AT_4$), Sympathique ($AH_{6i}$), Glande Surrénale ($TG_{2p}$).
**Stimulation des centres respiratoires :** Apex de l'Antitragus ($AT_{1,\,2,\,4i}$), Poumons ($CO_{16}$), Glande Surrénale ($TG_{2p}$), Occiput ($AT_3$), Cœur ($CO_{14}$).

## 9. Manipulation

1) **Aiguilles :** choisir des aiguilles de 28 jauges de 0,5 cun (0,35 mm×13 mm), ou utiliser des aiguilles d'enfouissement.

2) **Techniques de puncture :** le praticien se trouve sur le côté de traitement, tient le pavillon auriculaire avec la main gauche et pique perpendiculairement l'oreille avec la main droite. On perce habituellement le cartilage, mais ne traverse pas complètement l'oreille. Après l'insertion, les patients peuvent avoir une sensation de douleur, d'engourdissement, de lourdeur, de distension et de chaleur.

**3) Manipulation** : appliquer la méthode de rotation seulement sans soulever ni pousser. La stimulation forte est faite en augmentant l'amplitude et la fréquence de rotation ou en utilisant des aiguilles plus épaisses ; la stimulation modérée est faite en diminuant l'amplitude et la fréquence de la rotation ou en utilisant des aiguilles plus minces.

**4) Rétention d'aiguilles** : conserver généralement les aiguilles pour environ 20 à 30 minutes en tournant les aiguilles toutes les 10 minutes. Pour les maladies chroniques, il est possible de conserver les aiguilles jusqu'à 1 ou 2 heures ou d'appliquer des aiguilles d'enfouissement.

**5) Retrait d'aiguilles** : appuyer sur le trou après le retrait de l'aiguille pour éviter le saignement.